치유에너지 일깨우기

누구나 쉽게 이루는 소주천 100일 완성

Awaken Healing Light of the Tao

Awaken Healing Light through the Tao

Copyright ©1993 by Mantak and Maneewan Chia
All right reserved.

Korean Translation Copyright ©2003
by TaoWorld Publishing Co.

The Korean translation rights arrangeed with
Universal Tao publications in Thailand

본 저작물의 한국어판 저작권은
Universal Tao publications사와의 독점계약으로
한국어 판권을 도서출판 〈타오월드〉가 소유합니다.
저작권법에 의하여 한국 내에서 보호 받는 저작물이므로
무단전재와 무단복제를 금합니다.

치유에너지 일깨우기

누구나 쉽게 이루는 소주천 100일 완성

만탁 치아 · 마니완 치아 지음
이여명 옮김

타오월드

옮긴이 이 여 명 박사

고려대학교 영어영문학과, 원광대대학원 기학(氣學) 박사과정을 졸업했으며 동원대학교 뷰티디자인학과의 외래교수로 재직한 바 있다. 타오월드협회 회장이자 이여명 장기힐링마사지 아카데미 원장, 이여명 '에너지오르가즘' 연구소 소장이다.

대학 때부터 정신세계에 몰입, 치열한 구도의 길을 걸어오며 완전 건강과 깨달음을 얻고자 자연건강법과 타오수련에 정진해왔다. 1997년부터 세계 최초로 타오수련에 입각한 4브레인 생활수행을 체계화하여 보급했으며, 이를 손쉽고 과학적인 심신 수련법으로 자리매김하고 국민 건강요법으로 널리 전하는 데 힘쓰고 있다.

- 저서: <충전되는 에너지오르가즘 비법>, <오르가즘 혁명>, <성수련으로 풀이한 소녀경>, <복뇌력>, <뱃속다이어트 장기마사지> 외 다수
- 역서: <장기 氣마사지Ⅰ, Ⅱ>, <멀티 오르가슴 맨>, <골수내공> 외 다수
- 논문: <장기 기마사지가 상기증 해소에 미치는 영향>(석사논문)
  <빌헬름 라이히의 성이론 연구>(박사논문)

치유에너지 일깨우기

누구나 쉽게 이루는 소주천 100일 완성

저자: 만탁 치아 · 마니완 치아
옮긴이: 이 여 명
펴낸이: 이 영 주

펴낸곳: 도서출판 **타오월드**
　　　　서울 종로구 북촌로21(재동) 3층
　　　　Tel | (02)765-3270
　　　　Fax | (02)765-3271
등록: 1993.4.23. 제10-812호

초판 1쇄 발행 : 2003년 6월 10일
초판 7쇄 발행 : 2020년 3월 20일

ⓒ 타오월드 2003, Printed in Korea.
ISBN 89-85501-27-5 13510

값 28,000원

♥ 잘못 만들어진 책은 바꾸어 드립니다.

홈페이지 : www.taoworld.kr / www.taolove.kr

차 례

이 책의 목적 _5
주의 사항 _16
감사의 말 _17
만탁 치아와 마니완 치아 소개 _18
서문: 내면의 빛을 계발하는 도란 무엇인가? _21
서문: 기와 의학 _28

들어가는 말: 도란 무엇인가?

힐링타오의 목적 _34
    보편적인 영적 독립성 _34
    몸, 마음, 영혼 계발하기 _35
세 개의 신체 _36
    육체를 치유하기: 본래로 돌아가기 위해 어린 아이처럼 되기 _37
    에너지체 개발하기 _40
    영체 만들기 _41

제1장. 도교 내면의 연금술 개요

변형을 위한 기초: 외부 연금술과 내부 연금술 _45
무극과 우주: 종교와 과학 _48
    무극: 우리의 근원 _48
    음과 양 _48
    다섯 가지의 주요한 에너지 패턴 _51
내면의 우주에 미치는 별과 빛의 영향 _52
외부의 기의 세 가지 주요 원천 _53
    세 가지 힘이란 무엇인가? _53
    세 가지 힘이 모든 생명체를 유지시킨다 _55
    식물, 동물, 광물은 우주적 힘의 제2의 근원 _55
    하늘의 힘과 땅의 힘을 받아들이는 인간의 통로 _57

하늘의 대순환과 소순환 _59

제2장. 기

기란 무엇인가? _65
다른 문화에서 나타나는 기 _68
서구적 관점에서의 기 _69
기와 자가 치유 _71
두 가지 내적인 기: 선천적인 기와 후천적인 기 _73
인체의 원기 _75
    원기: 생명력의 근원 _75
    원기: 육체의 배터리 _75
    원기를 증가시키고 회복하는 방법 _81
기와 명상 _86
    내면의 연금술: 감정과 기를 다루는 기술 _88
    마음의 힘을 계발하기 _91
    도교 명상: 실제적인 접근 _94

제3장. 미덕

마음과 가슴 열기 _95
미덕: 힐링타오의 핵심 _96
    덕을 이해하기 _98
    자비심: 덕의 결합 _100
    높은 차원의 감정 상태로 가기 위한 기초 _100
    우리는 평등하게 태어났다 _101
사랑의 에너지를 이해하기 _103
    사랑의 내적 근원 _105
    자신을 사랑하는 법을 배우기 _107
    무조건적인 사랑은 자비심에서 생긴다 _109
미덕에 기초한 체계: 최고 차원의 기 _109

부정적인 감정에너지 변형시키기 _111
스트레스를 활력으로 변형하는 도교적 방법 _119
- 내면의 미소 _119
- 내면의 미소 명상 _122
- 여섯 가지 치유소리 _138

제4장. 치유의 빛 명상을 위한 준비

몸을 의식하기 _142
- 시작하기 _142
- 제3의 눈을 열고 확장하기 _144
- 회음 근육 이완하기 _146
- 자신의 에너지 센터 느끼기 _150

명상 중에 기의 감각을 키우는 방법 _151
- 소주천 회로로 기를 순환하기 _151
- 다른 방법들 _153

소주천 명상을 위한 준비 _170
원기를 활성화하기: 난로 데우기 _182
1. 풀무 호흡: 힘을 만들기 _183
2. 휴식을 취한 후 배꼽에 기를 모으기 _183
3. 나선 운동으로 장을 이완시키기 _188
4. 신장을 따뜻하게 하고 명문을 활성화하기 _189
5. 원기를 활성화하기 _192
6. 성에너지 센터를 활성화하고 원기를 증폭하기 _194

매일하는 기 수련 _196
기억해야 할 중요 사항들 _197
요약 _198

제5장. 소주천 회로의 혈자리

두 개의 주요 경락 _203

독맥 _205
임맥 _206
소주천 회로의 에너지 센터 _207
  1. 배꼽: 정신의 궁궐(신궐) _207
  2. 하단전, 원기의 근원: 내부의 배터리 _216
  3. 성 센터: 정궁과 난소궁 _221
  4. 회음: 생사의 문 _227
  5. 미골과 천골 _232
  6. 신장 센터: 명문 _239
  7. 부신 센터: T-11(척중) _241
  8. 심장 반대편 센터: T-5(신도) _244
  9. 목 반대편 센터: C-7(대추) _246
  10. 소뇌: 옥침 _248
  11. 정수리: 백회 _251
  12. 뇌하수체 혈: 미간 혹은 제3의 눈(인당) _258
  13. 하늘의 우물 _260
  14. 목의 혈천들 _267
  15. 심장 혈: 천들 _271
  16. 태양신경총(중완)과 관련 혈 _277
  17. 무릎 뒤: 위중 _281
  18. 발바닥: 용천 _281
  19. 엄지발가락: 대돈 _284
  20. 슬개골: 독비 _285
혈자리 배우기 _285

제6장. 기본 소주천 회로 열기

소주천 회로 수련 프로그램 _286
기본 소주천 회로 열기의 개관 _288
기본 소주천 수련을 위한 준비 _290
소주천 회로 열기 수련 _293
소주천 회로를 여는 다른 방법 _303

요약 _313

제7장. 지기(地氣)와 소주천 회로

지기 다루기 _314
　　접지는 어떤 작용을 하는가 _314
　　접지하지 않을 때 나타나는 기 수련의 부작용 _316
　　지기와 연결하기: 접지 훈련 _318
소주천 수련: 땅에너지 느끼기 _327
병기를 땅으로 되돌리기 _336
　　몰아내기 _337
　　배기 훈련 _339
요약 _343

제8장. 우주의 힘: 높은 자아에너지와 소주천 회로

높은 자아(우주) 에너지란 무엇인가? _345
　　하늘, 땅, 사람: 대(大) 삼위일체 _345
　　높은 자아(우주)에너지를 사용하여 명상하기 _358
소주천 회로 수련: 높은 자아(우주) 에너지를 느끼기 _359
　　1. 준비 과정 _360
　　2. 소주천 명상 _362
　　3. 명상 끝내기: 에너지를 배꼽에 모으기 _372

제9장. 가슴 열기: 신(神)과 소주천 회로

힐링타오 체계에서 감정의 역할 _374
　　정신에 관한 도가의 관점 _374
　　미덕: 긍정적인 감정의 에너지 정수 _375
　　부정적인 감정: 자연스런 미덕의 왜곡된 표현 _377

기(氣): 몸과 마음의 다리 _377
　힐링타오 체계: 세 가지 접근 방식 _379
이론에서 수련으로 _380
　감정에너지와 내면의 미소 _380
　소주천 명상을 하며 감정을 처리하기 _380
　가슴 열기 _381
　감정 에너지와 여섯 가지 치유소리 _382
　오기조화신공 _384
　건강과 불멸의 길 _387
소주천 수련: 가슴 열기 _389
사랑으로 가득찬 상태 _406

제10장. 성에너지와 소주천 회로

　성에너지의 놀라운 비밀 _408
　보존의 중요성 _409
성도인술 _409
　파트너와 함께 하는 수련 _416
　성에너지, 태극권, 철삼기공 _419
　성에너지와 골수내공 _420
　성에너지의 힘 _421
소주천 수련: 사랑에너지를 성욕과 연결하기 _422
요약 _434

제11장. 천기(天氣)와 소주천 회로

천기와 연결하기 _435
　하늘의 힘, 천기(天氣)란 무엇인가? _435
　하늘의 힘은 우리의 정신과 관련이 있다 _435
　하늘은 불멸과 연결되어 있다 _436
　불멸의 도 계발하기 _436

신(神, 정신)의 여러 가지 측면 _439

천계(天界)로 여행하기 _444

여러 가지 천기 _446

근원으로 돌아가기 _450

힐링타오에서 천기를 개발하는 5단계 _452

소주천 수련: 독맥을 열고 천기와 연결하기 _454

1. 준비 _454

2. 소주천 명상: 백회 열기 _455

명상 끝내기 _468

규칙적으로 수련하기 _470

치유의 빛을 이용한 고급 소주천 수련의 요약 _470

제12장. 요약

소주천 수련을 위한 지침 _472

소주천의 7 단계 _472

소주천 100일 수련 프로그램: 소주천 수련 심화하기 _475

기본 소주천 회로 열기 요약: 마음과 눈 회전, 접촉, 호흡, 색깔 _476

기공 워밍업 _477

원기 활성화하기: 난로 데우기 _477

어머니인 땅에너지와 연결하기 _480

미간을 활성화하고 높은 자아(우주)에너지를 끌어들이기 _481

가슴 열기: 우주 내면의 미소 _482

임맥 열기: 삼단전 연결하기 _484

소주천 회로를 열고 모든 혈자리 연결하기 _485

소주천 명상의 중급과 고급 단계 _488

회로 안에서 빛을 순환하기 _490

요약 _491

제13장. 대주천 회로와 다섯 파동 수련

대주천 회로 열기 _493
다섯 파동 수련: 다섯 개의 심장 파동을 활성화하고 연결하기 _495
    장기의 기를 활성화하기 _495
    손과 손바닥에 기를 보내는 방법 _495
    발을 마사지하라 _496
    기를 활성화한다 _498
    손바닥과 손가락의 기를 활성화한다 _498
    원기를 활성화하라 _502
    명문과 하늘의 문을 활성화하라 _502
    하늘과 땅을 연결하라 _503
    지혜의 센터, 미간을 활성화하라 _504
손바닥을 이용해 기를 흡수하기 _505
    기를 끌어오고 보내기 _506
    기를 테스트하기 _507
    영적인 에너지 모으기 _508
    원하지 않는 기를 차단하기 _509
    다른 사람의 에너지를 느끼기 _510

제14장. 도와 하나가 되기: 일일 수련 가이드

    내면의 미소 _511
    여섯 가지 치유소리 _512
    소주천 명상 _513
    매일 수련을 위한 조언 _517

제15장. 수련중 문제가 생길 때 처리 방법과 집에서 하는 치유법

치유의 빛 명상으로 어려움 극복하기 _519
의식을 내면으로 돌려 건강 문제 해결하기 _530
에너지를 순환시켜 막힘을 예방하고 안전을 유지하기 _534

제16장. 소주천을 통한 치유와 건강 관리의 도

도와 하나가 되기 _538
소주천은 몸 전체를 통합하도록 돕는다 _539
예방과 유지는 건강을 위한 최선의 길이다 _539
일반적인 문제 해결하기 _540

　　소주천 회로와 일반적인 냉기 _540
　　열 _541
　　기는 통증을 극복하게 해 준다 _541
　　변비 _542
　　흡연과 음주 _546
　　피로를 해소해 주는 신장 흔들기 _547
　　신체적 쇠약과 노화 _548
　　신경의 긴장과 두통 _549
　　고혈압과 저혈압 _552
　　불면증 _553
　　호흡기 질환과 천식 _556
　　중풍과 반신 마비 _557
　　이명 _559
　　어지럼증과 균형을 잡지 못함 _560
　　눈의 문제 _560
　　대머리와 탈모 _561
　　목의 문제 _562
　　월경전 증후군 _563
　　여성의 불임 _563
　　과식, 당뇨, 소화기 문제 _564
　　남성의 성 문제(몽정, 발기 불능, 전립선 문제) _564
　　질병과 약물 치료 _566

감정 치유하기 _567
자가 치유 _569
　　　천기로 하는 골수 세척 _569
　　　지기로 하는 골수 세척 _570
　　　우주의 기로 하는 골수 세척 _570
　　　숨 멈추고 에너지 돌리고 침 삼키기 _570
　　　병기 잡아채기 _571
　　　마음, 눈, 손으로 치유가 필요한 곳으로 기 인도하기 _571

부록

척수 호흡: 척추통로 열기 _575
　　　인체의 주요 부분과 척수의 연결 _575
　　　척수 호흡 _577
척수 락킹 _586
　　　누에 락킹 _589
　　　황새목 락킹 _589
　　　좌우 락킹 _593
　　　원형 락킹(트위스트 락킹) _593
　　　락킹의 연결 동작 _597
　　　장기와 내분비선 락킹하기 _597
　　　고급 수련(선택사항) _600

참고 문헌 _604

부록. 타오월드협회 소개 _606

이 책의 목적

힐링타오의 모든 책은 힐링타오를 열심히 수련하는 이들의 경험에 기초해 만들어졌다. 이 책은 초보 수련자와 고급 수련자 모두 볼 수 있다. 힐링타오 체계는 지난 20년 간 행한 강의와 수많은 워크숍, 수천 명의 피드백을 통해 더욱 정교해지고 발전하였는데, 이 책에는 바로 이런 변화가 담겨 있다. 이 책은 힐링타오 체계의 기초를 소개하는 책으로서, 내면의 치유의 빛, 기, 혹은 생명력을 일깨우는 법을 간단하고 쉽게 따라 할 수 있도록 가르쳐 준다.

주의 사항

이 책에서 소개하는 명상, 수련, 테크닉은 의료 행위를 대체하는 것이 아니다. 이 책은 인간의 질병, 고통, 부상, 기형, 혹은 신체 상태에 대해 어떠한 의학적 진단이나 치료를 제시하지 않는다. 정신적인 부조화에 따른 질병을 겪고 있는 사람은 의사나 심리학자에게 치료를 받아야 한다. 이런 문제가 있다면 수련을 시작하기 전에 먼저 치료해야 한다.

이 책에서 소개하는 수련은 개인적으로 사사받은 도교 수행자들이 수천 년 동안 성공적으로 활용해 온 것이다. 이 책의 내용 가운데 장기 기(氣)마사지는 특히 주의해야 한다. 잘못 시술하면 부상을 입거나 건강상 문제가 발생할 수도 있으므로, 훈련 받지 않은 사람이 시행해서는 안 된다. 이 책은 힐링타오에서 하는 수련을 보충하고 수련에 대한 지침을 제공하기 위해 쓰여졌다. 이 책만 보고 수련을 하면 위험할 수도 있다. 이 경우 모든 책임은 각자에게 돌아간다.

동양 의학은 인체의 균형을 잡고 강화시켜 인체 스스로 치유할 수 있도록 해야 한다고 강조한다. 힐링타오의 명상과 수련은 이런 목적을 이루기 위한 기초이다. 모든 수련과 명상을 할 때는 지시 사항을 주의 깊게 읽고 따라야 한다. 그리고 보완 훈련, 특히 소주천 수련을 게을리 하지 말라. 고혈압 혹은 심장 질환이 있거나 전체적으로 허약한 사람은 조심스럽게 수련해야 한다. 임산부는 장기 기(氣)마사지를 시술해서는 안 된다. 성병에 감염되었다면, 병이 나을 때까지 성에너지를 일깨우는 어떠한 수련도 해서는 안 된다.

힐링타오는 이 책의 정보를 잘못 이용하여 생기는 결과에 대해 어떤 책임도 지지 않는다. 이 책에서 소개하는 주의 사항을 엄격하게 지키지 않은 상태로 수련한다면 그 책임은 전적으로 각자에게 있다.

감사의 말

수천 년 동안 끊어짐 없이 도교의 가르침을 구전해 준 도교 스승들에게 감사드린다. 특히 도교의 내적 연금술 체계를 열린 마음으로 전해 주신 이응 사부께 감사의 마음을 전한다.

부모와 스승이 우리에게 준 선물에 대해서도 깊은 감사를 드린다. 그들을 기억할 때마다 힐링타오 체계를 만들어 가는 일에 즐거움과 보람을 느낀다. 아내 마니완과 우리 아들 맥스의 데스크탑 출판 기술에 대해서도 특별한 감사를 표하고 싶다.

또 이 책의 전체적인 구조를 잡고, 준비 단계에서부터 조언을 해 준 마이클 윈에게 감사 드린다.

정교한 일러스트를 그려준 주안 리에게도 감사 드린다. 그는 힐링타오의 개념과 테크닉을 제시하는 데 큰 역할을 하고 있다. 그리고 멋진 만화를 그려준 돈 윌슨에게도 감사 드린다.

글도 써 주고 편집에 많은 도움을 준 잼퍼 맥킨지 스튜어트에게도 감사 드린다. 원고를 편집, 교정해 준 주디스 스타인과 킴벌리 볼트, 마르시아 커윗, 척 수피오와 교정에 도움을 준 린다 호퍼, 세실리아 캘더스에게도 감사 드린다.

디자인과 데스크탑 출판을 담당한 발레리 메자로에게도 감사 드린다. '세 가지 순수한 힘'과 도교 요가의 여러 측면에 대해 건설적인 의견을 내 준 케니스 코헨, 스튜어트 모로, 잔 페인터 박사에게도 감사 드린다. 그리고 스티븐 포스트의 풍수 지식에도 감사 드린다.

또한 해부학과 에너지 통로 사이의 관계를 명확하게 해 준 로렌스 영 박사에게 감사 드린다. 수전 애런 변호사와 개리 오쉰스키 변호사의 법률적 조언에도 감사 드리고, 많은 일러스트를 스캔하여 책에 넣어 준 칼슨 장과 제라폰 새행에게도 감사 드린다.

마지막으로 힐링타오 체계가 발전하고 활력을 유지할 수 있도록 계속 힘쓰고 있는 전세계 우리의 공인 강사와 학생, 후원자들에게 감사 드린다.

만탁 치아와 마니완 치아 소개

만탁 치아

마스터 만탁 치아는 힐링타오 체계의 창시자이며, 뉴욕 힐링타오 센터의 소장이다. 그는 어릴 때부터 도교의 지혜와 수련법 및 다양한 수행법을 공부했다. 힐링타오 체계는 이렇게 고대의 지혜를 습득하고 여러 가지 체계를 공부한 후 만들어졌다. 현재 힐링타오는 미국, 캐나다, 유럽, 호주, 태국 등지에서 널리 수련되고 있다.

만탁 치아는 1944년 태국에서 중국계 부모 밑에서 태어났다. 그는 6살 때 불교 승려로부터 좌선을 배우고, 초등학교에 다닐 때 타이 복싱을 배웠다. 그 후 마스터 루(Master Lu)에게서 태극권을 배웠고, 곧 합기도, 요가, 고급 태극권도 배웠다.

그 후 홍콩에서 학교에 다니는 시기, 만탁 치아는 트랙과 필드 경기에서 뛰어난 재능을 보였다. 이때, 치아보다 나이가 많은 클래스메이트였던 쳉 쉬쉬가 치아에게 이응(Yi Eng) 사부를 소개해 주었다. 이응 사부는 치아의 첫번째 도교 스승이었다. 이때부터 치아는 도교적 삶의 방식에 대한 연구를 시작했고, 소주천 회로로 에너지를 순환하는 법과 오기조화신공으로 여섯 개의 특별한 통로를 여는 법을 배웠다. 그는 감(坎)과 리(離)의 계발법을 배우고, 다섯 가지 감각 기관을 봉인하는 법, 천지 합일, 천인 합일 등을 배웠다. 이응 사부는 치아에게 강의와 치료를 할 수준이 되었음을 인가해 주었다.

20대 초반에는 마스터 메우기(Meugi)와 함께 싱가포르에서 공부했는데, 이때 메우기에게서 쿤달리니 요가, 도교 요가, 불교 장법(掌法)을 배웠다. 치아는 곧 체내의 에너지 흐름 장애를 제거하고 손을 통해 생명에너지를 보냄으로써 메우기 사부의 환자들을 치료할 수 있게 되었다. 그 후에는 태국에서 뮈 윔와타나 박사(Dr. Mui Yimwattana)에게서 장기 기(氣)마사지를 배웠다.

그 후, 치아는 청 야오룬(Cheng Yao-Lun) 사부에게서 소림무술을 배우며 연구하였다. 야오룬 사부는 비밀리에 전해지던 장기, 내분비선, 골수 수련법인 골수내공과 힘줄의 강화와 재생훈련법을 전수해 주었다. 청 야오룬의 체계는 타이 복싱과 쿵후를 통합한 것이었다. 이 무렵 만탁 치아는 도교, 불교, 선의 가르침을 통합한 판 유(Pan Yu) 사부에게서 남녀의 음양 에너지 교환법과 철신(鐵身) 단련법을 배웠다.

에너지를 통한 치료의 메커니즘을 좀더 잘 이해하기 위해서 만탁 치아는 서양 의학과 해부학을 2년간 공부했다. 이 공부를 하는 동안 그는 게스테트너라는 사무용품 제조 회사를 운영하며 옵셋 인쇄와 복사기 기술에 대해서도 정통하게 되었다.

만탁 치아는 마침내 도교 지식과 여러 가지 수련법을 통합해 힐링타오 체계를 만들고 가르치기 시작하였다. 자신의 지식을 전파하기 위해 사람들을 교육시키고, 태국에 자연 치유 센터를 설립하였다. 그리고 5년 뒤 뉴욕으로 이주해, 1979년에는 뉴욕에 힐링타오 센터를 열었다.

이어 보스턴, 필라델피아, 덴버, 시애틀, 로스엔젤레스, 샌디에고, 턱슨, 토론토 등지에 센터가 열렸으며, 유럽의 영국, 독일, 네덜란드, 스위스, 오스트리아와 호주에도 센터가 문을 열었다.

현재 마스터 만탁 치아는 아내 마니원, 아들 맥스(1990년, 맥스는 최연소 힐링타오 공인 강사가 되었다)와 평화롭게 살고 있다. 마스터 치아는 따뜻하고 친절하며 남을 돕기를 좋아하는 사람이다. 그는 간단하고 실용적인 방식으로 힐링타오를 가르쳐 준다. 한편 자신의 지식을 넓히고 강의 방식을 개선하려는 노력도 끊임없이 하고 있다. 그는 글을 쓸 때 컴퓨터를 사용하는 등, 최신 컴퓨터 기술에도 능숙하다. 그는 다음에 소개하는 8권의 힐링타오 책을 저술, 출판하였다. 『도를 통한 치유에너지 일깨우기(Awakening Healing Energy through the Tao, 1983)』, 『성도인술: 남성편

(Taoist Secrets of Love: Cultivating Male Sexual Energy, 1984)』, 『자가 기(氣)마사지(Chi Self-Massage: Taoist Ways of Rejuvenation, 1986)』, 『철삼기공(Iron shirt Chi Kung I, 1986)』, 『성도인술: 여성편(Healing Love through the Tao: Cultivating Female Sexual energy, 1986)』, 『골수내공(Bone Marrow Nei Kung, 1989)』, 『오기조화신공 I(Fusion of the Five Elements I, 1990)』, 『장기 기(氣)마사지(Chi Nei Tsang: Internal Organ Chi Massage, 1990)』. 그리고 이 책 『치유에너지 일깨우기(Awaken Healing Light of the Tao)』는 아홉 번째 책이다. 그후로도 『태극기공의 내적 구조(Inner Structure of Tai Chi, 1996)』, 「멀티 오르가즘 맨(Multi-Orgasmic Man, 1996)」, 「도인(Tao Yin, 1999)」, 「우주치유기공 I (Cosmic Healing I, 2000)」, 「우주치유기공 II (Cosmic Healing II, 2000)」, 「멀티 오르가즘 커플(Multi-Orgasmic Couple, 2000)」, 「중묘지문(衆妙之文, Door to All Wonders, 2001)」, 「단전기공(Tan Tien Chi Kung, 2002)」 등을 저술했다.

마스터 치아는 힐링타오 체계 전체를 전하기 위해서는 35여 권의 책이 필요하다고 생각하고 있다. 1990년 6월 마스터 치아는 샌프란시스코에서 '국제 중국의학과 기공 협회(the International Congress of Chinese Medicine and Qi Gong)'가 수여하는 '올해의 기공 마스터' 상을 받았다. 그는 이 연례 행사의 첫번째 수상자이다.

마니완 치아

마니완 치아는 중국에서 태어나 홍콩에서 자랐으며, 부모를 따라 태국으로 이주하여 그곳 대학에서 의학을 전공했다. 마니완은 어릴 때부터 영양식과 중국 약선(藥膳) 요리에 흥미를 느끼고, 어머니에게서 배워 상당한 수준에 이르렀다. 만탁 치아와 결혼한 뒤 힐링타오 체계와 도교 오행 영양법을 연구, 강의하고 만탁 치아의 책을 함께 저술하며, 힐링타오 센터의 운영도 맡고 있다.

서문
내면의 빛을 계발하는 도란 무엇인가?

— 마이클 윈

　10년 전, 뉴욕의 차이나타운에 있는 어느 조그만 사무실에서는 서양 사람들이 잔뜩 모여 만탁 치아라는 중국계 태국인의 강연을 호기심 가득히 듣고 있었다. 그는 38세였으나 소년 같은 외모였다. 나는 그 서양 사람들 중 한 명이었다. 만탁 치아는 자기 변형에 대한 고대 도교의 방법을 가르쳐 주었다. 그는 이 비전을 스승에게서 구두로 전수 받았다. 중국에서 살고 있는 그의 스승 백운 은사는 완전히 정화된 진인의 경지에 도달해 있었다. 진인의 경지란 딱딱한 음식은 먹지 않고 미묘한 공기만으로 살아가는 것을 의미한다. 인간의 생체 에너지 시스템을 조절하는 방법을 현대인들에게 소개하려는 만탁 치아의 노력이 없었다면, 백운 은사의 이야기는 수천년간 구전되어온 많은 도교 스승들의 일화와 마찬가지로 거기서 끝났을 것이다.

　나는 삶의 전분야에서 실제로 응용할 수 있는 영적인 길을 갈망하고 있었다. 당시 나는 아프리카에서 종군 기자로 활동하고 있었는데, 많은 스트레스에 시달리고 있던 나에게 여섯 가지 치유소리는 큰 도움이 되었다. 나는 도교의 '에너지 의학'을 침이나 한약과 같은 비파괴적 의학과 같이 결합하면 아주 쉬운 자가 치유 시스템이 된다는 것을 발견하였다. 도교는 나의 만성적인 분노와 여러 가지 감정적인 불균형을 치유해 준 새롭고 신선한 심리학이기도 했다.

　가장 중요한 사실은, 도교가 성적인 활력을 영적 성장의 핵심이라고 가르친다는 것이다. 나는 만성적인 성적 좌절을 치료하고 아름다운 아내를 끌어들이기 위해 도교의 성 테크닉을 수련했다. 한편 좀더 깊이 들어가서 나의 영혼은, 나라는 개인의 유일성과 독특함을 표현하는 방법, 흩어진 나 자신의 실타래를 영적 평온과 명상 속에서 하나로 만드는 방법을 찾고 있었다. 나는 새로운 종교에 가입하거나 다른 사람의 발에 절을 하는 행위 없이 이런 것을 이룰 수 있는 조용한 내면의 길을 원했다. 그것이 바로 '도'였다.

도교의 방법은 매우 빠르고 효과적이었다. 효과를 체험한 학생들은 만탁 치아에게 힐링타오 센터를 설립하도록 설득했다. 10년이 지난 지금 이 단체는 중국에서 비밀리에 내려온 내적 연금술의 마술을 많은 서양인들이 접할 수 있게 해 주었다. 현재 힐링타오 강사들은 전세계적으로 200명이 있으며 네트웍을 형성하고 있으며, 전세계에서 다양한 종교를 가진 수만 명의 수련자들이 행복하게 그들의 기, 즉 생명에너지를 개발하고 있다.

소주천 회로는 인체의 에너지 균형을 잡는 데 핵심 사항이다.
이 분야에 대한 관심을 불러일으킨 것은 만탁 치아의 『도를 통한 치유에너지 일깨우기(Awaken Healing Energy through the Tao, 1983)』로서, 이 책은 이미 이 분야에서 고전으로 자리잡았다. 『도를 통한 치유에너지 일깨우기』에서는 척추를 타고 위로 올라가서 인체 앞부분의 경혈점을 타고 내려오는 회로를 통해 생명력을 유도하는 방법을 설명했다. 이 책은 인도의 수행법에서 부족했던 부분에 대해 명쾌하게 풀어 놓았기 때문에 큰 반향을 일으켰다. 즉, 인도의 가르침은 척추를 타고 에너지를 끌어올리는 것만을 이야기하는데, 이런 수련을 하면 멍한 상태가 될 수 있고 각성된 생체에너지가 머리에 있는 센터로 너무 빨리 올라갈 때에는 신체에 손상을 입힐 수도 있기 때문이다.

다행스럽게도 몇몇 요가책에는 내려가는 통로인 '임맥'에 대한 언급이 보이기 시작한다. 이는 또한 여성에너지의 영적 힘을 인정하기 시작했음을 반영한다. 도교는 이미 오래 전부터 균형과 전체성을 획득하기 위해서는 여성성을 계발해야 한다고 공개적으로 주장해 왔다. 도교는 영적인 과정에서 육체가 중요하다는 사실을 거듭 강조한다. 도교는 인간의 영혼이 먼저 땅과 조화를 이루어야 하늘에도 도달할 수 있다고 가르친다.

『치유에너지 일깨우기(Awaken Healing Light of the Tao)』는 소주천 회로로 기를 순환하는 기본적인 방법을 토대로 한 걸음 나아가 심화된 방법을 소개한다. 깊이 있는 도교의 영적 이론과 높은 주파수의 에너지를 인체의 회로로 흡수하기 위한 고급 명상법이 소개된다. 이때 높은 주파수에너지란 땅의 기운(地氣), 높은 자아의 기운(人氣), 하늘의 기운(天氣)이라고 말할 수 있다. 이 책에서 제시하는 가르침은 종교나 철학이 아니라 건강, 성적 활력, 감정적, 정신적 균형 등 실제적인 효용을 강조하는 정신 과학이다.

'내면의 호흡'을 계발하는 것은 과학이다.

요가나 무술 중에도 기(인도에서는 프라나라고 함)를 계발하는 효과적인 방법이 많이 있다. 그런데 이러한 가르침은 대부분 '외부 호흡'을 강조한다. 이들은 특별한 자세나 태극권 같은 부드러운 원형 운동, 혹은 육체적 호흡법을 이용하여 기의 흐름을 촉진하고 조절한다. 이런 방법을 인도에서는 프라나야마, 중국에서는 외단 기공이라고 한다.

힐링타오도 기공을 이용한다. 그리고 이 책에는 척추 기공에 관한 새로운 항목이 추가되어 있다. 그러나 힐링타오에서 중점을 두는 것은 내공, 즉 내적인 호흡이다. 이 방법은 마음을 직접 육체 안으로 집중하고 순수 의식을 이용하여 미묘한 신체에너지를 일깨우는 것이다. 초보자에게는 어렵게 느껴질지도 모른다. 그러나 약간의 집중력이 길러지면 더 심오하면서도 많은 노력이 필요치 않은 방법이다. 도교의 내적 호흡을 요가나 태극권를 비롯한 다른 명상법에 통합시키면 간단하면서도 만족스러운 효과를 볼 수 있다.

에너지체는 정신을 표현하는 핵심이다.

힐링타오 체계를 수련하면 감정, 사고, 개인의 영혼, 우주의 영혼을 육체와 결합시키는 에너지 시스템을 빨리 체험하게 된다. 힐링타오는 이를 위한 내적 지도와 실제적인 방법을 제시한다. 이 내적 지도를 '에너지체'라고 할 수 있는데, 이는 육체와 순수한 영혼 사이에 있는 모든 것을 총괄하는 단어이다.

신과 지상의 세속적인 것 사이의 간격을 메우려면 중간 단계의 생명력을 수련해야 한다. 육체와 영혼 사이의 연관 관계를 알면, 삶의 어떤 순간에도 현재에 집중하고 균형을 잡을 수 있다. 기, 즉 생명력은 어떤 추상적 것이나 머나먼 신처럼 숭배해야 하는 대상이 아니다. 기는 신의 힘, 혹은 신의 사랑(서양의 표현을 빌어 말하자면)이 일상으로 내려온 것이다.

기는 우리 내부의 여러 가지 수준에 모두 작용한다. 기는 치유의 핵심이자 사랑과 조화를 표현하는 실제적이고 핵심적인 수단이다. 우리가 살고 있는 차원에서 사람이 드러낼 수 있는 최고의 능력은 육체적 불멸이다. 나는 처음에는 이 개념을 이해할 수 없었다. 그러나 육체적 불멸은 근거가 있는 이야기이다. 만약 삶의 모든 순간에 영원한 생명력인 도를 자각한다면, 사람의 생물학적 세포는 끊임없이 순수한 생명력을 받아들여 젊어질 것이다. 성경에는 9백년을 사는 사람의 이야기가 나오고, 아틀란티스에 관한 이야기에서는 수천 년을 사는 사람이 등장한다. 현대인들은 퇴화했다. 그러나 도교는 자신을 변화시키는 데 늦음이란 없다고 가르며, 나는 이 가르침을 존중한다.

치유의 빛을 깨운다는 것은 오감으로는 식별할 수 없는 수준의 생명력을 깨우는 것이다. 이 내면의 빛은 원기(元氣), 즉 영혼의 순수하고 중립적인 빛이 물질로 되어 있는 육체를 통과하면서 빛날 때, 무지개 색을 띠는 것으로 느껴지기도 한다.

도교에서는 각각의 빛과 진동을 오감으로는 포착할 수 없는 특정한 에너지와 연관시켰다. 예를 들어, 땅의 물과 식물의 에너지는 푸른색을 방출하고, 척추와 골수의 에너지는 흰빛을, 높은 자아에너지는 황금빛을 방출하며, 우주에너지는 북극성을 통해 내려오면서 보라색이 된다. 지구의 생산적인 힘은 붉은색이고, 인간의 성에너지는 피와 정액이 혼합된 핑크색이다. 검은 색은 모든 것이 파생되는 무극의 색이다. 어떤 사람은 내면의 눈으로 이 색을 볼 만큼 시각이 발달하지 못했다. 하지만 그대신 느낌으로 느낀다. 내면의 눈으로 보든, 느낌으로 느끼든 결과는 마찬가지다.

차크라와 소주천 회로

차크라와 소주천 회로는 어떤 관계가 있을까? 나는 하타 요가, 쿤달리니 요가, 크리야 요가를 오랫동안 수련했기 때문에 이에 대해 말할 자격이 있다고 생각한다. 소주천 회로는, 모든 차크라를 균형 잡히게 하고 일곱 개의 차크라를 하나의 차크라로 통합한다고 할 수 있다. 차크라라는 말은 바퀴라는 뜻이다. 이는 에너지가 움직인다는 뜻을 내포한다. 최근에 유행하는 뉴에이지적 개념과는 반대로, 개개 차크라가 힘을 가지고 있는 것이 아니라 큰 힘이 흘러가는 작은 정거장에 불과하다.

차크라 중 어떤 하나만을 열거나 닫을 수는 없다. 차크라의 에너지 수준을 올리기 위해서는 전체 시스템에 더 많은 에너지가 흘러야 한다. 중국에서는 본원적인 힘을 수용적인 음의 힘과 발산적인 양의 힘으로 구분한다. 기를 소주천 회로로 척추를 따라 위로 올렸다가 다시 앞쪽을 따라 아래로 내리면, 기는 양으로 충전된 지점과 음으로 충전된 지점을 지나가며 조절된다. 나는 이러한 극성이 차크라라고 부르는 작은 에너지 저장소를 만들고 바퀴같이 돌게 한다고 생각한다. 회로를 통해 기의 흐름을 증가시키면 차크라 전체를 따라 흐르는 에너지가 증가하고 또 에너지가 균형을 이루게 된다. 양과 음으로 나누어진 에너지의 흐름은 결국 합쳐져서 인체의 중심에 있는 중성적 채널인 충맥(沖脈)을 열게 된다. 충맥은 정신이 불멸의 존재로 재탄생할 때 출생 통로가 된다.

인체를 흐르고 있는 회로는 비어 있는 도관과 같아서 어떤 에너지도 그곳을 통해 흐를 수 있다. 의식을 확장시켜 다른 주파수의 내면의 빛을 끌어들이면, 회로 속을 흐르는 에너지의 질이 변한다. 소주천 회로가 기로 충만하고 다른 경락과 기관으로 넘쳐흐르면, 그 사람에게서 퍼져 나오는 오라에너지가 알 모양을 이루게 된다. 그리고 소주천 회로와 땅, 높은 자아, 우주를 연결시키는 다섯 지점인 발바닥, 회음, 심장, 손바닥, 제3의 눈(인당), 정수리(백회)에 있는 문이 열리며 이 알이 깨어진다.

이 책에서는 이렇게 에너지를 증폭시키고 정련시키는 데 도움이 될 여러 가지 도교 수련법을 소개한다. 땅의 힘에 뿌리박는 철삼기공, 감정에너지를 변형시키는 오기조화신공, 정신적 목적을 위해 성에너지를 이용하는 성도인술, 높은 자아를 안정시키고 모든 경계를 허물어 하늘의 힘에서 지도와 사랑을 받는 감리(물과 불) 명상법 등이다.

수련법이 너무 많아 초보자는 주눅이 들 수도 있다. 그렇기 때문에 초보자라면 『도를 통한 치유에너지 일깨우기(Awaken Healing Energy Through the Tao, Aurora Press, 1983)』를 먼저 읽고, 기본적인 회로와 내면의 미소에 관해 기초를 다지는 것이 좋다. 자신의 신체에 존재하는 진동 패턴을 점검해 보는 것만으로도 큰 발전이 될 것이다. 이 책, 『치유에너지 일깨우기(Awaken Healing Light of the Tao)』에는 초보 수련부터 고급 수련까지 망라되어 있다. 수련하는 방법은 기본적인 소주천 명상부터 시작해서 천천히 해 나간다. 그렇게 하다 보면 다른 수련에도 익숙해지고, 또 모든 수련이 '어떻게 생명의 힘을 다룰 것인가' 하는 하나의 주제가 변형된 것임을 알게 된다. 도교 스승이나 수련자 모임에 나가거나 1주일 정도 힐링타오 수련회에 참가한다면 더욱 빨리 성장할 수 있다.

반대로 수련이 깊은 사람은 에너지를 개발하는 방법이란 수단에 불과하므로 더 이상 필요가 없을 때는 버려야 한다는 것을 알게 된다. 자신의 에너지체에서 변화를 경험하고 나면, 이제 음적인 것, 즉 수용하는 단계에 더욱 더 집중하게 된다. 그리하여 고요하게 앉아서 불멸의 몸을 키우게 된다. 불멸의 몸이란 바로 육체적인 것 속에 깃든 정신이다.

당신의 삶은 당신 고유의 정신적 여정이다. 당신이 내적인 빛을 개발하면, 그 빛이 항상 큰 길을 가르쳐 줄 것이다. 이 귀중한 방법을 탐험하는 동안 생명의 힘이 항상 함께 하기를!

1992년 겨울에 씀

마이클 윈(Michael Winn)은 힐링타오 북스의 편집장이고 수석 강사이며 힐링타오 강사 모임의 회장이다. 그는 만탁 치아와 함께 『성도인술(남성편)』을 공동 집필했다. 현재 아내와 함께 뉴욕주 콜드 스프링(Cold Spring)의 산꼭대기에 살고 있는데, 그들은 매년 젊어지는 삶을 살고 있다. 또 뉴욕에서 도교 명상, 성과학, 자가 치유를 가르치고 있다.

서문
기와 의학

— 로렌스 영(의학박사)

　우리 몸 속에 생명력이라 부르는 일종의 에너지가 있다는 것은 널리 퍼져 있는 생각이다. 강하고 풍부한 생명력을 가진 사람은 건강하고 활기찬 생활을 영위한다. 나이가 들거나 병이 나면, 생명력은 약화된다. 생명력이 완전히 고갈되면, 살점과 혈액으로 이루어진 육체는 죽게 된다.
　불행히도 대부분은 생명력에 대해 막연하게밖에 모른다. 의사나 과학자들이 이 에너지에 대해 연구하기 시작한 것도 얼마 되지 않았다. 그런데 이집트, 히말라야, 티벳 등의 신비주의 전통에서는 생명력에 관한 깊이 있는 연구가 비밀스럽게 전해져 오고 있다. 이런 지식을 이기적인 목적을 위해 사용하면 다른 사람에게 해를 입힐 뿐만 아니라 자기 자신도 손상될 수 있기 때문에 비밀리에 전수해야 한다고 생각했던 것이다. 전설 속의 아틀란티스가 그런 지식을 잘못 사용한 예로 자주 언급된다.
　중국은 이런 비밀의 규칙에서 예외였다. 지난 5천년 동안 수천만의 중국인이 기공을 수련해 자신의 병을 치유하고 생명을 지켰으며, 수백만이 질병을 치료하고 고통을 경감시켜 주는 침술의 혜택을 누려 왔다.
　침술은 병의 치료를 위해 침과 같은 기구로 신체의 생명력을 조작하는 기술이다. 중국 의학은 약, 침, 뜸, 지압 등을 이용하여 인체 내에 정상적인 기의 흐름을 회복시키고, 비정상적인 기의 흐름을 교정했다. 그리고 중국에서는 이런 지식이 승려나 은자에게만 전해지거나 왕족이나 부자만을 위한 혜택은 아니었다. 농부, 학자, 상인, 관료, 모두가 기공을 수련했으며 침술의 혜택을 받았다.

왜 중국에서는 생명에너지에 관한 연구가 다른 나라와는 달리 비밀로 전해 오지 않았을까? 침술과 기공은 전기를 생산하기 위해 가동하는 민간 원자력 시설에 비유할 수 있다. 이 시설은 조심스럽게 통제하기는 하지만 군사 시설이나 핵무기를 생산하는 회사만큼 비밀과 안전에 신경을 쏟지는 않는다. 지난 5천년 동안 침술과 기공은 역사의 기록에서 보듯이 안전하고 효과적인 생명력 접근법으로 내려왔다.

중국의 공산주의 정권은 지난 40년간 모든 종교적, 신비적 가르침을 파괴하고자 했다. 그러나 최근에는 침술이나 기공에서 말하는 '기' 현상에 대해 연구를 하라고 권장하고 있다. 공산주의 정권하의 과학자들은 신비적 전통과는 다른 맥락에서 기에 접근했지만, 침술을 응용하는 과정에서 '기'의 현상을 확인하게 되었다. 그들은 침술을 시술하면서 기의 흐름을 보여주는 지도를 만들어냈는데, 이는 지난 5천년 동안 침구사들이 사용해 왔던 경락의 에너지 흐름과 정확히 일치했다.

중국의 현대 과학자들은 기공 수련자들이 경험한 기의 흐름을 도표로 작성하기도 했는데, 이는 그 동안 내려 오던 침술이나 기공 교과서와 정확히 일치했다. 중국이 고립과 독립의 외교 정책을 표방하고 있던 시기에 과학자들은 무제한의 연구 자료를 확보할 수 있었다. 공산주의 정권은 서구의 약과 의료 기술을 받아들이고 높이 평가하기는 했으나 공급이 부족한 상태였다. 그래서 병의 치료와 예방에 침술, 기공, 약재를 적극 이용할 것을 권장했다.

이리하여 공산주의 정권이 인체의 생체에너지 현상을 증명하고 이런 지식을 널리 퍼뜨리는 데 공헌을 한 셈이 되었다. 공산주의 정권은 기공으로 치료할 수 있는 병이 무엇인지 공식적인 목록을 만들기도 했다. 여기에는 고혈압, 암, 기관의 기능 저하에서 수술 후 회복에 이르기까지 여러 가지가 포함되어 있다. 또한 기공에 관한 과학 잡지뿐만 아니라 임상 치료를 보고하는 수많은 잡지를 정기적으로 발행하고 있다. 기공 수련자들의 손바닥에서 방사되는 에너지 같은 것까지도 문서화했다. 손바닥에서 방사된 기가 물질 입

자라는 성질뿐만 아니라 파동 형태를 가진다는 것, 그리고 물과 여타 화학 물질의 분자 구조까지 바꾼다는 것도 기록으로 남겼다.

최근에는 중국 본토가 기공을 전파하는 유일한 곳은 아니게 되었지만, 그래도 숫자상으로 중국은 기공의 발진에 가장 많이 기여하는 나라이다. 기에 관한 과학적 연구에서도 마찬가지다. 어떤 나라나 기관도 중국만큼 기여한 곳은 없다. 약 40년 전, 중국에 공산주의 정권이 들어섰을 때 수많은 기공 수련자들이 다른 나라로 피신을 갔다. 이전에도 기를 활용함으로써 자기 자신을 지킬 수 있을 정도의 기공 스승은 많지 않았지만, 수많은 평범한 사람들이 자신의 수련을 다른 사람에게 보여주고자 했고, 이런 전국민적인 접근 덕분에 공식적인 후원 없이도 기공이 살아 남게 되었던 것이다. 중국에서 공산주의 정권이 들어서기 전까지는 기공에 대한 학교나 대학이 없었다. 그러나 백성들 사이에 기공이 살아 있었기 때문에, 공산주의 정권에서 기공 수련자들이 대량 탈출을 한 것이 우연히 기공이 전세계로 뻗어가는 결과를 가져왔다.

나는 1976년부터 뉴욕에 있는 차이나타운에서 내과의사로 일했다. 나는 전통적인 서양 의학적 방법만을 사용한다. 나는 침을 놓을 수 있는 자격증이 있지만, 환자에게 침이 필요할 때에는 숙련된 침술사에게 보낸다. 서양 의학적 진단과 치료를 모두 했는데도 진전이 없을 때는, 환자들에게 기공을 권유한다. 그리하여 나는 기공 의사로 알려지게 되었다. 기공으로 효과를 본 사람들은 나에게 와서 그 이야기를 해 주었다. 그래서 나는 기공의 의학적 효과에 대해 사례를 모아 책을 썼다. 그 책은 중국어로도 출판되었다. 그 후에도 많은 사람들이 나에게 기공체험을 전해 주었다. 그들의 이야기를 들으며 기공과 침술에서 말하는 '기'라는 것이 나이, 피부색, 성별, 인종, 신념에 관계 없이 모든 사람에게 보편적으로 존재하는 보편적인 생리 현상이라는 나의 평소 신념을 확인하게 되었다.

중국에서는 주로 정부가 지원하는 학교에서 기공을 배운다. 다른 나라에 사는 중국인들은 삼촌, 이웃, 직장 동료들에게서 기공을 배운다. 이들 '선생'

의 약 1/4은 독학으로 기공을 배웠다. 그들은 다른 사람들의 경험이 쓰여진 기사를 읽고 거기에 소개된 방법에 따라 자신의 생명에너지를 활성화시켜 치유에 이르게 되었다. 중국에서 기공 치료에 관해 가장 많이 알려진 책은 윤(Yun) 스승이 42살이던 1914년에 쓴 『윤 스승과 함께 하는 명상(Meditation According to Master Yun)』이다.

윤 스승은 28세 때 결핵을 앓아 죽음 직전까지 가게 되었다. 그때 그는 공식적인 기공 지도를 받지 않고 홀로 책만 읽은 상태였다. 그는 마을 사람들과 자신의 형이 결핵으로 죽자, 절박한 심정으로 기공의 요점을 알아내기 위해 중국 전역을 돌아다녔다. 그 후 고향으로 돌아와서는 전력을 다해 기공 수련을 했다. 85일만에 그는 자신을 완전히 치료했고, 앞뒤 경락을 따라 에너지가 흐른다는 것을 감지하게 되었다. 그는 에너지 흐름을 느끼고 깜짝 놀랐다. 1954년, 그는 기공을 통한 치료 경험과 명상을 바탕으로 마지막 책을 썼다. 윤 스승은 아무런 병 없이 살다가 90세가 넘어서 세상을 떠났다.

많은 독학 수련자들이 80년 전에 쓰여진 윤 스승의 가르침을 따라 홀로 수련하면서 큰 어려움 없이 자신의 생명력을 활성화시키고 치료를 하고 있다. 그렇다고 모든 사람이 기공에 관한 고서를 읽어야만 기공을 배울 수 있다는 뜻은 아니다. 다만, 이 생명력이 모두에게 있으며, 기를 활용하는 것은 모든 사람의 타고난 권리임을 강조하고자 한다.

1980년, 나는 해마다 열리는 미국 홀리스틱 의학 연구회 회의에서 기공의 치유력에 관해 강의했다. 그때 만탁 치아는 기공 워크숍을 열었다. 그는 워크숍 전에 기공 방법론에 관해 간단한 시범을 보여 주었다. 의사 한 명과 간호사 두 명이 10분 만에 경락의 에너지 흐름을 체험했다. 3명 중 한 명은 다음날 오후 만탁 치아가 기를 가라앉히는 방법을 알려줄 때까지 하루 종일 앞뒤 경락을 따라 기가 회전하는 것을 체험했다.

이 회의에는 주목할 만한 사건이 하나 더 있었다. 자신의 기 흐름을 생생하고 강력하게 활성화했던 의사와 간호사들은 모두 여러 형태의 명상(특히 TM 명상)을 5~15년 수련한 경험이 있었다. 그러나 만탁 치아의 방법에서는 이전의 명상 경험이 필요치 않았다. 뉴욕에 있는 나의 중국 환자들은 명상이라는 말과 명상의 원리를 언급하지 않아도 모두들 기공의 혜택을 받았다. 이후 만탁 치아는 수만 명에 이르는 전세계 모든 비중국인이 자신의 기를 활성화하는 데 도움을 주었다.

나는 또한 뉴욕의 차이나타운에서 의사로 일하면서 의사, 약사, 간호사, 미술가, 작가, 은행원, 사업가, 카톨릭과 개신교 성직자, 신도를 만났는데, 이들 모두가 기공을 하며 얻게 된 삶의 혜택을 얘기해 주었다.

지난 40년 동안 중국 공산 정부가 기공을 과학적으로 증명하는 데 많은 기여를 하고 기공을 매우 인기 있게 만들기는 했지만, 무신론적인 광기는 기공의 뿌리였던 수많은 도교 사원과 기공의 명인들을 무력화시켰다. 도교 사원은 거의 모두 파괴되었고 기공의 명인은 고수든 초보자든 공산당의 생산 대열에 참여하지 않으면 화형에 처했다. 공산주의자들은 신비주의적 경전을 발견 즉시 태워버렸다. 남아 있는 고수들은 어떻게든 국외로 빠져나가거나 지하로 숨거나, 혹은 밖으로는 공산주의자를 따르지만 안으로는 태양이 다시 떠오르기를 기다려야만 했다.

중국 공산주의자들은 거위에게서 황금알을 없애 버렸던 것이다. 그리하여 공산주의자들이 건강 유지, 질병 예방, 질병 치료를 위해 기공을 장려하려고 했을 때, 뛰어난 선생들은 이미 살해되고 수준 높은 교과서는 파괴된 후였으므로 중국 내에서 차원 높은 연구는 불가능하게 되었다.

다행히도 1940년 초와 1950년 초에 중국인들이 대규모로 홍콩, 대만, 동남아시아로 이주하면서 고급 경전의 일부가 밀반출되었다. 그리고 몇몇 뛰어난 고수들이 동남아와 대만으로의 탈출에 성공했다. 닉슨 대통령이 중국과 대화를 재개하고 중국 여행 제한을 풀자 지하에 숨겨져 있던 많은 도교 경전이 비밀리에 중국에서 나왔다. 그래서 높은 수준의 가르침 중 일부가 영원히 유실되지 않을 수 있었다. 그러나 누가 이러한 고서를 이해할 수 있겠는가? 누가 이러한 고대 가르침을 해석할 지식이 있고, 이러한 경전을 이용할 수 있을 만큼 수련 경험이 있으며, 또 그 핵심을 다른 이들에게 전파할 수 있는가?

만탁 치아 선생이 바로 그런 자격을 가진 사람 중 하나이다. 그는 다행히도 공산 중국에서 동남아로 탈출한 여러 스승들에게서 가르침을 받았다. 만탁 치아는 비밀리에 외국으로 나온 도교 경전을 이해할 수 있었다. 중국이 어느 정도 개방되자 많은 도교 수행자들이 지하에 숨기고 있던 경전을 모두 만탁 치아에게 보냈다. 그는 중국어 회화와 독해가 가능했기 때문에 고대 경전을 모두 읽을 수 있었고, 자신과 그의 학생 중 일부가 높은 수준의 기를 경험했기 때문에 책 속의 수준 높은 가르침을 이해하고 전파할 수 있었다. 그는 또한 영어와 서양 의학에도 능통하기 때문에 서양인에게도 알기 쉽게 전달할 수 있었다.

1992년 12월 25일
뉴욕에서

로렌스 영(Rawrence Young M. D.) 은 뉴욕에서 개인 병원을 운영하는 내과 의사로서, 미국 의학 협회 회원이며 침술사 면허도 가지고 있다. 그는 12살 때부터 기공을 연구하고 수련했다. 그는 많은 도교 경전을 읽었으며, 수많은 기공 수련자들과 이야기를 나누었다. 중국어로 『기공과 치료(Chi Kung and Healing)』, 영어로 『명상과 이완에 관한 내셔널 클리어링 하우스 리포트(Report of the National Clearing House on Meditation and Relaxation)』를 저술했다.

들어가는 말
도란 무엇인가?

힐링타오의 목적

도(道)라는 단어는 '길'이라는 뜻이다. 자연과 우주의 길, 혹은 자연적 실체의 길이라는 뜻이다. 또한 세상과 영적 길과 우리 자신을 알기 위해 우리의 마음을 여는 방법을 뜻하기도 한다.

실용적인 체계. 도교는 마음의 철학뿐만이 아니라 몸, 마음, 영혼의 실천이다. 우리가 진정한 의미의 도를 알고 실제적인 지식과 지혜를 가지면, 살아가는 동안 올바른 결정을 할 수 있다.

도교는 우리의 잃어버린 젊음과 에너지, 덕성을 회복시키는 실질적인 수련 체계를 가지고 있으며, 또한 깊은 영적 잠재성을 일깨워 준다. 마음을 열려는 의도만 있다면 도교는 우주의 진리를 배우게 해 주는 기술이다.

마지막 목적지. 고대 도교 스승들은 도를 통해 사후 세계에서 의식의 자유를 얻을 수 있다고 생각했다. 특별한 수련을 하면, 임종 전에 육체를 벗어난 지점으로 의식을 확장시켜 죽음의 경험을 피할 수 있다는 것이다. 즉, 이번 생을 떠나기 전에 미래의 존재 형태를 결정하는 것이다.

보편적인 영적 독립성

모든 영적 길은 궁극적으로 진리를 추구한다. 도는 우주, 자연, 인간에 관한 진리를 찾기 위한 철학이자 기술이다. 도는 한 가지 관점 혹은 한 가지 길을 주장하지 않는다. 도는 어떤 입문식이나 종교적인 의식을 요구하지 않기 때문에 종교가 아니다. 도는 모든 종교의 결과물이다. 그러나 도는 모든 종교적 믿음을 넘어서 있다. 도는 또한 과황새목표이다. 그러나 도는 모든 과학 이론을 넘어서 있다. 도는 종교와 과학이 다루는 모든 문제를 포함하고 있다. 그러나 도는 헌신과 지성의 한계를 넘어서 있다.

만능 열쇠. 도의 가르침은 모든 문을 열 수 있는 만능 열쇠와 같다. 도의 가르침은 종교적 가르침처럼 사람이 살아가는 데 도움을 준다. 그러나 도의 가르침에는 영적인 면이 있지만 종교를 넘어선다. 도의 가르침은 감정이나 생각 혹은 신념의 수준에서가 아니라 우주의 진리를 직접 설명하고 실증한다. 그렇기 때문에 도를 공부하는 사람은 비관주의에 빠지거나 무언가를 끝없이 찾아다닐 이유가 없다.

궁극적인 진리. 철학, 과학, 종교는 모두 도를 나타내는 진리를 일면 가지고 있다. 이에 비해 도의 가르침은 우리 자신과 우주의 궁극적 진리의 핵심을 설명하고, 우리가 그곳에 도달할 수 있도록 도와 준다. 다른 종교를 믿거나 다른 영적 길을 추구하면서도 도의 가르침을 알아 그로부터 혜택을 얻을 수 있다. 도는 보편적인 영적 독립성을 강화하는 역할을 하기 때문이다. 도교에는 최후의 스승은 없다. 왜냐하면 인간의 도 안에 감추어져 있는 위대한 힘을 탐구해 감에 따라 우리 스스로 스승이 될 수 있고, 우리 자신의 운명을 제어할 수 있으며, 우리 자신이 정말로 누구인지 알 수 있기 때문이다. 또한 위대한 신, 불멸의 존재, 현인, 성자, 성녀 모두 우리의 스승 혹은 조언자가 될 수 있다.

몸, 마음, 영혼 계발하기

우리의 몸, 마음, 영혼을 가꿔나가려면 영양분이 필요하다. 우리가 우리 자신을 채우는 방법을 모르면, 종교가 영적인 음식으로 우리를 채우려고 접근한다. 이 영양분에 접근하는 방법을 알면, 우리 삶의 모든 것에서 영양분을 얻을 수 있다. 도교 수행법은 우리의 목표를 결정하도록 도와 주고, 육체적, 정신적, 영적 영양소를 자연스럽게 얻는 방법을 알려 준다. 또한 자연과 우주와 조화롭게 살아가는 방법을 배움으로써 우리의 근원인 무극으로 돌아가게 해 준다.

도교의 수행법은 다음과 같은 세 가지 목표를 지향한다.

- 자비심과 존재의 전체성을 개발함으로써 우리 자신을 치유하고 사랑하는 것.
- 자연과 하늘과 땅의 힘을 이용해 치유하고 사랑하는 에너지를 받아서 다른 사람을 돕고, 치유하고, 사랑하는 것.
- 우리의 근원에 대해서 배우고 우리 내부에 근원이 발현하도록 하는 것.

세 개의 신체

고대 도교 수행자들은 우리 존재를 세 개의 수준으로 나누고 이 세 부분, 즉 육체, 에너지체, 영혼 모두를 계발해야 한다고 강조했다. 의식으로 영적인 세계로 올라갔다가 다시 창조적이고 활발한 활동이 있는 물리적 세계로 내려 오기 위해서는 일종의 사다리가 필요한데, 이 사다리를 만드는 데는 세 가지 모두가 중요한 역할을 한다. 이 사다리를 통해 도교 수행자들은 내적 세계를 배우고 지식과 에너지를 넓혀 물리적 세계로 돌아올 수 있다. 내적 연금술을 통해 달성한 '불멸의 신체'는 삶의 세계와 죽음의 세계를 이어 주는 지속적인 연결 고리 역할을 한다.

고대 도교 현자들은 우리 모두 영원히 죽지 않는 존재로 태어났다고 믿었다. 그런데 과도하게 섹스를 하고, 부정적인 감정에 빠져들고, 물질적인 것으로 생명력을 키우려고 함으로써 기를 고갈시켜 죽음에 이르게 된다는 것이다. 도교 스승들은 내적 연금술을 통해 다른 차원의 불멸성을 획득할 수 있음을 알아냈고, 이러한 목적을 위해 많은 수련법을 고안해냈다. 도교의 최대 목표는 육체를 불사의 영적인 신체로 변환시킴으로써 죽음을 극복하는 것이다. 물론 이 단계에 도달하려면 아주 많은 시간이 걸린다.

육체를 치유하기: 본래로 돌아가기 위해 어린 아이처럼 되기

도교 수행법의 기본은 육체에너지를 외적 작용에 의해 흩어지거나 약해지도록 하지 않고 육체 안에 보존하는 것이다. 완전한 영적 독립을 이루기 위해서는 눈, 귀, 코, 입 혹은 과도한 섹스를 통해 에너지가 방출되는 것을 피해야 한다. 초보 수행은 물리적인 신체를 효율적이고 건강하게 해 주는 수련법을 익히고 속세에 살면서 긴장이나 스트레스를 받지 않는 법을 배우는 것부터 시작한다. 우리의 타고난 권리인 근원의 힘을 다시 얻기 위해서는 순진무구하고 활력 넘치는 어린 아이와 같은 상태로 되돌아가야 한다. 초보 수행의 목표는 스스로를 치유하는 법, 스스로를 사랑하는 법, 남을 사랑하는 법을 배우는 것이다.

기초 수행법 : 에너지를 보존하고 빛을 따라가기

수련의 첫 단계는 신체를 건강하게 단련하는 것이다. 열심히 하면 12개월이 걸린다. 이 단계에서 생명력을 응축하고 보존하기 위해 하는 수련으로는 소주천 명상, 성도인술, 내면의 미소 명상, 여섯 가지 치유소리, 철삼기공 등이 있다. 또 우리가 이 세상을 떠날 때 생체에너지를 흩어지지 않도록 '기의 공' 안에 모은 뒤 정제하는 방법을 배운다. 사람은 나이를 먹어감에 따라 생명력이 약해져, 병이 생기고 고통을 받게 된다. 병을 치료하기 위해 약을 사용하면 신체의 생명력이 고갈되어, 죽음의 순간에 근원으로 이끄는 빛을 따라갈 에너지가 남아 있지 않게 된다. 힐링타오의 기본적인 수련을 하면 이 여행 때 사용할 에너지가 충분해 진다.

보존과 재활용을 통해 에너지 유출을 막기. 소주천 회로는 신체의 주요한 에너지 통로이다. 소주천 회로를 따라 아홉 개의 구멍이 있는데, 사용하지 않을 때 구멍을 막아 두는 간단한 방법을 배워 실행하면 즉시 많은 에너지를 보존할 수 있다. 소주천의 기본 회로는 나의 첫번째 책 『도를 통한 치유에너지 일깨우기(Awaken Healing Energy Through the Tao)』에 자세히 설명되어 있다.

소주천 명상은 이러한 목표를 달성하기 위한 첫번째 단계이다. 소주천 명상은 기를 제어하고 보존하고 재활용하여 신체의 주요 경락을 따라 움직이게 해 준다. 기를 효과적으로 다루면, 삶도 더욱더 잘 다룰 수 있다. 에너지를 현명하게 사용하다 보면, 우리에게 이미 많은 에너지가 있음을 알게 된다.

소주천 회로 고급 단계에서는 인간에게 오는 기의 세 가지 주요 근원, 즉 하늘의 힘, 땅의 힘, 우주의 힘이 결합해 만들어지는 우주적 사랑, 우주적 오르가슴과 연결되는 방법을 배운다. 이 과정은 에너지를 강화하고 밸런스를 잡아 준다. 또 고차원의 명상 수행, 특히 에너지체를 개발하기 위한 수련에서는 많은 양의 기를 다루게 된다.

부정적 에너지를 좋은 덕목으로 변형시키기, 심장 열기. 내면의 미소 명상과 여섯 가지 치유소리는 중요한 내장 기관을 이완시키고 부정적 감정을 에너지가 충만한 상태로 변화시키는 간단하면서도 강력한 방법이다. 이 명상은 심장 센터를 열고, 우리의 내적 기관에서 나오는 무제한적인 우주의 사랑에 연결시켜 일상적 만남을 개선시키고 좋은 덕목을 발전시킨다. 도교 수행자는 심장을 사랑, 기쁨, 행복의 장소이며, 우주적 사랑과 연결되는 곳이라고 생각한다. 심장은 또한 덕의 에너지가 통합되고 강화되는 장소이기도 하다. 내면의 미소 명상을 하면 각각의 기관에서 만들어진 덕의 에너지를 느낄 수 있다. 이 에너지를 심장에 모아서 혼합 정제하여 모든 덕목 중 최고의 덕목인 자비로 만든다. 이는 우리가 가진 최고의 자질을 향상시키는 가장 효과적인 방법이다.

성에너지를 보존, 재생, 변형하기. 앞서 쓴 두 권의 책 『성도인술: 남성편(Taoist Secrets of Love for Men)』과 『성도인술: 여성편(Healing Love Through the Tao for Woman)』에는 성에너지를 보존하고 재생함으로써 힘을 얻는 방법이 설명되어 있다. 성에너지가 모이면 믿을 수 없을 만큼 강력한 힘의 근원이 된다. 성에너지는 혼자 이용할 수도 있고, 성 행위 중에 소주천 회로를 통해 파트너와 나눌 수도 있다. 또 성적 쾌락을 강화하는 훈련도 있다. 성에너지를 모아 변형시킨 에너지는 고차적인 명상에서 아주 중요한 연금술적 촉매로 작용한다. 성에너지가 충분하면, 우리 몸 모든 세포의 가장 기본적 에너지인 높은 자아에너지가 매순간 우주의 오르가슴을 느끼고 이와 동시에 우주와 연결될 수 있다.

생명력 다루기. 철삼기공과 태극권은 우리의 골격 구조를 중력에 맞게 조정하여 에너지를 부드럽고 강하게 만들어 준다. 근막, 건, 골수가 튼튼하고 골격 구조가 좋으면 생체에너지를 더욱더 효과적으로 다룰 수 있다. 몸이 땅 속 깊이 뿌리 내린 것 같이 되어 대지로부터 치유력을 끌어 쓸 수 있다.

장기 기(氣)마사지. 장기 기(氣)마사지는 자신의 에너지를 소진하지 않으면서 자신과 타인을 치유하는 최고의 테크닉이다. 장기 기마사지는 도교의 복부 마사지법이다. 이 마사지는 림프, 장기, 경락, 순환계, 신경계에서 에너지 흐름을 막는 장애물을 제거해 준다.

오행에 의한 영양 관리. 다이어트에 관한 도교 수행자들의 접근은, 먼저 육체가 무엇을 필요로 하는지 알고 그것을 오행의 원리에 따라 채워 주는 것이다. 오행, 즉 다섯 가지 요소란 인체의 다섯 가지 주요 기관을 지원하는 요소이기도 하다. 먼저 약해진 기관을 밝혀내고, 부족한 요소를 보강하기 위한 음식을 섭취하여 약한 기관을 강화시킨다. 도교 다이어트는 설탕 등 많은 사람들이 즐기는 음식을 먹지 말라고 하지는 않는다. 대신 이런 음식이 인체의 내적 균형을 파괴하지 않고 균형을 유지하는 데 쓰이도록 프로그램을 짠다. 이런 방식으로 음식을 선택하고 조합하면 음식에 대한 집착을 피할 수 있다.

에너지체 개발하기

내적, 외적 공간을 여행하기 위한 차

힐링타오 시스템의 다음 단계는 오기조화신공 I, II, III으로 구성되어 있다. 이 수련을 마스터하는 데는 1~2년 정도 걸린다. 이 수련에서는, 소모되지 않는 에너지체를 만든다. 에너지체를 개발하면 자신의 일부가 깨어나 환경, 교육, 카르마적 조건에서 자유롭게 느끼고 행동하게 된다. 에너지체가 강해지면, 정신과 영혼이 무극으로 가는 긴 여행을 하는 데 스페이스 셔틀 역할을 하게 된다.

이 단계에서 에너지체는 아직 영적 재탄생을 통해 생명을 얻지 않은 상태로 단지 운반 차량의 역할만 한다.

살아 있는 동안 영혼과 불멸의 정신을 깨우는 수련을 할 기회가 없었다면, 죽는 순간에 원초적인 빛이 우리를 깨운다. 불행히도 대부분 이 빛을 따라갈 만큼 충분히 교육 받고 경험을 쌓지 못했다. 에너지체는 아주 중요한 운반 수단이다. 에너지체를 훈련시키고 교육시키면, 후에 훈련 받지 못한 영혼이 근원으로 돌아갈 때 원초적인 빛을 따라가도록 도와 줄 수 있다.

살아 있는 동안 '내적 나침반'을 개발하여 빛이 우리에게 왔을 때 그 빛에 집중하게 하는 것 또한 매우 중요하다.

우리가 진정한 영혼으로 태어날 준비가 되면, 에너지체는 영혼이 더 높은 차원의 불멸의 존재로 올라가도록 도와주는 추진체가 된다. 최고의 단계에서는 세 가지 신체가 하나로 합쳐진다.

각각의 발전 단계는 무극으로 돌아가는 여행에서 한걸음씩 앞으로 나아가는 것과 같다. 또, 별의 에너지를 흡수하는 방법은 육체를 회춘시키고 차원을 오가는 여행에서 영혼과 영체를 강화시켜 준다.

우리의 부정적인 감정을 재활용하기

지속적으로 변화하는 우리의 감정은 생명에너지를 고갈시킨다. 오기조화신공 명상은 인체 주요 기관에 갇혀 있는 부정적 감정의 병적 에너지를 유용한 에너지로 변화시키는 방법을 가르쳐 준다. 도덕적이고 올바른 행동은 자기 치유와 균형으로 가는 가장 바른 길이다. 다른 사람에게 잘하는 것이 곧 자신에게도 좋다. 우리가 생산하는 좋은 에너지는 은행 계좌처럼 모두 우리의 에너지체에 저장된다. 다른 사람을 돕고 사랑, 친절, 부드러움을 베품으로써 우리는 더욱더 많은 긍정적 에너지를 돌려 받게 된다. 가슴을 열면, 사랑, 기쁨, 행복으로 가득차게 된다. 가슴의 정수를 물질적인 것에서 비물질적인 것으로 변화시켜 지상에서뿐만 아니라 하늘에서도 사용하도록 축적할 수 있다.

도교에 따르면 죽기 전에 얼마나 많은 에너지를 에너지체로 변환시킬 수 있느냐에 따라 하늘로 바로 갈 수 있는지 아닌지가 결정된다. 은행에 예금해 놓은 돈과 같이 우리의 육체적 존재를 더 많이 영적 존재로 변형시키면 시킬수록, 하늘나라에 더 가까이 가게 된다. 이 세상에서 좋은 일을 많이 하면 할수록, 하늘 나라에 더욱 긍정적인 에너지를 저축하게 된다.

영체 만들기
불멸의 씨앗을 심기

감과 리(물과 불, 섹스와 사랑)의 내면 연금술 명상은 우리 안의 남성성과 여성성을 재결합시킨다. 이에는 성에너지의 내부 결합을 통해 영혼의 몸을 만드는 자가 성교가 포함된다. 영혼의 몸은 영체를 기르는 베이비 시터의 역할을 한다. 영혼우 씨앗이다. 영혼은 이번 생에서 영체가 되는 기회를 갖지 못해도 언젠가는 불멸의 신체로 성장할 수 있다. 도교의 내면 연금술 수련자들은 이번 생에서 영체를 만들고 불멸의 신체를 개발하면, 윤회의 사이클을 극복할 수 있다고 믿는다.

영혼의 몸은, 음의 단계 혹은 유아기(영혼의 태아)라고 할 수 있다. 우리는 어린 영혼이 자라도록 먹이고 기르고 교육하고 훈련시켜야 한다.

영혼의 몸이 만들어지면, 영체를 낳을 수 있다. 어린 영체를 완전히 성숙시키는 데는 14~18년의 시간이 필요하다. 나무, 태양, 달, 별 등 자연의 에너지도 이용할 수 있다. 긍정적인 자연의 모든 감각적 경험이 몸 안에서 자라는 영혼의 영양분이 된다.

불멸의 신체라는 이 단계에 도달한 많은 스승들은 물질을 비물질로 변형시키고 그것을 영체로 전환시킬 수 있었다. 비록 이 단계가 완전한 불멸의 단계는 아니지만, 죽음의 순간에 그들은 의식, 에너지, 육체의 물리적인 요소를 영체로 전환시킬 수 있었다. 이러한 과정에서 그들의 육체는 실제로 크기가 줄어들었다. 물리적 죽음 후에 체중이 이전의 2/3 정도가 되었다. 이것은 완전한 의식의 상태에서 육체의 많은 부분을 비물질적인 상태로 변형하는 데 성공했음을 의미한다.

불멸의 신체의 양의 단계 계발하기: 빛과 결혼하기

뱀이 개를 낳을 수는 없다. 도의 빛과 하나가 되기 위해서는 우리가 빛의 아이라는 각성을 일깨우고 길러야 한다. 영체가 완전히 성장하면, 그것은 도의 빛과 같은 주파수를 가지게 되고, 그 빛과 하나가 된다. 다른 수련법에서는 이 빛을 신성한 영혼, 혹은 위대한 영혼이라 부른다. 우리는 이것을 외부의 빛이라고 부르기도 한다.

감과 리의 명상은 우리 영혼의 내면의 빛을 인식하는 방법을 가르쳐 주고 내면의 빛과 외부의 빛을 하나가 되게 하는, 즉 결혼시키는 방법을 가르쳐 준다. 그 빛을 잡아 결혼하게 되면, 진정한 불멸의 영혼의 두 번째 단계에 들어선다. 도교 수행자들은 이를 '양의 몸(陽身)'이라고 부르고, 불멸의 영이 계속 성장하도록 영양을 공급하기 위해 물리적 신체에너지를 계속 변형시킨다.

이 단계에서 우리는 높은 자아에너지와 태양, 달, 행성, 별, 은하계, 그리고 도 자체에서 나오는 우주적 힘을 소화하는 법을 배운다. 영원하고 지속적인 깨달음은 이러한 수련을 통해 달성된다. 우리의 진정한 본질이 정신임을 인식하면, 육체를 떠나 불멸의 영체 속으로 여행을 할 수 있고, 이를 통해 영혼의 내적 세계를 경험하게 된다. 물리적 세계를 넘어서는 삶에 익숙해지면, 죽음에 대한 두려움은 사라진다.

감과 리의 위대한 깨달음
이 단계에서 수련자는 모든 육체적인 정수를 불멸의 몸으로 전환한다. 신체의 모든 물질적인 요소가 미묘한 기로 전환되고 나서 남는 것을 '무지개 몸'이라고 한다. 이 단계에 이른 수행자가 세상을 떠나갈 때는 손톱과 머리카락 외에는 남지 않는다. 이 과정을 가속시키기 위해 죽음은 여전히 필요하다.

오감을 봉하기, 건과 곤의 결합, 하늘과 인간의 재결합
이 단계에서 죽음은 완전히 초월된다. 수행자는 물리적 육체를 불멸의 몸으로 전환시키고 의지대로 이 세상을 떠나가고 다시 돌아온다. 이 단계가 완전한 물리적 불멸의 단계이다. 이 수련을 완성하고 신체의 물리적인 요소를 불멸로 변형시키는 데는 80년에서 수백년의 시간이 필요하다. 그러고 나면 하늘로 올라가는 마지막 목표가 성취된다.

중국 역사에 기록된 바에 의하면 수천명의 도교 수행자들이 많은 사람들이 지켜보는 가운데 하늘로 올라갔다. 성서에서는 엘리아와 모세가 이런 경지에 도달했음을 볼 수 있다. 이 마지막 단계에 이른 수련자는 의지에 따라 불멸의 영체, 에너지체, 육체를 자유로이 결합시키고 해체할 수 있다. 그렇게 되면 인간의 경계가 없어지고, 전체적이고 완전한 자유를 얻게 된다.

제1장
도교 내면의 연금술 개요

변형을 위한 기초: 내면 연금술과 외부 연금술

5천년 이전부터 도교 스승들은 행복과 불멸을 얻기 위해 연구하고 또 연구한 결과 여러 가지 방법을 개발했다. 그 중 많은 방법이 불사의 약(그림 1-1), 수은, 수정, 꽃의 정수, 약초, 보석 등으로 만든 미약을 복용하는 외부 연금술, 즉 외단(外丹)이었다.

현명한 스승들은 외적인 방법이 한계가 있으며, 어떤 성분은 구하기 무

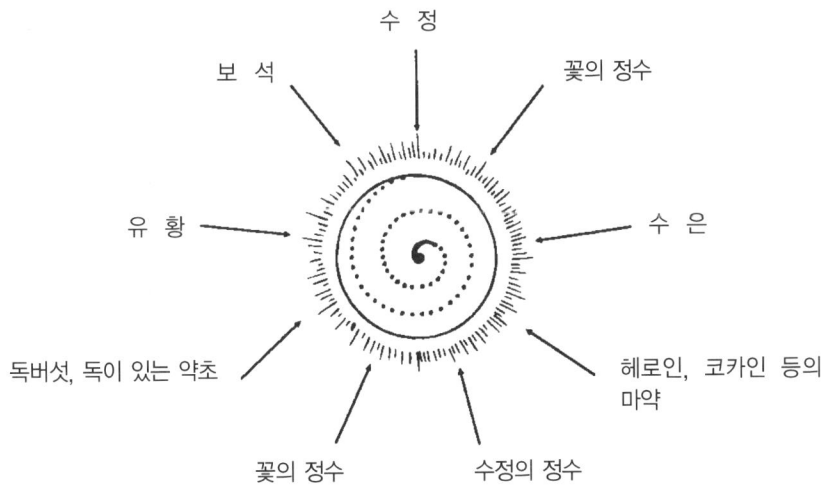

그림 1-1. 불사의 약

척 어렵다는 것을 알았다. 그리하여, 그들이 발견한 해결책은 육체의 에너지를 지구 및 우주의 에너지와 결합해 불멸과 행복을 만드는 내면의 연금술을 개발하는 것이었다. 그리고 수세기 동안의 시험을 거친 후 이런 내적인 방법이 건강을 증진하고 정신을 개발하는 데 훨씬 더 효과적임이 밝혀졌다.

도교 수행자들은 무제한적인 에너지원을 찾는 과정에서 생명을 둘러싸고 있는 신비에 부딪쳤고, 이를 풀기 위해 인간의 내부에 주의를 기울이기 시작했다. 그들은 내부의 우주를 발견했고, 내부의 우주가 외부의 우주를 완벽하게 반영하고 있음을 알게 되었다. 그리고 우리가 외부의 우주에 연결되기 위해서는 먼저 내부의 우주를 제어해야 하며, 내부의 우주란 바로 우리 몸 안에 흐르고 있는 에너지 흐름인 기(氣)라는 것을 알게 되었다.

최근의 과학 연구는 내부 세계와 외부 세계 사이에 많은 대응점이 존재한다는 옛 도교 수행자들의 발견을 뒷받침해 준다. 필립 모리슨과 필리스 모리슨은 『10의 힘(Powers of Ten)』에서 인체의 소우주와 대우주 사이에 연관성이 있음을 밝혔다. 저자들은 일천 광년 거리에서 본 우리의 우주가 인간 세포를 1옹스트롬(1000만분의 1 밀리미터) 단위로 확대해서 보았을 때의 소우주와 거의 일치한다는 사실에 주목했다. 옛 도교 수행자들은 이런 연관성을 느끼고는 있었지만 이것을 증명할 가시적인 증거를 제시하지는 못했다.

도교 스승들은 명상과 내공 수련을 통해 내면의 감각을 개발함으로써 내적인 세계에 대해 더 많이 알아 나갔다. 마침내 그들은 정제된 내적 에너지가 척추를 따라 위로 올라가서 가슴 쪽으로 내려오는 통로인 소주천 회로를 발견하였다.(그림 1-2) 그들은 이 회로가 신체, 에너지체, 영체를 연결시켜 주며, 궁극적으로는 하나의 불멸의 신체로 융합시킨다는 것을 깨닫게 되었다. 내면 연금술은 이런 발견에서 탄생되었다.

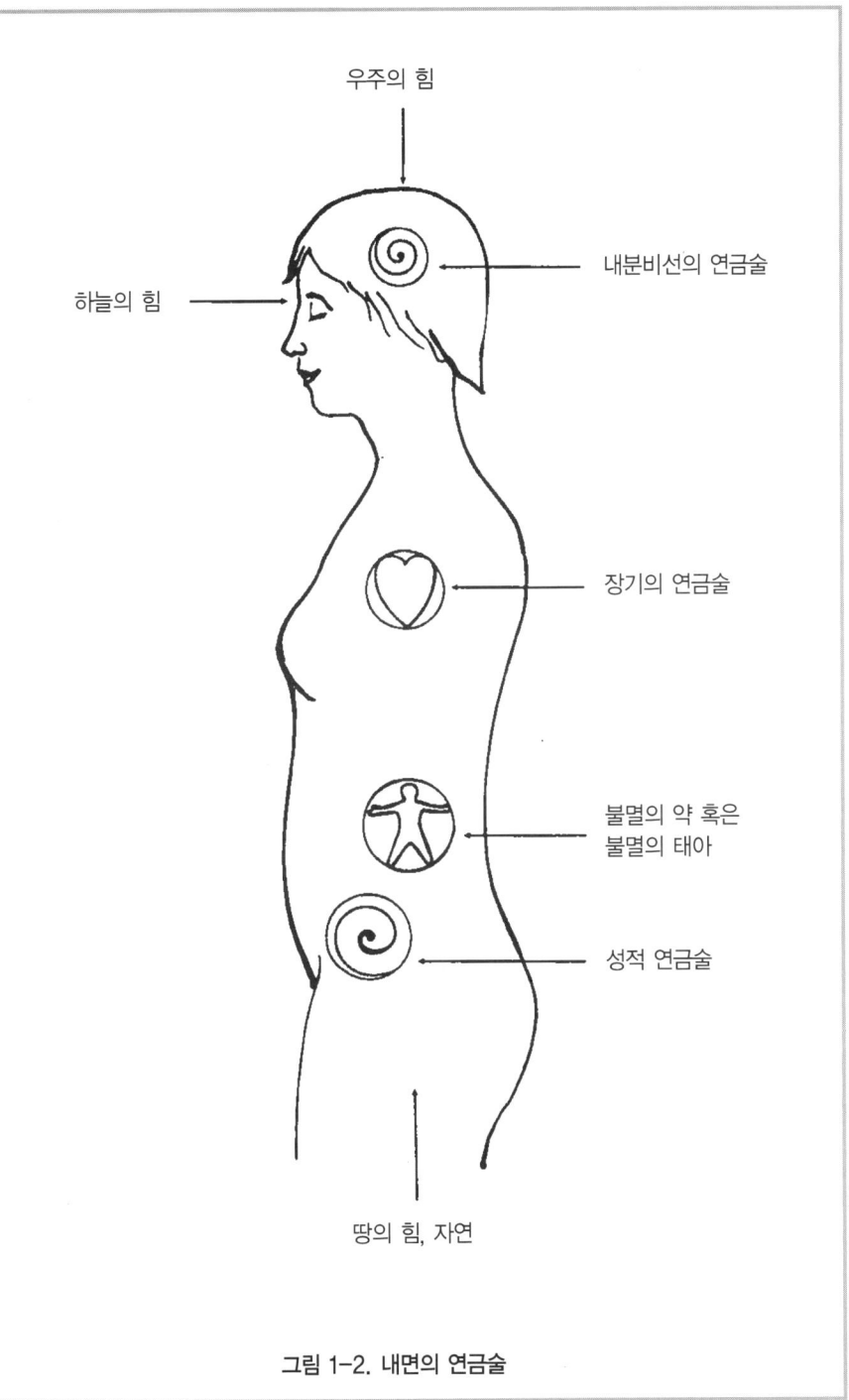

그림 1-2. 내면의 연금술

무극과 우주: 종교와 과학

고대 도교는 자연스런 우주 현상과 그것이 인간에게 미치는 영향에 대해 깊이 관찰했다. 서양의 뉴턴 물리학은 자연 현상을 원인과 결과의 역학으로 이해하지만, 도교는 자연 현상을 거대한 에너지의 바다에서 일어나는 상호작용, 셀 수 없을 정도로 많은 방법으로 우주를 창조하고 재창조하는 에너지의 상호작용으로 이해한다. 대부분의 종교와 신비주의 전통은 비물질적인 것에 기초해 수행을 한다. 이와는 달리 도교 수행자들은 비물질적인 것은 물질적인 것의 원인이자 결과라는 믿음에 기초하여 우주의 물질적인 면과 비물질적인 면을 함께 연구한다. 다시 말하면, 물질적인 과정과 비물질적인 과정은 서로 상대의 근원이 되며 두 가지 모두 우주의 창조와 진화에 본질적인 과정이다.(그림 1-3)

무극: 우리의 근원

고대 도교 수행자들은 자연을 관찰하고 인체 안의 에너지를 관찰하면서 우주의 에너지를 근원까지 추적해 나갔다. 그들은 관찰 가능한 현상을 경험적으로 접근하는 방법을 발전시킨 결과, 모든 창조의 시작점인 근원적 무라는 개념을 확립하였다. 그들은 이를 무극(그림 1-4)이라고 이름 붙였다. 그것은 말로 표현할 수 없기 때문에 전통적인 도교 미술에서는 비어 있는 원으로 표현된다. 에너지가 자연과 우주에 영향을 미치고 형상화되기 위해서는 무언가가 무극 내에서 움직여야 한다. 이 첫번째 움직임이 물질적인 것과 비물질적인 것의 구분을 만들어낸다. 우주의 모든 과정은 여기서부터 시작된다.

음과 양

도교 수행자들은 무극에서 발산되는 우주적 힘의 첫번째 변형을 음과 양이라고 불렀다. 음과 양은 원초적 에너지의 음극과 양극이라고 할 수 있다. 음과 양은 모든 에너지가 가지고 있는 특징이다. 음과 양은 서로가 없

비물질적인 측면

신
↑
영적 에너지
↑
정신에너지
↑
자비의 마음

↑
마음이 열리면서 모든 부정적인 에너지를 긍정적인 에너지로
변형시키고 모든 미덕을 사랑으로 통합시킨다

↑
사랑, 기쁨, 행복이 마음에서 나와서 외부로 발산된다

↑
종교, 신비주의, 마음의 비물질적 에너지

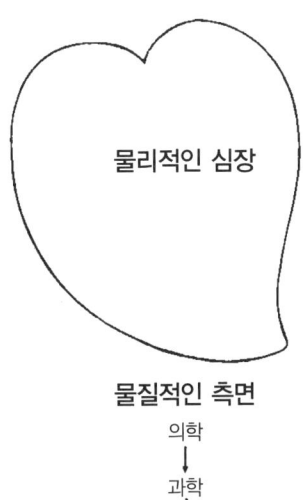

물리적인 심장

물질적인 측면

의학
↓
과학

과학은 심장이 물리적인 측면에서 어떻게 작용하는지 연구한다

심장의 작용에 대해 이해하면 심장질환의 대부분을 치료할 수 있다

↓
심장 수술
↓
심장 보조 기구(심장 박동 조절기, 바이패스 수술 등)
↓
극단적인 물리적인 변화(인공 심장 등)

그림 1-3. 물질적 과정과 비물질적 과정은 서로의 근원이고,
두 가지 모두가 우주의 창조와 진화에 필수적이다.

이는 존재할 수 없다. 음과 양의 상호 작용은 모든 우주 작용의 기초이다. 음과 양의 극성은 모든 창조에 나타나는 특징이다.(그림 1-5)

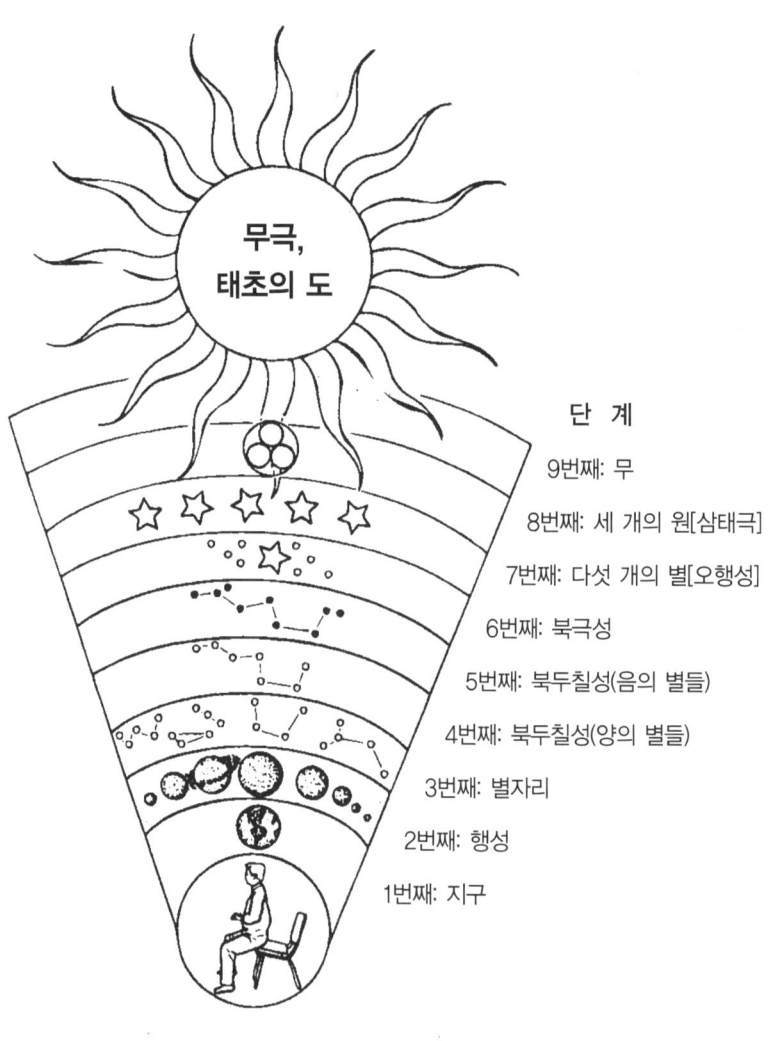

그림 1-4. 무극, 태초의 도

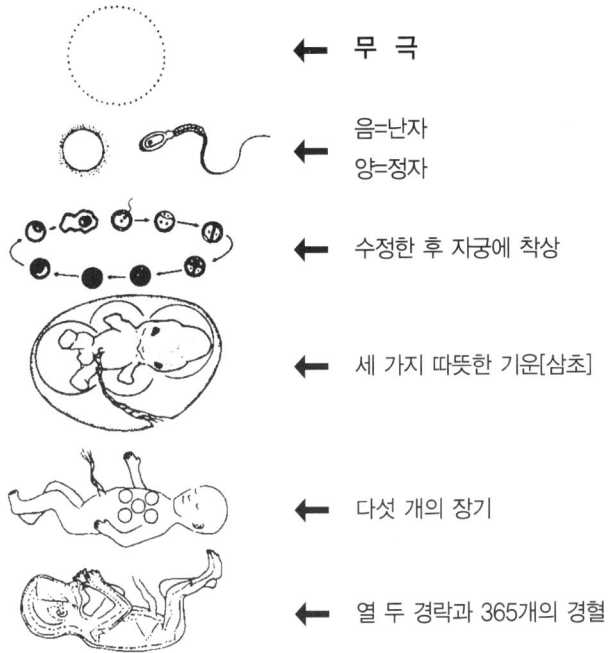

그림 1-5. 아이의 탄생 과정은 우주의 창조 과정과 유사하다.

서양 과학은 최근, 고대 도교의 원초적 창조와 유사한 개념을 개발했다. 바로 모든 물질과 작용이 빅뱅이라는 최초의 거대한 폭발에서 생겼으며, 빅뱅의 결과로 여러 형태의 작은 입자들이 생기게 되었고, 입자들이 모든 물질의 기초 재료가 되었다는 것이다. 빅뱅은 약 150억~2천억년 전에 일어났으며 여기서부터 시간과 형상이 시작된 것으로 추정한다.

다섯 가지 주요한 에너지 패턴

도교 수행자들은 음과 양은 모두 오행이라고 하는 다섯 가지 에너지 패턴을 따른다는 사실을 알아 냈다. 오행은 일종의 상호 작용인데, 다섯 가지 요소로 잘못 번역되어 물리적인 원소와 혼동되기도 한다. 도교에서는 자연에서 발견되는 물리적인 원소는 에너지의 다섯 가지 과정을 상징하는 것으로 이해한다. 화는 에너지가 솟아 오르는 성질, 수는 에너지가 가라앉는 성질, 목은 에너지가 팽창하는 성질, 금은 에너지가 굳는 성질, 토는 에너지가 안정되고 중심이 잡히는 성질을 나타낸다. 다섯 가지 패턴은 모두 원초적 무로부터 나오는 음과 양의 상호작용에 따라 다르다.

오행은 에너지의 표현이며, 이는 자연과 우주에서 두루 볼 수 있다. 오행은 우주 공간에서는 행성과 별의 운동과 우주적 현상을 규정하며, 자연에서는 화, 수, 목, 금, 토의 다섯 가지 요소의 상호작용을 촉진한다. 인체에서는 다섯 개의 주요 장기 즉, 심장, 신장, 간, 폐, 비장에 영향을 끼친다. 서구 과학에서 원자가 모든 물질의 기초 단위이듯이, 도교에서는 오행이 모든 과정의 기초이다. 이렇게 보면 우주를 제어하는 힘이나 우리가 살고 있는 행성과 우리 몸에 물리적으로 영향을 미치는 힘은 동일하다.

내면의 우주에 미치는 별과 빛의 영향

내적 우주와 외부의 우주가 비슷하다는 것은 또한 별에너지가 우리의 삶에 영향을 끼치는 방식에서도 살펴 볼 수 있다. 별 에너지는 여러 가지 색깔, 주파수를 지닌다. 도교 스승들은 인간의 삶이 여러 가지 별의 영향을 받으며, 이것이 개인의 탄생, 죽음, 생명력, 행복과 불행에 영향을 끼친다는 사실을 발견했다.(그림 1-6)

별에너지를 자세히 탐구하려는 노력은 높은 수준의 점성술을 발전시키게 되었다. 또한 도교 스승들은 '땅의 힘'이 또 다른 중요한 에너지 형태임을 발견했다. 이는 별에서 나오지만 땅을 통해 얻게 되는 에너지를 말한다. 중국의 점성술은, 우리에게 가장 가까이 있고 다른 어떤 행성보다 우리에게 많은 영향을 끼치는 지구를 강조한다는 점에서 서양의 점성술과는 차이가 있다. 도교 스승들은 지구를 위대한 존재, 지능을 가진 존재로 보았다. 그들은 지구의 변화와 계절이 사람의 삶에 큰 변화를 낳는다고 생각했다.

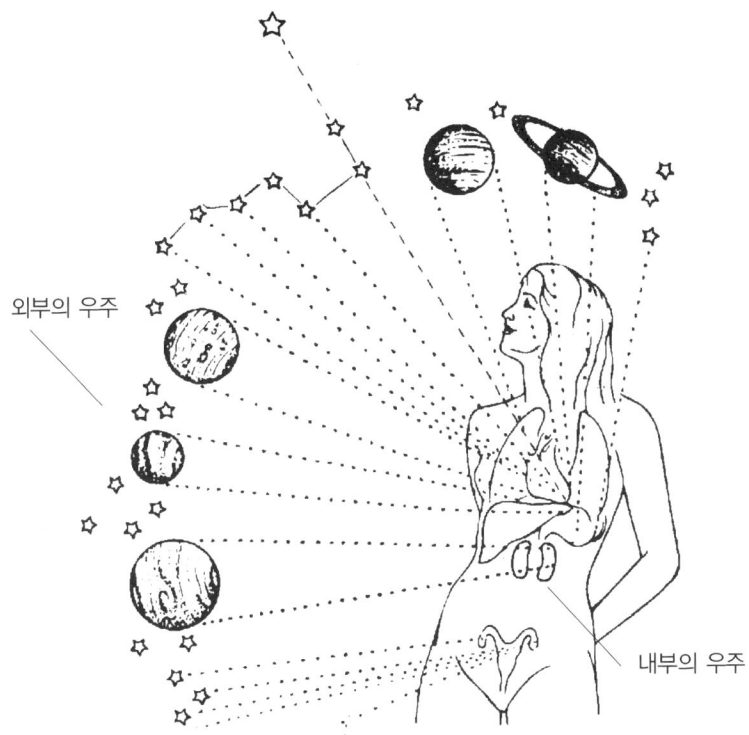

그림 1-6. 인간의 삶, 죽음, 행운과 불행은 빛, 소리, 주파수의 영향을 받는다.

점성술은 신비주의적인 연구의 한 부분이지만, 인간에 대한 별에너지의 영향은 실제로 존재한다. 태양(하나의 별)에서 나오는 빛이 실제로 존재하는 것처럼 말이다. 사람이 매일 살아가는 것은 행성과 별과 우주에서 에너지를 계속 흡수하기 때문이나. 지구와 별에서 에너지를 흡수함으로써 우리의 장기, 내분비선, 감각 기관, 영혼에 영양분이 공급되는 것이다.

외부의 기의 세 가지 주요 원천

세 가지 힘이란 무엇인가?

첫번째 힘은 '하늘의 힘', 혹은 '하늘의 기'라는 것이다. 그것은 모든 행성, 별, 은하의 에너지와 우주적 사랑을 포함한다. 모든 곳에 퍼져 있는 이

거대한 힘은 우리와 모든 살아 있는 생명체의 영혼과 마음과 기에 영양분을 제공한다. 도교 수행자들에 따르면 달은 강한 자기장을 가지고 있어 지구의 자기장과 함께 우리 은하 내의 수천억 개 별에서 뿜어내는 기를 끌어들인다.(그림 1-7) 우리는 머리의 백회를 통해 이 에너지에 도달할 수 있다.

두번째 힘은 높은 자아의 에너지이다. 우주의 파동과 입자가 물질 속으로 들어가서 별과 행성을 만들어낸다. 지구, 달, 우주의 자기력은 이러한 입자들이 대기 속을 먼지처럼 떠돌아다니게 만든다. 도교 수행자들은 성경처럼 우리의 육신이 우주의 먼지로 만들어졌다고 생각했다. 이러한 입자들이 우리의 마음과 모든 내장 기관, 내분비선, 감각 기관을 자라게 한다. 명상을 통해 이 에너지를 몸 속에 모으고 다시 근원으로 되돌릴 수 있는 사람은 높은 자아의 화신이 된다. 이 에너지를 흡수하는 주요 통로는 양미간이다.

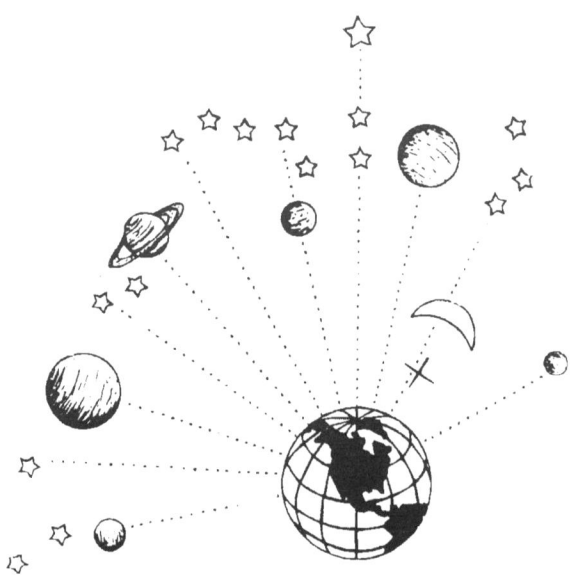

그림 1-7. 지구와 달이 결합하면 은하계에 있는 수천억 개의 별에서 기를 끌어들이는 능력이 생긴다.

세번째 힘은 땅의 힘으로서, 식물, 동물, 물, 광물, 바다, 산이 있는 자연의 힘이다. 이 에너지는 지구의 중력과 지구를 둘러싸고 있는 자기장 및 지구의 오행 요소로 나타난다. 우리는 땅의 힘을 발바닥의 용천혈을 통해 회음부와 성기관으로 끌어들인다. 이 에너지는 우리 몸에 영양분을 공급하고 일상적인 생명력과 스스로 치유하는 힘을 제공한다. 또한 음과 양이 조화를 이루면 땅의 힘은 우리의 정신과 영혼을 살찌운다.

세 가지 힘이 모든 생명체를 유지시킨다

하늘의 힘, 인간의 높은 자아의 힘, 땅의 힘이 조화롭게 협력하여 모든 생명체를 유지시킨다.(그림 1-8) 이 힘들은 위대한 무, 즉 무극에서 나온 첫번째 에너지이기 때문에 고대 도교에서는 세 가지 순수한 힘이라고 불렀다. 이 힘들은 예부터 인체의 상, 중, 하에 있는 궁전 즉, 상단전, 중단전, 하단전에 거주하는 황제로 형상화되어 왔다. 우리는 정, 기, 신으로 발현되는 이 세 가지 힘을 길러 신체, 에너지체, 영체의 발전을 촉진시킬 수 있다.

상단전은 신 즉, 영적인 힘을 통해 뇌, 내분비선, 우주에너지와 연결되어 있다. 상단전은 제3의 눈, 정수리, 머리 전체를 포함한다.

중단전은 기라고 하는 마음의 힘을 통해 심장과 기타 모든 장기와 연결되어 있다.

하단전은 정이라는 힘을 통해 육체, 성에너지, 대지에 연결되어 있다. 하단전은 배꼽과 신장 사이에 위치해 있다.

식물, 동물, 광물은 우주적 힘의 제2의 근원

식물, 특히 나무는 보이지 않는 우주 파동의 형태로 태양, 달, 별에서 나오는 하늘의 힘을 흡수하기 위해 항상 위로 뻗어나간다. 동물은 식물을 섭취함으로써 이 에너지를 간접적으로 흡수하며, 사람은 식물과 동물 모두에게서 에너지를 흡수한다. 식물, 동물, 광물은 우주의 힘을 소화하고 우리는 이를 호흡하면서 흡수하기도 하고 음식의 형태로 흡수하기도 한다.

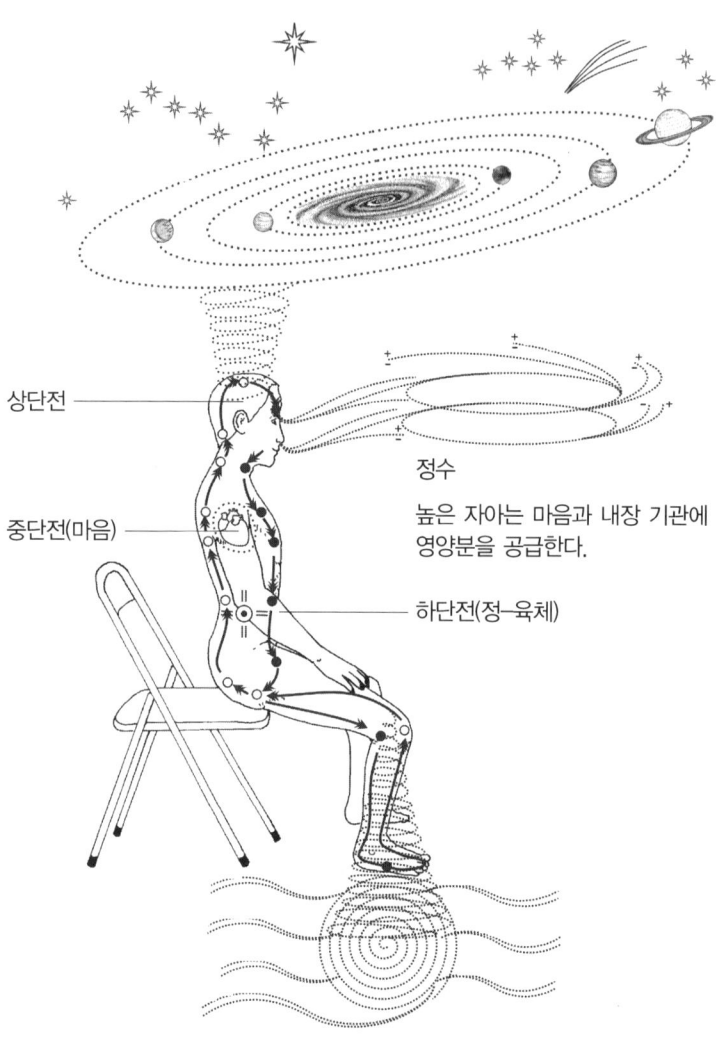

그림 1-8. 세 가지 힘이 모든 생명체를 유지시킨다.

인간은 에너지를 자연에서 직접 흡수하는 방법을 잊어버렸기 때문에, 현재는 음식을 통한 간접적인 방법이 에너지를 흡수하는 유일한 방식이 되었다.

음식을 소화하는 것은 비효율적인 흡수 방법이다. 인간이 이러한 이차적 에너지 원천에 너무 의존하게 되었기 때문에, 우리 에너지체의 진동주기는 음식이 제공하는 적은 양의 에너지를 받아들이기 위해 낮은 수준으로 조정되어 있다. 내면의 미소와 소주천 명상이 중요한 이유는 바로 여기에 있다. 왜냐하면 이 수련을 하면, 우주 에너지를 직접 흡수할 수 있게 되기 때문이다.

하늘의 힘과 땅의 힘을 받아들이는 인간의 통로

아주 제한적이지만 우리는 생명에너지를 직접 받아들이기도 한다. 물론 이렇게 받아들인 에너지를 인체에 저장하기 위해서는 명상 수행이 필요하다. 인간은 다른 동물과는 달리 직립자세를 취한다. 즉, 머리는 하늘, 꼬리는 땅을 향하는 자세를 취하기 때문에 하늘의 힘과 땅의 힘에 연결되는 직접적인 통로가 만들어진다. 직립 자세에서 미골은 땅의 힘을 위로 향하게 하고, 머리는 하늘의 힘을 아래로 향하게 한다. 이 두 가지 힘 즉, 하늘의 힘과 땅의 힘은 머리에서 융합된 후 몸 전체로 뻗어나가 영양분을 공급하고, 인체를 강화시킨다.(그림 1-9)

이런 방법으로 인간의 정신이 힘이 강하되어 동물의 차원을 뛰어넘게 되는 것이다. 동물, 특히 네 발 달린 동물은 네 발을 통해 땅의 힘을 끌어들이고 꼬리를 하늘로 향하게 함으로써 하늘의 힘을 끌어들인다.(그림 1-9) 이렇게 만들어진 통로에서는 하늘의 힘과 땅의 힘이 머리에 도달하기 전에 먼저 몸을 강화시킨다. 그러면 육체적 힘이 우선적으로 강화된다. 그 때문에 동물은 육체적으로는 인간을 앞설지는 모르나 정신적인 면에서 인간에 뒤지게 된다.

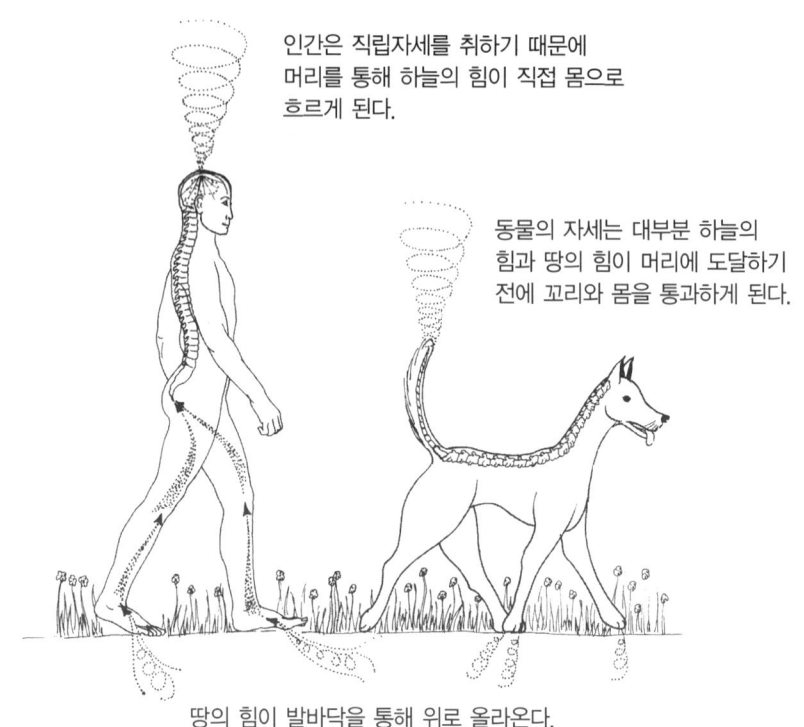

그림 1-9. 하늘의 힘과 땅의 힘을 받아들이는 인간의 통로

　인간의 경우, 하늘의 힘은 시계방향으로 나선을 그리면서 정수리로 와서 머리에 있는 모든 내분비선을 관통하면서 영양분을 공급한 후 입천장으로 온다. 땅의 힘은 발바닥을 통해 올라와서 성기, 회음부, 미골을 통과하고 심장 센터를 지나 입의 침샘까지 도달한다. 땅의 힘은 또 다른 통로를 통해 척추를 지나 머리에 도달하기도 한다. 이런 방식으로 인간은 하늘의 힘과 땅의 힘을 끌어들여 신체, 마음, 정신의 균형을 유지하고 강화시킨다.(그림 1-10) 혀를 입천정에 붙이는 동작은 두 개의 소주천 회로 즉, 임맥과 독맥을 연결하고 침샘의 에너지를 강화시켜 침을 더욱 달게 만들고 에너지로 충만하게 한다. (도교에서는 침이 하늘의 힘과 땅의 힘의 혼합물이라고 생각한다.)

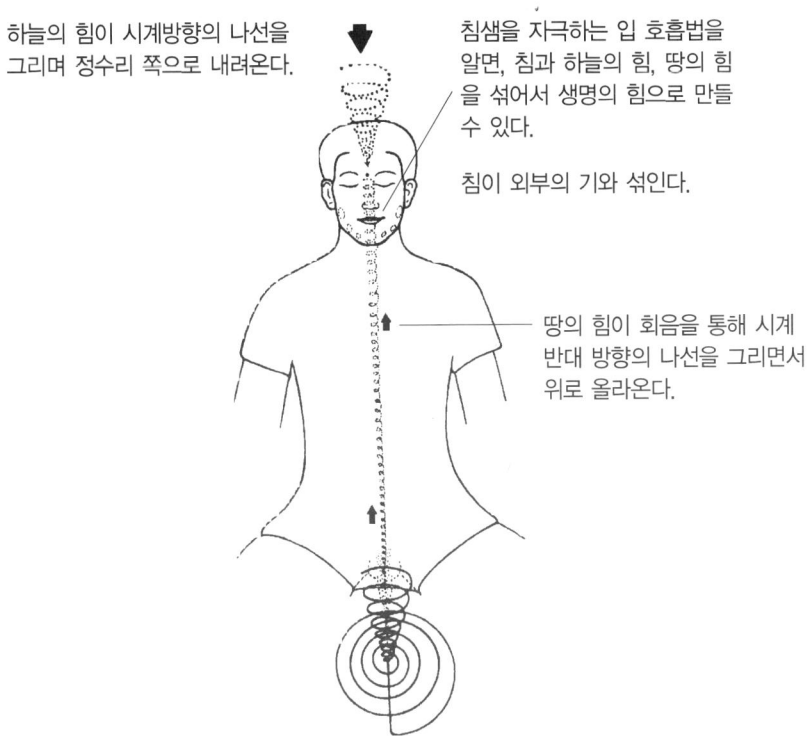

그림 1-10. 인간은 하늘의 힘과 땅의 힘을 유도하여 신체, 마음, 영혼의 균형을 잡고 강화시킨다.

하늘의 대순환과 소순환

모든 생명체는 태양 주의를 도는 지구의 공전에 따라 세 가지 주요 힘을 흡수한다. 365.25일 주기의 공전 운동은, 사계절을 만들고 그럼으로써 에너지의 변화를 유발시킨다.(그림 1-11) 만약 우리의 주요한 힘(원기)이 하늘의 힘을 끌어들이고 흡수할 만큼 충분하지 않으면, 우리는 소비하는 에너지보다 에너지를 적게 받아들이게 된다. 그렇게 되면 신체에너지가 고갈되어 노화와 질병과 죽음이 촉진된다. 이는 건전지를 재충전하지 않으면 방전되어 힘을 잃어버리는 것과 유사하다.

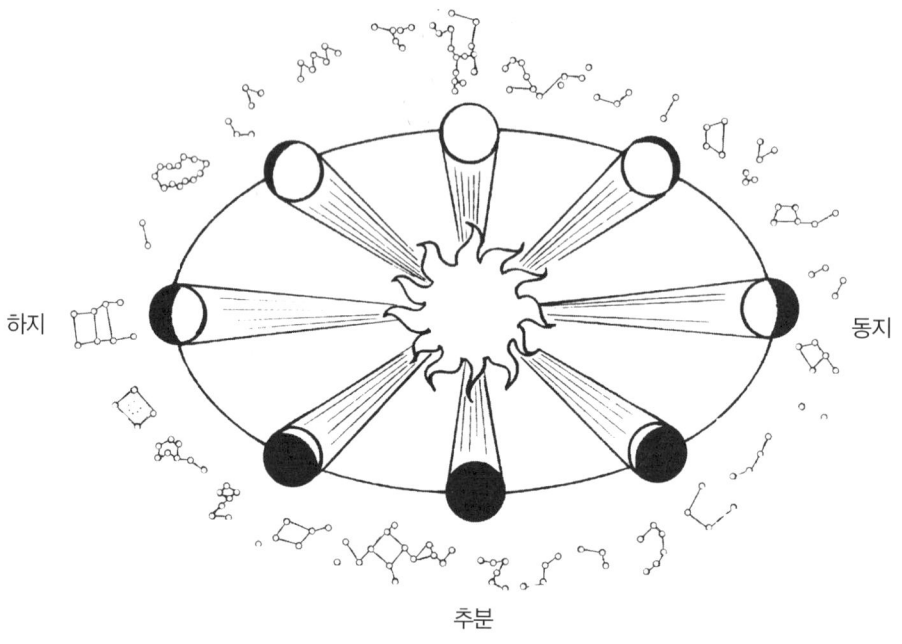

그림 1-11. 태양 주위를 도는 지구의 공전은 소주천 회로와 유사하다.

우리 몸 안의 소주천 회로를 열면 우주의 대순환 회로와 연결된다. 그러면 우리는 모든 힘의 원천에 연결되어 힘을 흡수할 수 있게 된다.(그림 1-12)

도교 수행자들은 에너지를 얻기 위해 식물, 동물, 지구의 운동에 전적으로 의존하기보다는 이런 힘을 직접 흡수하고 변형하는 방법을 배웠다. 또 에너지체를 개발하고 그것을 우주 공간으로 내보내고, 더 순수하고 정제된 에너지에 접근하는 방법을 배웠다.(그림 1-13) 이는 인간이 더 이상 지구의 궤도에 속박되어 있을 필요가 없음을 의미한다. 이를 터득하면 스스로 우주로 확장하여 생명력을 충만하게 하는 힘을 끌어들일 수 있다.(그림 1-13, 1-14)

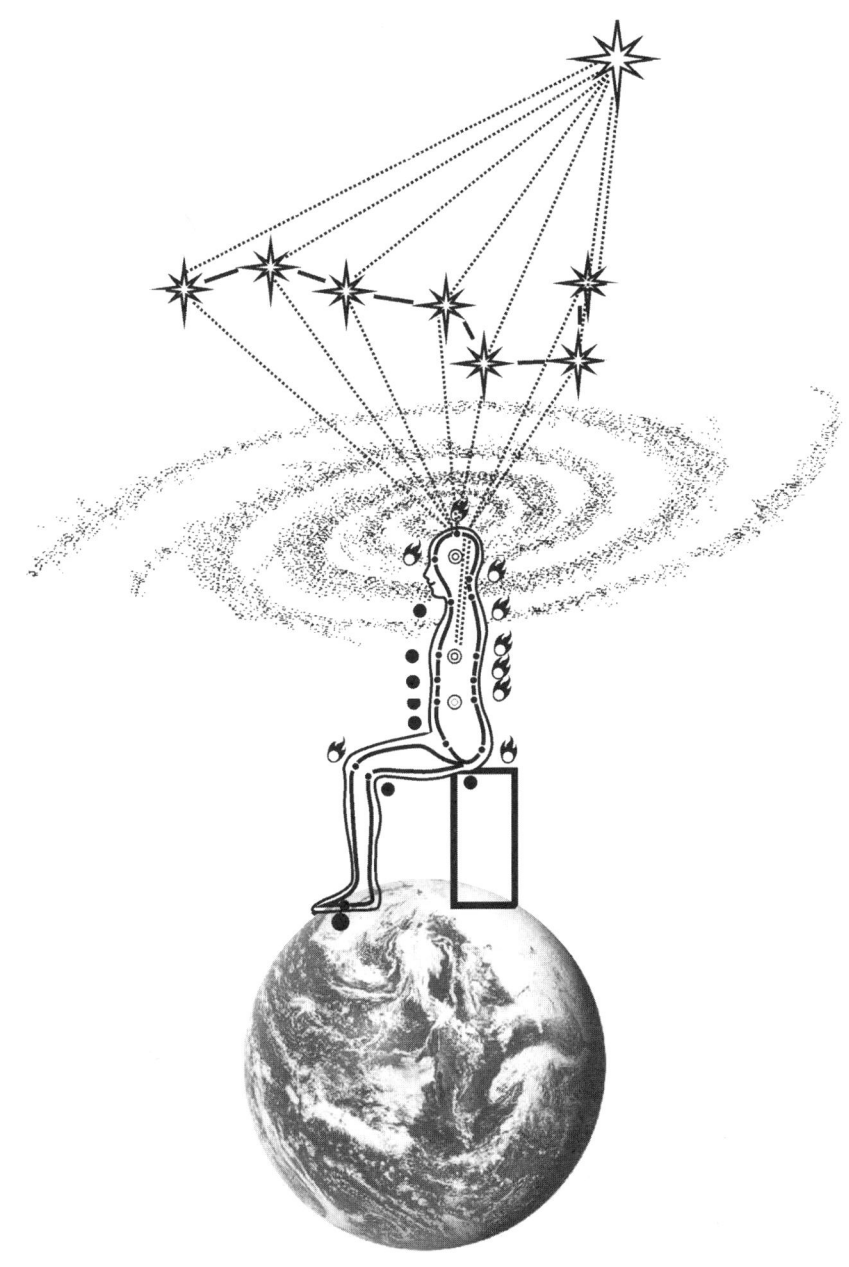

그림 1-12. 소주천 회로를 열고 우주의 대회로에 연결하면, 우주의 힘을 더 많이 받아들일 수 있다.

세 가지 힘은 우리 원기의 근원이다. 우리의 원기는 하늘의 힘, 높은 자아의 힘, 땅의 힘을 끌어들이고 흡수하는 것을 도와 준다. 이 세 가지 힘으로부터 에너지를 많이 흡수하고 소화하는 방법을 터득하면 살아가는 동안 고갈된 원기를 보충할 수 있다.(그림 1-15) 원기가 충만하면 다른 형태의 에너지를 더 잘 흡수할 수 있다. 외부의 기와 내부의 에너지가 결합되면 건강한 몸과 강한 생명력이 만들어진다. 소주천 명상 같은 수련을 하면 이런 과정이 열 배 이상 빨라진다.

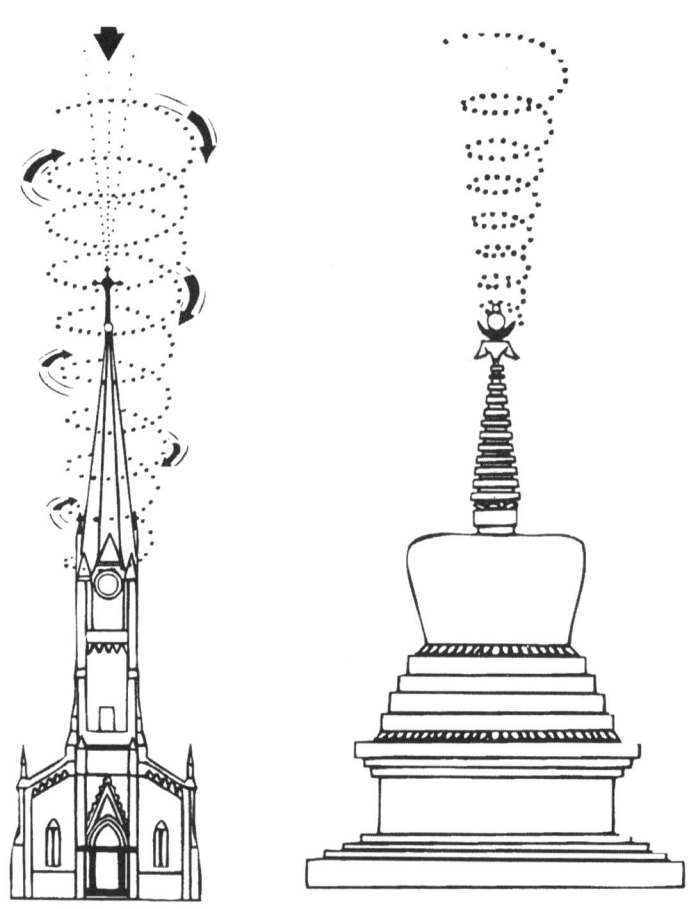

그림 1-13. 교회와 사원이 하늘로 뻗어 있는 이유는 우주의 힘을 흡수하여 아래로 내려 줌으로써 스스로의 힘으로 우주의 힘을 끌어들일 수 없는 사람에게 제공하기 위한 것이다.

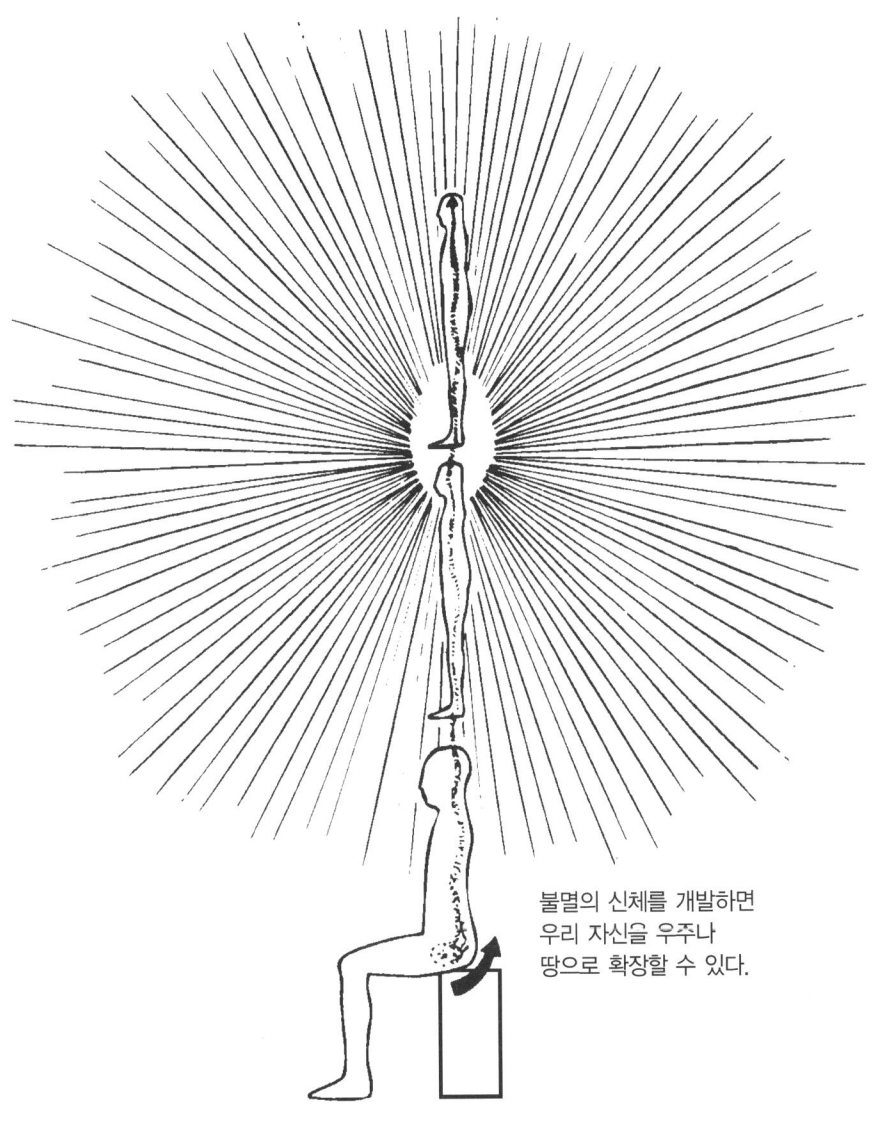

그림 1-14. 영체를 개발하면, 다른 사람에게 의존하지 않고 자신을 우주로 확장할 수 있다.

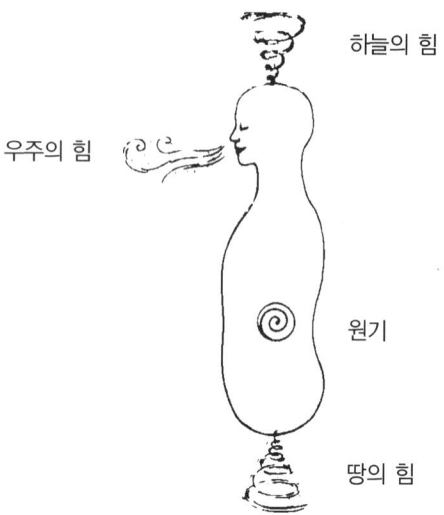

그림 1-15. 원기는 몸 속의 배터리처럼 수련을 통해 재충전될 수 있다.

제2장
기

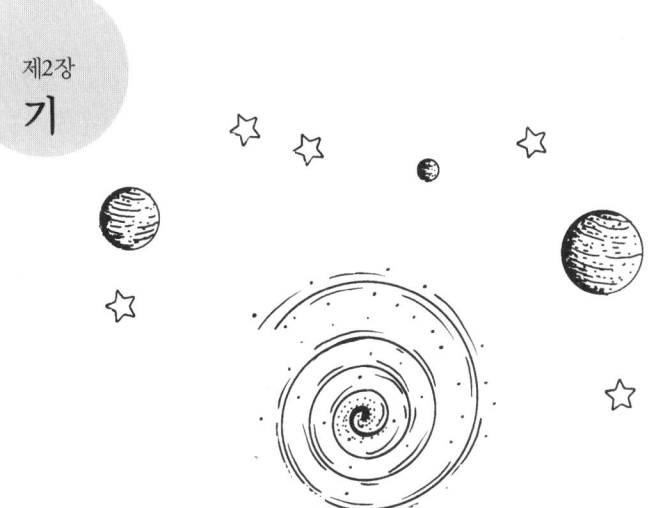

그림 2-1. 기는 우주 속의 움직임이지 지적인 존재가 아니다.

기란 무엇인가?

도교 사상에서 가장 기본적이고 일반적인 개념은 '기'라는 개념이다. 중국 철학에서 '기'의 지위는 유명한 노자(604~511BC), 장자(399~295BC)를 통해 격상되었다. 그러나 그 기원은 훨씬 이전으로 거슬러 간다. '기'라는 단어는 에너지, 공기, 호흡, 바람, 숨, 생기 등의 의미로 번역된다. 정확하게 규정하기는 어렵지만, 대략 '기'는 우주의 활동 에너지라고 말할 수 있다.

기는 음과 양의 에너지 사이클에서 응축되거나 흩어지며, 여러 가지 다양한 방식, 형태, 모양으로 물질화되기도 한다. 기는 창조되거나 소멸되지 않는다. 대신, 형태를 바꾸거나 다른 존재로 나타난다. 그러므로 모든 존재, 특히 물질의 존재는 기의 표현이다.

기는 우주의 모든 운동의 근원이다.(그림 2-1) 별과 행성의 운동, 태양에서 나오는 빛, 우리의 생각이나 감정 모두 기의 작용에서 기원한다. 기는 우리 생명력의 근원이며 모든 생명체에 활력을 제공하는 샘이다.

기는 또한 사물을 서로 묶어 준다. 기는 우리 몸의 여러 요소가 흩어지지 않도록 해 준다. 우리가 숨을 멈추면 생명에너지, 즉 기가 우리 몸을 떠나면서 우리 몸이 분해되기 시작한다.

기는 장기, 내분비선, 혈관 및 기타 인체 기관이 제자리에 있을 수 있게 해 준다. 인체의 기가 약해지면, 기관은 정상적인 위치에서 벗어나고 기능이 약화된다. 그 결과 우리는 건강을 잃게 된다. 기는 또한 우리 몸을 덥게 만들기도 한다. 우리 몸에서 열이 오르거나 내리는 것은 기 흐름의 강도를 의미한다. 포유류의 체온이 따뜻한 것은 포유류의 몸에 기가 존재한다는 확실한 증거다.

하늘과 땅을 형성하는 기는 생명체를 형성하는 기와 본질적으로 같다. 이런 사실을 고대 중국의 철학자들은 다음과 같이 표현했:

"무극은 기로 이루어져 있다. 기는 분해되어 다시 무극으로 돌아간다. 기가 응축되면 가시화되어 물질적인 형태가 나타난다. 흩어져 있는 상태에서도 기는 실체이며, 응집되어 있는 상태에서도 기는 실체이다. 모든 탄생은 기의 응축이며, 모든 죽음은 기의 흩어짐이다. 탄생은 획득이 아니며, 죽음은 손실이 아니다.... 기의 응축은 생명체를 만든다. 기가 흩어지면 기는 변화의 토대가 된다."

장 짜이(Zhang Tsai, 1020~1077 AD)

"인간은 하늘과 땅의 기에서 나왔다. 하늘과 땅의 기의 결합을 인간이라 부른다."

『간단한 질문들』, 25장(Simple Questions, Chapter 25)(그림2-2)

『중국 의학의 기초(The Foundations of Chinese Medicine)』에서 지오바니 마치오치아는 다음과 같이 설명한다.

"중국인들에 의하면, 인체의 기에는 희박한 것에서부터 밀도가 높고 거친 것까지 여러 종류가 있다. 그러나 궁극적으로는 하나의 기가 여러 가지 형태로 표현된 것뿐이다."

성경의 창세기에는 "신이 자신의 형상대로 인간을 창조했다."라는 말이 있다. 중국 사상도 이와 유사하게, 인간은 거대한 우주에 대응하는 소우주라고 생각한다. 따라서 우주를 흐르는 기가 인간의 신체에도 흐른다. 반대로 우리 몸에 흐르는 기의 작용을 연구함으로써 우주의 작용을 이해할 수 있다. 도교 내면 연금술은 우리의 몸과 마음을 실험실로 삼아 영적인 탐험을 시작한다.(그림 2-3)

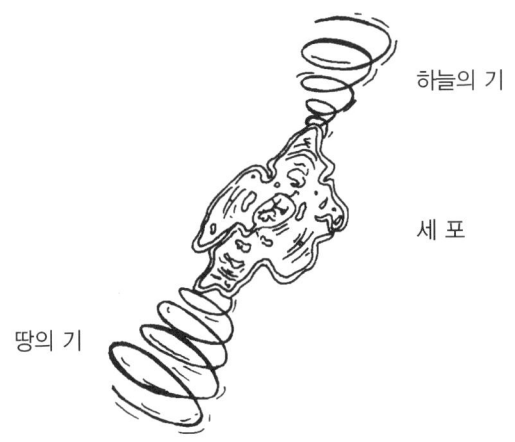

그림 2-2. 살아있는 세포는 외부의 기를 이용하여 지성을 개발할 수 있으며, 수축하거나 창조하기도 한다.

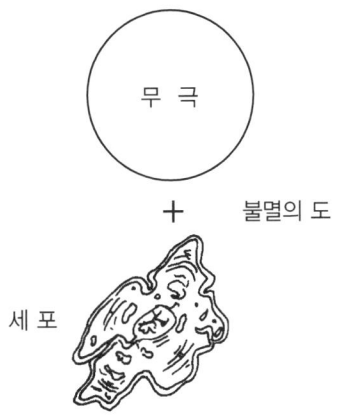

그림 2-3. 도교 내면 연금술의 최고 목표는 우리의 세포를 변형시켜 영원히 사는 우주 세포가 되는 것이다.

다른 문화에서 나타나는 기

기라는 개념은 중국에만 있는 것이 아니다. 전세계 거의 모든 문화에 이를 표현하는 단어가 있다. 『빛의 신체(The Body of Light)』이라는 책에서 저자 존 만 박사와 래리 쇼트는 49개의 문화권에 기를 표현하는 단어가 있다고 밝혔다.

고대 헤브류 어에서 기에 해당하는 말은 루아치(Ruach)인데, 이 단어는 창세기 첫 장에 나온다:

> "태초에 하느님이 천지를 창조하셨다. 세상은 형태가 없고 비었으며, 깊은 어둠에 잠겨 있었다. 그리고 하느님의 루아치[정신, 바람, 혹은 숨]가 수면 위로 움직이고 있었다."
>
> 창세기 I: 1-2

루아치는 빛보다 훨씬 이전, 우주가 창조될 때부터 있었다. 루아치라는 말은 하느님의 숨, 혹은 신의 숨이라는 의미다.

일본어의 기(Ki)라는 단어는 의지를 포함하는 개념으로 확장되었다. 우리의 마음 혹은 의지가 기의 움직임을 지배하는 주요 요인이라는 것이다. 이는 명상이나 무술에서 매우 중요하다.

산스크리트어에서 기에 해당하는 단어는 프라나이다. 티벳어에서는 룽(Lung), 라코타 시욱스(Lakota Sioux)에서는 네이야토네아(Neyatoneyah)라는 단어가 있다. 칼라하리(Kalahari)에서는 넘(Num)이라 부르는데, 끓는 에너지라는 의미를 가지고 있다. 이슬람 세계에서 기는 바라카(Barraka)라고 불린다. 많은 문화권에 기라는 개념이 있지만, 이를 발전시켜 문화의 중요한 부분으로 통합시킨 곳은 중국이었다. 중국에서 기는 의학, 무술, 명상, 과학, 회화, 서예, 건축, 실내장식, 시에서 중추적인 역할을 한다.

서구적 관점에서의 기

전세계 대부분의 문화와는 달리, 서양 의학과 보수적인 과학 집단에는 기라는 개념이 존재하지 않는다. 그러나 생명에너지라는 개념은 많은 서양의 연구자들이 받아들이고 탐구해 왔다.

오스트리아의 유명한 생리학자 메스머(1734~1815)는 생체에너지 관련 연구에서 선구자였다. 그는 '동물 자기력'이라는 개념을 발견하고 이에 대해 많은 실험을 했고 대중 앞에서 시연도 해 보였다. 그는 우주의 자기력을 손으로 끌어들여 사람을 치료할 수 있다고 믿었다. 특히 히스테리 분야에서 많은 성공을 거두었지만, 대부분의 보수적인 생리학자들은 그의 개념을 받아들이지 않았다. 메스머가 실험실에서 동물 자기력의 존재를 증명하지는 않았기 때문에, 그들은 메스머를 사기꾼으로 간주했다. 결국 의료계에서 압력을 가해 그는 비엔나를 떠나게 되었다.

그는 파리로 이주한 뒤에도 비슷한 반응에 부딪쳤다. 파리 의학협회는 위원회를 구성하여 그의 치료 행위를 조사했다. 위원회는 메스머의 방법이 실제로 효과가 있음을 인정했지만, 메스머의 '동물 자기력'이라는 개념과 그의 성공이 과학적인 원리에 기초한다는 것을 인정하기는 거부했다. 그의 방법은 초기에는 메스머리즘이라 불렸고, 나중에는 최면술로 알려지게 되었다.

프로이트의 초기 제자 중에 한 명이었던 빌헬름 라이히는 원시 우주에너지에 큰 흥미를 느껴 이를 '오르곤'이라 부르고 성에너지와 관련시켜 연구했다. 그는 임상에서 많은 성공을 거두었음에도 불구하고, 이론은 많은 비난과 박해를 받았다. 미국 FDA(미국 식품의약청)은 라이히에 대항해 오르곤의 존재가 증명되지 않았으므로 오르곤을 모으는 장치를 팔 수 없다는 승소 판결을 받아냈다. 라이히는 법정에서 자신의 과학적 생각을 변호하기를 거부했으며, 그 판결을 무시했다. 그는 법정 모욕죄로 기소되어 2년형을

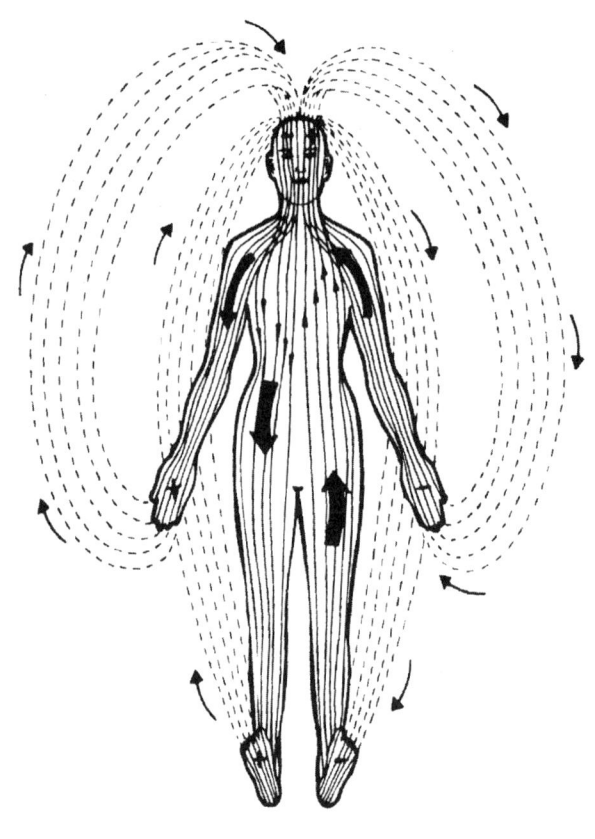

그림 2-4. 생체 전기

선고 받고 연방교도소에서 복역하던 중 1957년 루이스버거 교도소에서 사망했다.

　닉슨 대통령이 1972년에 중국과 외교 관계를 복원하자 상황은 바뀌기 시작했다. 뉴욕 타임즈의 기자인 제임스 레스톤이 지켜보는 앞에서 중국 의사들은 침술만으로 마취를 한 상태에서 외과 수술을 실시했다. 그 이후 많은 서양 의사들이 중국을 방문하여 비슷한 사례를 목격했다. 결국 서양 의학은 기를 이용한 시술을 통해 인간의 몸을 치료할 수 있다는 사실을 인정해야만 했다.

그 후 미국과 유럽 전역에 중의학 학교가 우후죽순처럼 설립되었다. 현재는 대부분의 서구 도시에서 침술사가 침술을 이용하여 치료 행위를 하고 있다.

기라는 개념은 서양과학의 어느 한 분야에 제한되는 것이 아니기 때문에, 서양인들이 이해하기가 무척 어렵다. 기는 물리학, 전기공학, 생화학, 의학, 심리학 같은 특정 분야로 정할 수가 없다. 기는 이 모든 분야와 관련이 있다. 최근 많은 분야에서 기에 대해 호기심을 가지고 연구하는 통합주의 과학자들이 등장하고 있다. 인체에서 분비되는 진통 물질 엔돌핀 발견은 침술을 이용한 마취를 연구하는 과정에서 이루어졌다. 과학자들이 기에 관해서 연구를 계속하면 더욱 큰 성과가 있을 것이다.

현재 몇 명의 유명한 과학자들이 기 현상에 대해 연구하고 있다. 생리학자이자 『이완 반응(The Relaxation Response)』의 저자인 허버트 벤슨 박사는 기공에 관한 연구 프로젝트를 수행하고 있다. 하버드 의과대학 졸업자인 아이젠버거 박사는 중국의 침술 대학에 있는 동안 침술과 기공의 대가와 나눈 경험을 『기와의 만남(Encounter with Chi)』이라는 책으로 썼다. 시라큐스 대학의 정형외과 의사이며 『생체 전기(The Body Electric)』의 저자인 로버트 베커 박사는 기를 생체 전기의 측면에서 연구하고 마음과 치유와의 관계를 밝히려고 하고 있다.(그림 2-4) 베커 박사의 전기와 재생의 관련성에 대한 연구가 계기가 되어 미세한 전기 자극을 이용해 골절 치료를 촉진시키는 방법이 생기게 되었다.

기와 자가 치유

건강과 치유는 인체 안에 있는 기의 양과 질에 의해 결정된다. 침술, 지압, 한약, 기타 많은 치료 행위는 직접적인 방법으로 인체에너지의 균형을

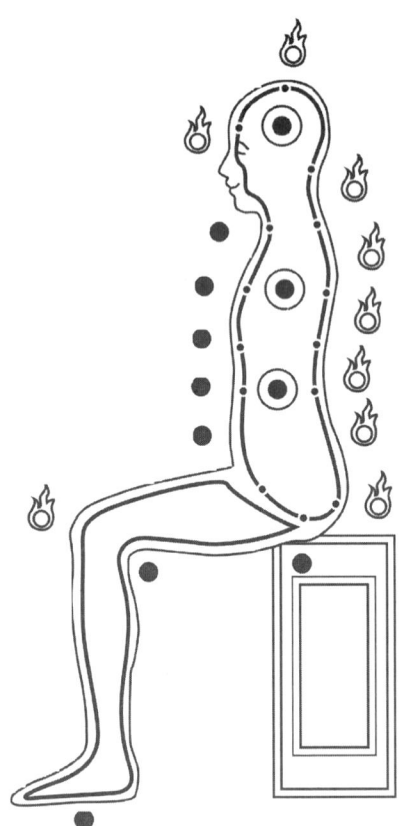

그림 2-5. 소주천 수련은 생체 전기(기)의 흐름을 증가시킨다

잡아 준다. 기는 다양한 인체의 생리 작용의 원인이 된다. 예를 들어, 신장에 기가 부족하면 신경 쇠약과 임포텐스 같은 병이 생긴다. (기가 넘치거나 부족하면 병이 생긴다.)

수련은 몸의 에너지로 근육을 강화시키고, 더 많은 기를 소비할 수 있는 능력을 가지게 한다. 주요 에너지 통로를 열면, 기가 더 잘 순환되고 외부에서 흡수한 에너지를 증폭시킬 수 있다. 도교에서는 명상과 적당한 다이어트, 수련이 인간의 생명과 정신적 성장에 아주 중요하다고 생각한다.

병과 통증은 대부분 기가 막혀서 생긴다. 기가 막히면 인체의 주요 에너지 통로에서 행해지는 전자의 흐름이 방해를 받는다. 기의 막힘을 풀어주고 에너지 흐름을 증가시키면, 많은 경우 의학적인 치료를 받지 않고도 스스로 치유할 수 있다. 기를 이용하여 치료하는 것은 침을 사용하지 않는 침술이라고 볼 수 있다. 내적인 감각을 이용하여 소주천 회로로 기를 순환시키면, 분명하고 열린 통로를 가지게 된다. 이렇게 되면 우리는 건강을 스스로 지킬 수 있게 된다. 기 흐름이 막히는 것이 없어질 뿐만 아니라, 인체가 외부에서 더 많은 기를 흡수할 수 있게 되기 때문이다.(그림 2-5)

지구, 태양, 별에서 받아들인 외부의 기를 변형, 정제시켜 자가 치유와 영적인 성장을 증진하는 데 사용할 수 있다. 소주천 회로의 각 센터는 인체 장기와 내분비선에서 뿐만 아니라 이러한 외부적 원천에서도 기를 받아들인다. 소주천 회로로 에너지를 순환시키면 인체에 기가 부족한 곳이 보충되면서 전체적인 균형이 잡혀 특별히 치료를 받을 필요가 없게 된다. 내적 수행은 건강을 유지하고 질병을 예방하는 최상의 방법이다.

현대의 도교 스승들은 기가 부족해 병이 생기는 것으로 보고 있다. 그런데 사람들, 특히 깊은 병을 앓는 사람들로 하여금 스스로 치유할 수 있도록 가르치는 것은 아주 어려운 일이다. 하지만 다른 사람에 의존해 병을 치료하는 것보다 스스로 치유할 수 있도록 가르치는 것이 훨씬 더 낫다는 사실은 변함없다. 그런데 스스로 치유하는 테크닉을 배우는 것이 어떤 사람에게는 능력 밖의 일이 될 수도 있다. 이러한 이유로 도교 수행자들은 여러 가지 형태의 기를 이용한 명상, 내면 연금술, 침술을 개발하였다. 마음의 힘, 기공, 혹은 침을 이용하는 방법 등으로 통증과 병을 유발하는 에너지의 막힘을 뚫어 주는 것이다.

두 가지 내적인 기: 선천적인 기와 후천적인 기

기에는 많은 형태가 있지만, 모두 선천적인 기와 후천적인 기라는 두 가지 범주로 나눌 수 있다.

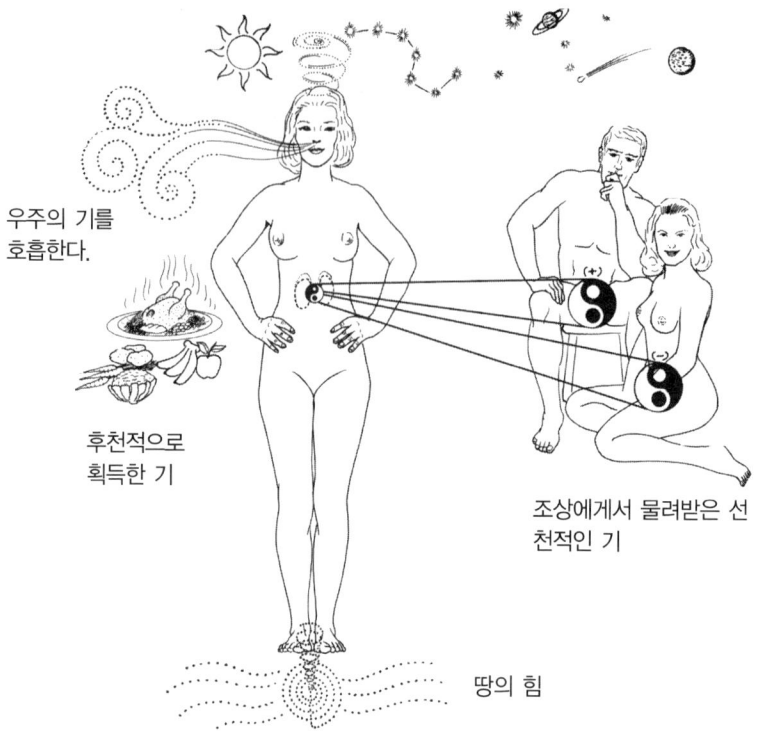

그림 2-6. 많은 종류의 기가 있지만 기본적으로 선천적인 기와 후천적인 기라는 두 가지 범주로 나눌 수 있다.

선천적인 기

선천적인 기는 임신 상태에서 죽을 때까지 우리와 함께 하는 기이다. 이는 자궁에서 우리를 자라게 해 주는 기로서, 죽을 때까지 우리 생명력의 기초가 된다. 이 기를 '선천지기(先天之氣)'라 부른다. 선천적인 기에는 여러 종류가 있지만 우리에게 가장 중요한 기는 '원기(元氣)'이다. (그림 2-6)

후천적인 기

후천적인 기는 출생 이후 만들어지는 모든 기를 말한다. 이를 '후천지기(後天之氣)'라 부른다. 후천적인 기의 주요 원천은 우리가 먹는 음식, 마시는 물, 호흡하는 공기이다. 이와 함께 우리는, 우리가 의식하든 아니든, 항상 우주의 에너지, 높은 자아에너지, 땅의 에너지를 받아 들이고 있다. 많은 도교 수련은 이 세 가지 기를 좀더 잘 흡수하고 소화시키는 데 초점이 맞추어져 있다.

인체의 원기

원기: 생명력의 근원

원기는 비록 하늘과 땅에서 나오지만, 우리 부모의 사랑과 성적인 결합에 의해 우리의 몸에 스며든다. 사랑과 성행위 동안 남자와 여자의 모든 육체적인 정수가 오르가슴의 기에 녹아 응축되고 우주, 높은 자아, 땅의 에너지를 끌어들이고 재결합시킨다. 음과 양의 오르가슴 기는 마치 정자와 난자가 만나듯이 외부의 기와 결합하여 임신의 순간에 원기를 형성한다.(그림 2-7) 도교에서는 이를 하늘과 땅의 재결합이라고 말한다.

일단 이 기운이 재결합하면, 무극에서 더 높은 기운을 끌어들인다. 사랑과 성행위가 이렇게 강력한 에너지를 많이 끌어들이기 때문에 새로운 생명을 탄생시킬 수 있는 것이다.(그림 2-8) 임신 중이나 출산 후 아기는 엄마가 제공하는 영양분을 통해 에너지를 지속적으로 흡수한다. (처음에는 탯줄을 통해, 나중에는 젖을 통해)

원기: 육체의 배터리

탯줄이 잘리고 스스로 호흡하기 시작할 때, 원기는 마치 충전된 배터리처럼 우리의 몸 안에 저장되어 있는 상태다. 도교 생리학에 의하면, 원기는 배꼽, 신장, 성 센터 사이의 공간, 골반 약간 윗부분에 저장되어 있다.(그림 2-9) 우리는 매순간 음식, 공기 등의 외부적인 에너지원과 지구, 달, 별에서 나오는 에너지를 태우기 위해 원기를 사용한다.

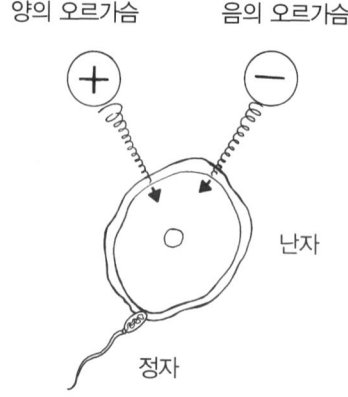

그림 2-7. 음과 양의 재결합, 인체의 원기

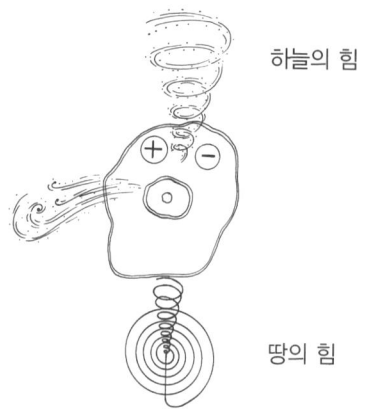

그림 2-8. 첫번째 완전한 세포는 우주의 에너지, 높은 자아의 에너지, 땅의 에너지를 끌어들이는 힘을 가지고 있다.

    이러한 과정은 차에 시동을 걸려면 배터리를 사용해야 하는 것과 비슷하다. (그림 2-10) 차에서는 배터리의 스파크가 공기 및 연료와 결합되어 내부적인 연소가 일어나고, 내부 연소에 의한 힘이 차를 구동시킨다. 점화가 일어나고 엔진이 돌아가고 난 뒤에는 발전기가 작동되어 전기를 유지시키기 때문에 스파크를 일으키기 위해 배터리에 의존할 필요가 없다. 발전기

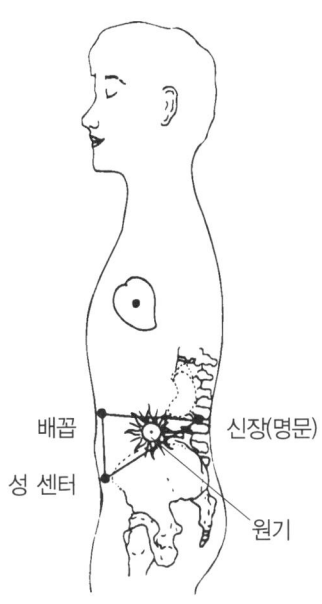

그림 2-9. 음과 양의 재결합, 인체의 원기

는 배터리가 잃어버린 전기를 다시 충전시킨다. 배터리 상태가 좋으면 계속 재충전할 수 있다. 인체도 마찬가지다. 원기는 인체의 주요 기관, 음식, 공기로부터 직접 기를 충전할 수도 있고 세 가지 주요한 힘으로부터 간접적으로 보충할 수도 있다.

과도하게 말을 하거나, 일, 백일몽, 성행위를 많이 하면 원기가 인체에서 빠져나간다. 다시 말해, 우리의 감각 기관이나 성 기관을 적절한 방식으로 사용하지 않으면, 자신의 원기를 고갈시키는 결과를 낳는다. 도교에서는 성에너지를 원기의 주요 부분으로 생각한다.

오늘날 우리는 여러 면에서 생명력을 소모하도록 유혹받고 있다. 예를 들어, 잡지나 텔레비전 광고는 성적인 욕망을 부추긴다. 성적인 욕망이 커지면, 감각적인 욕망을 자극한다. 이런 욕망은 원기를 빼내고 우리가 광고

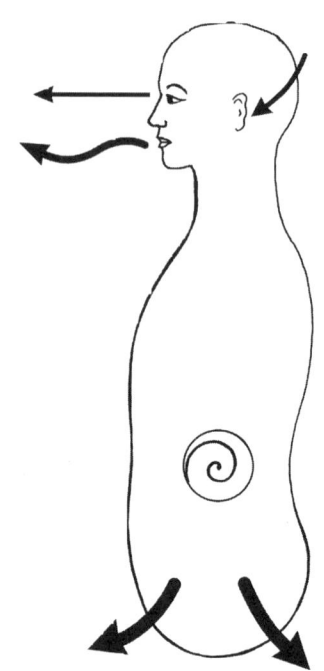

그림 2-10.
원기는 인체에 힘을 주는 배터리와 같다.
우리는 일상 생활에서 원기를 사용한다.

의 메시지를 따르도록 만든다. 우리의 감각은 광고주가 의도하는 대로 제품에 대한 갈망으로 꽉 차게 된다.(그림 2-11) 그리하여 우리는 끊임없이 필요 없는 물건을 사고 소비하도록 설득당한다. 과도한 소비는 생명력을 고갈시키고 생명력을 창조적인 치유나 영적인 목적에 사용하는 것을 방해한다.

일상 생활의 많은 요소 또한 원기와 성에너지를 고갈시킨다. 사정이나 생리를 통해 성에너지가 너무 많이 빠져나가면, 의지(의지는 신장 및 성에너지와 관련이 있다)와 육체 모두 약해진다. 의지가 약해지면, 건강하지 못한 식습관이 지배하게 된다. 바르지 못한 식사, 남을 비난하는 것, 성적 발언, 저속한 언어 사용으로 입을 통해 성에너지가 더욱 더 많이 빠져나간다. 다른 사람의 단점에 집중하거나, 음란한 그림을 보는 행위는 눈을 통해 에너지가 빠져나가게 만들고 간을 약화시킨다. 잡담과 비난에 집중하면 귀와 신장이 손상되고, 성에너지가 직접적으로 고갈된다. 부정적인 사

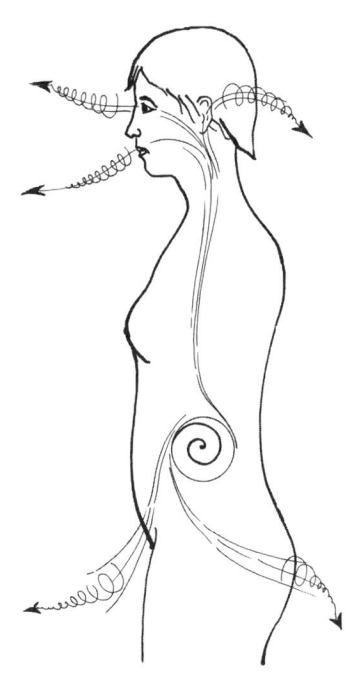

그림 2-11.
성적 욕망이 활성화되면 감각은 자극에 대한
욕구로 채워진다. 이렇게 되면 에너지는
더욱더 고갈된다.

고와 음란한 생각, 백일몽, 과도한 성적 환상은 뇌, 골수, 성에너지를 고갈시킨다. (그림 2-12)

고대의 도교 스승들은 "그대의 감각과 성에너지를 지켜라!"고 경고했다. 우리는 지속적인 자극에 익숙해져 있고, 이를 우리 문화의 일부로 받아들이고 있다. 그러나 광고의 위험을 인식하고 광고의 세뇌 작용에서 벗어나야 한다. 자신의 생명을 컨트롤하기 위해서는 자신의 생명력과 성에너지를 지키고 보존해야 한다.

우리는 원기를 보존함으로써 인내력을 높이고 수명을 연장할 수 있다. 반면 스스로를 재충전하는 것을 잊어버리면, 우리 '내부의 배터리'는 약해진다.

숨을 쉴 때마다, 하복부에 있는 원기가 입으로 올라와서 외부에서 들어온 공기와 섞인다. 도교에서는 성기관, 회음, 천골을 통해 땅의 힘을 흡수

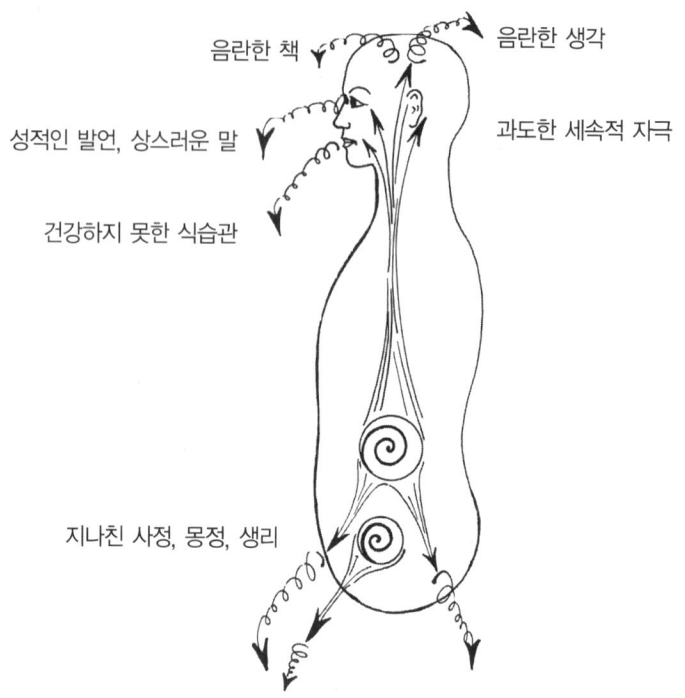

그림 2-12. 성에너지는 여러 가지 방식으로 빠져나간다.

하고, 양미간을 통해 높은 자아의 힘을 흡수하며, 정수리를 통해 하늘의 힘을 흡수하는 방법을 배운다. 고급 호흡 테크닉을 익히면 몸 전체로 호흡할 수 있다.(그림 2-13)

올바른 방법으로 공기를 들이마시고 내뱉으면, 내적 에너지가 위로 올라와서 임맥을 통해 내려가게 된다. 이 에너지를 배꼽으로 내려보내는 방법을 모르거나, 내리는 것을 무시하면 숨을 내쉴 때 코나 입을 통해 에너지가 밖으로 흘러나가 버린다. 스스로를 혹사시키거나 호흡이 부족하면, 원기를 많이 잃게 된다.

원기를 증가시키고 회복하는 방법

생기가 완전히 부드러워질 때까지 집중하며, 아기처럼 될 수 있는가? ―노자

하루 중 자유로운 시간에 감각과 성적 욕망을 내부로 돌리고 마음과 눈과 심장을 원기에 고정시키면 아주 유익하다. 이렇게 하면 에너지가 보존되고 증가한다. (그림 2-14)

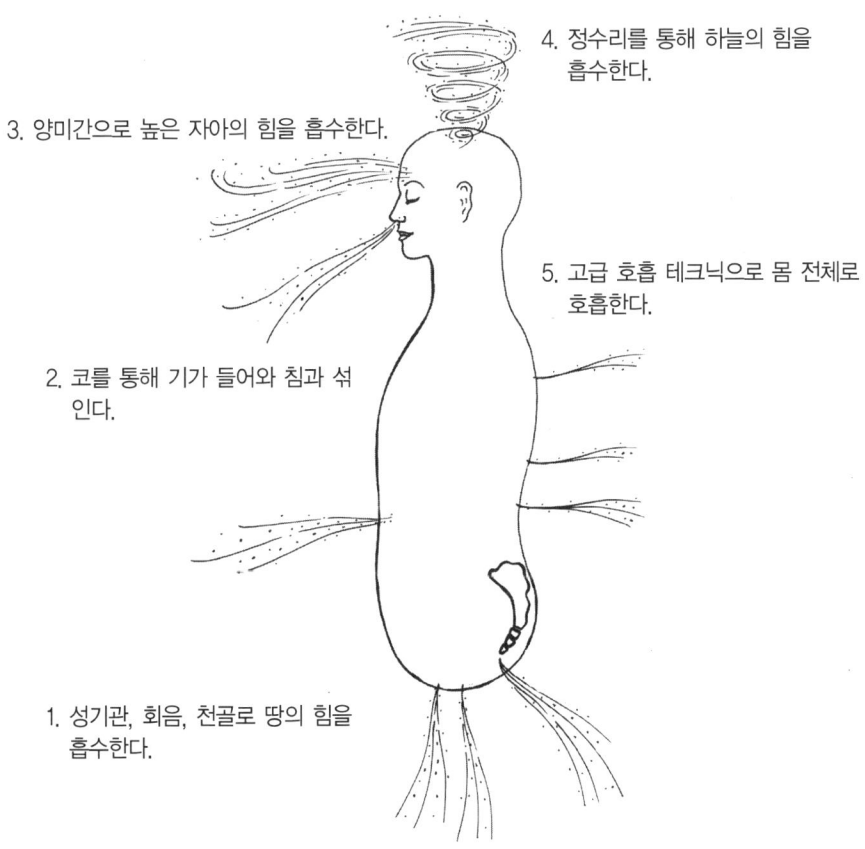

그림 2-13. 숨을 들이쉴 때마다, 우리는 에너지를 끌어들인다.

바른 호흡과 소주천 명상

소주천 수련을 하는 주된 이유는 에너지가 순수하고 가득 차 있는 아기처럼 신체를 순수한 상태로 되돌리기 위한 것이다. 성경에서 예수는 어린아이처럼 되어야만 천국으로 갈 수가 있다고 강조했다. 소주천 명상을 통해 순수한 자아를 탄생시키고, 잃어버린 원기를 보충하며, 어린아이와 같은 에너지 상태로 돌아갈 수 있다.

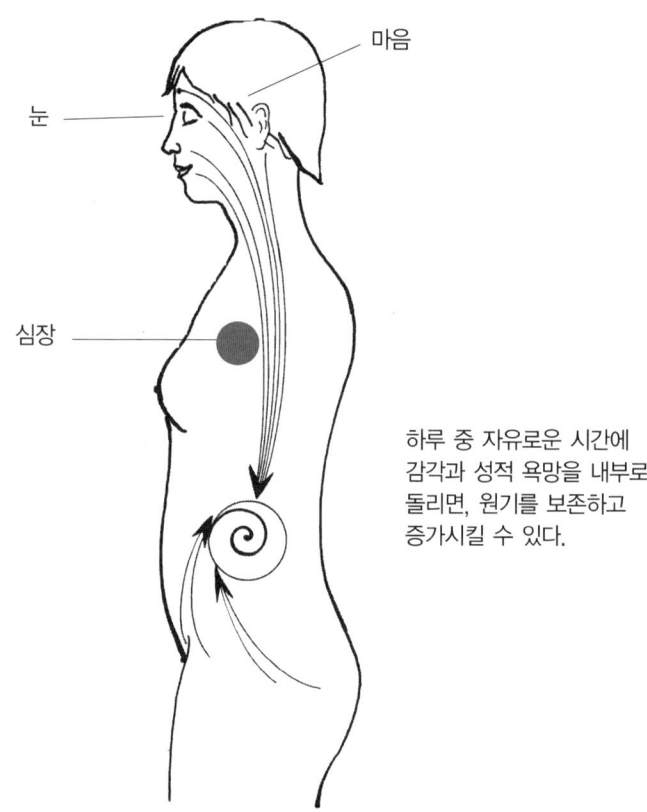

그림 2-14. 세속적 악덕 중 많은 것이 성적 욕망과 관련 있다. 성에너지가 균형을 이루지 못하면 사실 필요하지 않은 물질적인 것에서 만족을 찾게 된다.

앞서 언급했듯이 원기는 입으로 올라가서 우리가 먹는 음식, 우리가 호흡하는 공기와 섞인다. 우리는 의식적으로 하늘의 힘, 높은 자아의 힘, 땅의 힘을 흡입하여 원기와 혼합하고 이를 임맥을 따라 배꼽으로 내려 보내는 방법을 배우게 된다. 이렇게 하면 원기가 증가되고 보충된다.

소주천 명상을 배우고 수련하는 것은 원기를 유지시키는 최상의 방법이다. 기의 통로를 열어 기가 잘 흐르게 하고 외부의 기를 몸으로 끌어들임으로써 원기를 보존하며 후천적인 기를 받아들이고 사용하는 능력을 높일 수 있다. 이는 마치 벌어들이는 것보다 더 많이 쓰지 않고 저축한 돈에서 나오는 이자로 사는 것이 좋은 것과 같다.

우주에너지를 흡입하기

공기 중에는 생명에너지가 있다. 생명에너지는 산소, 질소, 이산화탄소와는 다르다. 공기는 또한 이온으로 구성되어 있다. 그런데 이 이온은 대기 오염, 도시 과밀화, 에어컨, 콘크리트 빌딩 등 문명의 이기에 의해 고갈되고 있다. 이온 입자가 없으면, 사람은 약해지고 쉽게 지친다. 과학자들은 인간에 의해 고갈된 입자를 보충하는 방법을 찾고 있다. 우리가 이 에너지를 흡수하기 위해서는 물고기가 물에서 산소를 분리시키듯이 이 에너지를 공기와 분리시켜야 한다. 도교의 대가들은 마음, 내면의 눈, 심장을 이용해 자연과 우주 속에 있는 기를 분리해 낸다.(그림 2-15)

호흡은 생명을 유지하기 위해 가장 중요한 기능이다. 그러나 우리 대부분은 대기 중에 있는 우주에너지 입자가 산소 못지않게 생명에 중요하다는 사실을 모른다. (이온화된 입자는 후천적인 기의 일종이다.) 전하를 띤 전자들은 우리의 세포 내에 전기를 공급한다. 이것이 고갈되면 우리는 약해지고 지치고 침체되며 부정적인 감정 상태나 육체적인 질병에 걸리게 된다.

도교 수행자들은 폐를 통해 외부의 에너지를 호흡하는 것이 가장 효율적인 방법은 아니라는 사실을 깨달았다. 대신 기를 마셔 침 속에서 원기와 섞으면 공기에서 기가 분리될 수 있음을 발견했다. 이 에너지를 침과 삼키

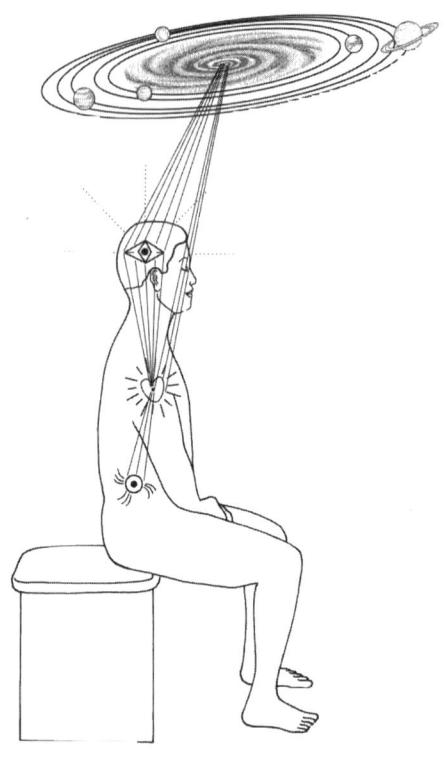

그림 2-15. 도교 대가들은 마음, 내면의 눈, 심장을 이용해 자연과 우주 속에 있는 기를 분리해낸다.

면 인체에 즉시 사용할 수 있다. 양미간, 손바닥, 피부를 이용해서 이 에너지를 흡수할 수도 있다. 또, 기공, 태극권, 여러 가지 명상법이 개발되어 있다. 소주천 수련 같은 명상은 가장 직접적으로 이 에너지를 끌어들이는 방법이다.

성에너지를 보존하면 원기를 유지하고 다시 만들어낼 수 있다.
 우리는 정기라 부르는 성에너지를 꼭 보존해야 한다. 정기는 원기의 일부분이다. 정기가 보존되면 증가시킬 수 있다. 음식을 먹거나 공기를 들이마셔서 에너지가 보충되면, 원기는 우리 몸으로 하여금 성에너지를 만들어내도록 한다. 우리는 자기도 모르게 과도한 사정이나 생리를 통해 생명의 무한한 원천인 성에너지를 고갈시키고 있다. 성에너지를 내장 기관과 내분비선으로 돌리면 만족스러운 섹스를 하는 동시에 몸을 치유하고 활력을 유지할 수 있다.(그림 2-16) 성에너지 즉, 정기는 내부에서 순환될 때 가장 강력한 힘이 된다. 이 과정에서 다른 장기와 내분비선이 기를 생산해서 장기와 내분비선을 치유하고 강화한다.

정자와 난자는 하늘의 기와 땅의 기가 응집된 정수이다. 정자와 난자의 에너지인 정기는 몸 속을 돌면서, 규칙적으로 스스로 생겨난다. 이 에너지 근원을 끌어들이면 생명에너지는 엄청나게 커진다. 생명에너지가 커지면 우리의 신체, 마음, 영혼이 성숙해진다. 성에너지를 생명에너지로 변환하는 첫번째 단계는 소주천 회로를 여는 것이다. 그러면 긍정적인 기가 상반신에 있는 센터로 들어가서 몸의 필요를 만족시키기 위해 변형된다.

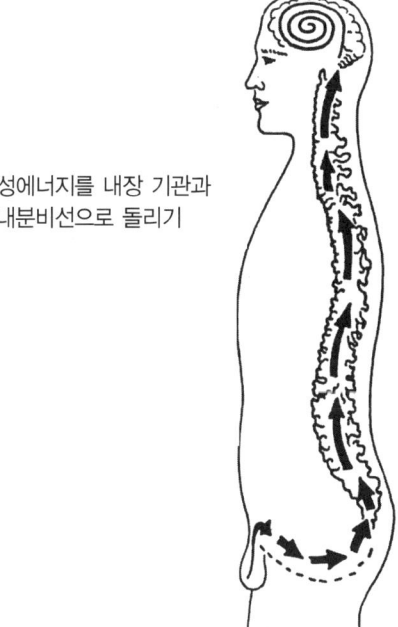

성에너지를 내장 기관과 내분비선으로 돌리기

그림 2-16. 성에너지(정기)는 원기의 한 부분이다.

기와 명상

수 천년 전, 도교 스승들은 내면의 관찰을 통해서 인체 안의 기의 중심점을 발견했다. 그들은 외부의 자극을 차단하고 명상을 통해 내면의 감각을 활성화시켰다. 정신과 육체의 행위를 쉬게 하고 내부의 감각을 이용한 결과, 인체의 특정 부위가 다른 부위보다 에너지가 많다는 것을 발견했다. 그 부위는 특정 기관과 내분비선에 영양분을 공급하는 중요한 지점이다. 이 지점들은 전기, 자기력, 지구의 진동, 빛, 달과 태양과 별에서 오는 주파수나 소리 등 외부에서 오는 기를 흡수한다. 여기에 하늘의 힘이 붉은색과 보라색 빛의 모양으로 가해진다. (그림 2-17)

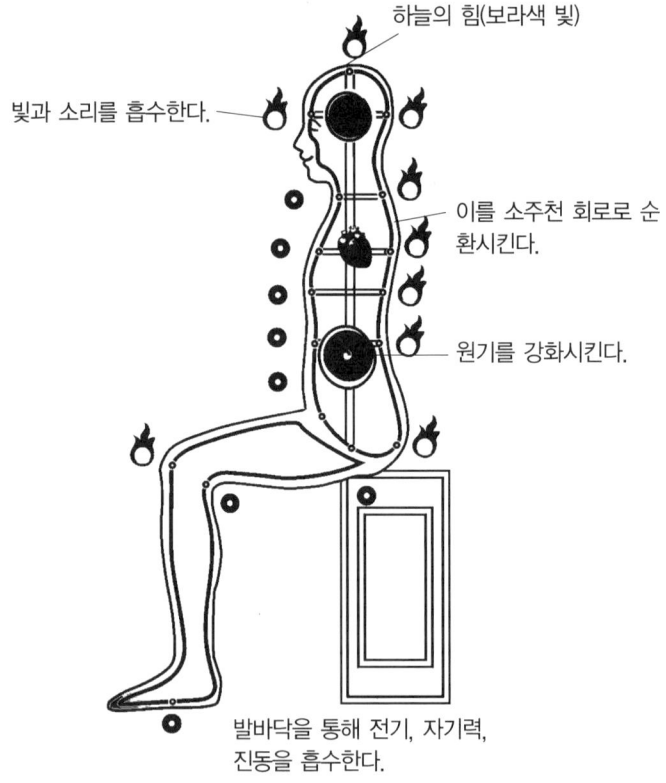

그림 2-17. 소주천 회로

도교 스승들은 이들 지점이 연결되어 하나의 회로를 형성한다는 것을 발견했고 이를 소주천 회로라고 불렀다. 당시는 현재 알고 있는 전기라는 개념이 없었는데도, 인체 전기에너지의 흐름(기)을 이용할 줄 알았던 것이다.

도교 스승들은 마음과 내면의 눈을 이용해 이 통로로 기를 유도하는 방법을 터득했다. 그리고 이를 이용해 스스로를 치료했다. 그들은 내면의 감각을 개발해 여러 가지 근원(태양, 달, 별, 등)에 따라 기를 분류하고 각각의 근원에서 기를 흡수하는 방법을 알게 되었다.

소주천 회로는 독맥과 임맥이라는 두 개의 경락으로 이루어져 있다. 독맥은 회음부에서 시작하여 척추를 따라 올라가서 머리를 통과하여 입 천정에서 끝나고, 임맥은 회음부에서 시작하여 몸의 앞부분을 통과하여 혀 끝까지 연결되어 있다.

소주천 회로는 몸의 다른 부분에 활기찬 기를 공급하는 거대한 저수지 역할을 한다. 소주천 회로는 먼저 기경팔맥(氣經八脈)에 기를 공급한다. (몸에는 기경팔맥이라고 하는 여덟 개의 경락이 있는데, 임맥과 독맥은 그 중 둘이다. 이 둘이 나머지 여섯 개의 경락에 기를 공급한다.) 그리고 나서 12경맥(十二經脈)인 열 두 경락에 기를 공급한다. 열 두 경락은 여섯 개의 양의 경락과 여섯 개의 음의 경락이 있고, 양과 음은 각각 중요한 장기 하나와 연결되어 있다. 따라서 소주천 명상을 하면 몸 전체에 기를 공급하게 된다.

우리 모두, 소주천 회로가 열려 있어 회로를 통해 기가 흐르는 상태로 태어난다.(그림 2-18) 소주천 회로는, 단 시간에 몸이 성장하면서 호르몬 변화와 예민한 감정 때문에 스트레스가 생기는 사춘기까지 깨끗하고 열려 있는 상태를 유지한다. 스트레스는 성인의 인체에서 기를 막는 주요 원인 중 하나이다. 소주천 회로를 의식적으로 다시 열면 에너지 소비 효율을 높이고 부족해진 기를 보충할 수 있다.

우리의 영적 특성은 주요 장기와 연결되어 있다. 그래서 도교에서는 육

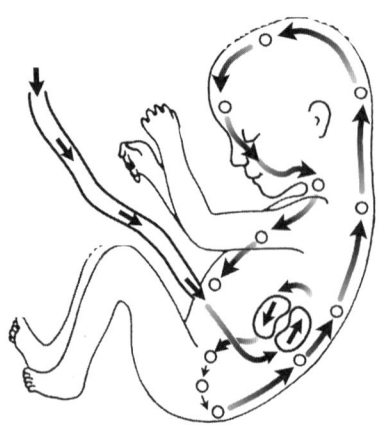

그림 2-18. 어머니 자궁 속에 있는 태아는 소주천 회로가 열려 있고, 그 회로를 통해 기가 순환하고 있다.

체를 회복시키고 건강한 상태를 유지하는 육체적 수련이 영적 수련의 기초가 된다. 인체의 장기가 충분한 기를 받지 못하면 육체적으로 쇠약해진다. 그러면 그 장기와 연결된 영적 품성이 발전하기 힘들어진다.

기는 육체, 에너지체, 영체 사이의 연결 고리이다.(그림 2-19) 배의 엔진 속에 있는 연료가 물을 헤쳐 나가는 힘을 만들어 내듯이, 기도 세 가지 신체의 연료 역할을 한다. 연료가 없으면 배가 좌초되듯이, 육체와 영혼에 공급되는 에너지가 적으면 발전이 저해된다.

이는 아픈 사람은 영적 성장을 할 수 없다는 뜻은 아니다. 치료를 받아야 할만큼 몸이 아프면 영성에 집중하기가 쉽지 않다. 그러나 치유 과정 전체를 받아들이면 그것 자체가 영적인 경험이 될 수도 있다.

내면의 연금술: 감정과 기를 다루는 기술

내면의 연금술은 에너지를 다루는 수련과 함께 감정을 조절하는 수련을 한다. 회로에서 기가 막히는 주요 원인은 부정적인 감정과 관계가 있

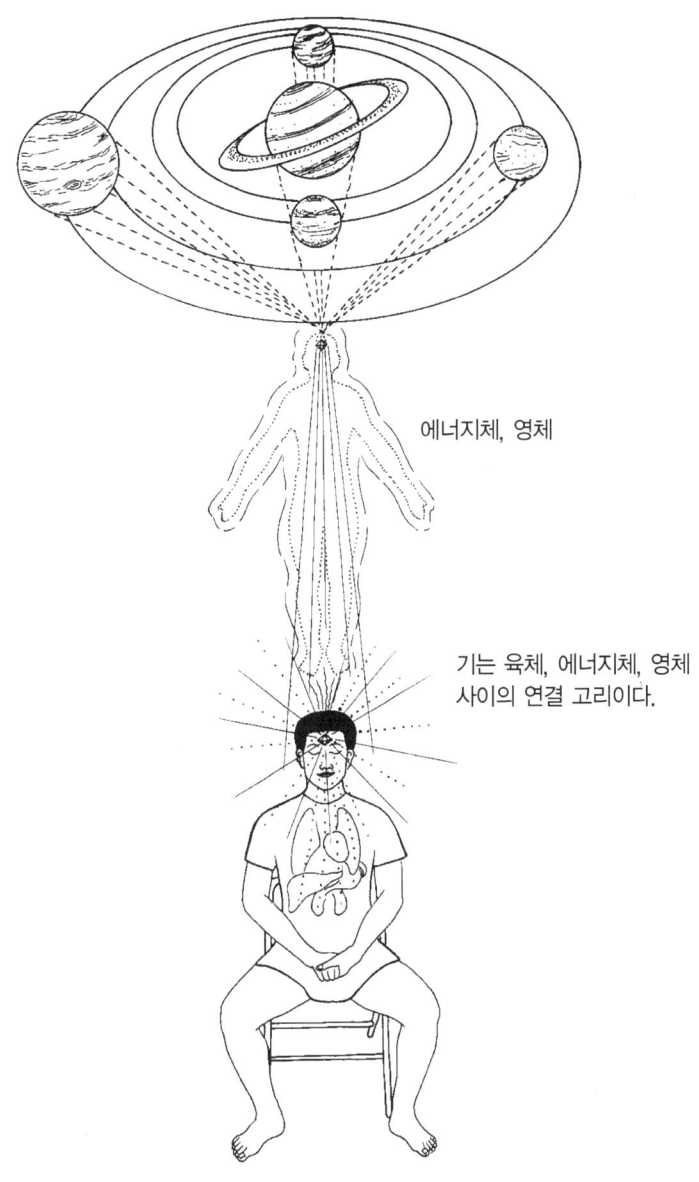

그림 2-19. 육체적인 건강은 영적 수련의 기초이다.

제2장 기 89

다.(그림 2-20) 내면의 미소와 여섯 가지 치유소리 명상은 우리 몸의 소리를 듣고 우리의 감정이 긍정적이든 부정적이든 감정과 조화롭게 지내도록 해 준다. 영적 에너지를 개발하면 기의 막힘도 뚫고 치유가 촉진되며 에너지도 더 많이 모을 수 있다.

소주천 수련을 하다 보면 여러 에너지 센터에 긴장이 생기는 것을 경험하기도 한다. 육체적인 긴장은 대부분 우리가 집착하는 부정적인 감정 때문에 생긴다. 그 지점으로 기를 보낼 수 있으면, 이러한 긴장을 해소할 수 있다. 그러면 그와 관련된 부정적인 감정이 풀리고 막혔던 에너지가 다시 정상적으로 흐르게 된다.

일단 부정적인 감정을 제거하고 갇힌 에너지를 다시 사용 가능한 기로 변환시키고 나면, 장기들의 고유한 특징, 즉 장기들의 본질적인 에너지인 덕이 더욱더 잘 발현될 수 있다. 덕이 발현될 때 기는 최고조의 상태에 있

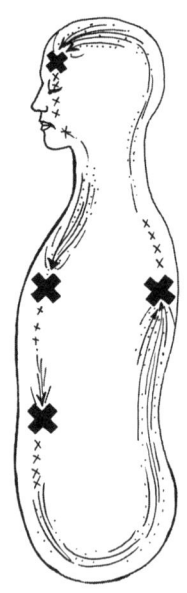

그림 2-20. 긴장과 부정적인 감정은 소주천 회로를 막히게 한다.

게 된다. 이 때 이 순수한 자연에너지는 에너지체와 영체를 개발하는 음식이 된다.

좋은 감정을 유지하지 않은 상태에서 많은 에너지를 육체로 끌어들이면 부정적인 감정이 활성화되고 강해져서 제어하거나 변형시키기 어려워진다. 이것이 바로 영적 지도자 중 일부가 타락하는 이유이다. 기를 강화해서 큰 힘을 가지게 되었지만, 기를 정화하고 덕을 기르는 과정을 무시한 것이다. 덕을 개발하는 것은 덕이 몸에 배어 자동적으로 될 때까지 계속해야 한다. 그래야 '스승'이라는 것이 어떤 존재인지 진정으로 이해할 수 있다.

마음의 힘을 계발하기

모든 명상은 마음을 가라앉히고 영성을 계발하는 것을 목표로 한다. 마음이 동요하면 수많은 생각과 감정으로 가득차게 되고 지나친 행동을 하게 되어 생명력이 흩어진다. 마음이 하나의 생각이나 감정에 모든 에너지를 줄 수 없게 되어 날카로운 힘을 잃어버리고 사방으로 흩어진다. 마치 햇빛처럼 말이다. 햇빛은 흩어지면 약간 따뜻한 정도이지만 돋보기로 모으면 종이를 태울 만큼의 열기를 가진다. 명상을 통해 마음을 가라앉히면 마음은 집중되고 강해진다. '정신력'이라고 것은 바로 이를 두고 하는 말이다.

마음을 가라앉히기 위해서는 먼저 마음을 무엇인가에 집중해야 한다. 이를 우리는 '명상의 대상'이라고 부른다. 다른 명상법에서는 여러 가지를 명상의 대상으로 이용한다. 만트라, 호흡, 시각화, 분석적인 주제 등이 그것이다. 힐링 타오에서 명상의 대상은 '기'이다.

기는 우리의 생명력이다. 이것은 매우 독특한 명상 주제이다. 정신력(사고), 시력(감각 기관), 심장(장기)의 힘을 사용해 생명력 그 자체에 집중하면 마음을 컨트롤할 수 있을 뿐만 아니라 생명 자체도 컨트롤할 수 있다. 이 모든 힘이 결합되어 '의(意)'라고 하는 의식의 최고 상태가 된다.(그림 2-21)

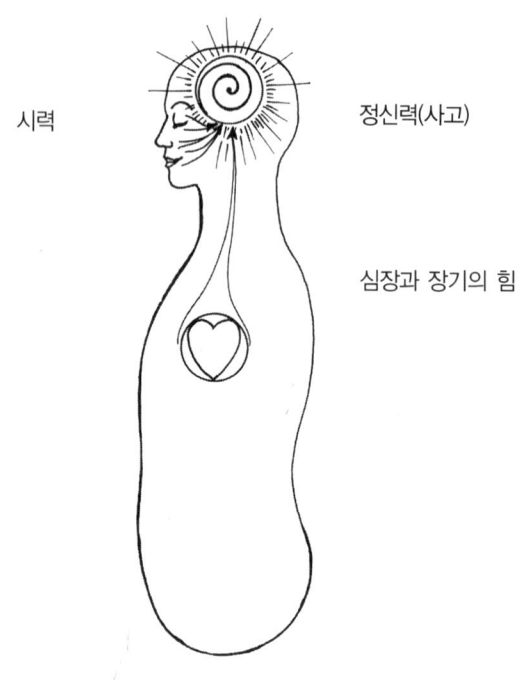

그림 2-21. 이 모든 힘이 결합되어 '의(意)'라고 하는 의식의 최고 상태가 된다.

도교 명상은 몸과 마음을 고요하게 해서 고차원의 에너지를 흡수하고 재순환시키며 정제, 보존할 수 있게 해 준다. 대부분의 명상법이 목적은 유사하지만 접근은 덜 직접적이다. 긴장 완화를 위해 가르치는 수동적인 명상과 도교에서 행하는 직접적인 명상을 비교해 보면 차이점이 명확해진다.

수동적인 명상은 주로 조용히 앉아서 벽면을 바라보고 마음을 가라앉히기 위해서 자신의 사고 과정을 지켜본다. 그리고 사고 과정이 최소화 되는 깊은 의식 상태로 들어가기 위해 만트라나 암송을 한다. 능동적인 방법에서는 에너지 통로를 열기 위해 마음에 집중한다.

힐링 타오의 에너지 변환 수련은 의식적으로 부정적인 감정을 긍정적인

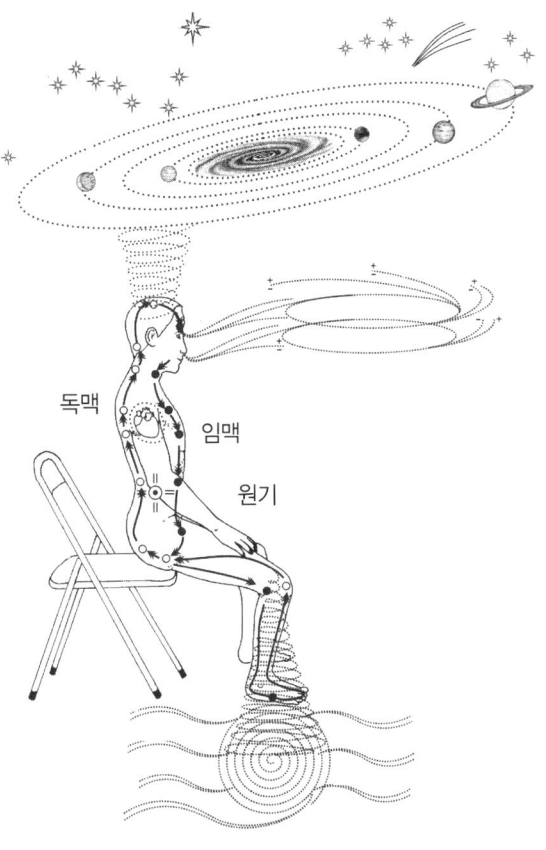

그림 2-22. 하늘의 힘을 촉발시켜 원기를 키우기 위해 마음, 눈, 심장을 수련하라.

덕성으로, 성에너지를 생명력과 영적 에너지로 변환시키는 능동적인 과정이다. 수동적인 방법을 사용하면 명상의 장점 중 얼마간을 우연히 얻을 수는 있지만, 도교적인 방법은 내적 에너지를 적극적이고 직접 다룸으로써 우리의 목표를 의식적으로 얻게 도와 준다. 도교 수행자들은 수련을 마친 후에는 조용히 앉아서 수련 효과가 작동하도록 내버려 두면서 수동적인 상태로 있는다. 조용히 앉아서 아무것도 하지 않는 이런 상태를 '무위(無爲)'라고 부른다. 양은 활동적이고, 음은 수동적이다. 도교의 주된 수행법은 하늘의 힘, 땅의 힘, 높은 자아의 힘을 촉발시켜 원기를 증가시키기 위해 마음과 눈과 심장을 훈련하는 것이다.(그림 2-22)

제2장 기 93

도교 명상: 실제적인 접근

모든 명상의 궁극적인 목표는 순수 의식, 혹은 깨달음이다. 이런 상태에 이르면 우리의 생명력은 높은 진동, 높은 주파수, 높은 빛이 생긴다. 힐링 타오의 접근법은 장기와 내분비선에서 나오는 영적 에너지 생산을 비롯해 모든 신체 기능을 증진시키기 위해 생명력을 축적하고 순환하고 정제하는 것이다. 도교 시스템은 마음을 침묵시키지 않고 마음을 이용해 몸 전체에 걸친 기의 흐름을 활성화하고 건강과 육체적인 성장을 촉진한다. '소주천 명상'은 이를 목표로 하며, 힐링 타오 체계 전체의 기초이다.

기의 순환 비법은 여러 도교 계보를 통해 수천년 동안 비밀리에 전해 내려왔다. 이 핵심적인 지식을 전수 받는 행운을 가졌던 이들은 삶의 질이라는 면에서 대단한 진전을 이룰 수 있었다. 힐링 타오는 이 비밀을 알려 줌으로써 우리가 스스로의 삶을 감당할 수 있도록 해 준다. 죽음과 심판을 기다리지 않고 영적인 성장에 집중함으로써 우리 스스로 우리 자신의 스승이 될 수 있다. 자신의 생명력을 컨트롤하는 방법으로써 점차 자신의 운명을 컨트롤하는 수단을 개발하게 된다.

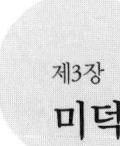

제3장
미덕

마음과 가슴 열기

영적인 수련에는 두 가지 주요한 접근법이 있다. 한 가지는 신념, 선행, 기도, 올바른 행동, 죄의 고백 같은 개념을 채택하는 방법이다. 이런 접근법은 개인의 부정적인 요소를 원기 혹은 무극에 가까운 고결한 에너지로

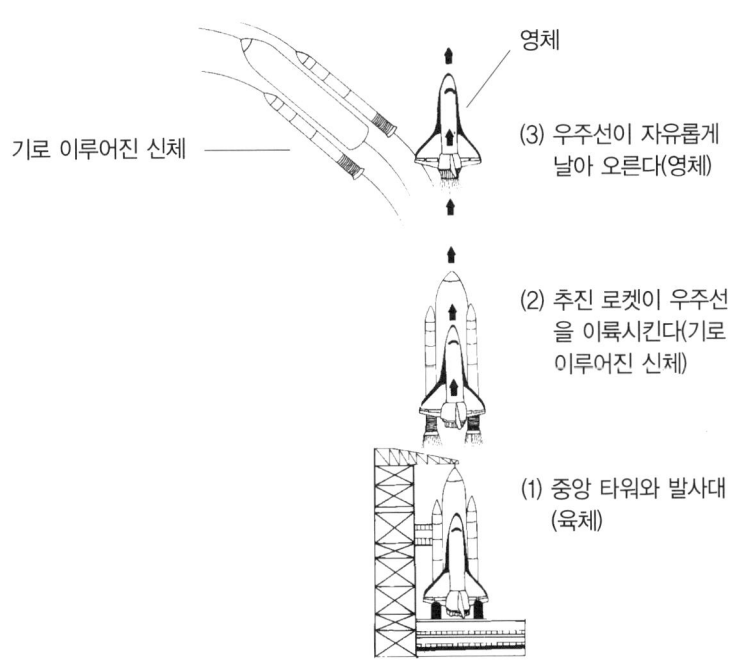

그림 3-1. 우주선에서 분리되는 추진체

점차 변화시킨다. 한편, 도교는 에너지체와 궁극적으로 영체라는 운반체를 창조하는 접근법이다. 에너지체와 영체는 의식이 근원으로 돌아갈 수 있게 해 주는 우주선과 같다.(그림 3-1)

몇몇 명상법은 천상의 세계에 대해 이야기하지만 천상으로 들어가는 수단으로는 믿음만을 제시한다. 믿음은 물론 많은 도움이 될 수 있다. 그러나 도교의 방법은 살아있는 동안 죽음 이후의 세계를 준비하는 것으로써, 육체적인 죽음이 발생하기 전에도 목표인 천국에 이르는 직접적인 수단을 제공해 준다.

도교 수행은 고결한 에너지를 개발하는 것과 영체를 창조하기 위해 생명력을 기르는 것 모두를 영적 성장의 중요한 면이라고 생각한다. 이 두 가지는 서로 밀접하게 연관되어 있다. 왜냐하면 내적인 에너지를 보존하고 생명력으로 전환시키면 마음과 심장이 열리고 진정되어 사랑, 기쁨, 행복, 존경, 명예심이 생기기 때문이다. 이런 덕성은 친절, 부드러움, 용기, 개방성, 평형감각과 같은 다른 덕성을 만들어낸다.

심장은 모든 덕성을 궁극적인 덕목이며 영적 존재의 특성인 자비심으로 결합시킨다.(그림 3-2) 이와 함께 영적인 정수와 생명의 정수가 결합되어 에너지체(운반체)와 영체(선장)를 만들어 낸다. 에너지체와 영체를 훈련하면 이 세상을 떠나기 전에 우리의 의식을 우리의 근원에 연결할 수 있다.

미덕: 힐링타오의 핵심

우리의 내적 에너지의 질이 어떤가는 건강과 영적 개발에서 아주 중요하다. 우리는 내면의 에너지 흐름을 증가시키고 여분의 기를 축적하는 한편, 일상 생활의 균형을 유지하기 위해 영적인 개발에도 관심을 가져야 한다. 영적인 특질은 본질적으로 긍정적이다. 도교 수행자들은 이를 '덕'이라고 부른다.

삶을 영위하기 위해서는 음식이 필요하다. 물질적인 음식으로 육체에 영

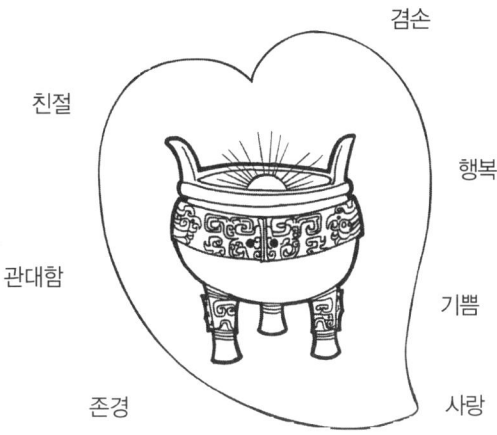

그림 3-2. 덕에너지가 심장에서 결합되어 궁극적인 영적 에너지인 자비심으로 정화된다.

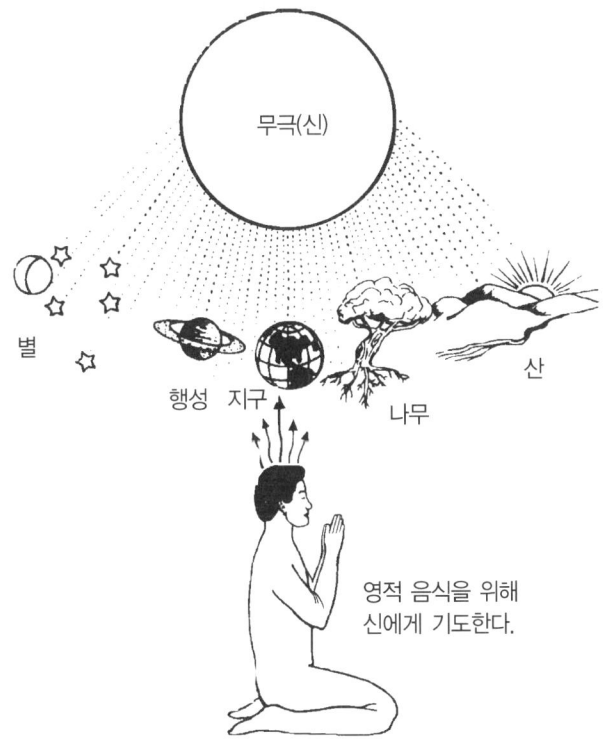

그림 3-3. 영적 지도자들은 이런 힘을 신이라는 이름으로 가르친다.

양을 공급하듯이 영체와 에너지체에게도 영양분을 줘야 한다. 우리의 덕, 우주, 별, 행성의 에너지는 영적 음식의 근원이다. 보통은 이런 영양분을 얻기 위한 방법으로 종교적인 신념에 의존하지만, 사실 영적 에너지는 우리 주위에 널리 퍼져 있다.(그림 3-3) 이를 흡수하고 소화시키는 방법을 배우기만 하면 한다. 도교는 영혼을 계발하고 존재를 고양시키기 위해 이런 에너지에 접근하는 방법을 알려 준다.

덕을 이해하기

우리 모두는 사랑, 관대함, 친절, 존경, 정직, 공평함, 정의라는 덕성을 가지고 태어났다. 이들은 실제로 장기의 긍정적인 에너지로부터 나오는 감정의 고차원적 측면이다. 우리 안에 덕이 넘칠 때 우리의 생명력은 부드

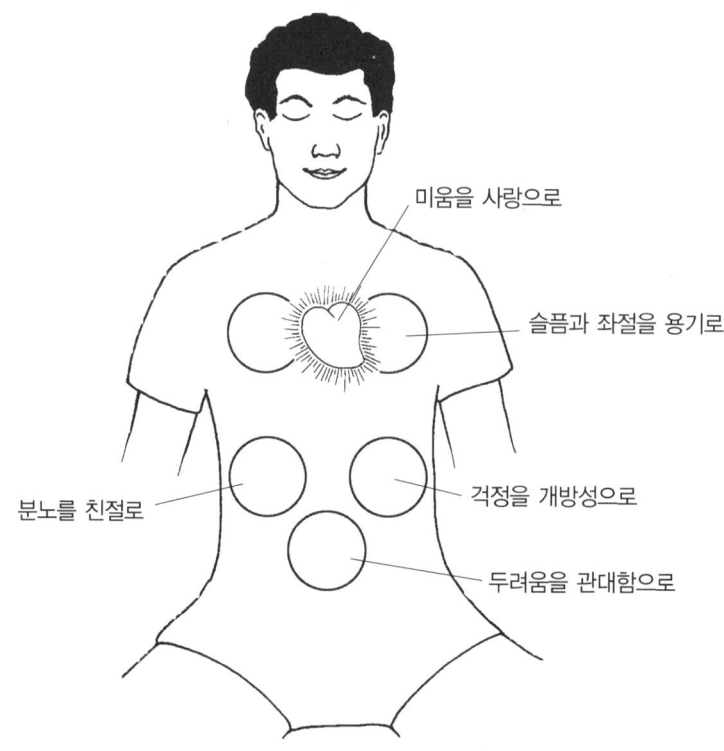

그림 3-4. 내면의 미소 수련을 통해 부정적인 에너지를 긍정적인 에너지로 변형시킨다.

럽고 효율적으로 흐른다. 덕을 계발하는 것을 게을리하면, 축적된 에너지를 부정적인 감정으로 유도해 부정적이고 신경질적인 경향을 강화시킨다.(우리는 보통 우리 안에 있는 감정에너지 중 가장 우세한 것을 밖으로 드러낸다.)

성장하면서 일상에서 많은 스트레스를 접할수록 두려움, 분노, 잔인성, 조급함, 걱정, 슬픔, 고뇌 같은 부정적인 감정은 우세해진다. 이들은 장기와 내분비선에 좋지 않은 영향을 끼쳐 신체가 낮은 수준의 에너지와 진동수에 머물도록 한다. 현대 의학 역시 부정적인 감정이 병에 대한 저항력을 낮춘다는 점을 인정한다.

부정적인 감정을 덕이 넘치는 감정으로 전환하면 생명력이 고양된다.(그림 3-4) 힐링 타오 체계는 긍정적인 특성을 강화하기 위해 내부와 외부의 기를 재순환하고 변형하고 정제하는 과정을 거친다. 힐링 타오 수행법으로 장기를 해독하는 법을 배우면 덕성을 재정립하고 자율적인 인간

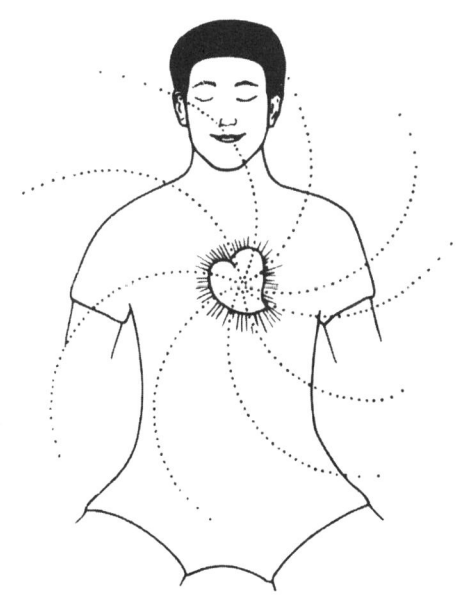

그림 3-5. 자비심은 모든 덕성이 융합되었을 때 나타난다.

이 되어 스스로의 운명을 결정할 수 있다.

자비심: 덕의 결합

자비심은 인간의 감정과 덕 에너지 중 가장 높은 표현이다. 자비심이 피어나기 위해서는 많은 수련과 명상이 필요하다. 자비심은 하나의 덕목이 아니라, 공정함, 친절, 관대함, 정직, 존경, 용기, 사랑 등 모든 덕성이 융합되었을 때 나타나는 덕목이다.(그림 3-5) 이런 덕목들을 적절한 순간에 표현하는 능력을 가지고 있다는 것은 그 사람이 자비심의 경지에 도달했다는 증거이다.

자비심은 연약한 사람이 다른 사람의 감정에 영향을 받을 때 느끼는 동감과 비슷하다고 오해하곤 한다. 여러 가지 덕이 결합되면 다른 사람의 감정 때문에 균형을 잃지 않고 감정을 인정할 수 있는 상태가 된다. 자비심은 감정이나 느낌이 아니고 최고의 인간적인 특질을 자연스럽게 방출하는 최고 상태의 의식이며, 이 점에서 감정이입과 다르다. 도교는 자비심을 기의 가장 정제된 형태라고 생각한다. 자비심은 생명력으로 쉽게 변환될 수 있다.

높은 차원의 감정 상태로 가기 위한 기초

힐링 타오 체계의 기초 단계에서는 육체, 에너지체, 영체를 개발하기 위해 에너지를 흡수하고 변형하는 방법을 배운다. 덕성과 자비심을 계발하는 수련 또한 실시한다. 이 수련은 세 가지 신체 사이의 관계를 원활하게 해 준다. 에너지를 순환하여 에너지를 변환하고 정제하는 소주천 수련을 하면, 덕에너지를 더 많이 개발하여 에너지 통로의 막힘을 쉽게 제거할 수 있게 된다.

잡초가 무성한 곳에 건강한 정원을 만들 수 없다. 많은 이들이 덕이 넘치는 삶을 살면서 다른 사람을 사랑으로 대하려고 노력한다. 그러나 먼저 우리의 에너지 통로를 정화시킴으로써 우리 '내부의 정원'에서 잡초를 제거해야 한다. 그렇지 않은 상태에서 너무 성급하게 마음을 열면, 사랑하는 의도조차 감정의 찌꺼기로 오염되고 만다. 건강한 정원을 만드려면 먼저 잡초를 제거해야 한다.

나아가 사랑에너지를 남에게 진정으로 나누어줄 수 있으려면 먼저 우리 스스로가 사랑에너지로 넘쳐야 한다. 자기 자신을 위한 에너지도 없는데 어떻게 남에게 좋은 에너지를 나누어 줄 수 있겠는가?

우리는 평등하게 태어났다

우리 모두는 평등하게 창조되었다. 왕이나 평민이나 태어나서 유아기를 거치고 사춘기를 지나 성인이 되는 공통의 과정을 거친다.(그림 3-6) 하지만 고차원적인 에너지를 섭취하는 방법을 모르면 아는 사람에게 도움을 받아야 한다. 많은 종교적, 영적 선생이 높은 도덕과 지혜를 공개적으로 나누어 주고자 하는 반면, 어떤 이들은 자신의 부와 권력과 지위를 유지하

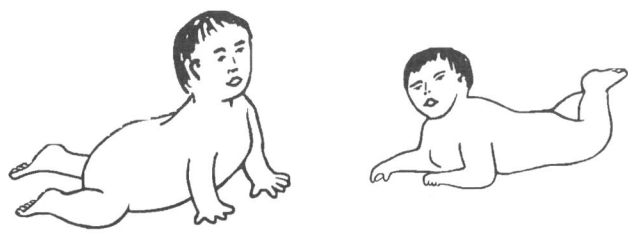

그림 3-6. 우리 모두는 평등하게 태어난다.

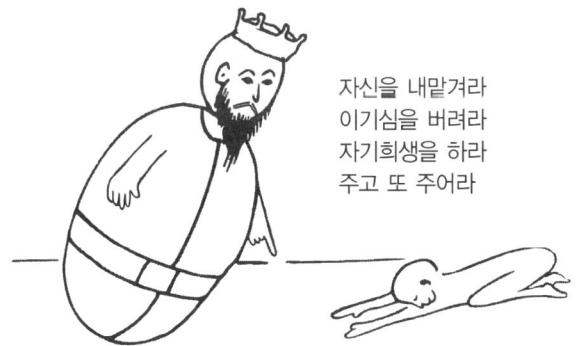

자신을 내맡겨라
이기심을 버려라
자기희생을 하라
주고 또 주어라

그림 3-7. 내면의 사랑과 기를 계발하는 방법을 모르면, 에너지를 줌에 따라 우리 자신은 점점 작아진다.

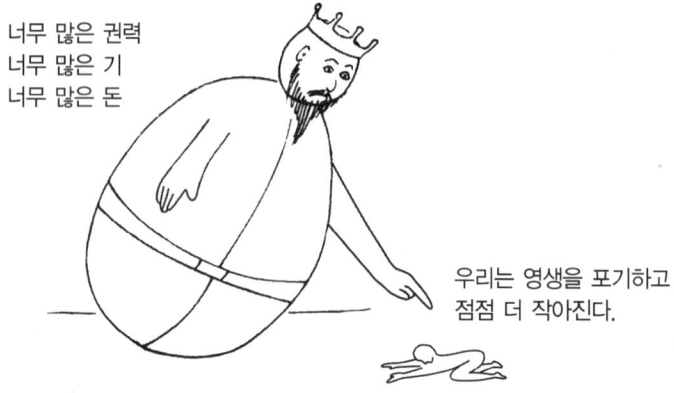

그림 3-8. 어떤 단체나 종교에서는 기를 포기하라고 요구한다.

지 위해 그 지식을 비밀로 한다.

소주천 회로를 열고 청소하고 덕을 계발하지 않으면 자신의 에너지를 보호할 수 없다. 그러면 자신의 영생을 위해 다른 사람의 생명력을 빼앗으려고 하는 비도덕적인 사람들에게 대항할 수가 없다.

많은 종교와 영적 단체에서는 자신과 이기심을 버리고 희생하며 스스로를 사랑할 에너지와 덕을 축적하기 전에 먼저 다른 사람을 사랑하라고 가르친다.(그림 3-7) 사람들은 그 영향을 받아 의식하지 못하는 미묘한 방법으로 자신과 자신의 에너지를 타인에게 내맡기게 된다. 이것은 일종의 에너지 흡혈이다. 이렇게 되면 점점 약하고 가난해지고 결국에는 다른 사람에게 생명력을 모두 빼앗기게 된다. 반면 그 상대는 더 강해지고 부자가되며 더 많은 권력을 가지게 된다.(그림 3-8)

우리가 영적으로 얼마나 무지한가는 사회의 관습에 반영되어 있다. 수많은 사람들이 영적 성장을 위한 방법을 모른 채, 물질적인 충족을 추구하면서 영적인 본질에서 멀어지고 있다.

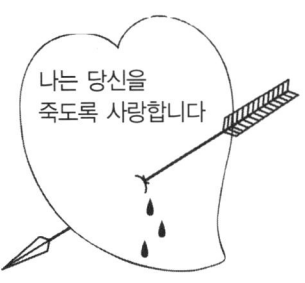

그림 3-9. 사랑만 있다면 극단적인 미움으로 변할 수도 있다.

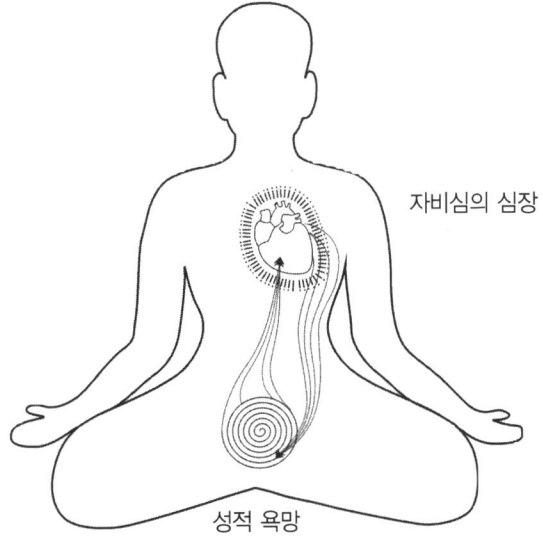

그림 3-10. 진정한 자비심은 성욕을 콘트롤한다. 자비심은 심장의 자비심에너지와 성에너지의 결합에서 나온다.

사랑의 에너지를 이해하기

 사랑이 가지는 에너지적 영향을 잘 이해하기 위해서는 사랑을 하나의 범주로 놓고 생각해야 한다. 도교에서는 사랑이 마음의 산물이라기보다 심장의 내적인 에너지라고 생각한다. 우리는 보통 사랑이 긍정적인 힘이라고 생각하지만, 흔히 사랑이라고 부르는 것은 다른 모든 부정적 에너지를 모아 놓은 것보다 삶에 더 많은 부정적인 영향을 끼친다. 예를 들어 극단적인 사랑은 가장 잔인하고 폭력적인 형태의 증오로 쉽게 변한다.(그림 3-9)

사랑을 오해하면, 생명력을 자기희생의 형태로 없애 버리기도 한다. 성욕을 제어할 수 있는 진정한 자비심은 심장의 자비심에너지와 성에너지가 결합해서 만들어진다.(그림 3-10) 우리의 개인적인 에너지는 공급이 제한되어 있지만, 우주의 사랑에너지는 고갈되지 않는다. 따라서 우주의 사랑의 샘에 연결하는 방법을 알면, 우리 자신과 다른 사람들에게 줄 사랑을 항상 충분히 가지게 된다. 고차원의 에너지를 활용해 사랑을 충분히 받는 법을 모르면, 감당할 수 있는 것보다 많은 사랑을 줘 버려서 결국 자신의 성에너지를 고갈시키고 심장 속의 사랑을 태워 없애게 된다.(그림 3-11)

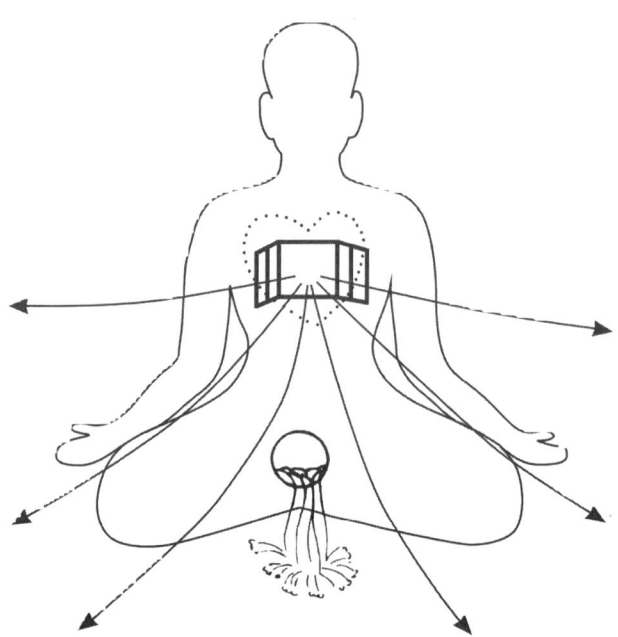

그림 3-11. 어떤 수련법은 자기희생이라는 형태로 사랑을 주라고, 우리가 줄 수 있는 것보다 많은 사랑을 주라고 강요한다. 그렇게 되면 우리는 결국 완전히 소모되어 버린다. 세속적인 일을 많이 하는 것도 성에너지를 고갈시켜 말라버리게 한다.

우리는 삶의 모든 수준에 사랑이 있고 생각한다. 그러나 누구나 사랑을 외치기 때문에 정말로 사랑이 무엇인지, 어떤 느낌인지 무감각해져 있다. 우리는 개인적으로는 가까운 사람에게서, 영적으로는 우리의 역할 모델이 된 사람에게서 사랑을 기대한다. 꿈 속에서도 사랑을 갈구한다. 이는 다른 사람에게 받아들여지고 그들과 함께 하고자 하는 내적인 욕구의 표현이다. 사랑이 무엇이냐 하는 질문은 오래 전부터 남녀에게 혼란을 야기시켜 왔다. 그 대답은 오직 우리 내면에서 찾을 수 있다.

사랑의 내적 근원

현대 사회의 주요 문제는 다른 사람이 우리와 똑같은 방식으로 욕구를 충족하려 한다는 사실을 깨닫지 못한 채 항상 만족을 위해 외부로 향한다는 사실이다. 우리가 원하는 것을 다른 사람이 가지고 있다고 생각하는 것은 인간의 본성이다. 우리는 우리 안에 있는 사랑에너지의 근원을 키우지 않고 습관적으로 외부에서 사랑을 찾는다.(그림 3-12) 그 결과, 우리는 나누어 줄 사랑이 별로 없게 된다.

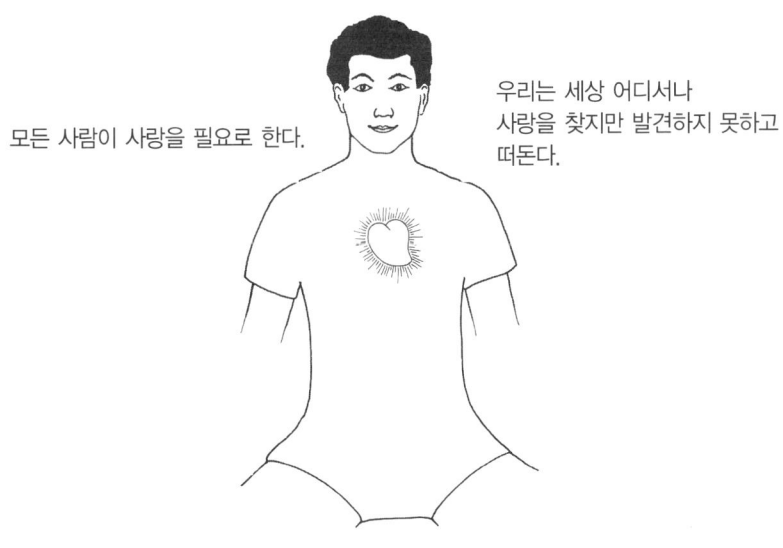

그림 3-12. 사랑은 우리의 심장 안에 있다.

다른 사람이 우리에게서 사랑을 갈구할 때, 그들은 우리가 그들을 만족시켜줄 만큼 사랑에너지를 많이 가지고 있기를 기대한다. 우리가 내적으로 사랑을 기르지 않으면 에너지가 고갈되어 서로의 관계는 끝나게 된다. 관계가 성공하느냐 아니냐 하는 것은 양쪽 모두가 충분한 사랑을 나누어 줄 능력이 있는가에 달려 있다. 여기서 핵심적인 말은 풍부함이다. 일단 우리가 내적으로 사랑으로 가득차게 되면, 우주의 무한한 사랑에 연결되고 다른 사람에게 나누어 줄 정도로 많은 사랑을 갖게 된다.

어떤 사람은 다른 사람의 사랑을 받는 것만이 가치 있다고 생각하지만, 그 에너지에 보답할 만큼 에너지를 충분히 가지고 있지 못하면 사랑이 비켜 갈 수 있다는 사실은 깨닫지 못한다. 요컨대 타인의 사랑하는 능력을 판단하기 이전에 우리의 의식을 내부로 돌려 우리 자신의 사랑에너지를 기르고 개발해 우리 안에 사랑이 넘치는 상태를 만들어야 한다. 이렇게 하면 이혼 문제를 일부 완화할 수 있다.

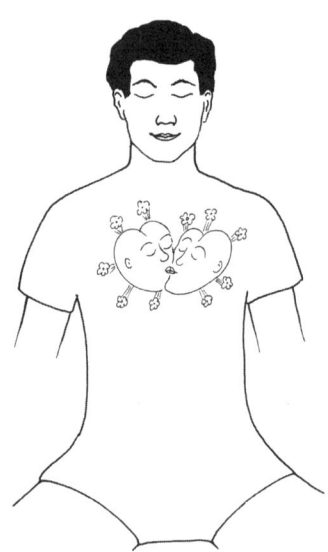

그림 3-13. 다른 사람을 사랑하는 법을 배우는 첫번째 단계는 바로 우리 자신을 사랑하는 법을 배우는 것이다.

자신을 사랑하는 법을 배우기

도교는 자기 자신을 사랑할 수 있을 때 비로소 남을 사랑할 수 있다고 말한다.(그림 3-13) 왜냐하면 우리 신체가 필요로 하는 것 이상의 사랑이 넘칠 때에만 외부로 사랑에너지를 보낼 수 있기 때문이다.

자신이 쓰기에도 충분하지 않은데 남에게 무상으로 주어야 한다면, 스트레스가 쌓여 소주천 회로를 막고 하늘과 땅의 무조건적 사랑도 막아버린다.(그림 3-14) 도교 수행자들은 사랑은 심장에 실제로 거주하는 에너지라고 믿는다. 사랑은 외부의 자극으로 깨어날 수도 있지만, 우리 내면에서 깨울 수도 있다. 사랑에너지를 내면에서 끌어내 이 에너지를 내장 기관이나 내분비선을 채우는 데 사용할 수 있다. 이에는 내면의 미소 같은 수련이 도움이 된다.

자신을 사랑하는 법을 배울 때, 내부의 사랑에너지가 무극의 원기로부터 나온다는 사실을 기억해야 한다. 심장의 에너지는 우리를 신성한 근원, 즉 우주의 사랑과 연결시켜 준다. 많은 이들이 이 관계를 이해하지 못하기

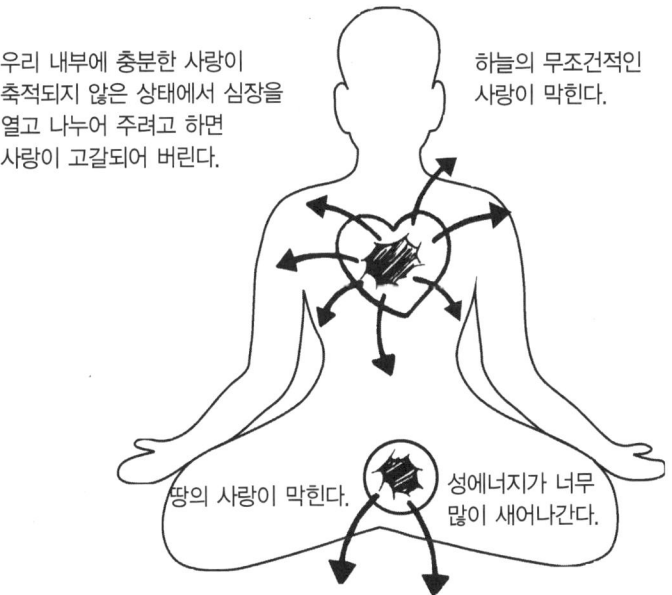

그림 3-14. 사랑과 성을 쏟아내면, 내부에 막힘이 생긴다.

때문에 혼자 내동댕이 쳐져 있다는 느낌을 갖는다. 이는 내면적인 자아와의 접촉이 끊어져 내면의 사랑과 연결되어 있다는 느낌을 잃어버렸기 때문에 갖는 감정이다. 신의 사랑은 무제한이지만 그것이 우리 내부에서 표현되는 것은 우리의 몸이라는 조그만 매개체를 통해서이다. 그리고 우리 내부와 외부의 근원들 사이의 관계가 유지되기 위해서는 지속적인 관심과 조정이 필요하다. 하늘의 무조건적인 사랑과 땅의 관대함과 친절을 끌어들이는 능력을 가지려면 먼저 우리 안에 사랑을 키워야 한다.(그림 3-15)

도교에서는 각 장기가 영혼과 에너지를 가지고 있다고 본다. 따라서 사랑을 실천하고 장기의 에너지를 배양하면 몸 전체가 개선되고 몸을 전체

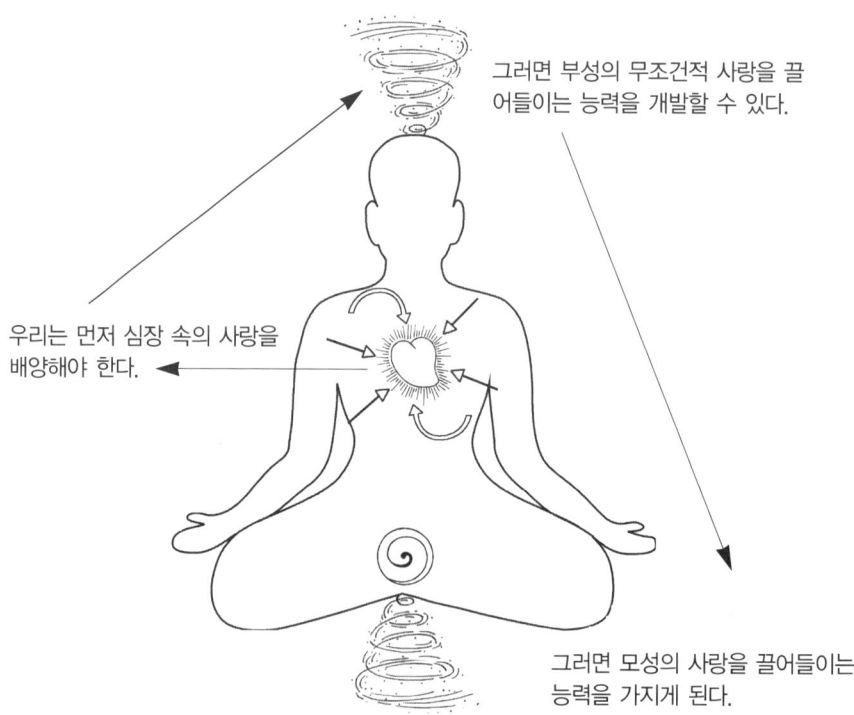

그림 3-15. 자비심을 가지면 무조건적으로 사랑할 수 있다.

적으로 사랑하게 된다. 이렇게 되면 일상 생활에서 표현되는 우리의 성격과 태도가 점차 변하게 된다. 이는 사랑의 효과가 우리의 몸, 마음, 영혼의 모든 부분으로 확장되고 있다는 징표다. 자신의 사랑과 하늘의 사랑과 연결하는 방법을 배우고 나면 다른 사람에게 나눠줄 수 있을 정도로 사랑에너지가 넘치게 된다.

무조건적인 사랑은 자비심에서 생긴다

자연과 우주는 잔인하게 보인다. 강한 자만이 살아남을 수 있으니 말이다. 하지만 우리 스스로가 약하기 때문에 우리 인간만이 약함에 대해 동정심을 가지고 있다. 실제로 무조건적인 사랑에 조건을 부여하는 것은 인간의 나약함 때문이다. 도교 수행자들은 자비심을 최고의 덕목으로 생각한다. 왜냐하면 자비심의 기초는 동정심이 아니라 감정이입이며, 인간적인 나약함을 극복할 수 있게 해주기 때문이다. 자비심이 있으면 우리는 무조건적으로 사랑할 수 있고, 고통 없이 세상을 있는 그대로 받아들일 수 있다.

미덕에 기초한 체계: 최고 차원의 기

내가 스승에게서 배웠던 수행법은 사랑, 친절, 관대함, 존경, 정직이라는 긍정적 에너지에 기초해 있다. 고수들은 이러한 에너지를 이용해 모든 사

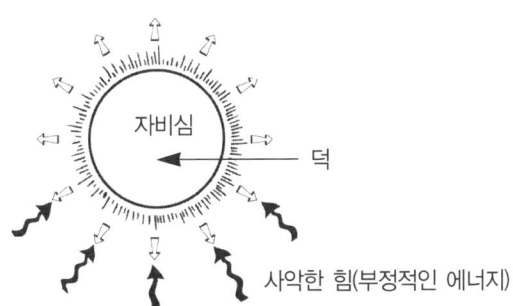

그림 3-16. 덕은 모든 부정적인 힘을 물리친다.

악함을 물리친다.(그림 3-16) 이것이 가장 높은 단계의 기공이다. 이 단계를 완벽하게 완성하고 나면 불 속에서도 다치지 않는다고 한다. 나의 스승의 스승은 40년 동안 도교 사원에서 스승 밑에서 배웠다. 이분은 충분히 배우고 난 뒤 굴 속으로 들어가 혼자 수련을 계속했다. 그러나 동굴 속에서 사원의 분위기를 재현할 수는 없었다. 조각상도 없고 물건을 의식에 사용하는 사람도 주위에 없었다.

나의 스승은 도교 사원에서 약 10년간 수련한 후에 동굴 속에서 스승의 스승에게 사사 받기로 결심했다. 당시 많은 고수들처럼 이 스승은 사람들이 접근하기 거의 불가능한 곳에 은거했다. 그 곳까지 가기 위해 필요한 식량을 운반하기도 어려울 지경이었다. 마침내 나의 스승이 그분의 동굴에 도착했는데, 짧은 인사를 마치자마자 스승의 스승은 명상 중에 육체를 떠나서 몇 주 동안 돌아오지 않았다. 나의 스승은 음식이 떨어져서 그곳을 떠나야 했다.

다음 번에 스승은 좀더 현명하게 대처했다. 다음에 동굴에 갈 때는 음식과 솥을 많이 가지고 갔다. 스승은 '정지된 활기' 의 상태에 있는 자신의 스승의 육신에 쌓인 먼지를 털어주었으며 육식 동물로부터 보호해 주었다. 스승의 스승은 가끔씩 돌아오면 눈을 뜨고 육체를 떠나기 전에는 자신의 육체가 잘 돌봐지고 있는지 확인하곤 했다.

스승의 스승은 영원히 육체를 떠나야 할 때가 왔다는 것을 깨닫자, 마침내 자신의 수행 체계를 나의 스승에게 가르치기 시작했다. 나의 스승은 그분과 약 3년을 같이 지냈다. 나의 스승은 수행법을 수련하고 여행하는 동안 배웠던 다른 수련법도 검토한 후에, 이 세계에는 많은 수련 체계가 있지만 사람마다 효과적인 체계는 따로 있다는 사실을 발견했다.

요즘은 사원에서 수련하거나 스승을 찾아 들판을 방황할 필요는 없다. 영적 성장을 위해 동상, 사원, 종교 의식에 의존할 필요도 없다. 힐링 타오 시스템은 각자 자신의 내면의 우주, 즉 당신의 감각, 내분비선, 장기에 전적으로 의존하는 방법을 가르친다. 이를 통해 자신은 외부 우주에 연결될 수 있다.(그림 3-17) 이제는 옛날 스승들이 힘들게 배워야 했던 수련을 가정, 직업, 생활 양식을 유지하면서 배울 수 있다.

부정적인 감정에너지 변형시키기

현대 사회는 진행 속도가 매우 빠르고 스트레스가 많으며 매일 생산하는 수많은 쓰레기를 처리하지 못하고 있다. 우리 가정에서 내놓는 쓰레기만이 아니라 우리 몸에서 만들어지는 감정적인 쓰레기도 마찬가지다. 이 두 가지 쓰레기 모두를 제거하려면 많은 비용이 들어간다. 생활 쓰레기를 위해서는 위생 설비가 필요하고, 감정적인 쓰레기를 위해서는 의학이나 심리 치료가 필요하다.

뉴스위크 1989년 겨울호에 의하면 3명 가족이 1주일에 약 300리터의 쓰레기를 배출한다고 한다. 이는 1달에 1,400리터, 1년에 16,835리터에 해당한다. 스트레스와 부정적인 감정의 누적량도 이와 마찬가지로 엄청난 양이다.

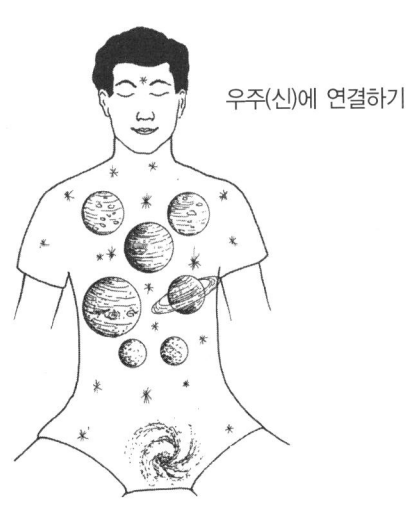

그림 3-17. 힐링 타오를 배우는 학생들은 사원, 교회, 이야기, 의식 등에 의존할 필요가 없다. 오직 우리 내부와 외부의 천기에 의존하면 된다.

감정의 쓰레기를 버릴 때의 문제점

어떤 공동체도 주위에 쓰레기를 버리면 좋아하지 않는다. 그래서 쓰레기를 멀리까지 운반해야 하기 때문에 처리비용이 더욱 비싸진다. 사람들은 경계선 근처에 불법적으로 쓰레기를 버린다. 그러나 이것은 임시 방편이다. 소송이 제기되고 벌금이 부과된다. 새로운 쓰레기 매립지를 건설하거나 기존의 것을 확장하는 것은 그 지역 주민들이 반대한다. 하지만 가정이나 몸에서 쓰레기가 나오는 것을 중지할 수가 없기 때문에 우리는 계속 쓰레기를 다른 지역이나(그림 3-18), 다른 사람한테 버리게 된다.(그림 3-19)

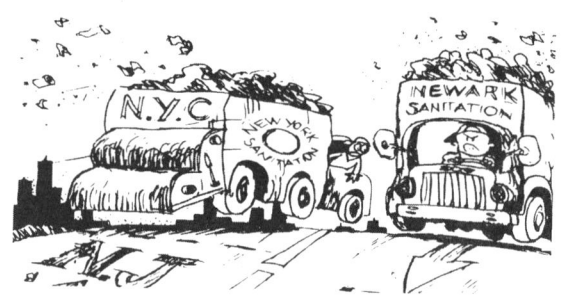

그림 3-18. 우리는 쓰레기를 다른 지역에 버리고도 문제 의식을 느끼지 않는다.

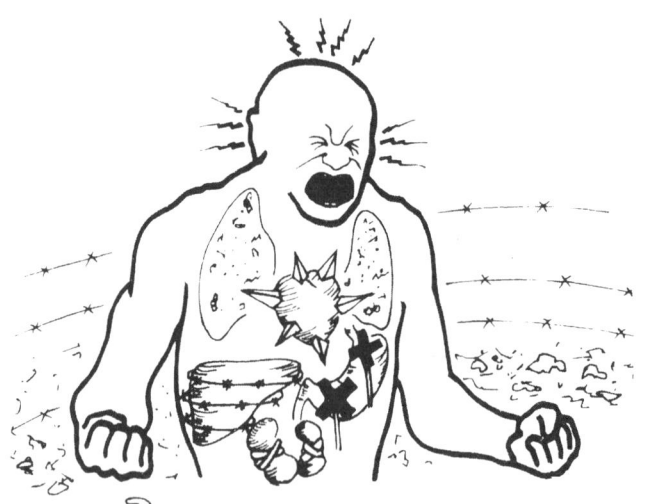

그림 3-19. 우리는 자신의 쓰레기를 갖고 싶어하지 않는다. 그러나 다른 사람에게 쓰레기를 버리면서 문제 의식을 느끼지는 않는다.

미국에서 매년 1억 6,000만 톤의 쓰레기가 발생하고 그것을 처리하느라 엄청난 비용을 들인다. 외부의 쓰레기를 처리하느라 들어가는 비용을 생각해 보면, 우리 내부에 축적되는 감정적인 쓰레기를 해소하기 위해 얼마나 들어갈지 추정할 수 있다. 새로운 쓰레기 매립장을 찾기 힘들듯이, 우리의 몸이 내부의 쓰레기로 막히게 되면 부정적인 감정에너지를 저장할 장소를 구하기가 힘들게 된다. 우리의 내부, 외부 쓰레기를 처리하는 유일한 대안은 쓰레기를 재활용하는 것이다.

부정적인 감정에너지를 재활용하기

재활용은 에너지상으로 보거나 생태학적인 보존으로 보거나 가장 중요한 실천이다. 보크사이트(bauxite)를 정련하여 새로운 알루미늄을 생산하는 것은 기존의 알루미늄 캔을 재활용하는 것보다 10배의 비용이 들어간다. 그럼에도 불구하고 매 3개월마다 우리는 우리 나라 전체를 날아다니는

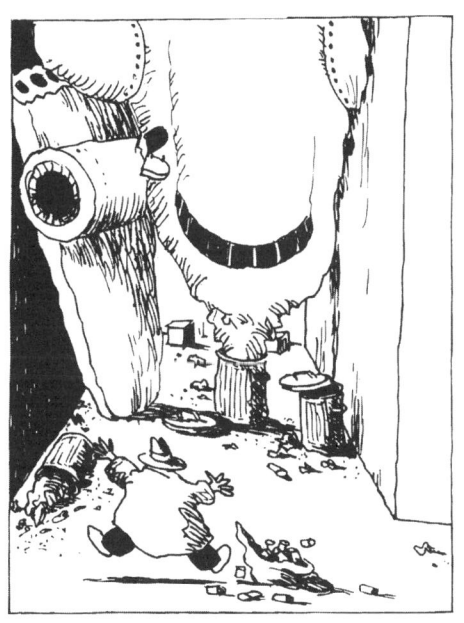

그림 3-20. 우리는 나라 전체를 날아다니는 비행기를 모두 새로 만들 수 있는 양의 알루미늄을 버린다.

비행기를 새로 만들 수 있는 양의 알루미늄을 버린다.(그림 3-20) 유리, 종이, 플라스틱은 모두 재활용될 수 있다.

부엌 쓰레기, 낙엽, 깎은 잔디는 퇴비로 쓸 수 있다. 그러나 사람들은 비싼 돈을 지불하고 비료를 산다. 그리하여 새로운 쓰레기를 만들어 낸다. 이런 문제점을 처리하는 방법을 알지 못하므로 이 때문에 야기되는 고통은 매년 악화된다. 이제 우리는 개인적인 차원의 보존을 강조하는 도교의 가르침에 귀를 기울여야 한다. 쓰레기기 퇴비가 될 수 있듯이, 미움 같은 부정적인 감정에너지를 사랑 같은 긍정적인 감정에너지로 재활용할 수 있다.(그림 3-21, 3-22)

우리는 쓰레기를 내다버리듯이 부정적인 감정을 다른 사람에게 쏟아 붓는다. 미움, 분노, 두려움을 품고 있을 때는 우리 자신의 문제에 사로 잡혀서 다른 사람에게 관심을 덜 가지게 된다. 그 결과 우리는 외부적인 쓰레기를 더 많이 만들어낸다.(그림 2-23) 우리 중 누구도 다른 사람이 그들의

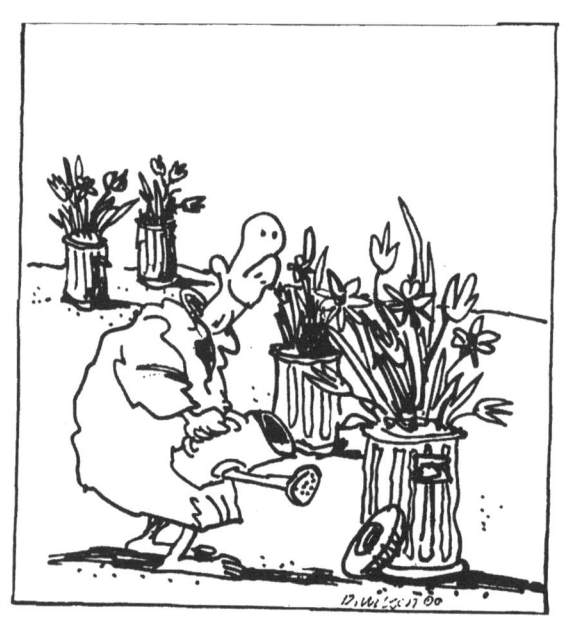

그림 3-21. 쓰레기를 재활용하여 퇴비로 만들기

쓰레기를 우리에게 쏟아 붓는 것을 바라지 않는다. 그러나 우리의 몸과 마음이 감당할 수 없는 상황에 처하게 되면 우리는 자신의 부정적인 쓰레기를 다른 사람에게 쏟아버리지 않을 수 없게 된다. 심리학적인 방법을 통해 감정적인 스트레스를 해소하는 데 도움을 받을 수는 있지만, 그 방법은 비용이 많이 들고, 느리며, 새로운 문제 상황에 적용되지 않을 수도 있다. 반면, 도교 명상 같은 예방적인 수단은 개인적인 건강과 에너지의 보존이라

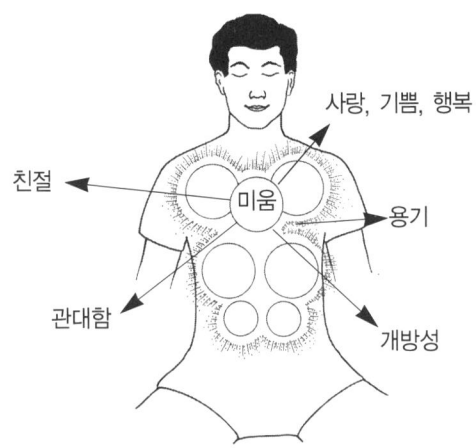

그림 3-22. 내면의 미소와 여섯 가지 치유소리를 통해 감정에너지를 재활용하기

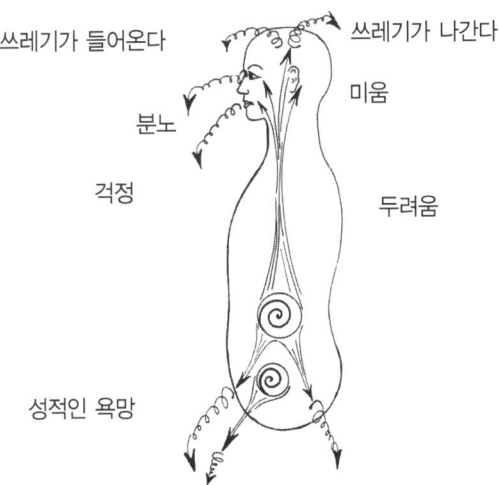

그림 3-23. 우리 내부에 쓰레기를 쌓아둘수록 밖으로 내보내는 쓰레기는 더 많아진다.

는 면에서 훨씬 더 건설적인 접근법을 제공한다. 이 원리의 핵심은 감정의 찌꺼기를 밖으로 배출시키는 것이 아니라 그것을 재활용하여 생명력을 고양시키는 에너지로 바꾸는 것이다.

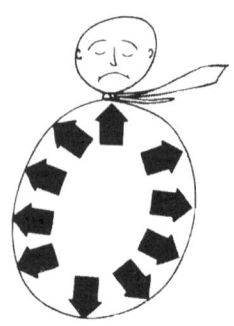

그림 3-24. 우리 대부분이 유용한 에너지를 적절하게 재활용하는 방법을 배우지 않았기 때문에 많은 에너지가 억눌려 있다.

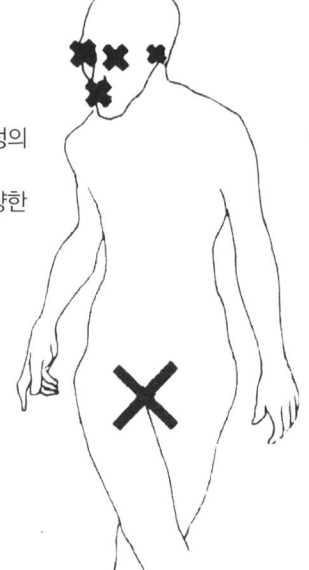

성적인 욕망은 부정적인 감정의 주요 생산자이다.
성적인 욕망이 억눌리면 다양한 방법으로 영향을 끼친다.

귀에 영향을 미쳐 더러운 농담이나 음란 전화를 듣도록 한다.

눈에 영향을 미쳐 성적인 욕구를 부추기는 음란 영화를 보도록 한다.

입에 영향을 미쳐 더러운 말이나 성희롱 하는 말을 내뱉게 한다.

그림 3-25. 성에너지를 억압하거나 그에 대해 죄의식을 갖거나 더러운 것이라고 생각하면 성에너지는 쓰레기처럼 변한다. 우리는 성에너지를 쏟아버릴 장소를 찾지 못하고 재활용하는 방법은 더더구나 가지고 있지 않다.

이 원리는 성에너지와도 관련 있다. 우리는 성은 쓰레기처럼 죄악이고 더럽기 때문에 억압되어야 한다고 교육 받아 왔다. 성적인 욕망이 부정적인 감정의 주요 근원이라는 것은 사실이다. 그러나 성에너지를 억누르기보다는 재활용하여 순수한 생명에너지로 변형시켜야 한다. 많은 성자들이 이 방법을 알고 있었고 그 결과 영적인 성취를 얻을 수 있었다.

종교와 사회는 자주 성에너지를 억압한다. 그러나 문제는 성에너지에 대한 긍정적인 대안은 제시하지 않는다는 것이다. 그들은 이 강력한 힘을 재활용하고 변형시키는 방법을 가르쳐 주지 않는다. 성에너지를 억압하면 다른 감각적 욕망이 나타나게 된다.(그림 3-24) 성적인 욕망이 더러운 농담이나 음란한 성적 대화를 듣고자 하는 욕망을 일으키는 등 우리의 귀에게 영향을 끼친다.(그림 3-25) 또 우리의 눈에 영향을 끼쳐 포르노 영화를 보고자 하는 욕구를 일으키며, 우리의 입을 통해 더러운 말이나 성희롱을 유발시킨다.(그림 3-26) 그리고 이 모든 것은 우리 사회를 오염시킨다.

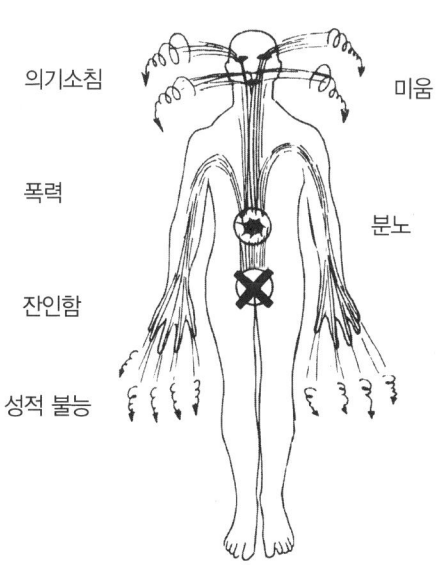

그림 3-26. 성적 욕망은 다른 문제를 일으키고 감정적인 쓰레기도 더 많이 만들어낸다.

재활용한 에너지로 생명력을 고양하기

도교의 원리에 따르면 우리의 모든 긍정적, 부정적인 내적 에너지는 생명력의 한 부분이다. 우리가 화를 낼 때는 생명력의 일부가 부정적인 에너지로 변질되어 분노에 대한 반작용을 강화시킨다.(그림 3-27) 분노가 초래하는 부정적인 결과를 방지하기 위해서는 분노 에너지의 위치를 재정립하고 변형시켜야 한다. 그러면 일상 생활에서 화가 나는 상황에 처했을 때 '인내' 하는 등 효과적인 감정적 대응을 할 수 있다. 누군가 혹은 어떤 상황에 분노, 좌절, 슬픔, 의기소침 등의 반응을 하는 것은 부정적인 에너지를 긍정적인 생명력으로 변형시킬 준비를 하지 못했기 때문이다. 보통 이런 상황이 발생하면 엄청난 양의 생명력이 부정적인 감정에너지로 바뀐다.

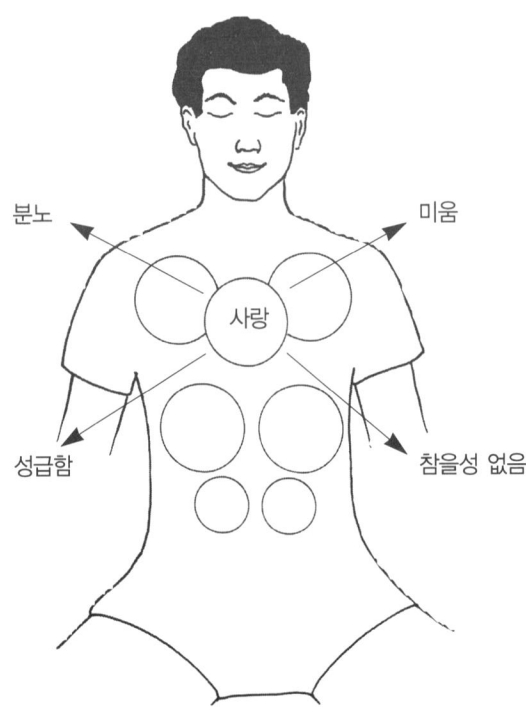

그림 3-27. 부정적인 에너지나 감정이 죄는 아니다. 그러나 그것은 우리의 생명력이 변질되었다는 것을 보여 준다.

스트레스를 활력으로 변형하는 도교적 방법

어떤 스트레스 에너지도 변형시키는 몇 가지 기본적인 수련을 소개하겠다. 다른 수행법도 효과가 있다. 어떤 수행법은 부정적 에너지를 변형시키지 않은 상태에서 긍정적인 생각을 강조하고, 어떤 것은 부정적인 감정을 해소하라고 이야기한다. 도교 수행자들은 다른 방법에 대해서는 판단을 내리지 않는다. 다만 에너지를 변형시키는, 이미 입증된 방법인 '내면의 미소'와 '여섯 가지 치유 소리' 등의 기본적인 수련을 제시한다.

내면의 미소
몸을 이해하기

내장기관과 내분비선을 공부하는 것부터 시작하자. 장기에 문제가 있으면 어떤 감정이 일어난다. 폐에 병이 있거나 약하면, 슬픔이나 의기소침의 감정이 일어난다. 간에 열이 많이 생기거나 울혈이 있으면, 분노가 치밀고 분위기를 쉽게 타는 현상이 발생한다. 간이 약해지면, 생산성이 떨어지고 통제와 균형의 능력이 떨어진다. 심장이 과열되면, 조급함, 분노, 잔인성이 발생한다. 심장이 약해지면, 온기와 활력이 부족해진다. 비장, 위장, 췌장이 약해지면, 걱정과 불안, 불안정에 쉽게 휩싸인다. 신장이 약해지면, 두려움이 생기고 의지나 야망이 부족해진다. (그림 3-28)

기본적인 내면의 미소

장기와 내분비선의 개략적인 위치를 파악하고 나서 눈을 감고 머리에 있는 뇌하수체와 송과선에서 시작하여 각 장기와 내분비선에 미소를 보낸다. 갑상선, 부갑상선, 흉선, 심장으로 미소를 보내라. 심장에서 사랑과 행복이 솟아나는 것을 느껴보라. 비장, 위장, 췌장으로 미소를 보내며 개방성과 공정한 마음이 생기는 것을 느껴보라. 간, 쓸개에 미소를 보내며 친절한 마음이 일어나는 것을 느껴보라. 신장, 방광에 미소를 보내며 관대함이 일어나는 것을 느껴보라. 성기관에 미소를 보내며 창조성이 일어나는

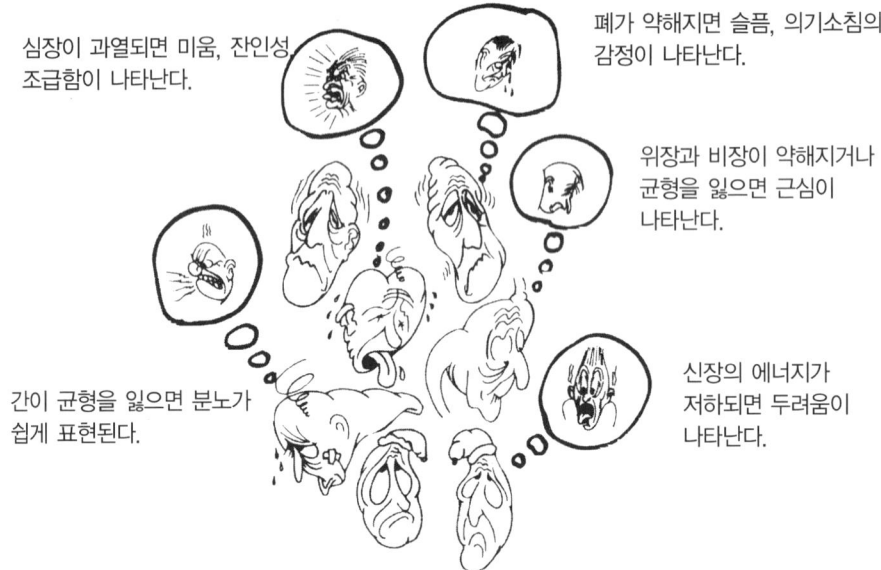

그림 3-28. 약해진 장기는 부정적인 감정을 유발시킨다.

것을 느껴보라. 장기에 미소를 보내면 부정적인 에너지가 점차적으로 긍정적인 생명에너지로 변한다.

이렇게 해서 결국 내면의 눈을 사용하여 신체의 모든 부분과 접촉하게 된다. 내면의 미소로 모든 부정적인 감정을 변화시키며 좋은 느낌을 감지하고 장기의 에너지를 고양시키는 방법도 배운다. 시간이 지나면 이러한 감각이 마음 속에 프로그래밍되어 움직이는 에너지의 느낌을 상기하는 것만으로도 변화를 체험할 수 있게 된다.

내면의 미소와 용서

도교의 용서 방법은 내면의 미소를 수련하는 것이다. 마음 속에 부정적 감정이나 느낌이 일어나는 것이 느껴지면 사람이나 사건에 대해서 판단하지 말고, 당신 내면의 자아에 접촉하라. 그리고 부정적인 감정을 덕이라는 긍정적인 에너지로 변화시키기 위해 내면의 미소 명상을 실시하라.(그림 3-29, 3-30) 이를 마스터하기 위해서는 매일 수련해야 한다. 효과는 점차 나타나지만 확실히 주위에 있는 사람들에게 영향을 줄 것이다. 일단 자신을 사랑하는 방법과 끝없는 우주에너지의 저장고와 연결되는 방법을 배우

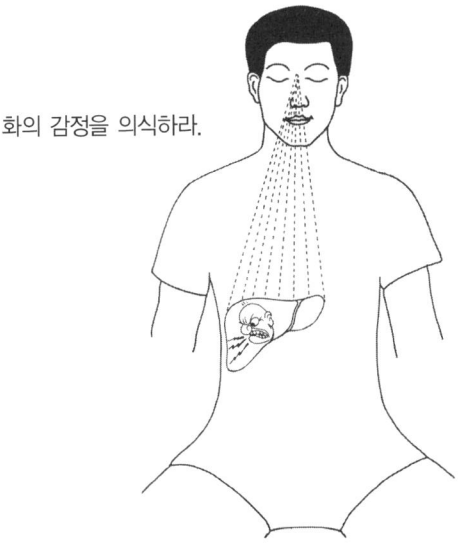

그림 3-29. 내면의 미소는 용서를 실천하는 도교적 방법이다.

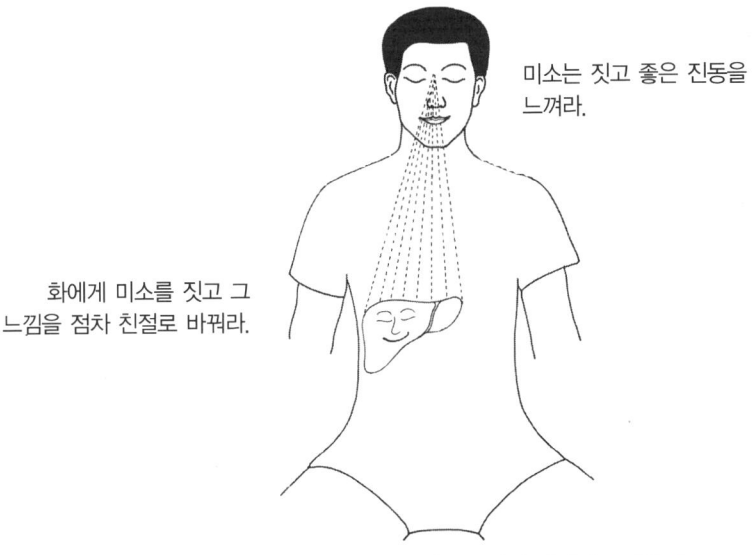

그림 3-30. 부정적 에너지를 긍정적 에너지로 바꾸기

제3장 미덕 121

고 나면, 당신은 넘쳐날 만큼 많은 에너지를 가지게 된다. 그러면 사랑하는 사람이나 아픈 사람에게 사랑을 보낼 수 있다. 그리고 적을 사랑하는 법을 배움으로써 가슴을 더 많이 열게 된다.

내면의 미소 명상

힐링 타오의 모든 명상은 내면의 미소 명상으로 시작된다. 이제 내면의 미소를 자세히 설명하겠다. 내면의 미소 명상을 마스터하고 나면 특정 신체 부위에 얼마나 오랫동안 미소에너지를 보낼 것인가는 스스로 결정하도록 한다. 여기에 설명된 방식으로 수련하려면 처음에는 20분 정도가 필요하다. 매일 수련을 하면 이 시간은 단축되지만 내면의 미소가 육체와 의식에 영향을 미치는 속도는 더 빨라질 것이다. 우선 전체를 배우고, 내면의 미소를 요약된 형태로 실행해도 된다.

내면의 미소 명상은 필요할 때면 언제든지 할 수 있다. 자신의 몸이 원할 때마다 내면의 미소 명상을 하는 사람들도 있다. 그러나 대부분은 소주천 수련을 하기 전에 몸에 에너지를 빨리 충전시키기 위해 내면의 미소 명상을 수련한다. 고급 명상을 하기 전에도 내면의 미소 명상을 한다. 장기에 문제가 있거나 많이 긴장할 때마다 육체를 치유하고 긴장 상태를 해소하기 위해 내면의 눈을 사용하여 미소를 보내라. (그림 3-31)

주의 사항: 가지고 있는 해부학 책을 활용하면 더욱 좋다. 명상을 하기 전에 각 장기와 내분비선의 위치를 확인하라. 수련하는 동안 책을 앞에 펴 놓고, 각 장기의 모양과 색깔에 주목하고 내적인 감각을 이용해 각 장기의 재질과 배치 상태를 확인하라. 인체 내부 시스템을 이해하는 데는 얼마간의 시간이 필요하다. 해부학 책은 잘 만들어져 있고 색깔이 적절하게 사용된 것을 택한다.

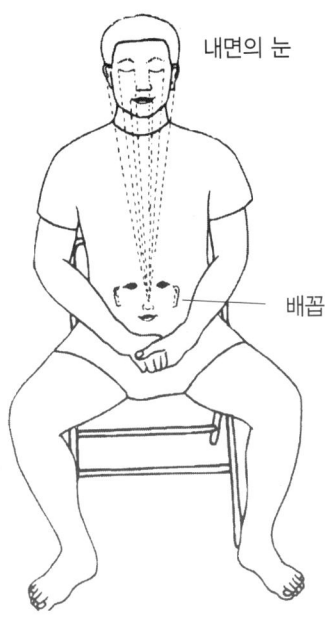

그림 3-31. 내면으로 미소를 보내기

눈, 진정한 미소와 치유에너지의 근원

미소는 믿을 수 없을 만큼 강력한 의사소통 수단이다. 외국에 가거나 낯선 사람들 속에 있을 때 다른 사람이 진실된 미소를 보내면 즉시 편안함을 느끼고 마치 오래된 친구와 같이 있는 것처럼 느끼게 된다. 미소는 친근하다. 미소는 우리에게 수용, 사랑, 이해, 감사, 안전의 메시지를 준다. 진정으로 따뜻하고 사랑스러운 미소를 받으면, 우리는 이완되고 방어 자세를 누그러뜨린다. 미소는 부교감신경계의 '이완 반응'을 활성화시켜 내분비선, 신경계, 근육 조직, 순환계, 호흡계, 소화계에 분명한 생리적 변화를 일으킨다. 실제로 인체의 모든 부분은 단순히 미소를 받는 것에 의해 극적인 영향을 받는다.

미소는 다른 사람과 의사소통을 하는 데 효과적일 뿐만 아니라 우리 자신과 의사소통 하는 데도 아주 강력한 수단이다. 우리는 의식적이든 무의식적이든 항상 다른 사람과 의사소통을 하지만 불행하게도 말하는 내용은 항상

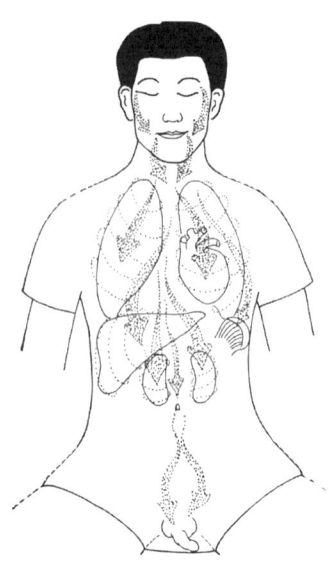

그림 3-32. 내면으로 미소를 보내면서 각 장기와 내분비선에게 고마움을 느껴 보라.

긍정적이지는 않다. 현대 사회에서는 자기 비하와 자기 혐오가 너무 많다. 그 결과 부정적인 자기 이미지 때문에 건강이 나빠진다. 암, 심장질환, 당뇨병 같은 심각한 병은 오랜 기간 동안 부정적인 감정을 쌓아 온 결과이다.

한편, 내면으로 미소를 보내는 행위는 장기와 내분비선에 대한 고마움을 느끼고 스스로를 존경하게 해 준다.(그림 3-32) 해부학과 생리학을 알게 되면, 인체 각각의 부분이 우리를 활기 있고 건강하게 하기 위해 항상 작동하고 있다는 것에 놀라움과 기쁨을 느끼게 된다.

인체의 놀라운 설계와 균형을 유지하기 위해 시스템이 정교한 네트워크를 이루고 있다는 것을 알게 되면 경외감을 느끼지 않을 수 없다. 주의를 안으로 돌리고 사랑과 감사의 마음으로 각 장기에 미소를 보내면 장기는 이완 되고 긍정적인 생리적 연쇄 반응이 일어난다.

내분비선과 장기에게 미소를 보내기
1. 발바닥을 바닥에 붙인 상태에서 의자 끝에 편안히 앉는다. 등은 경직 되지 않게 주의하며 바로 세운다. 왼손을 아래, 오른 손을 위에 놓은

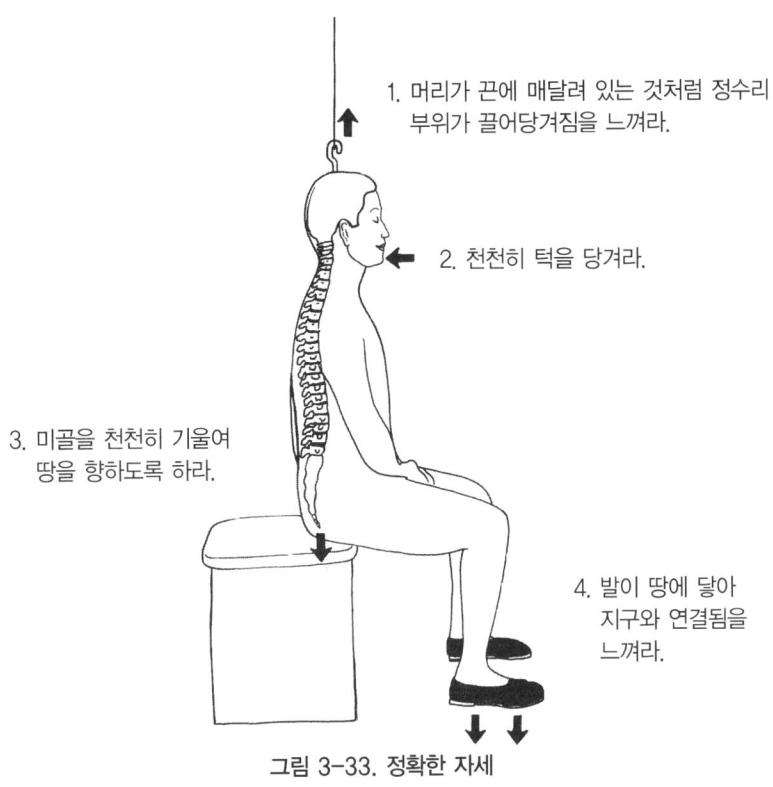

그림 3-33. 정확한 자세

상태로 무릎에 올려놓고 이완된 상태를 유지한다.
2. 눈을 감은 상태에서 발바닥을 의식한다. 발바닥이 땅의 에너지와 연결됨을 느낀다.(그림 3-33)
3. 손을 잡고 의자에 앉아 있는 자신을 의식하고 혀를 입천정에 붙인다. 상상으로 정면 1m 앞에 미소에너지가 나오는 곳을 만든다. 자신의 웃는 얼굴 혹은 사랑하는 사람이나 물건, 태양이 될 수도 있고, 바다에 있을 때 혹은 숲 속을 걸을 때 같이 평화롭게 느꼈던 시간에 대한 기억이 될 수도 있다.
4. 양미간 사이에 의식을 집중하고 정면과 주위에서 미소에너지를 끌어들인다. 이마를 이완하고 제3의 눈을 열어라. 미소에너지가 제3의 눈에 모이면 몸 전체로 흘러간다.

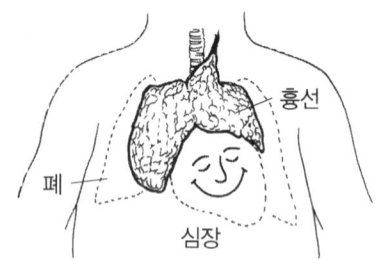

그림 3-34. 어린이의 흉선은 어른보다 크다.

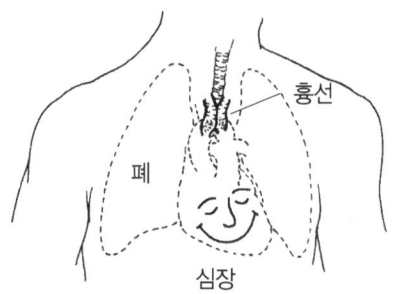

그림 3-35. 흉선이 심장에게 미소를 보내고, 심장이 미소를 되돌려 주게 하라.

5. 미소에너지가 양미간에서 얼굴로 흐르게 하며 뺨, 코, 입, 얼굴 근육 전체가 이완되게 하라. 다음은 목을 따라 흐르게 한다. 머리를 천천히 부드럽게 흔들어도 된다.

6. **흉선.** 흉골 상단 뒤에 위치한 흉선으로 미소에너지가 흘러가게 하고, 그곳이 진동하며 건강하게 타오르는 것을 상상한다.(그림 3-34, 35) 흉선이 진동하고 피어나는 꽃처럼 확장되면서 따뜻해지는 것을 느낀다.

7. **심장.** 심장에너지가 활성화되도록 마주 잡은 손바닥을 들고 양 엄지를 가볍게 심장 센터에 갖다 댄다. 따뜻한 미소에너지가 흉선에서 심장으로 뻗어가게 하라. 당신이 만든 미소에너지의 근원에서 양미간을 통해 에너지를 더 많이 끌어들이고 폭포수처럼 심장으로 흘러가게 하라. 심장을 향해 내면의 미소를 지으면 기쁨과 행복이 솟아난다. 심장이 이완되고 사랑에너지로 확장되는 것을 느끼면서, 원하는 만큼 충분한 시간 동안 머물러 있어라. 당신이 사랑했던 최고의 순간을 기억

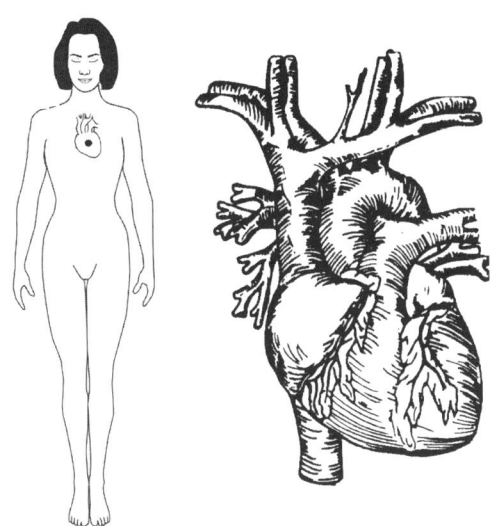

그림 3-36. 심장을 마음 속에서 그리고, 심장에게 미소를 보내라. 심장이 당신에게 다시 미소를 보내는 것을 느껴라.

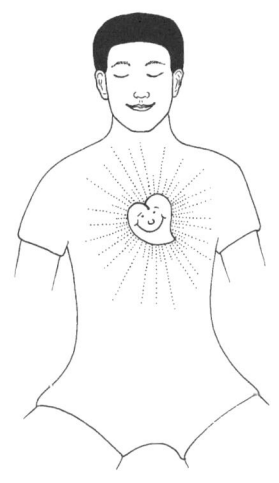

그림 3-37. 심장이 당신에게 미소를 되돌려 주는 것을 느껴보라.

하라. 그리고 당신의 심장을 같은 느낌으로 다시 채워라. 당신의 심장을 사랑하라. 심장은 조급함, 오만, 잔인 같은 부정적인 에너지와 관련이 있다. 미소를 심장에게 보내면 이런 에너지가 사라지고 사랑과

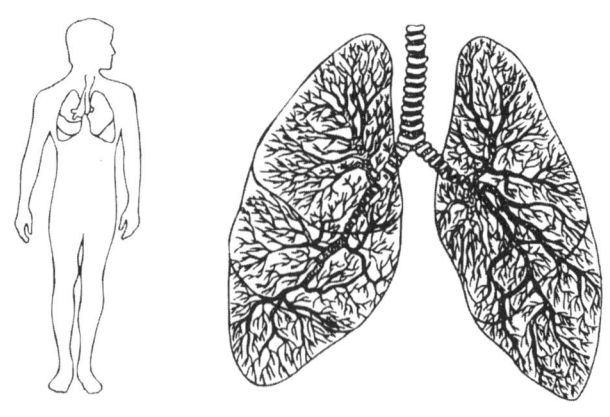

그림 3-38. 폐에게 미소를 보내고 폐가 다시 미소를 보내게 하라.

기쁨의 에너지가 확장된다. 심장이 다시 당신에게 미소를 보내올 때까지 심장에게 미소를 보내라.(그림 3-36, 3-37)

8. **폐.** 심장에서 발생한 기쁨과 행복을 폐에게로 확장하라.(그림 3-38) 행복한 미소에너지가 폐로 흘러 들어감을 느껴라. 시각적으로 발달한 사람이라면, 내면의 눈으로 폐를 들여다보라. 느낌이 발달한 사람이라면, 폐가 긍정적인 에너지로 꽉 차는 것을 느껴라. 폐는 분홍 빛이나 스폰지처럼 느껴진다. 폐에서 불쾌한 것이 느껴진다면 그것을 제거하라. 호흡할 때마다 흡수하는 기를 증가하면서 폐에 미소를 보내면 에너지와 감정과 육체적인 오염을 제거할 수 있다. 코 끝에서 폐포까지 공기가 흘러 들어가는 것을 느껴라. 호흡을 하면서 당신의 생명을 유지시켜 주는 폐에게 감사하라. 흉곽이 미소와 사랑에너지로 가득차는 것을 느껴라. 폐는 슬픔, 의기소침 같은 부정적인 감정에너지와 용기와 정의 같은 긍정적 에너지와 관련이 있다. 폐에게 미소를 보내면 어떠한 슬픔이나 부정적인 감정도 녹아버리고 용기와 정의가 차는 공간을 창조할 수 있다.

주의 사항: 명상 중에 에너지를 더 많이 얻으려면 언제든지 당신 앞에 있는 미소

에너지의 근원으로 돌아간다. 집중이 안되거나 내면의 미소의 효과가 약해질 때는 이 근원에서 에너지를 가져오라. 중국에는 이런 말이 있다. "물을 원하는 사람은 우물로 가야 한다."

9. **간.** 사랑과 미소에너지가 심장에서 쌓여서 폐로 흘러가게 하라. 그리고 나서 그것을 가장 큰 기관인 간으로 유도하라. 간은 갈비뼈의 아래쪽, 오른쪽 폐의 아래에 있다.(그림 3-39) 간이 미소와 사랑과 기쁨의 에너지에 잠기는 것을 느껴라. 간은 시각과 관련이 있어 눈의 에너지를 컨트롤한다. 내면의 눈을 이용해 간을 보고 그 상태를 판단하라. 간의 표면은 거칠지 않고 윤기가 있어야 하며, 이완되고 정체되지 않은 느낌이어야 한다. 눈을 사용해 간의 표면을 매끄럽게 하고 긴장된 부위를 이완시킬 수 있다. 인체를 해독하고 혈액의 축적을 돕고 담즙을 생산하는 간에게 감사하라. 간은 분노의 감정과 친절의 덕과 관련 있다. 간에게 미소를 보내면 어떠한 분노도 녹일 수 있으며 동시에 친절에너지를 확장할 수 있다. 이렇게 되면 의사 결정력이 강화된다.

10. **췌장.** 미소에너지가 간에서 간 아래의 태양신경총에서 왼쪽 폐까지 뻗어 있는 췌장으로 흘러가게 하라. 소화 효소와 인슐린을 생산하고 혈당을 조절하는 췌장에게 감사하라. 췌장에게 미소를 보내면서 건강하고 부드럽게 작동하는 것을 지켜보라.

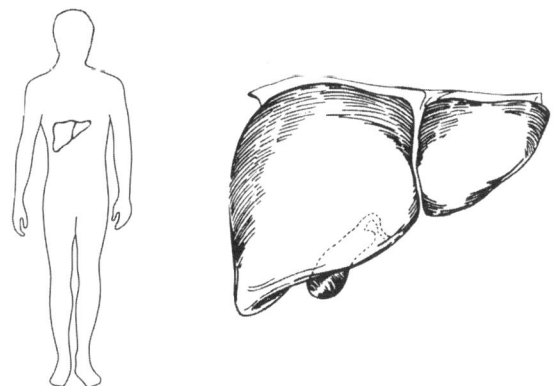

그림 3-39. 간에게 미소를 보내고 간이 다시 미소를 보내게 하라.

11. **비장.** 왼쪽으로 와서 왼쪽 신장 바로 옆에 있는 비장에게 미소를 보내라.(그림 3-40) 정확한 위치를 모르더라도 걱정하지 말라. 그 방향으로 미소를 보내면 점차 목표에 닿게 된다. 필요하면 당신 앞의 미소에너지의 근원으로 돌아가서 미소에너지가 양미간을 통해 비장으로 흘러가게 하라. 사랑과 미소에너지가 비장에 쌓이면, 신장으로 흘러간다.
12. **신장.** 신장까지 미소를 내려 보내라. 그리고 신장이 빛나는 에너지로 가득 차는 것을 느껴라.(그림 3-41) 내면의 눈을 이용해 신장의 표면이 매끈한지 광택이 있는지, 정체되지 않고 여과를 잘 하고 있는지 확인해 보라. 신장은 두려움의 감정과 관련이 있다. 신장에게 미소를 보내면 두려움은 녹아 없어지고 관대함의 덕이 자라난다. 신장으로 계속해서 미소를 보내면서 미소에너지가 넘칠 때까지 쌓이게 하라.
13. 이어서 미소에너지를 방광, 요도, 성기, 회음부로 내려 보내라.

    여성: 여성의 성에너지가 모이는 장소는 난소 사이, 배꼽 아래 약 8cm 위치에 있는 난소궁이라고 알려져 있다. 축적된 미소에너지를 난소, 자궁, 질로 보내라. 호르몬을 만들고 성에너지를 제공하는 난소에게 감사하라. 성에너지, 미소에너지, 덕에너지를 결합시켜 배꼽으로 보내고 배꼽 안으로 소용돌이쳐 들어가는 상상을 하라.

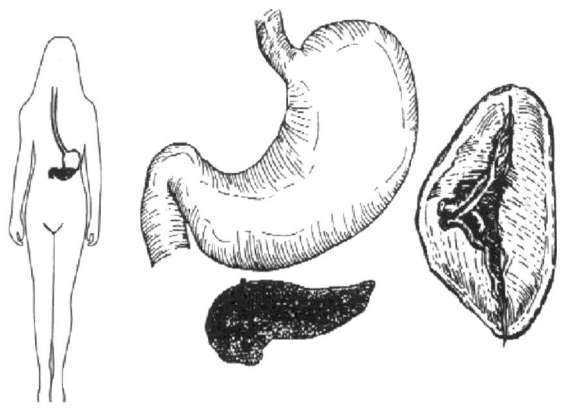

그림 3-40. 비장과 췌장에 미소를 보내고 그들이 다시 당신에게 미소를 보내게 하라.

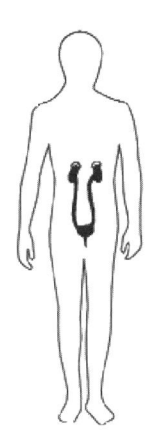
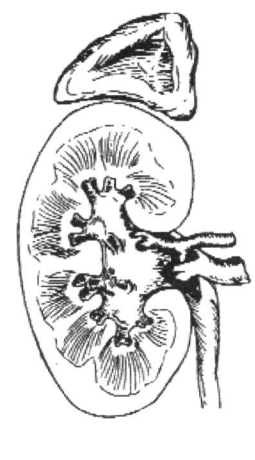

그림 3-41. 신장으로 미소를 보내고 신장이 다시 당신에게 미소를 보내게 하라.

남성: 남성의 성에너지가 모이는 곳은 전립선과 정낭 근처, 페니스 뿌리 위쪽 4cm 정도 위에 있는 정궁으로 알려져 있다. 축적된 에너지가 전립선과 정낭으로 소용돌이쳐 내려가는 것을 떠올려라. 호르몬을 만들고 성에너지를 주는 것에 감사하라. 성에너지, 미소에너지, 덕에너지를 결합시켜 배꼽까지 보내고 배꼽으로 소용돌이쳐 들어가게 하라. (그림 3-42)

14. 다시 당신 앞에 있는 미소에너지의 근원에 집중하라. 양 미간에 의식을 집중하고 미소에너지가 더 많이 그곳을 통해 들어와서 폭포수같이 각 장기로 쏟아지게 하라. 다시 한번 흉선, 심장, 폐, 간, 췌장, 비장, 신장, 방광, 성기관이 미소에너지 속에 잠기게 하라. (그림 3-43) 이쯤이면 고요하고 평화로움을 느낄 것이다. 여기서 멈추고 싶으면, 미소를 배꼽으로 보내고 손바닥으로 배꼽을 덮은 상태에서 에너지를 중심을 향해 소용돌이치게 하며 모아라.

소화관으로 미소를 보내기

각 장기로 미소에너지를 보내고 난 후, 다시 한번 당신 앞에 상상으로 만든 미소에너지의 근원에 집중한다. 그리고 나서 미소에너지를 소화관으로 보낸다. 충분한 양을 축적하고 나면 코의 뒷부분과 입으로 흘려보낸다. 이 때 소화 기관을 관통하기 위한 운반체로 침을 이용한다.(그림 3-44)

침샘을 활성화시키기. 도교에서 침은 매우 가치 있는 액체로 여겨, 옥액이라 부른다. 침을 삼키는 특별한 테크닉도 많다. 입 안에서 혀를 돌리면, 침이 많이 생긴다. 이 과정을 촉진하는 도교적 방법을 소개한다.

혀를 이의 바깥 부분에서 잇몸을 따라 쓸고 지나간다. 위쪽은 왼쪽에서부터 시작해 오른쪽까지 온다. 아래쪽은 오른쪽에서 시작해 왼쪽으로 돌아온다. 이와 같은 방법으로 입 전체에 걸쳐 몇 회 반복한다. (36회 실시할 것을 추천한다.) 이의 안쪽도 같은 방법으로 한다. 이렇게 하면 침이 많이 생긴다.

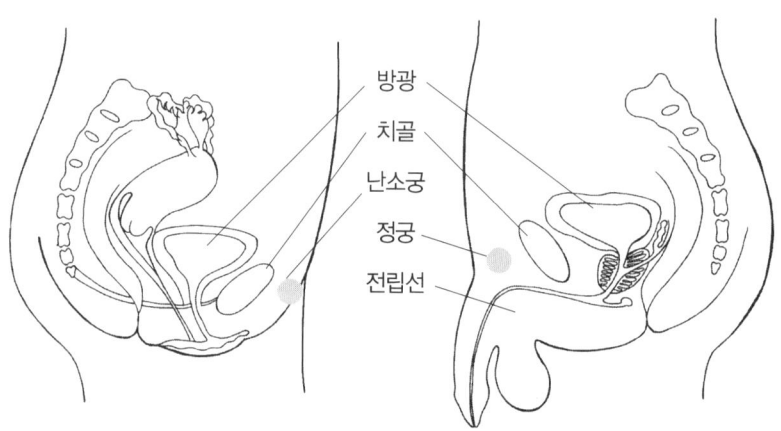

그림 3-42. 성센터

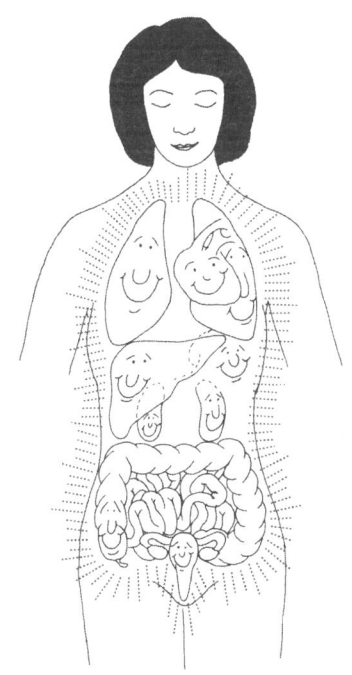

그림 3-43. 모든 장기가 당신에게 미소를 되돌리는 것을 느껴라.

기를 삼키기. 침이 양 미간에서 흘러온 미소에너지로 가득 차있다고 상상한다. 침을 모아 혀 가운데에서 공처럼 만든다. 혀를 입의 꼭대기까지 들어 올린다. 침을 빠른 속도로 삼켜 위로 내려보낸다. 이것이 바로 기를 소화관까지 삼키는 방법이다. 이 동작을 하면서 미소에너지를 식도, 위, 소장, 대장, 직장, 항문까지 내려 보낸다.

소화 기관은 감정에 매우 민감하다. 많은 사람이 스트레스를 받으면 소화 기관에 문제가 발생한다. 인체가 비상사태에 있으면 전투 시처럼 소화가 멈추고 위장의 소화액이 흐름을 멈춘다. 따라서 위장과 대장, 소장을 이완시키기 위해서는 특별히 주의를 기울여야 한다. 이 기관들 안쪽에 염증이 발생하는지 항상 주의를 기울여라. 불편하게 느끼는 장기가 있으면 충분한 시간을 두고 미소에너지를 보내라.

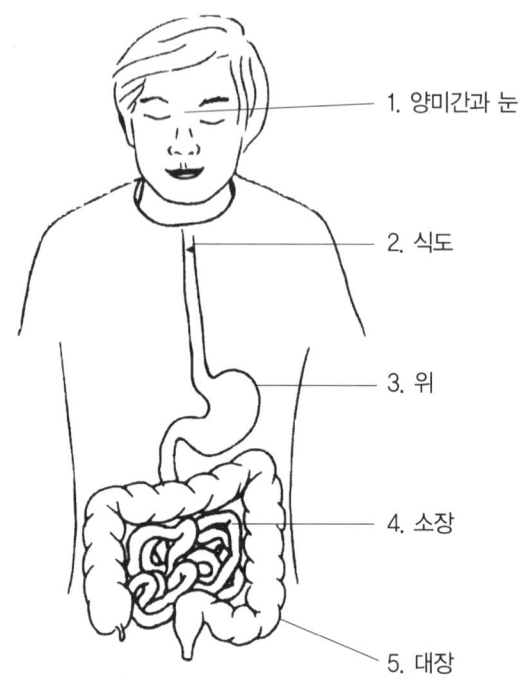

그림 3-44. 소화관으로 미소를 보내기

내분비선, 신경계, 골수로 미소를 보내기

각 장기와 소화관에 미소를 보내고 난 후에는, 다시 한번 의식을 미소에너지의 근원에 집중한다.

1. 양미간을 통해 끌어들인 미소에너지를 왼쪽, 오른쪽 뇌로 직접 보낸다. 왼쪽과 오른쪽 뇌의 균형을 잡기 위해 시계 방향으로 9회, 반시계 방향으로 18회 눈을 회전시킨다. 이렇게 하는 동안 기가 모이면서 눈의 움직임에 따라 뇌에서 소용돌이가 일어나는 것을 느껴라. 미소에너지를 거기에 모아라.

2. 뇌하수체, 시상하부, 송과선의 위치를 확인한다.(그림 3-45) 제3의 눈에서 8~10cm 뒤에 있는 뇌하수체에 미소를 보내 뇌하수체가 피어

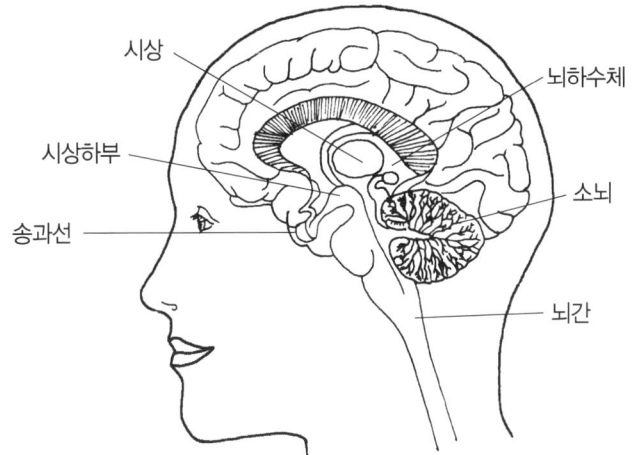

그림 3-45. 뇌와 내분비선에 미소를 보내기

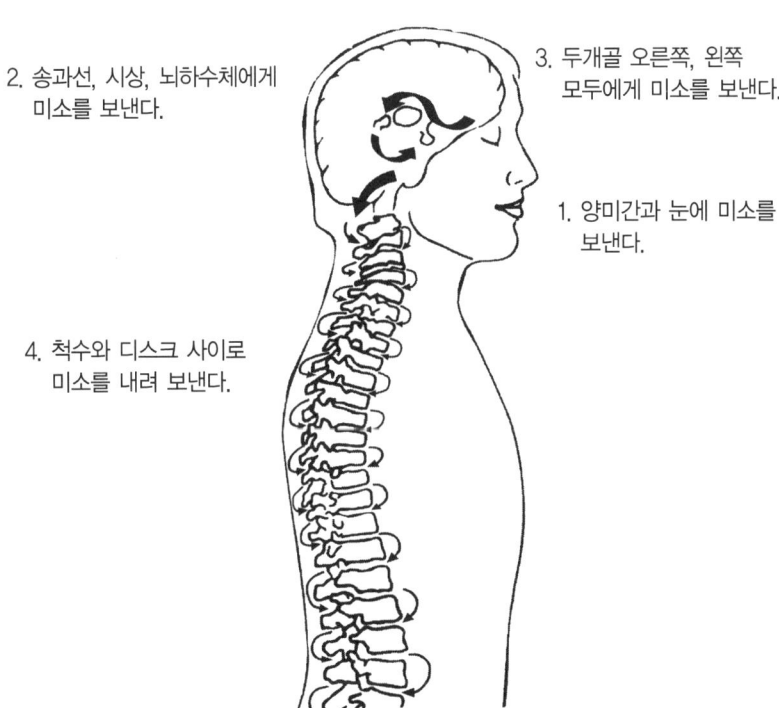

그림 3-46. 척수와 골수로 미소를 보내기

제3장 미덕

나는 것을 느낀다. 그 다음 약간 뒤쪽 위, 척추 신경 바로 위에 있는 시상으로 미소를 보낸다. 그후, 정수리에 있는 송과선으로 미소를 보낸다.

3. 이제 마음과 눈의 힘을 이용해 미소에너지를 두개골의 천정으로 광선 빔처럼 쏘아 올려라. 미소에너지가 왼쪽 뇌에서 빛나게 한 뒤 두개골을 훑으면서 지나 오른쪽 뇌에서 빛나게 한다. 뇌의 안쪽에서 미소에너지가 소용돌이 치게 한 뒤 다시 한번 뇌의 중심에 집중시킨다.

4. 미소에너지가 두개골 뒷부분으로 흘러가게 한다. 두개골이 숨쉬는 것을 느낀다. 두개골과 골수로 기를 흡수한다. 그리고 나서 기가 척추를 따라 흘러가게 한다. 척추는 24개의 뼈가 있다. 경추 7개, 흉추 12개, 요추 5개가 그것이다. 뼈 하나 하나를 따라 미소에너지를 흘려 보낸다. 계속해서 5개의 천골, 4개의 미골로 미소에너지를 흘려보낸다.(그림 3-46)

에너지를 배꼽에 모으고 저장하기

남성: 손바닥으로 배꼽 위를 덮는다. 이때 왼쪽 손이 위로 오게 한다. 그리고 시계 방향으로 36회 나선운동을 하며 마사지한다.(그림 3-47, 3-48)

여성: 손바닥으로 배꼽 위를 덮는다. 이때 오른손이 위로 오게 한다. 그리고 시계 반대 방향으로 36회 나선운동을 하며 마사지한다.(그림 3-49)

남성과 여성: 방향을 바꿔서 배꼽을 중심으로 24회 나선을 그린다.(그림 3-48, 3-49) 즉, 남자는 시계 반대 방향, 여자는 시계방향으로 돌린다. 바깥에서 안으로 점점 좁혀 들어간다.

이제 당신은 내면의 미소 명상을 끝냈다. 몸 안에 기의 흐름이 증가한 것이 느껴질 것이다. 아침에 깨어나자마자 이 수련을 실시하라. 내면의 미소 명상은 스트레스를 줄이는 최상의 방법이다.

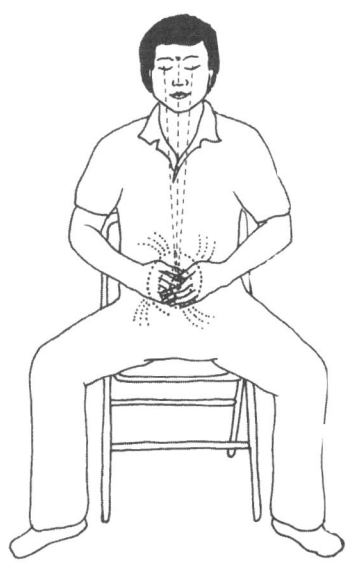

그림 3-47. 에너지를 모으고 저장하기

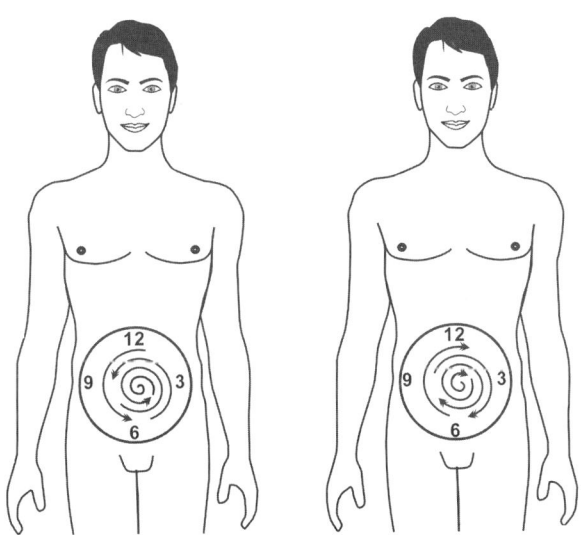

남성은 배꼽에서 시작하여 바깥으로 36회 시계방향으로 나선을 그린다. 그리고 나서 시계 반대 방향으로 24회 안쪽으로 나선을 그려 배꼽에서 끝낸다.

그림 3-48. 남성이 에너지를 모으는 방법

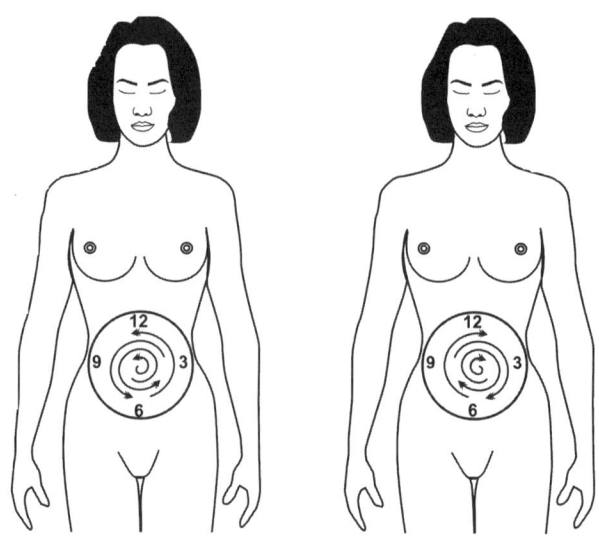

여성은 배꼽에서 시작하여 바깥으로 36회 시계 반대 방향으로 나선을 그린다. 그리고 나서 시계 방향으로 24회 안쪽으로 나선을 그려 배꼽에서 끝낸다.

그림 3-49. 여성이 에너지를 모으는 방법

여섯 가지 치유소리

　여섯 가지 치유소리는 장기가 가지고 있는 긍정적 에너지를 강화함으로써 장기의 좋은 진동수를 강화시켜 준다. 여섯 가지 치유소리는 장기와 인체의 나머지 부분의 균형을 잡아줌으로써 치료를 하기도 한다. 소리는 어떠한 자세에서도 실시할 수 있다. 그러나 보통 앉은 자세에서 하는 것이 좋다. 이 수련에서 가장 중요한 것은 부정적인 감정 에너지를 느끼고 그것을 긍정적인 생명력으로 변화시키는 것이다. 일단 장기와 장기에 관련된 소리에 익숙해지면 수련을 시작할 수 있다.

폐의 소리. 이를 마주 닫고 혀를 닫은 이빨 뒤에 댄다. 그리고 길고 천천히 숨을 내쉬며 라디에이터로부터 스팀이 나오는 소리처럼 '스으으-' 소리를 낸다. 폐로 미소에너지를 보낸다. 폐가 흰빛에 싸여 있는 것을 상상하고 폐의 에너지와 관련이 있는 용기의 느낌에 집중한다. 이렇게 하면 폐의 긍정적인 에너지가 강화된다.

신장의 소리. 촛불을 불 때처럼 입술을 'O'자로 만든다. 그리고 길고 천천히 숨을 내쉬면서 '튜후-' 소리를 낸다. 소리내는 동안 신장이 밝은 푸른빛으로 둘러 쌓여 있는 것을 상상하며 신장으로 미소를 보낸다. 관대함의 미덕을 느껴라. 이렇게 하면 신장의 긍정적인 에너지가 강화된다.

간의 소리. 혀를 구개부 근처에 갖다 대고 길고 천천히 숨을 내쉬면서 '쉬이이이-' 소리를 낸다. 간으로 미소에너지를 보낸다. 간이 밝은 녹색에 싸여 있는 것을 상상하고 친절의 미덕에 집중한다. 이는 간의 긍정적인 에너지를 강화해 준다.

심장의 소리. 입을 넓게 벌리고 깊고 천천히 숨을 내쉬면서 '하-' 소리를 낸다. 소리를 내는 동안 심장이 붉은빛으로 둘러 쌓여 있는 것을 상상하며 심장에게 미소를 보낸다. 사랑, 기쁨, 행복의 미덕을 느낀다.

비장의 소리. 다시 혀를 구개부 근처에 갖다 대고 길고 천천히 내쉬면서 올빼미 소리처럼 목에서 '후우우-' 소리를 낸다. 이 소리는 신장의 소리보다 후음이다. 비장으로 미소에너지를 보낸다. 비장이 밝은 노란색으로 싸여 있는 것을 상상하고 수용의 미덕을 느낀다. 이는 비장의 긍정적 에너지를 강화시켜 준다.

삼초의 소리. (가능하면 누운 상태에서 실시하라.) 입을 벌린 상태에서 천천히 숨을 내쉬면서 '히이이-' 소리를 낸다. 소리 내는 동안 거대한 롤러가 이마에서 발끝까지 당신의 육체를 납작하게 만드는 것을 상상하라. 이렇게 하면 소리로 에너지 균형을 잡고 신체를 완전히 이완할 수 있다.

이 수련을 매일 실시하면 부정적인 에너지가 자라날 여지가 없어진다. 이것은 감정의 쓰레기를 분류하는 데도 도움을 준다. 가정에서 나오는 종이, 유리, 플라스틱을 재활용하는 것처럼 우리 내부에서 재활용할 수 있는 것이 무엇인지 확인하라. 부정적인 에너지를 다른 사람에게 쏟아버리는 것보다 그것을 긍정적인 생명력으로 변환하는 것이 훨씬 낫다는 것을 알게 될 것이다.

제4장
치유의 빛 명상을 위한 준비

먼저 몸을 느슨하게 하고 통로를 열고 기의 흐름을 활성화하는 몇 가지 방법을 소개한다. 이 방법을 통해 우주, 높은 자아, 땅의 힘을 뼈로 흡입하여 골수를 세척하게 된다. 그러면 골수의 재생이 빨라진다. 이는 또한 에너지를 쉽게 느끼게 함으로써 소주천 명상에 든든한 기초를 만들어 준다. 이 방법을 설명하는 데는 많은 말이 필요하지만 동작은 단순하다. 한번 이해하면 몇 분 안에 실행할 수 있다.

몸을 의식하기. 편안한 자세로 긴장을 풀고 내면으로 미소를 보내면서 미간을 여는 데 의식을 집중한다. 그리고 회음 근육을 이완한다.

척수 호흡과 척수 락킹(Rocking). 척수 호흡과 척수 락킹은 이 장에서 자세히 다루지는 않겠지만, 척수를 이완하는 것은 아주 중요하고 모든 명상 전에 해야 하기 때문에 조금만 언급하기로 한다. 척수 호흡과 척수 락킹에 대한 상세한 설명은 이 책의 부록을 참조하라.

기의 감각을 느끼는 테크닉. 기의 감각을 느끼는 효과적인 방법을 여러 개 소개한다. 그 다음에는 특별한 부위에 기의 흐름을 증가시키고 그곳으로 기를 인도하는 방법, 즉 마음과 눈의 사용, 소주천 회로의 혈 마사지하기, 호흡 테크닉 등을 소개한다.

소주천 명상을 위한 준비. 명상에 좋은 자세를 취하기 위해 조용하고 쾌적한 장소를 찾도록 한다.

하단전의 원기 활성화하기: 난로 데우기. 배꼽, 신장, 성 센터 사이에 위치한 하단전은 도교 명상의 기초로서 모든 수련을 시작하고 끝내는 곳이다. 여기서는 하단전에 저장된 원기(元氣)를 일깨우는 방법을 소개한다. 일깨워진 원기는 후에 소주천 회로로 기가 흐르게 하는 데 이용된다.

몸을 의식하기

이 수련은 눕거나 앉거나 서서 해도 된다. 척추가 곧은 상태가 되도록 하고 척추, 엉덩이, 어깨, 머리가 일직선에 위치하도록 한다.

서서 할 때는 다리를 어깨 넓이로 벌리고 발꿈치에 체중의 70%를 싣고 30%는 발바닥 중앙에 둔다. 발가락은 약간 벌어지게 한다.

시작하기

1. 몸통, 손, 척추를 가볍게 흔들면서 모든 관절을 이완한다.(그림 4-1) 휴식을 취하고, 척수를 의식하며 각 마디 마디가 모두 완전히 이완되게 한다. 등 중간 부위(T-11 주위)를 곧게 하고 척추가 일직선이 되도록 한다.
2. 목을 곧게 뻗은 상태에서 어깨를 이완시킨다. 머리가 공중에 달려 있는 것 같은 느낌이 들어야 한다. 가장 중요한 것은 이완이다.
3. 무릎을 구부리지 않은 상태에서 느슨하게 만든다.
4. 호흡은 정상적으로 한다. 호흡을 조절하려고 하지 말고 점차 호흡에 대해 잊어버린다. 호흡은 자연스럽고 부드러워야 한다.
5. 앉거나 누워서 수련해도 자세는 똑같다. 척추를 곧게 하고 긴장을 풀고 편안하게 있는다. 호흡을 조절하지 말고 정상적으로 호흡한다. 앉아서 수련할 때는 발을 어깨 넓이로 벌리고 발바닥이 바닥에 평평하게 닿게 한다. 누워서 수련할 때는 무릎 밑에 베개를 넣어 무릎이 약간 굽혀지도록 한다.

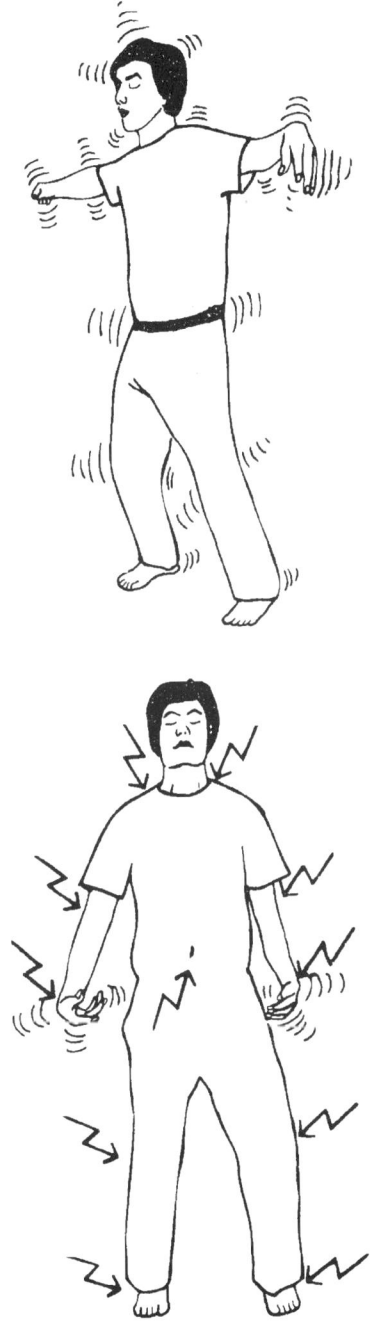

그림 4-1. 모든 관절을 느슨하게 흔들고 관절이 열리는 것을 느껴라.

제3의 눈을 열고 확장하기

제3의 눈(미간)은 눈썹 사이 중간에서 약간 위, 조금 들어간 곳에 있다.(그림 4-2) 명상을 통해 미간이 열리면 진리, 지혜, 은총, 영적인 힘에 의식이 열린다. 또 치유의 힘과 인체의 파동에 숨겨져 있는 힘이 커진다. 미간은 다른 사람에게 기를 보내거나 우주에서 기를 받아들이는 곳이다. 제3의 눈에서 나온 파장은 에너지의 근원이라는 미지의 영역을 탐색하는 데 사용하고, 미덕의 파동을 증폭시키고 발사하여 높은 파장의 빛을 끌어들인다.

1. 제3의 눈을 여는 첫 단계는 미간의 이마 근육을 이완하면서 내면에 미소를 보내는 것이다. 이 부위를 이완하기 위해 손가락으로 나선형으로 돌리며 마사지한다.(그림 4-3) 또 두 손의 검지를 구부려서 검지의 두 번째 손가락 관절로 제3의 눈을 함께 누른다. 압력을 잠시 유지하고, 천천히 손가락을 뗀다.

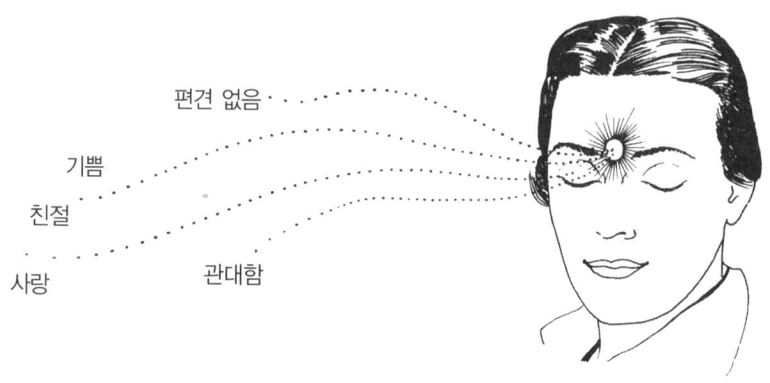

그림 4-2. 미간에 미소에너지를 집중한다. 편견 없음, 사랑, 친절, 관대함의 미덕을 느낀다.

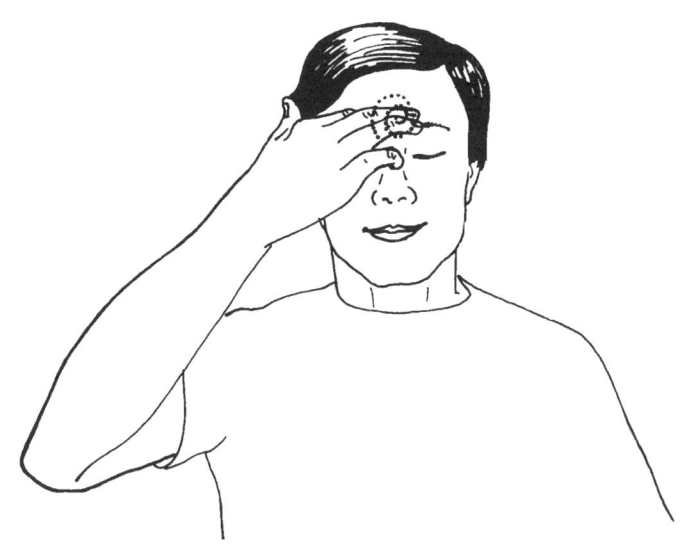

그림 4-3. 손가락으로 미간의 이마 근육을 나선형으로 돌려 마사지하면서 이완시킨다.

2. 이 부위에 미소에너지를 집중하고 미소에너지가 미간을 통해 밖으로 나가는 것을 느껴 본다. 당신 안에서 개방성, 친절, 사랑, 관대함의 미덕이 커짐을 느낀다. 미소에너지가 가슴에서 올라와서 제3의 눈을 통해 밖으로 나간다.
3. 몸을 이완하고 심장에서부터 미소를 짓고 제3의 눈을 통해 미소에너지를 밖으로 내보내라.(그림 4-4) 내부의 에너지가 고요해지고 음양의 기운이 균형 잡히기 시작할 것이다.

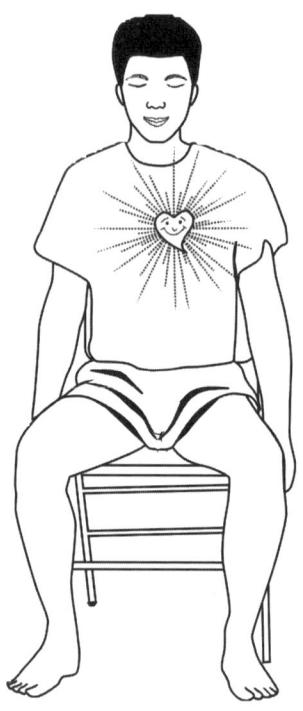

그림 4-4. 심장에서부터 미소를 짓고 심장에서 미간으로 미소를 보내라.

회음 근육 이완하기

생사의 문이라고 알려져 있는 회음은 성기와 항문 사이에 있다. 특히 집중해야 할 부위는 항문 바로 앞쪽에 들어간 곳이다.(그림 4-5) 이 문은 아주 중요하다. 회음은 성에너지의 흐름을 조절하고 성에너지가 몸 위에 있는 센터로 올라가게 하며 장기에너지가 몸 밖으로 빠져나가는 것을 막아준다.(그림 4-6) 회음은 장기의 마루라고 부르기도 하는데, 바로 장기의 모든 무게를 지탱하고 있기 때문이다. 회음이 건강하고 강하면, 장기가 제자리를 이탈하고 그 틈을 통해 에너지가 빠져나가는 일이 없다.

회음은 또 땅의 힘과 몸을 연결시킨다. 땅의 힘은 기의 주요 근원 중 하

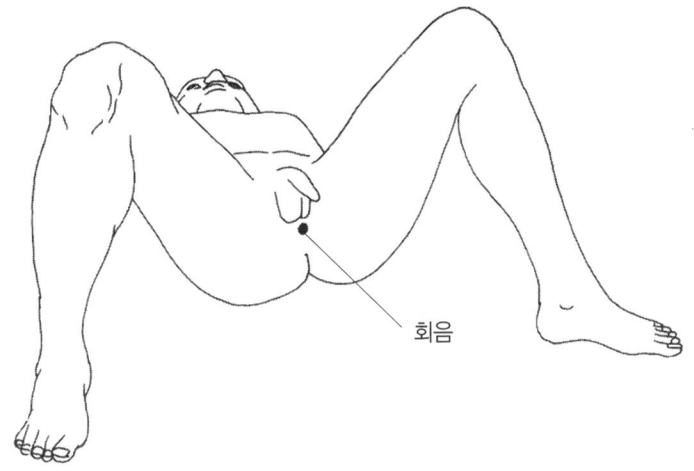

그림 4-5. 남성의 생사의 문

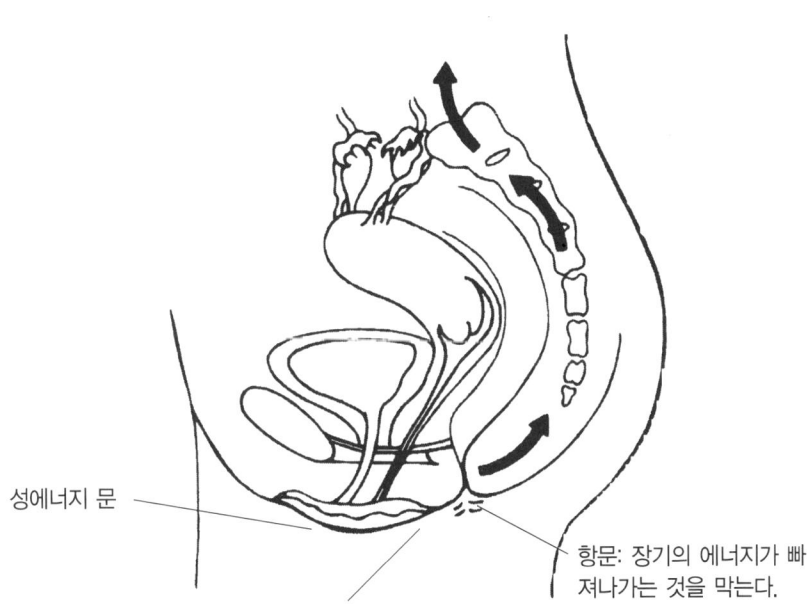

그림 4-6. 여성의 생사의 문

나인 골수를 세척하고 젊게 해 준다. 이렇게 되면 머리로 흡수한 하늘의 힘과 높은 자아의 힘이 균형을 잡고 회로가 열린다.(그림 4-7)

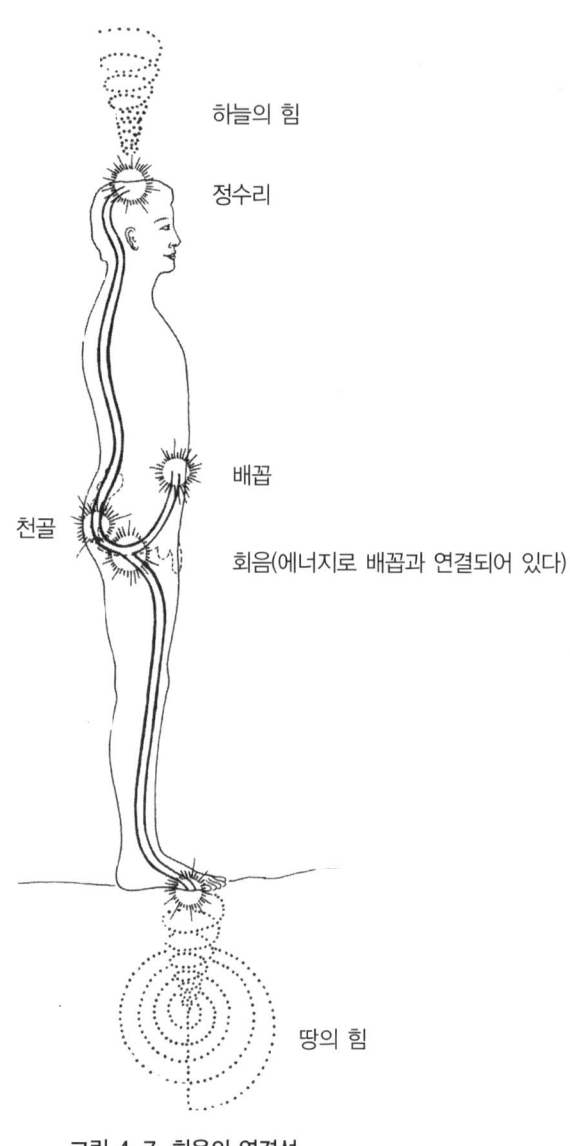

그림 4-7. 회음의 연결선

성에너지가 활성화되어 회음을 통과하면, 이 힘들은 견고히 연결된다. 회음은 선천지기(先天之氣)와 후천시기(後天之氣)를 하나로 만든다. 태어난 후에 흡수한 모든 에너지가 우리의 생명력을 유지하도록 돕지만, 그 에너지의 상호작용은 회음의 힘과 연결력에 따라 정도가 결정된다.

회음 근육(그림 4-8)은 이완하기가 힘들다. 그래서 회음 근육이 미골과 척추에 연결되어 있다는 것을 잊어버린다. 회음 근육이 약해지면 병에 잘 걸리게 된다. 다음에 회음의 감각을 계발하는 훈련을 소개한다.

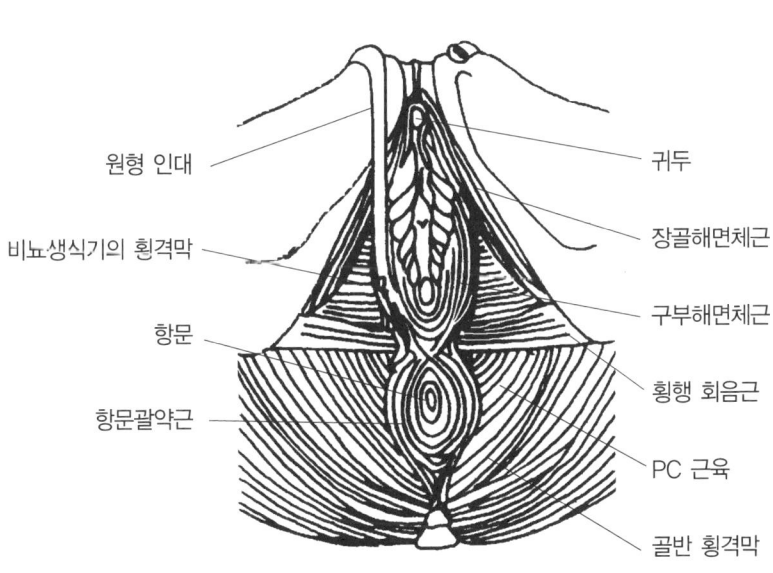

그림 4-8. 회음의 근육

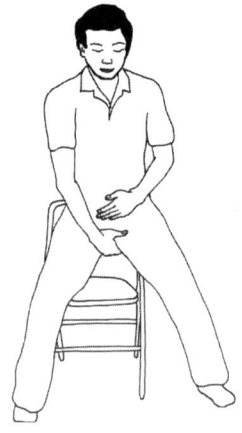

그림 4-9. 회음 마사지하기

1. 회음이 이완될 때까지 회음을 손가락으로 마사지한다.(그림 4-9) 이완되면 회음 주위의 근육을 수축한다.
2. 남성: 회음을 3,6,혹은 9회 수축한다. 한번 수축할 때 5초 이상 멈춘다. 3,6,혹은 9회를 한 세트로 해서 3~6세트 한다.
   여성: 회음을 2,4,6 회 수축하고 이완한다. 한번 수축할 때 5초 이상 멈춘다. 2,4,혹은 6회를 한 세트로 해서 3~6세트 한다.(그림 4-10)
3. 휴식을 취하고 회음에 미소를 보낸다. 회음이 미골과 척추에 연결됨을 느낀다.

자신의 에너지 센터 느끼기

여기서는 몸의 에너지 및 각 장기와 내분비선을 느끼는 법을 배운다. 이를 통해 부정적인 영향과 긍정적인 영향을 구분하고 마음과 내면의 눈으로 부정적인 느낌을 긍정적인 느낌으로 바꿀 수 있다. 내부 에너지를 느낄 수 있으면 천기, 높은 자아의 기운, 지기를 느끼기가 쉬워진다.

느낌은 개인마다 다르다. 어떤 사람은 배꼽 부위가 커지거나 부풀어오르는 느낌이다. 또 어떤 사람은 다리 안쪽이 따뜻해지고 마치 따뜻한 에너지의 선이 다리로 뻗어 나가는 것을 느낀다. 이런 감각을 느낀다면 에너지를 뼈 속 깊이 흡수해 골수를 젊어지게 할 수 있다.

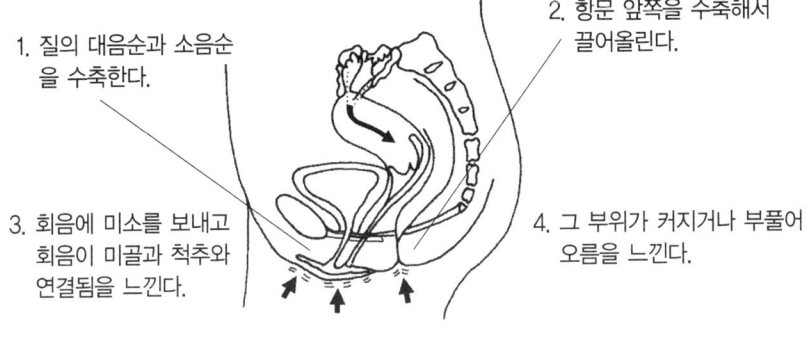

그림 4-10. 회음 주위 근육을 수축하기

성기가 전기가 통하듯 찌릿하거나 흥분되는 것을 느낄 수도 있다. 나중에는 이 느낌이 전신으로 확장되고 내면의 에너지와 외면의 에너지가 균형이 잡히는 것을 체험하게 된다. 전신에 쾌적한 느낌이 퍼져가는 것을 느끼기도 한다. 수련을 끝낼 때는 미간을 이완하고 미소를 보내고 미소에너지를 가슴에서 회음으로 집중한다.

제3의 눈과 회음을 이완하고 미소를 보내는 수련은 몇 분간 조용히 눕거나 앉아서 할 수 있는 수련이다.

이 수련은 모든 명상 전에 할 필요는 없다. 소주천 수련 안에 통합되어 있기 때문이다.

명상 중에 기의 감각을 키우는 방법

소주천 회로로 기를 순환하기

기는 어떤 느낌일까?

소주천 명상의 정수는 마음으로 배꼽에서 시작하여 배꼽으로 끝나는 몸의 회로로 기를 움직이는 것이다. 아마 이런 의문이 생길 것이다. 기는 어떤 느낌일까? 기를 느낀다 해도 기를 어떻게 내가 원하는 곳으로 보낼 수 있는가?

사실 이미 당신의 몸 전체에는 기가 움직이고 있다. 기는 우리 몸에 힘을 주는 생명력이기 때문에, 기가 없으면 생명도 없다! 하지만 불행히도 대부분은 기의 움직임을 감지하는 방법을 모른다.

기는 여러 가지로 느껴진다. 가장 일반적인 느낌은 찌르는 듯한 느낌, 열, 확장감, 전기적 느낌, 자력 에너지, 파동의 느낌이다. 이런 느낌이 기 자체라는 것은 아니고, 다만 어떤 부위에 기가 증가하고 있다는 증거이다. 기 자체는 신비하고 언어를 넘어선 미묘한 존재이다. 지금은 기의 움직임을 나타내는 증거를 포착하는 것이 가장 중요하다.

마음이 기를 이끈다.

도교 고전에 말하기를 '마음이 가는 데로 기가 따라간다'고 했다. 우리가 주의를 집중하는 곳에는 어디든지 기가 모이고 증가한다. 기는 모든 동작

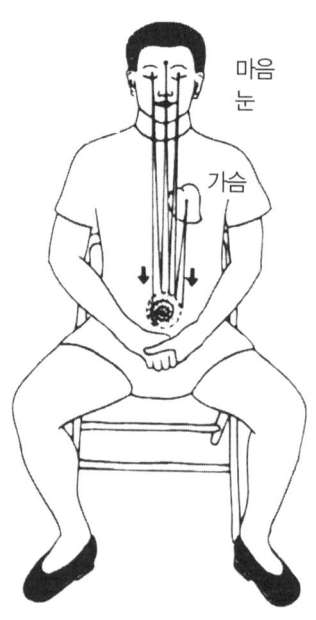

그림 4-11. 마음이 가는 데로 기가 따라 움직인다.

의 배후에 있는 힘이기 때문에, 인체의 어떤 부위에 주의를 집중하는 것만으로 그 부위의 신경 활동이 증가된다. 근육의 활동, 림프의 흐름, 혈액 순환 또한 영향을 받는다. 이 모든 것이 기의 의해 움직인다. 따라서 이들의 활동을 증가시키면 그 부위의 기 흐름도 늘어난다. 요약하면, 단순히 어떤 부위에 주의를 집중하기만 해도 그 부위의 기 흐름에 자동적으로 영향을 준다.(그림 4-11)

소주천 회로 수련을 배우면서 이와 관련된 여러 테크닉, 즉 나선형으로 돌리기, 센터(혈점) 마사지하기, 손 자세(무드라), 호흡으로 혈점을 활성화하는 방법을 같이 배우게 된다. 이 모든 방법이 우리의 마음을 신체 각 부위에 집중하게 해 준다. 집중이 강해질수록 기의 움직임은 커진다. 소주천 명상을 효과적으로 하려면 이를 이해해야 한다.

에너지가 노력하지 않아도 회로를 통해 흐르게 되면 더 이상 손, 호흡, 나선형 돌리기를 사용하지 않아도 된다. 이런 보조 방법을 사용하지 않아도 기를 충분히 모을 수 있다고 생각되면, 더 이상 하지 않아도 된다. 이 방법들은 수련을 보조하는 테크닉일 뿐이다.

다른 방법들
1. 나선형으로 돌리기, 마음/ 눈의 연결

소용돌이, 회오리바람, 세포 내 전자, 은하계와 성단에 이르기까지 자연은 나선형으로 움직인다. 나선형은 에너지를 모으고 끌어들이고 응축시킨다. 우주와 자연이 나선형을 이용하듯이 우리 몸이 명상으로 몸의 기능을 높이려 할 때도 나선형은 도움이 된다.

이 방법은 마음, 눈, 심장의 힘을 사용해 에너지를 소주천 회로의 각 센터로 끌어들이고 나선형을 그리며 각 지점에 에너지를 응축하는 것이다. 각 지점에 에너지 감각이 생겨날 때까지 집중하면서 마음과 눈과 의식을 안쪽으로 돌리며 센터를 느낀다. 계속해서 각 센터의 에너지를 소주천 회로의 다음 센터로 인도하면서 센터를 차례 차례 활성화하고 각각의 센터를 에너지로 연결한다. 이렇게 하면 소주천 회로를 훑고 가는 감각이 느껴진다.

글쓰기를 배우기 전에 알파벳을 배우듯이 먼저 내면의 눈의 힘을 훈련해야 한다. 시작 단계에서는 에너지가 피부 바로 밑이나 인체의 표면 밑에서 흐르는 것처럼 느껴진다.

먼저 눈을 돌리는 육체적 움직임과 함께 기를 느끼는 방법을 배우자. 마음과 눈의 움직임만으로 기를 느끼지 못하겠다면, 손으로 각 지점을 만지고 만지는 지점 바로 뒤쪽에 마음을 집중하라. (나중에는 눈 동작이나 신체적 도움이 필요 없게 된다.) 다음 훈련으로 나선형 움직임을 통해 기를 느끼는 방법을 단련해 보자.

A. 눈을 뜨고 나선형으로 돌리기.(그림 4-12, 4-13, 4-14) 눈을 시계방향으로 나선형으로 돌리면 기를 중앙에 응축시키게 된다.

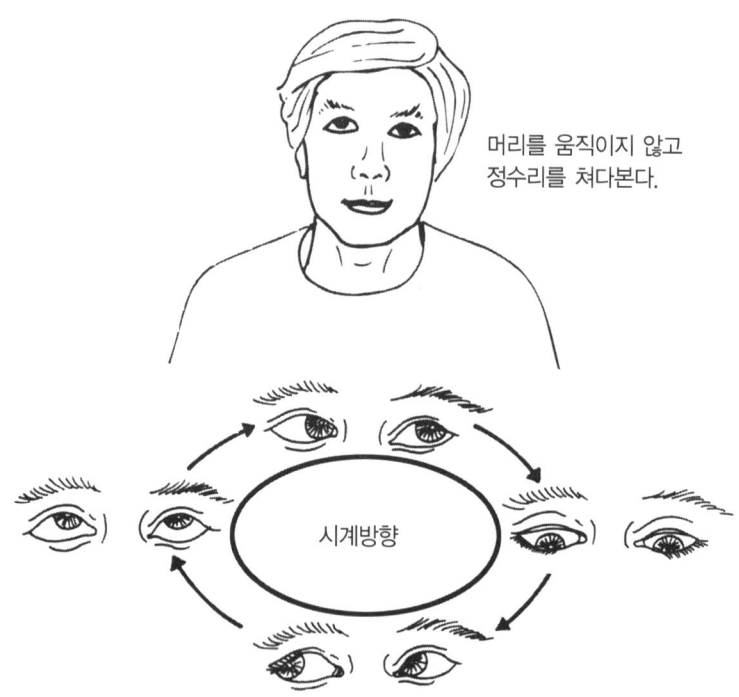

그림 4-12. 눈을 한번에 90도씩 돌린다.

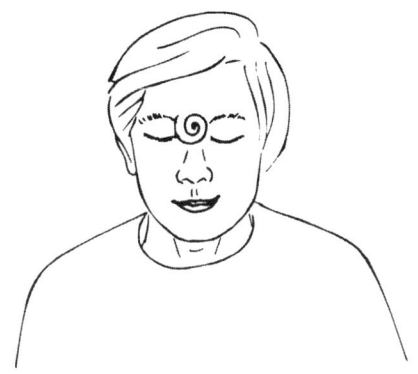

그림 4-13. 휴식을 취하고 미간에서 에너지가 나선형으로 도는 것을 느껴 본다.

1. 눈을 뜨고 머리는 움직이고 말고 정수리를 쳐다본다. 그 다음 오른쪽, 아래쪽, 왼쪽을 쳐다본다.
2. 다시 한다.
3. 이 과정을 9회에서 36회 반복한다
4. 눈을 감고 숨을 마시면서 나선형 돌리기로 생성된 에너지와 기를 느껴 본다. 숨을 내쉬면서 미간에 에너지가 응축됨을 느낀다. 응축의 힘이 강하면 반대 방향으로 풀리면서 미니 오르가슴이나 폭발이 일어나며 압력이 풀린다.
5. 시계 반대 방향으로 눈을 돌리면 내부의 기를 밖으로 보내 몸 밖의 외부의 기와 연결된다. 이 흐름이 최대한도에 이르면, 저절로 반대로 되어 자신에게 되돌아온다.
6. 이 수련은 다음과 같은 모양을 상상하며 하면 좋다. 먼저 앞쪽을 보고 오른쪽을 보고 뒤쪽을 보고 (눈을 가볍게 끌어들인다) 왼쪽을 본다. 다음에는 방향을 반대로 해서 다시 한다. 이는 배꼽에 공이 있다고 상상하고 왼쪽으로 회전시키고, 다음에는 반대로 오른쪽으로 회전시키면서 배꼽에 기를 모을 때 쓰는 방법이기도 하다. 눈 동작과 회전을 조절하면서 한다. 어떤 수련자는 태극이 회전하는 것을 상상한다고 한다.

B. **눈을 감고 나선형으로 돌리기.** 앞의 수련과 같으나 눈을 감고 한다. 시계 방향으로 9회 내지 36회 눈을 돌리고 그 후 시계 반대 방향으로 눈을 돌린다. (그림 4-15)

C. **신체적 눈을 전혀 움직이고 않고 마음의 눈을 나선형으로 돌리기, 고급 수련.** 이 수련은 마음과 눈의 힘을 사용하는 것으로서, 내면의 시각을 이용하는 법을 배우는 수련이다. 이 수련을 하면 내면의 눈으로 자신을 점검하고 몸을 치유하는 데 기여할 수 있다.

1. 눈을 감고 머리나 눈은 움직이지 않고 마음으로만 정수리를 쳐다보고 다음에 오른쪽, 아래, 왼쪽을 본다.
2. 다시 한다.
3. 이 과정을 9회에서 36회 반복한다.
4. 휴식을 취하고 나선형 돌리기로 형성된 에너지를 느낀다.

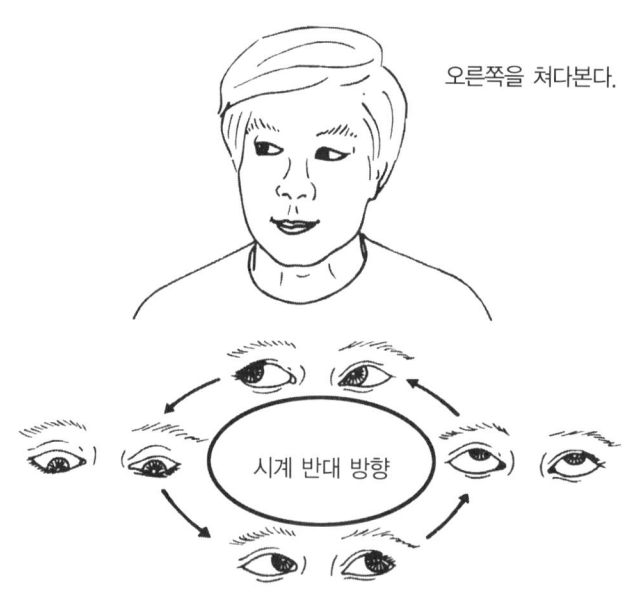

그림 4-14. 시계 반대 방향으로 눈을 돌린다.

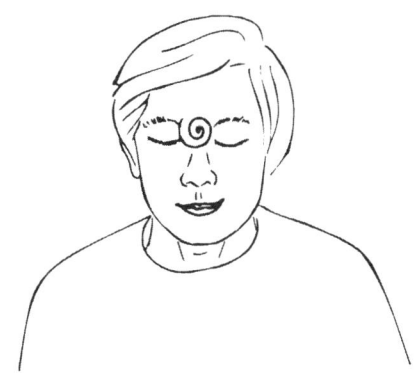

그림 4-15. 눈을 감고 몸은 움직이지 않고 눈을 시계 방향과 시계 반대 방향으로 움직인다.

5. 시계 반대 방향으로 똑 같은 과정을 반복한다.
6. 내면의 눈을 수평으로 앞쪽, 오른쪽, 뒤쪽, 왼쪽으로 돌리는 훈련을 하고 그 다음 반대 방향으로 한다.

주의: 여기서부터는 마음의 힘과 함께 육체적 눈을 사용해서 나선형 돌리기를 해도 된다.

D. **마음과 눈으로 기를 응축하고 발산하기, 최고급 수련.** 눈 근육의 힘을 사용하여 자신의 기를 활성화하고 자연의 무한한 기를 끌어들일 수 있다. 눈은 뇌의 외적 확장이다. 눈은 교감신경, 부교감신경과 아주 밀접하게 연결되어 있다. 사실, 뇌신경의 4/12가 전적으로 시력과 눈의 근육 운동에 관여하고 있을 정도로 눈은 중요하다. (그림 4-16)

빛이 너무 많으면 홍채 근육은 기능에 따라 음양으로 나뉘어 진다. 홍채의 원형 근육(눈동자 괄약근)은 눈동자를 작게 만든다. 그래서 홍채 근육을 음으로 간주한다. 홍채 근육은 부교감신경의 영향을 받는다. 신경계 중 음의 부분은 맥박을 늦추는 등 휴식과 이완에 관계된다.

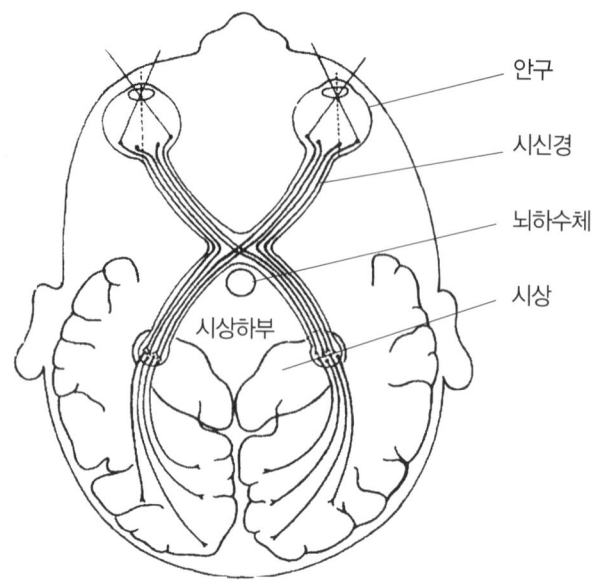

그림 4-16. 눈은 뇌의 외적 확장이다.

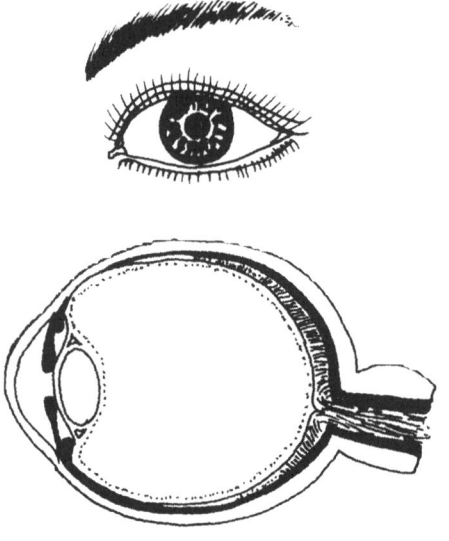

그림 4-17. 원형 근육으로 홍채를 수축한다.

홍채의 원형 근육(그림 4-17)은 인체 내 다른 괄약근, 즉 눈, 입, 항문괄약근(그림 4-8), 비뇨생식기의 횡격막, 질 주위 근육, 페니스와 관련이 있다. 심장에도 똑같은 종류의 원형 근육이 있다. 홍채와 눈 주위의 근육을 수축하고 이완하면 다른 모든 원형 근육이 함께 움직인다. 모든 원형 근육이 활성화되면 마음과 눈의 힘을 모으게 된다.(그림 4-18)

홍채의 눈동자 확장 근육은 눈동자를 확장하는 근육으로 양의 성질이다. 교감신경에 의해 활성화되기 때문이다. 신경계 중 양의 부분은 흥분 반응과 관련이 있는데, 맥박과 호흡을 빠르게 하고 스트레스나 위험한 상황에 반응하게 한다. 홍채 근육에는 에너지를 확장하고 멀리 있는 에너지를 연결하는 힘이 있다. 홍채의 원형 근육은 멀리 있는 에너지를 끌어들여 응축하는 힘이다.

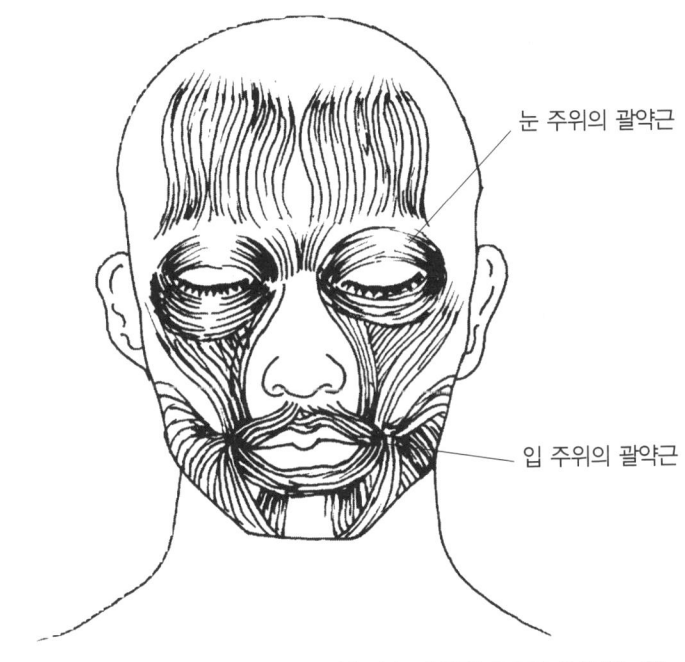

그림 4-18. 모든 괄약근이 활성화 되면, 마음과 눈의 힘을 모으고 응축하는 힘이 생긴다.

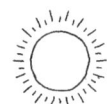 

밝은 햇빛(양):
홍채의 원형 근육이
눈동자 크기를 작게
만든다.(음)

어두운 빛(음):
홍채의 원형 근육이
눈동자 크기를 크게
한다.(양)

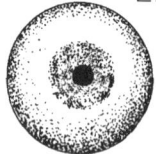 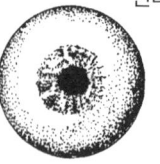 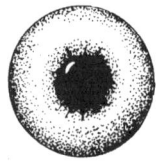

그림 4-19. 몸 안에 빛을 응축하기

  마음과 눈의 힘을 높이면, 홍채의 원형 근육과 눈 주위 근육이 가볍게 수축, 이완한다. 이 근육들을 수축하면 항문과 성기의 괄약근이 자동적으로 같이 수축한다. 그리하여 몸의 파동과 펌프가 활성화되고, 숨을 들이마시면서 에너지를 끌어들이고, 내면에 집중한 후 숨을 내쉬면서 에너지를 응축한다. 홍채는 빛, 특히 햇빛에 매우 민감하다. 햇빛이 너무 밝으면(즉 양이면), 홍채는 눈동자 크기를 줄이며 수축한다(음). 빛이 너무 적으면(즉 음이면), 홍채는 눈동자를 크게 만들어 기가 확장되도록 한다(양).

  인체 내에서 빛을 모으는 수련.(그림 4-19) 촛불을 보거나 햇빛을 쳐다본다. 햇빛을 쳐다보기에 가장 안전한 시간은 태양이 지평선 바로 위에 있을 때인 일몰과 일출 때이다. 햇빛이 너무 밝거나 강하면 망막이 손상될 수 있으니 이럴 때는 눈을 깜빡거리거나 머리를 앞뒤로 흔든다. 일출이나 일몰 때는 깜박거리지 않아도 쳐다볼 수 있다. 햇빛을 이용할 수 없으면 촛불을 사용하거나 60W전구에서 점차 100W로 올려가며 사용하면 된다.

1. 미간과 입으로 숨을 들이마시면서 눈을 약간 감고 홍채를 가볍게 내린다. 그 상태에서 빛을 본다. 자신이 빛 속으로 빨려 들어간다는 느낌을 갖고 그 상태를 10초 내지 15초 유지한다.
2. 숨을 내쉬면서 눈을 가볍게 뜨고 입 속에 빛의 기를 모은다. 긴장을

풀고 기가 입 안에서 퍼져나가게 한다. 점차 태양의 정수를 느끼게 될 것이다.

밝은 태양 빛을 쳐다볼 때는 20~30회 눈을 깜빡인다. 가볍게 눈을 감고 앞의 빛을 본다. 가볍게 숨을 들이쉬면서 빛을 끌어온다. 똑같은 방법으로 달의 정수를 모을 수도 있다.(그림 4-20) 이때는 눈을 깜박이거나 머리를 흔들 필요가 없다. 제 11장 '태양과 달의 기'를 참조하라. 다음에는 눈, 입, 항문, 회음의 괄약근 수련을 한다. 미소를 지으면 눈과 입의 괄약근을 강화하는 데 도움이 된다.

3. 미소를 짓고 가볍게 숨을 들이마신다. 눈을 약간 감고 눈과 입 주위 근육을 가볍게 수축한다. 동시에 항문, 회음, 성기가 가볍게 수축됨을 느낀다.

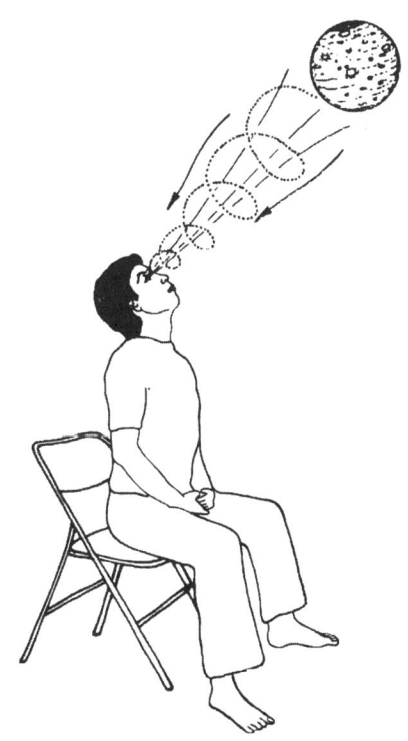

그림 4-20. 빛의 정수를 모으기 위해 태양과 달을 쳐다보라.

4. 빛의 에너지를 미간과 입으로 끌어들이며 침이 에너지로 충전되는 것을 느낀다.
5. 숨을 내쉬면서 눈을 가볍게 뜨고 입과 침에 의식을 집중하면서 입 안에 빛의 기를 모은다. 힘을 사용하지 말라. 힘을 사용하면 위 속이 정체된다. 만약 정체를 느끼면, 몇 차례 숨을 내쉬어 정체가 풀리게 한다. 또 위 속으로 침(흡수한 기로 충전된 침)을 삼켜도 도움이 된다.(그림 4-21)
6. 숨을 들이마시면서 혀를 입천장에 댄다. 눈을 약간 감으며 위에서 언급한 모든 근육을 수축한다.
7. 숨을 내쉬면서 혀를 이완한다. 입천장에 계속 닿게 유지한다. 전체 과정(1에서 7단계)을 6회에서 9회 하고 휴식한다. 입 안에서 기의 공이

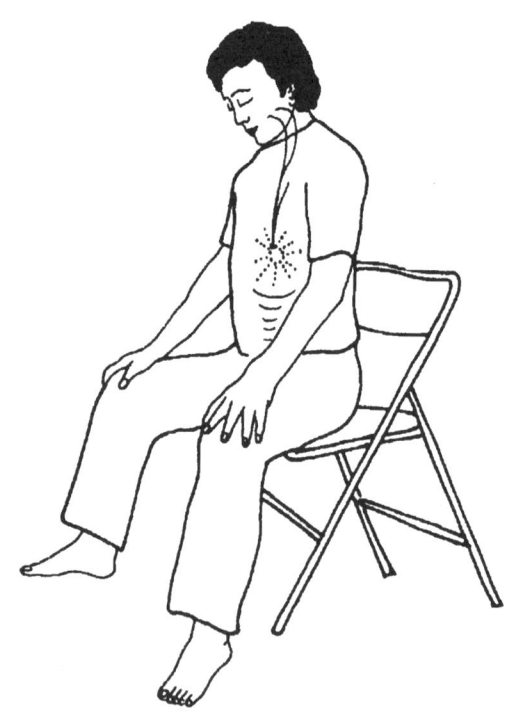

그림 4-21. 위 속으로 원초적 힘인 침을 삼킨다.

커지고 혀에 전기가 흐르면서 진동하는 것을 느낀다.

2. 손을 사용하여 기를 인도한다.
주의: 여기서는 다음 장에서 설명할 방법을 사용한다. 후에 이 부분을 다시 참조하도록 하라.

A. **혈자리(센터) 만지기.** 기 감각을 증진시키는 또 다른 방법은 소주천 명상을 하면서 각 센터를 손으로 만지고 접촉 부위에 집중하는 것이다.

오른쪽 손바닥을 배꼽에 두고 왼쪽 손이나 손가락으로 집중하고자 하는 에너지 센터나 부위를 만지면서 이동한다. 이때 손바닥의 노궁혈이 그 부위에 닿게 한다. 손바닥을 사용하기에 어색한 곳에는 손가락 세 개를 이용한다.(그림 4-22)

손에는 기가 많이 흘러 들어오기 때문에 손을 이용하면 에너지 센터를 활성화하고 기를 인도하는 데 좋다. 혈자리를 만지면 그 부위에 주의를 집

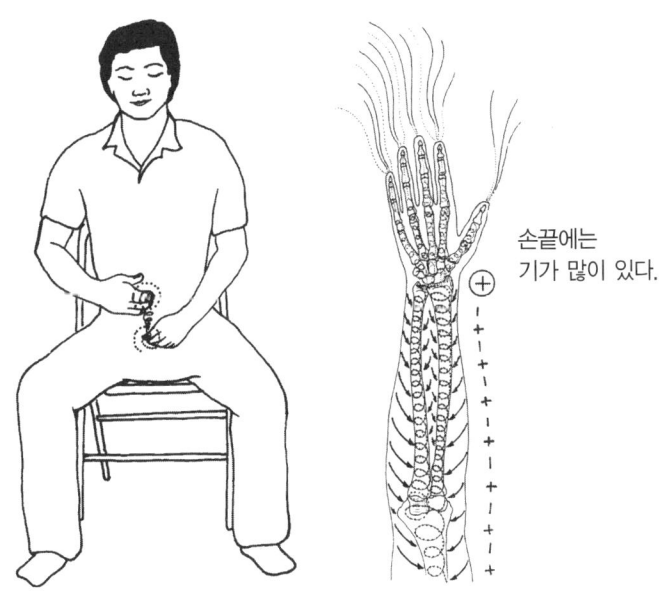

그림 4-22. 배꼽과 성센터 만지기

중할 수 있어 좋다. 혈자리에 마음과 눈을 집중하면 할수록 기가 많이 모인다. 수련을 통해 미묘한 기의 감각을 느끼는 능력이 높아지면 나중에는 혈자리를 만지지 않아도 기를 모을 수 있다. 그러나 처음에는 에너지 센터를 만지는 것이 소주천 명상의 효과를 크게 높여 준다.

B. **혈자리 위에 손바닥을 얹기**. 이 테크닉에서는 치유에 초점을 맞춘다. 이 방법은 집중을 높이고 장기, 내분비선, 신경계를 느끼는 내적 감각을 강화한다. 각 센터 위에 손바닥을 얹고 의식을 집중한다. 이렇게 하면 각 센터로 에너지를 인도하고 모을 수 있다.(그림 4-23)

혈자리에서 5~8cm쯤 떨어진 지점에 손바닥을 대고 혈자리로 에너지가 방사되는 것을 느낄 때까지 있는 방법도 있다. 이 방법은 장기와 내분비선

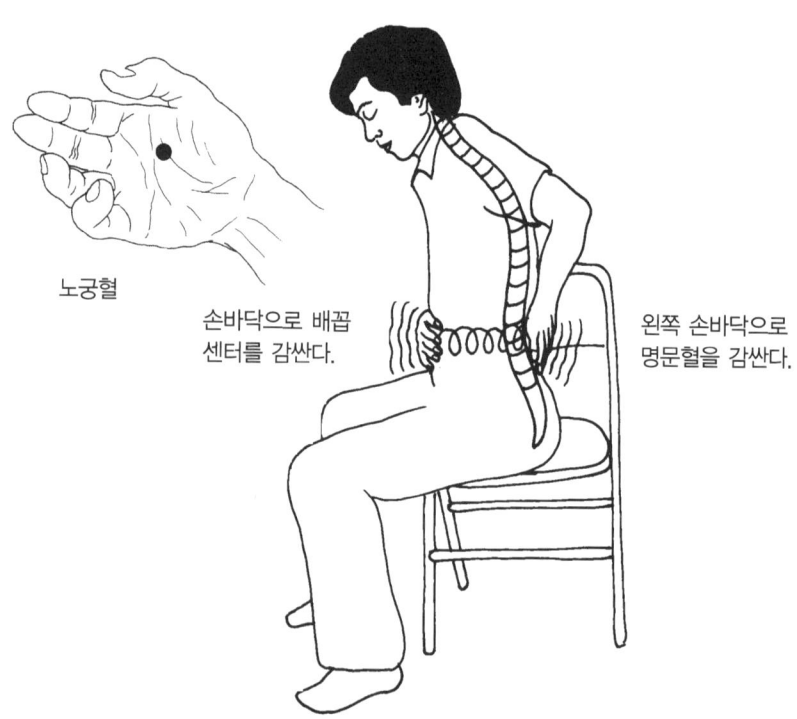

그림 4-23. 손바닥의 노궁혈로 배꼽과 명문혈을 감싼다.

을 포함해 자가 치유를 할 때, 사용할 수도 있다. 아픈 부위에 손바닥을 통해 우주의 힘(또는 빛)이 들어온다고 상상하라.

명상 동안 손을 사용하면 마음이 흩어지지 않게 해 준다. 이상의 테크닉으로 당신은 에너지가 몸 속 깊이 들어옴을 느끼게 된다. 수련을 통해 장기를 깊이 보고 느낄 수 있으면, 에너지 통로를 느끼는 능력이 강화된다.

3. 호흡으로 기의 흐름을 조절한다.

A. 짧은 호흡은 기의 흐름을 자극한다. 짧게 찔끔찔끔 하는 호흡은 후각 신경으로 들어가는 기의 흐름을 자극한다. 긴 호흡은 시상, 시상하부, 뇌하수체를 자극해서 두뇌센터를 활성화하고 신경을 자극한다.(그림 4-24, 4-25)

짧은 호흡은 마음, 눈, 심장의 힘과 호흡을 결합하여 각각의 혈자리를 열게 한다.(그림 4-26) 혈자리에 기를 더 많이 모으려면 호흡을 멈춰야 한다. 숨을 들이마실 때 공기를 3번, 6번, 또는 그 이상 짧게 쪼개서 들이 마신다. (오랫동안 호흡을 멈출 수 없는 사람은 능력이 될 때까지 다른 방법을 사용한다.) 짧은 호흡은 에너지가 낮은 사람이나 기의 흐름을 거의 느끼지 못하는 보통 사람에게 유용하다.

주의: 이 수련 혹은 자연스런 호흡 패턴을 바꾸는 기공 수련에는 주의해야 할 점이 있다. 가슴이 터질 것 같거나 복부가 너무 차 올라 오는데 호흡을 멈추면 가슴에 통증이 생길 수 있다. 폐와 심장에 문제가 있거나, 녹내장, 고혈압, 혈우병, 동맥경화 같은 심각한 문제가 있는 경우에는 이 방법을 사용하지 말라.

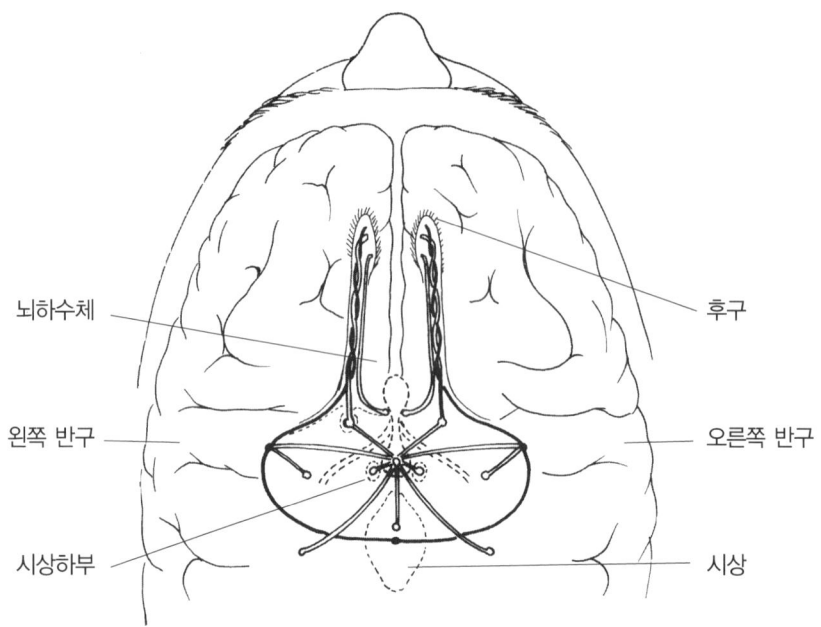

그림 4-24. 후각 세포는 시상, 시상하부, 뇌하수체와 연결이 되어 있다. 후구는 시상하부와 다른 내분비선을 연결시킨다.

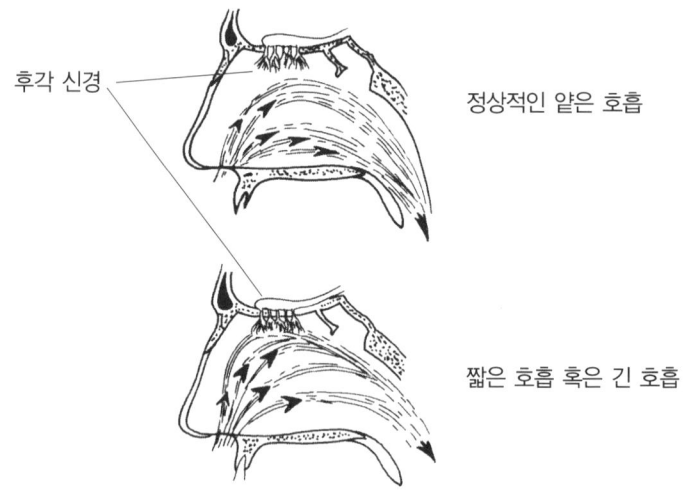

그림 4-25. 정상적인 얕은 호흡은 후각신경을 자극하지 않는다. 짧은 호흡이나 긴 호흡은 후구를 자극하고 그리하여 모든 내분비선을 자극한다.

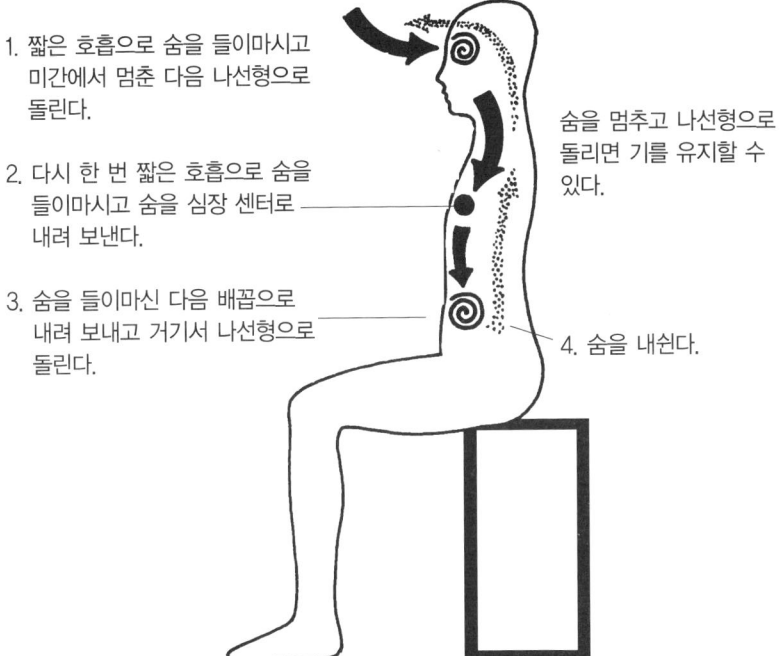

그림 4-26. 짧은 호흡은 마음, 눈, 심장의 힘과 호흡을 결합하여 에너지 포인트를 연다.

1. 짧은 숨을 여러 번 들이마시고 5초 동안 호흡을 멈추고 해당 센터에서 에너지를 나선형으로 돌린다. 다음에 숨을 내쉬고, 휴식한다. 이를 반복한다.
2. 배꼽에 주의력을 집중한다. 배꼽을 향해 3번에서 6번의 짧은 숨을 들이마신다. 숨을 내쉬고 마음과 눈의 힘으로 배꼽에 호흡의 에너지를 모으고 저장한다.
3. 먼저 각 혈자리를 향해 3번 내지 6번 짧은 숨을 들이마신다. 조금 있으면 세 번만 짧은 숨을 들이마셔도 혈자리가 활성화된다. 그러면 숨을 내쉬지 않은 채 다음 혈자리로 넘어간다. 수련이 진전되어 감에 따

라 한번 들이마시고서 여러 혈자리를 처리하는 능력이 생긴다.

주의: 불편해지거나 호흡이 넘어 간 것 같으면 언제든 내쉬도록 하라. 긴장하고 있으면 호흡을 오래 동안 멈춘다고 수련이 진척되지 않는다. 그러니 긴장하지 말고 이완하고 편안하게 있어라.

B. **긴 호흡은 마음을 편안하게 하고 기의 정수를 응축시킨다.**(그림 4-27) 긴 호흡은 초조하거나 민감한 이들의 통증과 정서 불안을 치유하는 데 유용하다. 또 짧은 호흡에서 깊은 명상 상태로 옮아가는 데도 유용하다.

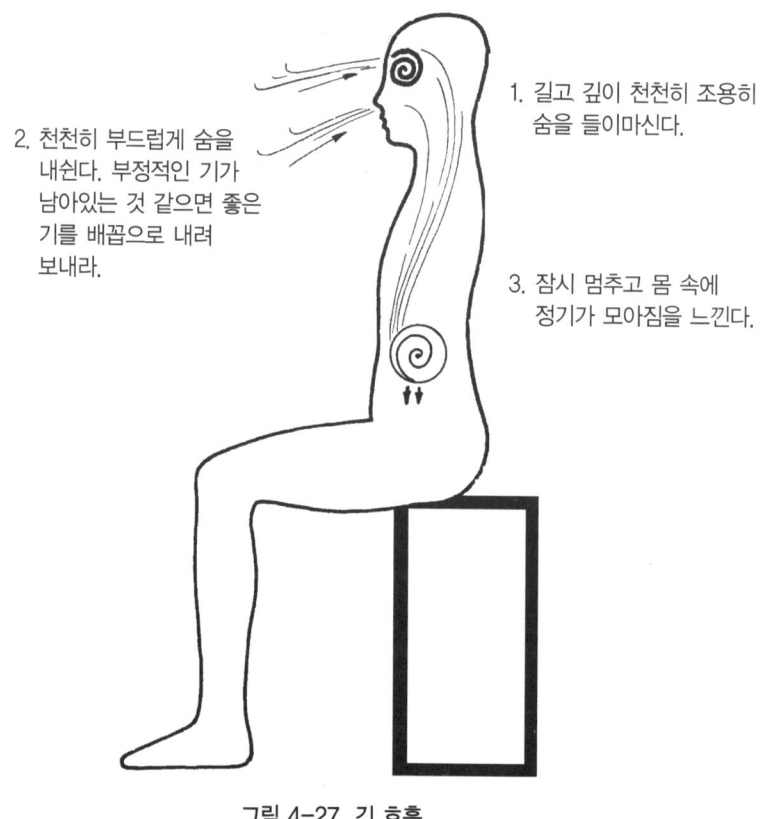

그림 4-27. 긴 호흡

1. 홍채, 눈, 입, 항문, 회음의 괄약근을 의식하라.
2. 가볍게 숨을 들이마시면서 홍채와 괄약근을 수축하라. 미간에서 비단으로 된 실을 늘어뜨리듯이 부드럽고 천천히 호흡하고 천천히 숨을 혈자리로 보내라. 배꼽 혈자리부터 시작한다.
3. 숨을 내쉬고 근육을 이완하라. 부드럽고 천천히 혈자리를 향해 숨을 내쉬면서 그곳에 기의 정수가 저장되는 것을 느껴라. 숨을 다 내쉰 후에는 혈자리에 기를 모아라. 그리고 잠시 멈춰라. 잠시 멈추는 동안 숨이 혈자리를 활성화하면서 더 많은 에너지가 생기는 것이 느껴질 것이다. 배꼽 뒤 신장 앞에 있는 원초적 힘에 95% 의식을 두도록 한다. (회로를 따라 가며 다른 혈자리에 집중할 때도 이를 지키도록 한다.)

C. 내적인 호흡, 기의 자발적인 파동. 기공 호흡법은 수천 가지가 있다. 에너지를 움직이고 인도하는 것을 배우는 초기에 기공 호흡법을 사용하면 매우 유용하다. 나중에는 기공 호흡법을 사용하지 않고 내적인 호흡이나 마음과 눈/가슴의 힘을 이용해 자연스럽게 기가 흐르도록 할 수 있다.

내적인 호흡은 짧은 호흡보다 훨씬 부드럽고 안전한 방법이다. 내적인 호흡은 숨이 길고 부드럽고 조용하고 깊고 균형 잡혀야 한다. 그러나 호흡이 강제로 길고 부드럽고 느리게 되어서는 안 된다. 호흡은 물과 같아야 한다. 물은 스스로 바다로 내려가고 필터나 노력 없이도 저절로 천천히 깨끗하게 된다. 물 표면의 파문은 저절로 점점 작아지고 고요해져서 거울같이 깨끗해진다.

우리는 자주 무위(無爲)의 힘에 대해 말한다. 무위란 하지 않으면서도 되지 않는 일은 없다. 모든 것이 저절로 이루어진다. 이것이 내적인 호흡의 방식이다. 특별한 방법으로 호흡하려는 노력을 버리면 몸이 알아서 호흡하고, 내적인 호흡은 저절로 일어난다. 고난도 수련에서는 노력하지 않고도 짧은 기간 동안 호흡이 완전히 멈추는 상태를 만들어 낸다.

이렇게 하여 깊은 이완의 상태에 들어가고 내적인 감수성이 커진다. 내적인 호흡과 기의 흐름이 각자의 길을 따라 가는 가운데, 기의 흐름이 호흡을 인도하기도 한다.

소주천 명상을 위한 준비

환경 준비하기

명상하기에 조용한 장소를 찾는다. 처음 시작할 때는 방해가 전혀 없는 곳을 찾는 것이 가장 좋다. 그러나 소주천 명상을 한번 마스터하면 어디에서든지 할 수 있다. 걸으면서도 할 수 있고 줄을 서서 기다리면서도 할 수 있고 자동차를 운전하면서도 할 수 있으며 침대에 누워서도 할 수 있다.

어떤 장소는 자연적으로 평화로운 기를 가지고 있어서 단지 그곳에 있는 것만으로도 명상적인 분위기에 들어가게 된다. 명상가들은 전통적으로 산, 숲, 동굴, 정원, 수도원이나 아름답게 설계된 명상 방을 찾았다. 한번 그런 장소를 경험했다면 머리 속에서 그것을 불러내면 된다. 우리는 대부분 도시나 도시 근교에서 살며 활동적인 삶을 산다. 집을 떠날 수 없을 때는 수련을 위해 방 한쪽 구석을 치우고 자신이 자연의 힘에 연결되어 있다고 상상하면 된다.

명상의 장소는 깨끗하고 쾌적하게 유지한다. 신선한 꽃과 식물로 장식하는 것도 좋다. (그러나 선인장은 기공 명상에 잘 맞지 않는다.) 식물과 꽃 중 어떤 것은 당신의 에너지와 맞지 않고 지치고 아프게 하기도 한다. 판별하는 방법은 식물, 꽃, 나무 앞에 서서 오른손을 뻗어 느껴보는 것이다. 오른손을 훈련하여 긍정적인 에너지를 판별하고 왼손을 훈련하여 부정적 에너지를 판별한다. 먼저 오른손으로 좋은 느낌을 느껴보고, 그 다음 왼손을 털어 이완시킨 후 같은 식물 위에 뻗어 부정적인 느낌이 있나 느껴본다. 어느쪽 손에서 감각을 느끼든 그것이 그 식물이 발산하는 에너지다. 같은 식물에서 좋은 감각과 나쁜 감각이 동시에 느껴져서는 안 된다. 두 손의 차이점을 느끼도록 노력하라. 곧 좋은 느낌과 나쁜 느낌을 분별할 수 있게 될 것이다.

오른손으로 긍정적인 느낌을 판별하고 왼손으로 부정적인 느낌을 판별하는 것을 터득한 후에는 쉽다. 자신이 어떤 특정한 감각을 좋아한다면 그 감각을 자기 안으로 가져 와서 자신과 자신의 에너지에 어떤 영향을 주는지 느껴 보라.

어떤 식물에서 나오는 에너지를 싫으면, 식물을 방 밖으로 내보내라. (일단 어떤 식물에서 좋은 느낌을 가졌으면 그 식물에서 나쁜 느낌이 느껴지지는 않는다.)

그림이나 사진을 자연스럽게 배치하는 것도 명상 분위기를 창조하는 데 도움이 된다. 공간이 혼자만의 느낌을 갖게 하고 수련을 방해하는 요소는 없애는 것이 좋다. 애완 동물은 명상 공간에서 치우도록 한다. 애완 동물은 그들 자체의 에너지가 있어서 당신의 에너지를 혼란하게 하고 명상을 방해할 수 있다. 또 애완 동물의 냄새가 고요함에 방해가 될 수 있다.

방해를 피하라. 명상 수련은 방해 받지 않는 곳에서 하는 것이 좋다. 다른 사람들이 깨어나서 시끄럽기 전, 전화벨이 울리기 전 이른 아침에 명상을 하도록 계획하라. 대체로 아침이 명상에 가장 좋은 때이다. 왜냐하면 몸은 휴식을 취했고 공기는 신선하고 지구 자체가 에너지로 차 있기 때문이다. 밤에 활동하는 부엉이 타입이라면 늦은 밤에 하는 것도 괜찮다. 중요한 점은 자신의 리듬과 스케줄에 맞춰 잘 되는 시간을 택하는 것이다.

명상을 준비할 때는 전화 응답기를 차단하고 전화벨 소리를 끄거나 전화선을 뽑아버려라. 다른 사람이 집에 있고 깨어 있다면 명상할 때 방해하지 않겠다는 약속을 받아라. 같이 있는 사람이 명상에 호의적이지 않으면 그냥 휴식한다고 말하고 명상 중에 당신을 부르지 않게 하라.

모든 사람은 재충전을 위해 조용한 시간을 가질 권리가 있다. 명상을 통해 자신이 재충전되면 다른 사람에게 더 많은 기쁨을 줄 수 있다. 당신이 자신을 돌보지 않으면 다른 사람이 당신을 돌보게 된다!

모든 사람 몸의 위생을 위해 특정한 습관을 행한다. 양치질을 안하고 머리를 빗지 않고 하루를 지낸다는 것은 생각할 수도 없다. 그런데 정신 위생이 더욱 중요한데도 대부분 사람들은 그것을 무시한다. 매일 감정과 에너지와 신체를 깨끗이 한다면 머지 않아 삶의 모든 면에서 풍성한 보상을 받게 될 것이다.

에너지를 보전하고 적절한 식이요법으로 몸을 정화하라.
소주천 명상을 배우는 시작 단계에서 에너지를 보존하고 스스로를 정화하면 아주 큰 도움이 된다. 할 수만 있다면 성에너지를 보존하기 위해 첫 100일 동안 성교를 금하고 기를 충전하라. 의도적인 금욕 생활도 성적 능력을 강화하는 도교의 방법을 사용하면 아주 쉽고 즐거울 수 있다. (이에 대해서는 성에너지를 계발하는 힐링타오의 성도인술 책들을 참조하라.)
도교인들은 중용의 도에 따른다. 금욕은 단지 권고 사항일 뿐 절대적으로 필요한 것은 아니다. 금욕과 아울러 육식을 줄이고 소화 기관을 깨끗이 하기 위해 식이섬유를 늘리는 것도 도움이 된다.
철저한 채식주의자가 아니라면 첫 100일 동안 80%는 곡물과 채소를 먹고 15%는 생선을, 5%는 고기와 닭을 먹는다.
명상 전에는 긴장을 풀고 스트레칭을 하고 몸을 따뜻하게 준비하라.
조용한 장소를 확보하고 명상 준비가 됐으면 먼저 몇 분 동안 긴장을 푼다. 특히 앉기 전에 척추를 풀면 큰 도움이 된다.
힐링타오에서는 명상을 하기 전에 도인체조, 기공, 태극권을 한다. 이런 운동을 하면 근육의 긴장을 풀고 혈액 순환을 자극하며 폐에서 탁한 공기를 빼내고 혈액에 산소를 공급할 수 있다. 이런 운동에 익숙하지 않는 사람은 대신 명상 전에 긴장을 푸는 산책을 하라. 명상의 침묵 속에 들기 전에 운동을 하면 명상을 더욱 풍요롭게 해 준다. 또 나태해지는 것을 막고 바쁜 하루 동안 생긴 긴장을 풀어주기도 한다. 그 후 의자에 앉으면 벌써 시작할 준비는 다 된 것이다. 이 책 부록에 척추 이완 운동을 소개했으니 참고하라.

척추를 이완시키는 운동
척수 호흡
척수 락킹
황새목 락킹
여러 가지 락킹 동작의 결합
척추를 위 아래로 흔들어 이완시키기

느슨하고 편안한 옷을 입어라.
명상을 위해 입는 옷은 느슨하고 편안해야 한다. 옷이 기의 흐름을 방해하고 혈액 순환, 신경계, 호흡에 방해가 되지 않도록 해야 하기 때문에 매우 중요하다. 꽉 끼는 옷은 매력적이고 보기에는 좋지만 수련에는 맞지 않다. 따뜻한 옷이나 땀복이 수련에 좋다. 여성들에게는 긴 스커트도 좋다. 따뜻한 계절에는 짧은 옷도 괜찮다. 호흡에 방해되지 않도록 잘 늘어나는 고무 허리띠가 있는 옷이 가장 좋다. 그렇지 않은 옷이라면 허리띠를 푸는 것이 좋다. 또 하의의 첫 단추를 풀어 하복부가 긴장되지 않게 한다.

신발은 벗는 것이 좋다. 그러면 긴장이 더 풀린다. 그러나 신발이 편안하다면 신어도 된다. 밖이 추운 날씨라면 실내에서 얼마 동안 가만히 앉아 있다 보면 몸이 서늘해지기 때문에, 필요하다고 생각하는 것보다 더 따뜻하게 입는 것이 좋다. 그러나 어떤 사람은 수련 동안 몸이 아주 뜨겁게 되기도 하므로 자신의 판단에 따라 행한다.

옷은 자연섬유로 된 것이 좋다. 자연섬유는 몸이 호흡할 수 있게 한다. 합성섬유는 피부의 모공을 막아 에너지 흡수를 방해한다. 합성섬유로 만든 양말, 바지, 셔츠를 입는 사람은 외기에 닫혀지게 된다. 왜냐하면 머리만 외기에 접해 있어 외기와 인체에너지의 상호작용이 머리에서만 일어나기 때문이다. 이렇게 되면 머리에 너무 많은 열이 발생하게 된다. 이는 특히 머리를 주로 쓰는 사람들에게는 심각한 문제가 된다. 몸의 대부분이 갇히면 내적 에너지가 머리로 올라가 머리를 과열시키고 그 결과 머리 숱이 적어지게 된다. 명상할 때 열려 있는 모공으로 에너지를 흡수하기 위해서는 옷을 느슨하게 입어야 한다. 피부를 통해 에너지를 흡수하는 법을 배우면, 몸은 신선한 공기와 접촉하기를 더욱 갈망할 것이다.

안정적인 앉은 자세 취하기

마음이 안정되려면 몸이 안정되어야 한다. "편안한 몸에는 불안한 마음이 깃들지 못한다"는 말이 있다. 몸과 마음은 명백하게 연결되어 있고 몸과 호흡이 편하면 마음도 이내 편해진다. 자세가 균형 잡히고 확고하면 긴장을 풀기가 쉬워진다. 평온하고 집중된 마음이 되면 이미 반은 이룬 것과 같다. 반대로 자세가 균형과 안정감을 잃게 되면 근육은 곧 피곤해지고 긴장된다. 그러면 긴장을 풀기가 어렵고 주의력은 바람 앞에 있는 촛불처럼 흔들리게 된다. 따라서 자세 교정에 몇 분을 보내는 것은 그만큼의 가치가 있다.

명상 자세를 취할 때 꼭 다음 일곱 부위를 체크해야 한다. 하체, 손, 척추, 어깨, 턱, 눈, 혀가 그것이다.

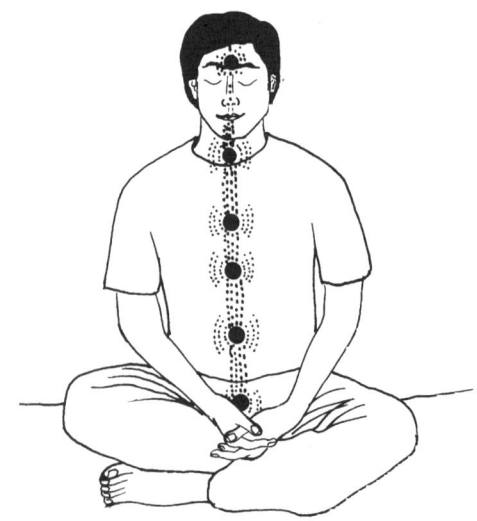

그림 4-28. 결가부좌 자세는 몸의 끝에 있는 기를 중심으로 모이게 해 준다.

1. 하체: 하체는 좋은 명상 자세를 위한 기본이므로 첫번째로 집중해야 할 부분이다. 많은 명상 단체에서 양반 자세나 결가부좌를 권장한다. 이 자세의 유익한 점은 몸의 끝에 있는 기를 중심으로 모은다는 것이다. 편안하게 자세를 취할 수만 있다면 매우 안정된 자세이다. 결가부좌는 수 시간, 수 일, 수 주일 동안 깊은 삼매에 들게 하면서 몸이 넘어지지 않게 해 준다.(그림 4-28)

이 자세의 단점은 내적 외적 힘의 움직임이 자유롭지 못하다는 점이다. 소주천 명상을 포함해 모든 기공 수련은 땅의 기와 안정적으로 연결되어야 한다. 기가 몸 안에 많이 흐르면 흐를수록 장기의 과열을 비롯해 부작용을 막기 위해 땅과 연결되어야 한다. 발바닥은 용천혈을 통해 땅과의 연결이 가장 이상적으로 되는 곳이다. 용천혈은 땅의 기를 흡수하고 몸 안으로 끌어올리도록 고안된 곳이다. 또 다리는 거친 에너지를 소화하기 쉽도록 해 주는 필터 역할을 한다. 그런데 양반 자세나 결가부좌를 하면 이것을 할 수 없다.

대부분 사람들은 의자에 앉는 데 익숙하다. 오랫동안 땅바닥에 앉는 것은 편안하지도 않고 안정적이지도 않다. 때문에 명상을 위해 땅바닥에 앉아야 한다면 오히려 힘들 수도 있다. 우리는 수련을 쉽게 하고 땅의 기를 적절히 흡수하기 위해 의자에 앉아 소주천 명상을 하기를 권한다. 의자는 식탁 의자나 쿠션이 있는 의자가 좋다.

체중은 테이블의 다리 네 개처럼 균등하게 네 부분으로 분배되어야 한다. 네 부분이란 두 다리와 양 좌골이다.(그림 4-29) 다리는 엉덩이 넓이만큼 벌리고 발바닥은 바닥에 평평하게 닿아야 한다. 다리가 의자에 너무 가깝거나 너무 멀지 않게 하고 종아리는 기둥처럼 수직이 되어야 한다. 가능하면 무릎과 엉덩이가 같은 높이거나 무릎이 약간 위에 가게 한다.

좌골은 많은 양의 무게를 지탱하도록 고안되었다. 건축가들은 고층 건물의 기초를 세우는 데 좌골의 디자인을 모방한다. 그런데 많은 사람들이 좌골 대신 미골이나 천골로 기대는 나쁜 습관이 있다. 이렇게 하면 천골에 압력을 준다. 천골은 신경계의 중요한 쿠션인 뇌척수액을 척추로 펌프질

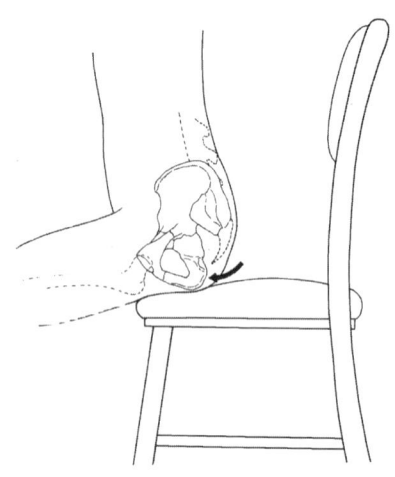

그림 4-29. 좌골

하는 주요 기관이다. 그러므로 자연의 설계대로 꼬리뼈가 아니라 좌골로 받치고 앉는 것이 현명하다. 적절한 기본 자세를 발견했으면 체중이 네 곳에 균등하게 배분되게 한다. 이제 명상 동안 몸을 지탱할 굳건한 토대가 마련되었다.

  2. **손.** 양손을 무릎 위에 두고 긴장을 푼다. 오른쪽 손바닥이 왼쪽 손바닥 위에 가도록 두고 오른손 엄지와 검지로 왼손 엄지를 감싼다. 더 편하게 있으려면 무릎 위에 베개를 두고 그 위에 양손을 올려 놓는다.(그림 4-30) 이후 손의 자세를 바꾸기도 하는데 이는 나중에 설명하겠다.
  명상 방법에 따라 손의 자세도 다르다. 이를 무드라라고 부른다. 이미 전에 명상법을 배운 적이 있다면 그 방법의 무드라에 집착할 수도 있다. 하지만 우리는 위에서 언급한 손 자세를 권한다. 소주천 명상 동안 발생한 에너지를 공고히 하고 균형 잡는 데 유용하기 때문이다. 또, 다른 손 자세를 취하면 과거의 습관이 생각나서 무의식적으로 과거의 수련을 하게 되는 경우도 있다.

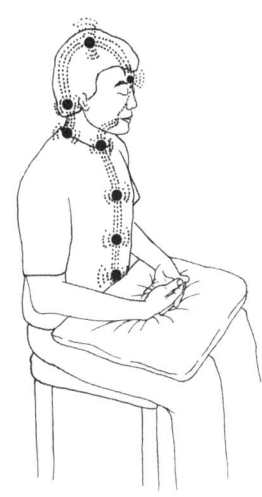

그림 4-30. 작은 베개를 사용해 어깨의 스트레스를 줄일 수 있다.

3. **척추.** 척추는 곧게 수직으로 편다. 하지만 경직되어서는 안 된다. 머리가 끈에 걸려 있다고 상상하면 자세를 바르게 하는 데 도움이 된다. 머리가 위로 올라가면 척추 마디마디 사이의 공간이 벌어진다.(그림 4-31)

어떤 사람은 오랫동안 명상을 하면 등이 몹시 피곤해진다. 이를 방지하려면 자세를 수직으로 취해야 한다. 그렇게 하면 근육의 긴장을 풀고 골격이 힘을 지탱해 준다. 척추를 적절히 일렬로 정렬하면 노력 없이 수백 킬로를 지탱할 수 있다. 철삼기공과 태극권을 수련하는 것도 앉을 때 사용하는 근육을 강화하고 몸을 일렬로 정렬하는 구조를 배우는 데 매우 유용하다.

척추에는 많은 신경이 있는데 이는 또한 소주천 회로의 주요 부분이기도 하다. 척추가 이완되고 깨끗하며 열려 있으면 마음도 깨어 있게 된다. (척추 수련은 부록을 참고하라.)

4. **어깨.** 어깨는 이완되고 엉덩이와 균형을 이뤄야 한다. 겨드랑이는 탁구공 하나가 들어갈 만큼 약간 벌린다.(그림 4-32) 이렇게 하면 팔에 기혈이 잘 돌고 신경이 잘 흐른다.

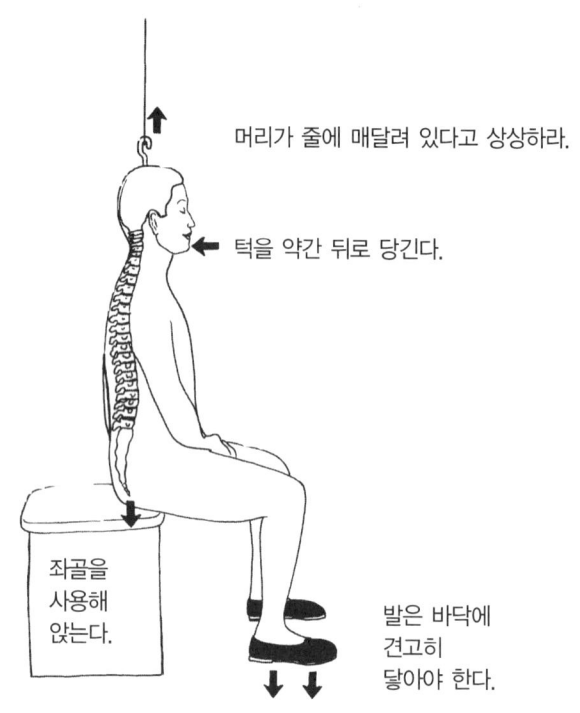

그림 4-31. 앉은 자세를 교정한다.

5. **턱.** 턱은 약간 뒤쪽으로 당긴다. 턱도 긴장되지 않게 해야 한다. 머리를 너무 뒤쪽으로 당기면 근육이 곧 피곤해져서 자세를 유지하기가 힘들다.

6. **눈.** 눈은 보통 감는다. 눈을 감으면 보이는 것에 방해 받지 않고 의식을 내면으로 돌리는 데 도움이 된다. 긴장도 더 잘 풀린다. 눈을 감는 것이 불편하거나 잠이 오거나 균형이 깨지기 시작하면 눈을 조금 떠서 밑을 보거나 코에 집중하거나 코에서 심장으로 내려가 집중한다. 잠이 오거나 방해를 받으면, 잠시 눈을 떴다가 감으면서 다시 내면에 집중한다.(그림 4-33)

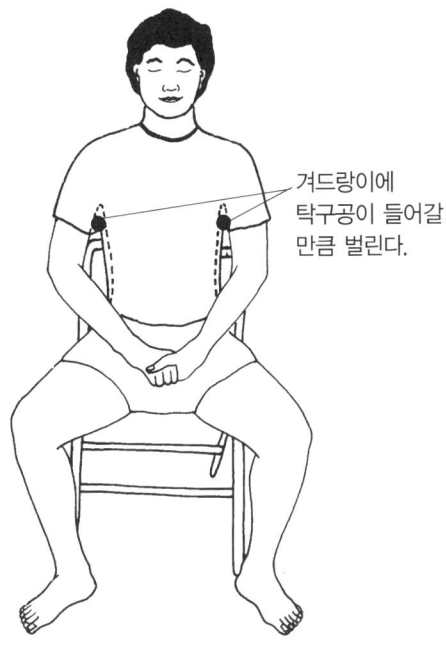

그림 4-32. 팔의 자세

7. 혀. 혀끝을 입천장 위쪽에 닿게 한다.(그림 4-34) 혀는 임맥과 독맥을 연결하는 스위치와 같다. 정확한 연결 지점으로는 여러 군데가 있는데(그림 4-35) 전통적으로 바람 지점, 불 지점, 물 지점의 세 지점이 가장 많이 사용된다.

바람(風) 지점. 바람 지점은 치아와 잇몸이 만나는 데서 1~2cm 떨어진 딱딱한 입천장에 있다. 태극권과 선 수련자들은 대부분 이 지점을 권하지만, 도교의 고전에는 혀가 이 지점에 있으면 '내적인 풍'이 생기고 잠이 올 수도 있다고 경고한다. 혀가 이 위치에 있으면 에너지가 바람의 통로로 흘러 들어가는 것을 돕기도 한다.

불(火) 지점. 불 지점은 입천장 중간에 있다. 도교의 고전에는 혀가 이 지점에 있으면 입이 너무 마르게 된다고 경고한다. 혀가 여기에 있으면 에너지가 불의 통로로 들어가는 것이 쉬워진다고 한다.

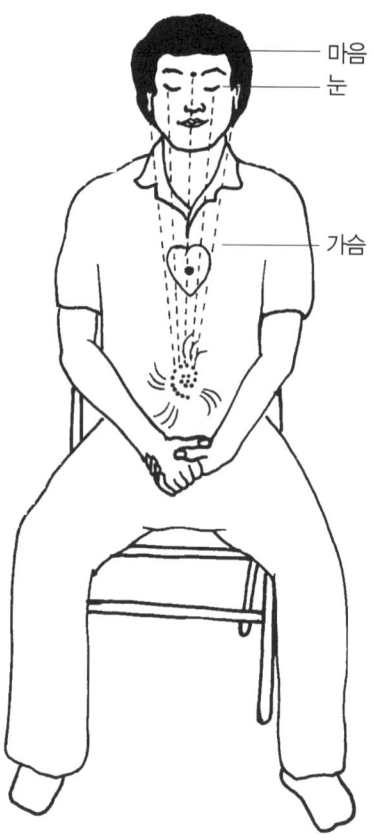

그림 4-33. 마음과 눈을 내면으로 향한다. 심장에 집중하고 그 다음에 배꼽에 집중한다.

물(水) 지점. 물 지점은 입천장의 딱딱한 곳과 부드러운 곳이 만나는 뒤쪽에 있다. 이곳은 하늘의 우물이라고 부르기도 하는데, 그 이유는 혀가 이 위치에 있으면 침이 계속 흘러나오기 때문이다. 도교인들은 전통적으로 이 지점을 좋아한다. 침은 원기의 표현으로서 음식에서 흡수한 기를 혼합하는 등 우주에서 외부의 기를 흡수하도록 해 주는 기관이기 때문이다.

물 지점은 이런 장점이 있지만 이곳에 혀를 뻗쳐 오래 동안 있으면 대개 긴장이 생긴다. 중국과 인도의 요기들 중에는 혀 밑에 작은 고기 조각을

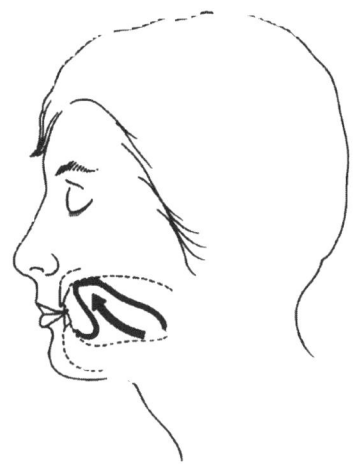

그림 4-34. 입천장 위쪽에 혀끝을 댄다.

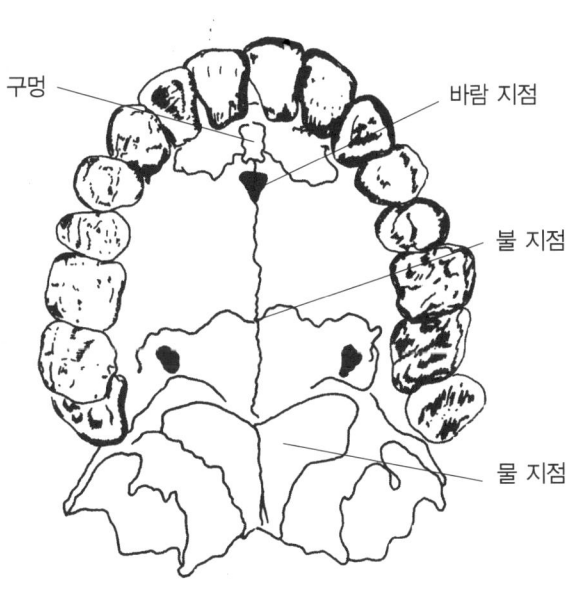

그림 4-35. 입천장

놓아서 혀가 이 지점에 쉽게 닿도록 하기도 한다. 이렇게까지 할 필요는 없고 바람직하지도 않다. 입 앞쪽에 혀를 대는 것만으로도 충분하다. 바람 부위나 불 부위에 혀를 댔는데 잠이 오거나 입이 마르면 문제가 해결될 때까지 혀를 물 부위에 잠시 가져다 놓으면 된다. 그 후에 혀를 다시 편안한 곳으로 가져간다.

가장 좋은 지점은 기감이 가장 강한 곳이다. 이것을 결정하기 위해 다음과 같이 해 보라.

1. 입천장 앞에서 뒤쪽으로 활기차게 혀끝을 9회에서 18회 문지른다.
2. 다음에는 앞쪽(바람 지점)에서 뒤쪽(물 지점)으로 혀끝을 천천히 움직인다.
3. 찌르르하거나 금속 느낌, 전기적 감각이나, 열감, 혀가 민감해지는 느낌이 들 것이다. 이것은 최적의 연결 지점이 어디인가를 가리켜 준다. 최적의 연결 지점은 매일 다를 수 있다. 또 위에서 언급한 위치가 아닐 수도 있다. 가장 중요한 점은 수련할 때마다 최적의 연결 장소를 찾는 것이다.

원기(元氣)를 활성화하기: 난로 데우기

원초적 기, 즉 원기를 활성화하기 위해서는 배꼽, 명문, 성센터 사이의 부위에 집중하여 난로를 데운다. 난로를 데우면 원기가 이 부위에서 온몸으로 흘러간다. 원기를 성공적으로 자극하면 열감이 느껴진다. 원기는 자동차 배터리와 같이 불꽃을 튀게 만들어 에너지가 소주천 회로로 강하게 흐르도록 한다.

이 수련에는 다섯 가지 과정이 있다.

1. 에너지를 활성화하기 위해 힘을 만든다.
2. 생성된 기를 공 형태로 모은다.
3. 기의 공을 한 점이나 한 알의 진주로 압축한다.

4. 내면에서 기를 확장하거나 파동치게 한다.

5. 단전이나 해당 부위에 기를 저장한다. 그후 아무 것도 하지 않으며 쉰다. 기가 저절로 움직이도록 내버려 둔다.

1. 풀무 호흡: 힘을 만들기

등을 펴고 발은 엉덩이 넓이만큼 벌려서 바닥에 닿게 의자에 앉는다. 양손은 배꼽에 둔다. 3장에서 소개한 내면의 미소 명상부터 시작한다. 배꼽 뒤 3~4cm 부위에 미소를 보내며 기감을 느낀다. 어떤 사람은 이때 이미 배꼽 부위에 강한 열감을 느낀다. 아직 그 단계에 이르지 않은 사람은 미소와 함께 배꼽의 감각을 계속 의식한다.(그림 4-36)

숨을 들이마실 때 배꼽 부위 하복부가 팽창하여 배가 나오게 한다. 이때 횡격막이 내려감을 느껴보라. 다음에는 가슴을 계속 이완한 상태로 두고 배꼽이 척추에 닿을 정도로 하복부를 밀어 넣으면서 숨을 내쉰다. 이 움직임과 함께 성기가 위로 올라가는 것이 느껴질 것이다. 이를 18회에서 36회 반복한다.(그림 4-37) 이렇게 하면 장기, 특히 신장, 복부 대동맥과 대정맥을 마사지하는 효과가 있으며 가슴의 노폐물과 독소를 내보내게 된다.

2. 휴식을 취한 후 배꼽에 기를 모으기

휴식을 취한 후 양손으로 배꼽을 감싼다. 가볍게 눈을 감고 마음과 눈의 힘을 사용하여 생성된 에너지를 모아서 응축한다. (상세한 것은 마음과 눈의 고급단계 수련을 보라.) 숨을 들이쉬면서 가볍게 홍채와 괄약근을 미간과 입 쪽으로 수축하고 에너지를 상상의 공 속에 모은다.

그 다음 배꼽을 향해 천천히 숨을 내쉬고 모든 근육을 이완시킨다. 진정으로 따뜻함을 느끼도록 노력한다. 마음과 눈의 힘을 사용하여 이 따뜻한 기운을 배꼽 바로 뒤의 공 속에 모은다. 이 과정을 금방 이루는 사람도 있고 다소 시간이 걸리는 사람도 있다. 배꼽에 의식을 두고 1에서 9까지 세면 집중하는 데 도움이 된다.(그림 4-38)

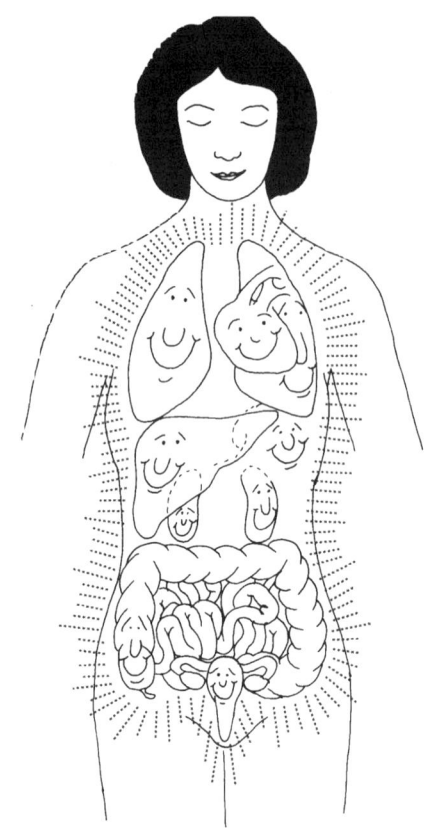

그림 4-36. 장기들에게 미소를 보내고 장기가 당신에게 미소를 보내는
것을 느껴 본다.

기의 공을 한 점으로 압축한다.

기의 공이 발산하는 열기를 느꼈으면 휴식을 취하고 정상적으로 숨을 들이마시고 내쉰다. 기를 모으는 데는 근육을 사용하는 것이 아니라 마음과 눈의 힘만을 사용한다는 점을 기억하라.

숨을 내쉴 때 배꼽이 조금씩 따뜻해지는 것을 느껴 보라. 마음과 눈의 힘을 사용해 기의 공을 한 점으로 압축한다. (그림 4-39)

어떤 사람은 숨을 내쉬고 공을 한 점으로 압축할 때, '기' 라는 단어를 마음 속에서 반복하거나 9에서 1까지 혹은 1에서 9까지 세기도 한다. 그 부

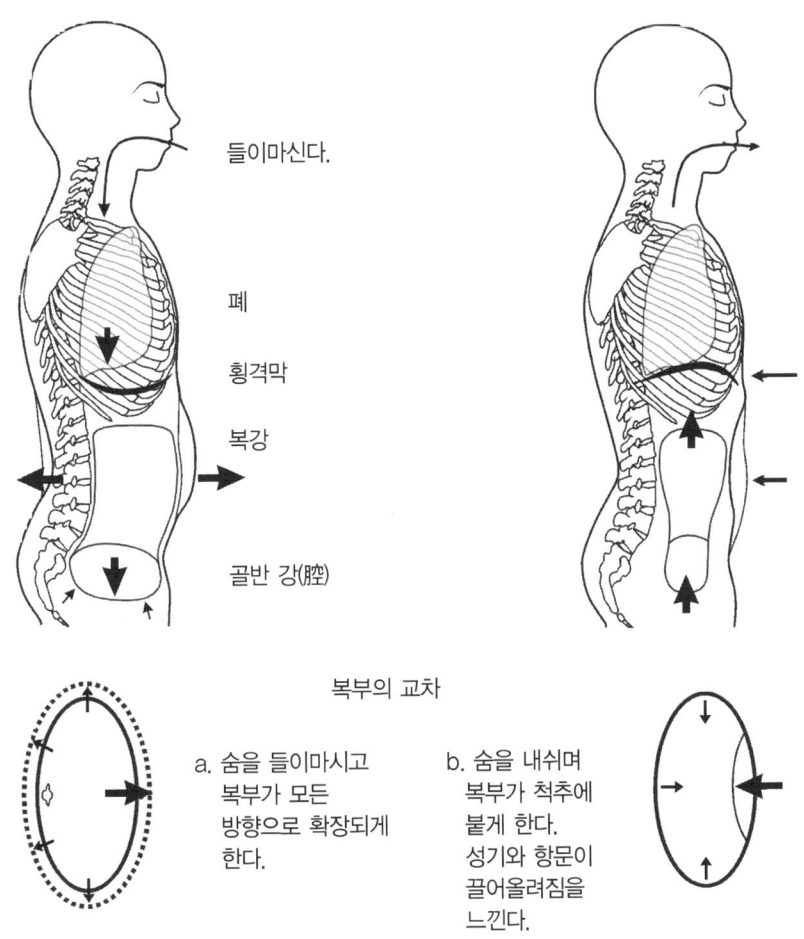

그림 4-37. 숨을 내쉬고 들이마시기

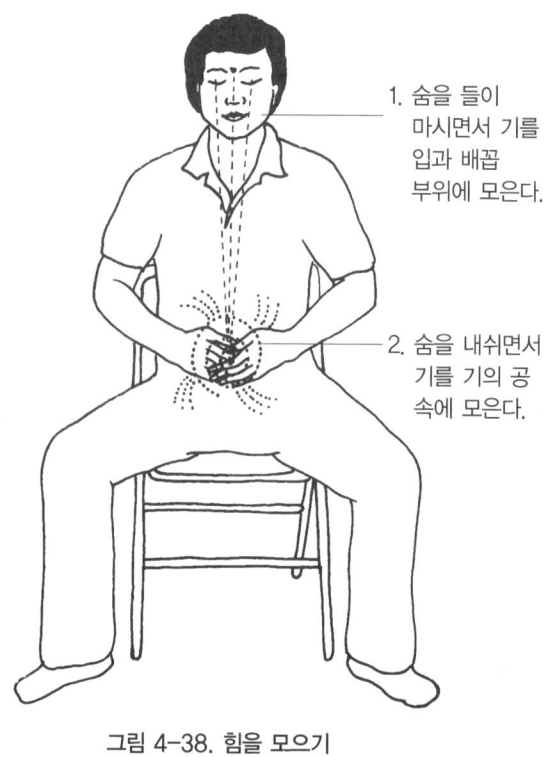

1. 숨을 들이 마시면서 기를 입과 배꼽 부위에 모은다.

2. 숨을 내쉬면서 기를 기의 공 속에 모은다.

그림 4-38. 힘을 모으기

위의 에너지를 느껴 보라. '기' 라는 단어를 마음 속으로 반복하면 집중하는 데도 도움이 되고 따뜻한 느낌을 높이는 데도 효과적이다. 복부의 대동맥과 대정맥의 맥박을 느껴 보라.

주의: 숨을 내쉰 직후에 배꼽에서 무엇인가가 감지될 것이다. 처음 시작할 때는 감각이 피부 표면에만 느껴진다. 그러나 기의 점을 압축하고 또 압축해 아홉 번까지 하면 따뜻한 느낌이 퍼져나간다.

기의 확장 혹은 파동

천천히 숨을 내쉬며 에너지를 한 점으로 압축하면, 그 점에서 기의 뭉침이 느껴진다. 마음과 눈의 힘을 이완하면, 미니 오르가슴 같은 느낌, 혹은

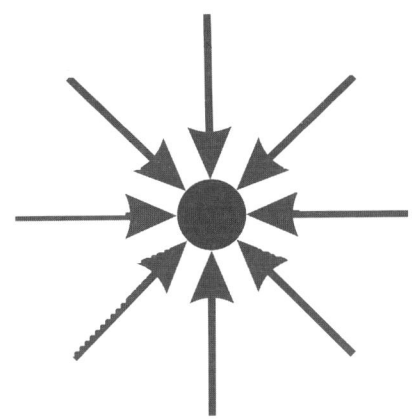

그림 4-39. 숨을 내쉬면서 기의 공을 한 점으로 압축시킨다.

마음과 해당 부위에 폭발이 일어나는 듯한 갑작스러운 파동이 느껴진다. 기의 압력이 기를 움직여, 기가 갑자기 정수리, 다리, 손, 또는 등으로 흘러가는 경우도 있다. 응축과 파동은 자동적으로 일어난다.(그림 4-40)

기를 저장하기

기가 압축되거나 확장되는 것을 한번 느끼고 나면 마음과 눈의 힘으로 기를 쉽게 집중시킬 수 있다. 기를 한 점에 모으면 기는 더 강하게 느껴지고 안정적이 되어 흩어지거나 약해지지 않는다. 우리는 이를 '기를 저장하기'라고 부른다. 이러한 이완 속의 집중 상태를 한번 달성하고 나면, 기는 이제 그 자체의 힘으로 몸 속을 돌아다니면서 몸을 치유하거나 균형을 잡는다.

방사 수련. 이제 손을 배꼽 앞으로 가져와 5~8cm쯤 떨어진 곳에 두고 따뜻한 감각이 주위로 퍼져나가며 당신의 에너지장을 보호하는 것을 느껴라. 이 수련은 마음, 눈, 가슴을 훈련시켜 에너지를 개발하게 해 준다. 처음에는 피부 표면에서만 따뜻함이 느껴질 것이다. 지금은 그것으로 충분하다. 나중에는 따뜻함이 몸 전체의 오라로 방사된다.

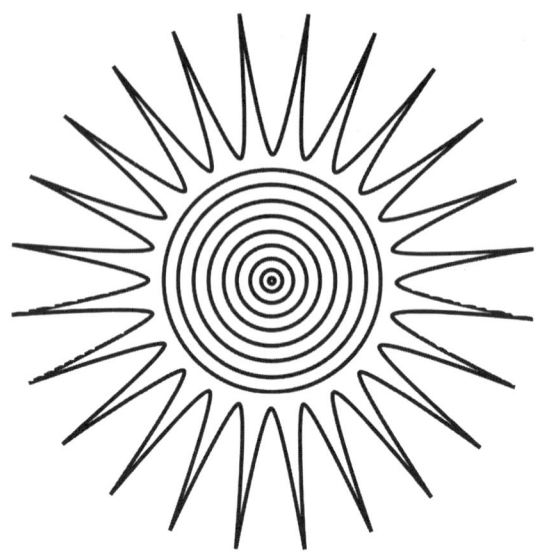

그림 4-40. 이완하라, 그리고 확장과 파동을 느껴라.

휴식을 취하고 잠시 몸과 마음을 이완하라. 배꼽 주위에 에너지를 느껴라. 소화에 문제가 있는 사람은 보통 복부가 냉하다. 하지만 수련이 진행되면서 복부가 따뜻해지고 소화 문제도 해결된다.

3. 나선 운동으로 장을 이완시키기

1. 양손으로 배꼽을 감싼다. 시계 방향으로 밑에서 시작해 오른쪽, 위쪽, 왼쪽으로 손을 움직여서 복부와 장을 가볍게 마사지한다.(그림 4-41)
2. 손으로 복부 주위를 나선형으로 마사지하면서 자신이 하는 동작에 주의를 기울인다. 이렇게 하면 장이 활성화된다. 장에 기가 정체되면 온몸에 기가 잘 돌지 않는다. 이 마사지를 36회 한다.
3. 그 다음 휴식을 취한다. 눈을 감고 배꼽에 손을 두고 이완하고 배꼽이 따뜻해짐을 느껴라. 배꼽을 향해 숨을 내쉬고 숨의 정수를 배꼽으로 보내라. 숨을 내쉴 때에, 무엇인가 배꼽으로 내려가는 것이 느껴

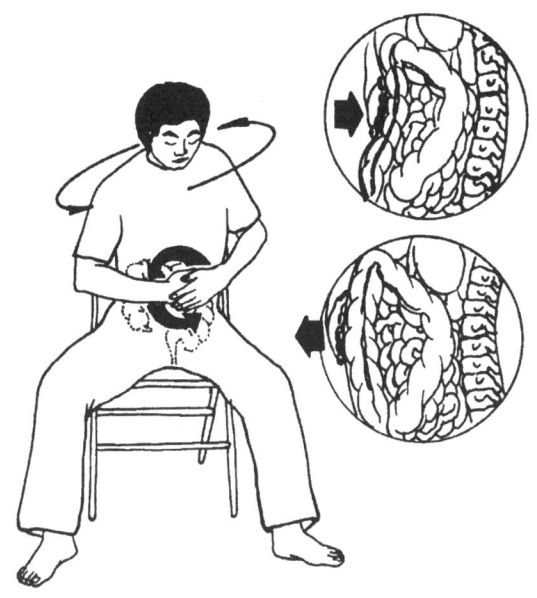

그림 4-41. 복부를 마사지한다.

질 것이다. 에너지가 느껴지면 배꼽에 만들어 둔 기의 공에 에너지를 모은다.

4. 휴식을 취한다. 조용히 등을 기대고 앉아서 내면에서 상쾌하고 따뜻한 감각이 솟아남을 느껴 본다. 이 두 가지 수련은 배꼽을 따뜻하게 해 준다.

4. 신장을 따뜻하게 하고 명문을 활성화하기

도교에서는 두 신장 사이로 기를 움직이는 것을 아주 중요하게 생각한다. 신장은 원기의 일부분을 저장하고 있다. 또한 신장은 성에너지를 저장하고 신장의 기를 활성화하며 생명의 문에서 기의 균형을 잡는다. 눈을 감고 마음의 눈으로 신장을 보며 이 수련을 하라. 도교 수련은 내적인 감각에 크게 의존하는데 그 이유는 모든 장기가 우주에 연결되어 있다고 보기 때문이다. 우주에 접근하기를 바란다면 장기의 미묘한 에너지를 통해 우주에 다가가야 한다. (그림 4-42)

기를 생성하기

1. 오른쪽 손을 오른쪽 신장 위에 두고 왼쪽 손의 손가락을 배꼽의 오른쪽에 둔다. 허리를 돌리면서 오른쪽 신장을 향해 숨을 들이마시고 내쉰다. 그리고 위장의 오른쪽을 오른쪽 신장 쪽으로 당긴다. 위장을 등쪽으로 당기면, 등에서 무엇인가가 느껴지는데 그것은 바로 오른쪽 신장이다. 9회에서 18회 반복한다.
2. 휴식을 취한다. 오른쪽 신장 위에 손을 얹고 오른쪽과 왼쪽을 비교하라. 오른쪽이 더 열려 있고 따뜻하고 가벼운 느낌이 들 것이다. 의식을 가지고 이 수련을 하면 에너지를 신장 부위로 이끌 수 있다.
3. 왼쪽 신장에 왼쪽 손을 올려 놓고 오른쪽 손의 손가락 끝을 배꼽 왼쪽에 둔다. 풀무 호흡을 반복하고 위에서 설명한 장 마사지를 하고 허리

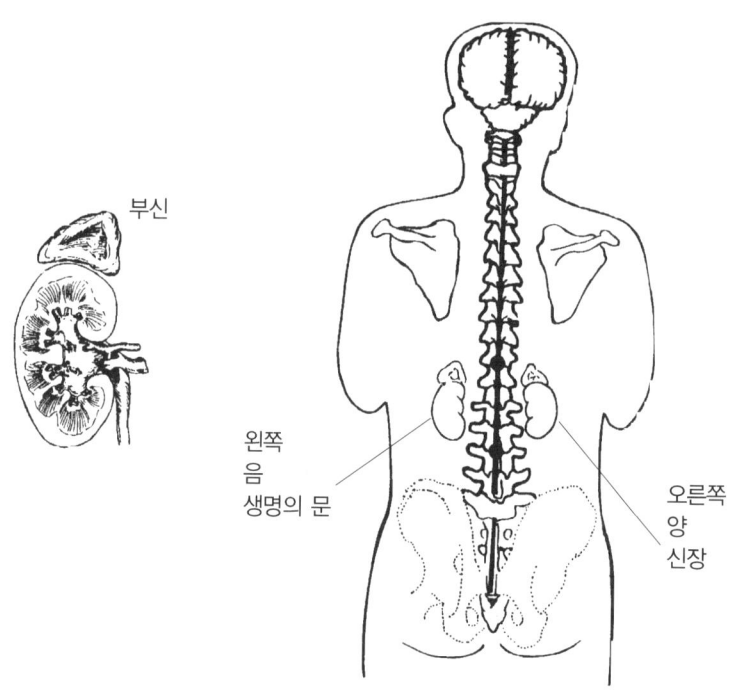

그림 4-42. 신장을 따뜻하게 하고 생명의 문을 활성화한다.

를 왼쪽으로 돌린다.(그림 4-43)

기를 모으기

4. 휴식을 취한다. 이제 오른손은 배꼽에 두고 왼손은 생명의 문(배꼽 반대쪽의 척추와 신장 사이에 있다)에 얹는다. 눈을 감고 생명의 문(명문)에서 따뜻한 느낌이 나는 것을 감지해 본다. 긴장을 풀고 숨을 들이마시고 천천히 명문을 향해 숨을 내쉰다. 마음과 눈, 근육의 힘을 사용하여 명문에 기의 공을 만든다. 9번 반복한다. 편안하고 좋은 기분이 느껴진다.(그림 4-44)

기를 응축하기

5. 숨을 내쉬는 것은 매우 중요하다. 내쉬는 숨의 에너지를 마음으로 모은다. 그 에너지를 모으고 긴장을 풀어라. 에너지가 파동을 일으키거나 확장하면서 신장 속으로 들어가게 하라. 에너지가 많이 만들어졌

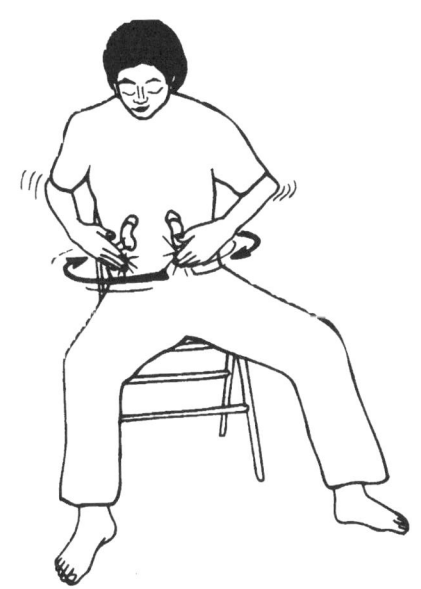

그림 4-43. 신장을 마사지하고 요추 부분을 나선형으로 돌리면 생명의 문을 여는 데 도움이 된다.

다는 것을 느끼면 '기'라는 단어를 마음 속으로 반복하면서 신장 사이에 있는 한 점, 혹은 진주 속으로 에너지를 모은다.
6. 그 다음 신장 사이에 기를 저장한다. 호흡을 풀고 에너지가 흐르게 내버려 둔다. 하지만 마음은 계속 신장 사이에 집중한다.

5. 원기를 활성화하기

1. 명문에 한 손을 두고 배꼽에 다른 손을 둔다. 배꼽이 따뜻해지는 것을 느낀다. 양손이 따뜻해지는 것이 느껴지면, 그때가 서로를 활성화하고 있는 시점이다. 배꼽과 명문이 따뜻해지면 배꼽과 명문 사이에 탁구공 크기의 노란색 불이나 붉은색 불꽃을 시각화해 보라. 그것이 바로 '원초적 에너지', 즉 원기이다.
2. 마음의 눈을 아랫배 안쪽 중심에 있는 그 부위로 향하고 95%의 의식을 거기에 집중한다. 나머지 5%의 의식을 사용해 앞(배꼽)과 뒤(명

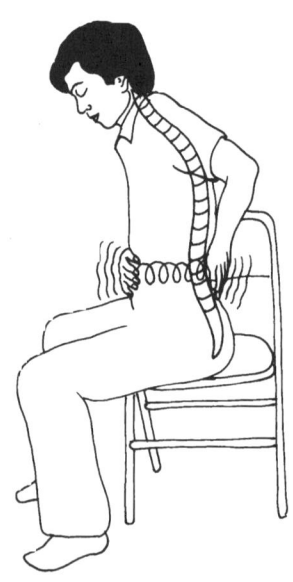

그림 4-44. 오른손 손바닥은 배꼽 위에 놓고 왼손 손바닥은 명문 위에 놓는다.

문)에서 에너지를 중심(하단전)에 있는 공 속으로 모은다. 단전에 있는 불이 따뜻해지면 배꼽과 명문도 함께 따뜻해진다. 배꼽과 명문을 따뜻하게 하고 그 온기를 두 개의 공 속에 모아라. 그 다음 그 두 개의 공을 하나로 합쳐라. 그러면 그 사이의 공간이 저절로 따뜻해진다.(그림 4-45) 이것은 '마음을 훈련해 힘을 모으고 응축하는 훈련'이다.

3. 이제 양손을 모두 앞에 놓고 양손으로 배꼽을 감싼다. 여전히 중심을 의식한다. 중심이 따뜻해지면 계속해서 중심을 향해 숨을 내쉬며 '기'라는 말을 반복한다. 숨을 내쉬고 있지만, 숨의 에너지 정수는 중심에 보존된다. 숨을 내쉬고 잠시 멈추고 마음과 '기'라는 단어만 사용하여 중심에 집중한다. 중심의 점이 더 따뜻해질 것이다. 이제 휴식을 취하라.

4. 입안에서 혀를 굴려서 침(도교인들은 예부터 침을 '옥침'이나 '감로수'라 불렀다)을 모은다. 적당한 양을 모았으면 침을 삼키고 마음으로 침을 단전에까지 인도한다. 동시에 마음의 힘으로 단전 부위를 따뜻하게 한다. 단전에서 일어나는 파동을 느끼고 그곳에 마음을 집중한

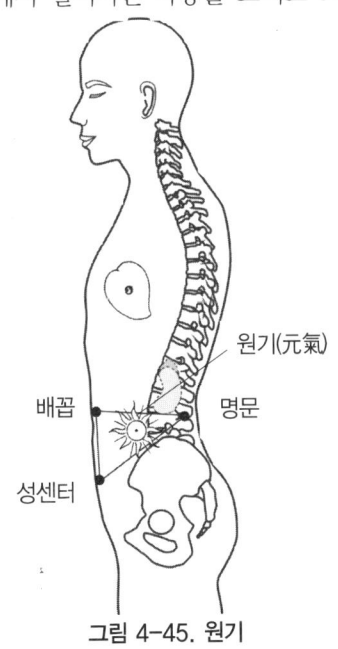

그림 4-45. 원기

다. 그 부위에 열이 나기 시작하면, 열기를 밖으로 내보내 신장 쪽으로 보내고 그 다음 성기로 파동처럼 내려가게 하라. 단전의 붉은 점이나 기의 공이 리듬에 맞춰 확장하고 수축하는 이 파동의 느낌을 즐겨라.

6. 성에너지 센터를 활성화하고 원기를 증폭하기

1. **남성**: 부드럽게 신장, 고환, 배꼽 부위를 마사지한다.

   여성: 부드럽게 가슴, 신장, 난소, 허리를 마사지한다. (더 자세한 것은 10장을 보라.) 성센터에서 에너지가 퍼져가는 것을 느끼면 손바닥으로 성센터를 감싼다. 마음과 눈의 힘을 사용해 눈 주위의 근육을 가볍게 수축했다가 이완한다. 또 고환과 질의 근육, 항문 괄약근을 부드럽게 여러 차례 수축했다가 이완한다. 이렇게 하면 활성화된 성에너지를 모으는 데 도움이 된다.

2. 잠시 멈춘다. 성센터에서 에너지가 퍼져나가는 것을 느낀다.

3. 왼손으로 성센터를, 오른손으로 배꼽을 감싼다. 배꼽, 성센터, 명문이 따뜻해지는 것을 느낀다. 갑자기 하단전에서 원기가 활성화되는 것이 느껴질 것이다.

4. 이제 휴식을 취한다. 휴식은 아주 중요하다. 아무 노력을 들이지 말고 단지 마음, 눈, 가슴의 힘을 사용해 성기와 항문이 하단전에 있는 원기 쪽으로 가볍게 끌려 올라감을 느껴 보라. 빨대로 빨아들이듯이 성에너지를 빨아올려 원기 속에 합치시켜라.

5. 숨을 들이마시고 원기의 중심점을 향해 숨을 내쉰다. 그 부위의 압력을 느껴 보라. 원기의 작용으로 성기와 항문이 수축하면서 빨려 오는 것을 느껴라. 또 원기가 입과 코를 가지고 있어 입과 코로 호흡하고 파동치는 상상을 해도 좋다. 어쨌든 이때 긴장하지는 말라. (그림 4-46)

6. 마음과 부드러운 호흡을 이용해 원기가 있는 곳의 맥박을 활성화하라. 이 부위에는 복부 대동맥과 대정맥이 흐르고 있는데, 이는 심장

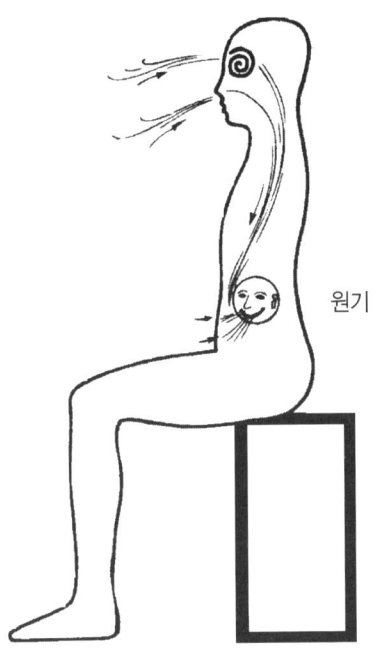

그림 4-46. 원기가 호흡하는 것을 느껴 보라.

밖에 있는 펌프 중 가장 큰 것이다. 맥박은 단계적으로 바뀌는 변압기와 같다. 맥박이 활성화되면 심장은 힘들게 일하지 않아도 되고 전신이 혜택을 받는다. 맥박에 에너지를 모으는 것 또한 기와 펌프의 흐름을 좋게 한다. 배꼽에서 왼쪽 위로 2cm 정도 떨어진 곳을 부드럽게 누르면 복부 대동맥과 대정맥의 맥박을 느낄 수 있다. 맥박을 느낄 수 있으면 아주 유용하다. (그림 4-47)

7. 복부를 확장하는 느낌으로 부드럽게 숨을 들이마신 후, 자연스럽게 수축하면서 숨을 내쉰다. 갈비뼈 바로 밑에 양손을 두고 하복부가 스스로 호흡하는 것을 느껴 보라. 갈비뼈가 부드럽게 걸려있도록 놔 두고 전신의 긴장을 풀어라. 숨을 들이마실 때 하복부 옆구리와 등 아래쪽이 한꺼번에 모든 방향으로 부드럽게 확장되는 것을 느껴라. 자연스럽게 숨을 내쉬면서 단전 안팎으로 숨이 움직이는 것을 지켜본다.

숨이 원기(형이상학적 자궁)와 함께 들어갔다가 나오는 과정이 반복됨에 따라, 숨이 길고 부드럽고 깊고 느리고 편안해진다. 곧 숨이 아주 잔잔하고 고르게 되어서 마치 전혀 숨을 안 쉬는 것처럼 느껴지게 된다. 숨의 정수를 머금기는 하지만 실제로 공기는 움직이지 않는다. 이때 단전에서 찌르르하거나 따뜻한 느낌이 날 것이다. 원기를 향해 숨을 들이마시고 내쉬면서 마음 속으로 '기'라는 말을 반복하라. 5분 내지 10분 동안 이 느낌과 함께 머무른다. 그 다음 에너지를 모아서 배꼽에 저장한다. (자세한 것은 3장을 보라.)

매일 하는 기 수련

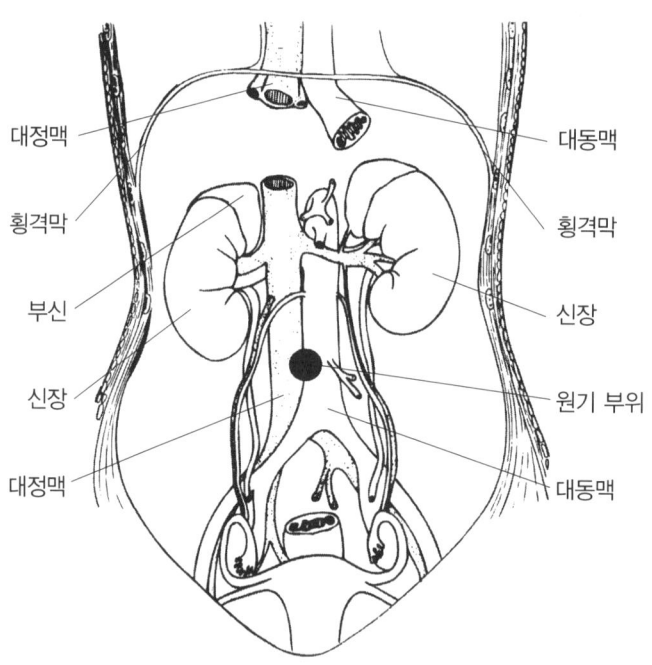

그림 4-47. 복부 대동맥의 맥박은 배꼽을 지나가는 중심선에서 옆으로 조금 떨어진 곳에 있다.

도교 명상을 매일 하면 기쁨, 행복, 사랑, 친절, 부드러움, 용기를 느끼게 된다. 또 생성된 기는 몸을 치유하고 유지하는 데 도움이 된다. 당신이 미덕의 에너지로 충만해지면, 에너지는 저절로 주위 사람들에게로 확장되고 퍼져나간다. 주위 사람들은 당신 주위에만 있으면 슬픔이 행복으로 변하고 우울함이 기쁨으로 바뀌게 된다면서 놀라워 할 것이다. 내면의 미소와 소주천을 수련하면 우주로부터 치유의 빛을 받는다. 다른 사람들은 당신의 에너지를 느끼고 당신과 함께 함을 즐거워 할 것이다.

수련을 하며 앉아 있으면 소주천 회로로 에너지를 돌리는 방법을 아주 빠르게 배우게 된다. 자신의 몸 안에서 기를 더 많이 느끼면 느낄수록 미덕의 에너지는 커진다. 화가 나면 부정적인 에너지를 긍정적 에너지로 변형하는 법을 배우면 된다. 수련을 하면 할수록 치유의 힘은 빨리 다가온다.

기와 미덕을 느끼는 가장 쉬운 길은 다른 사람이 바로 그 좋은 에너지를 느끼도록 도와 주는 것이다. 그러나 자아를 키우기 위해 다른 사람의 삶에 간섭하는 일은 없도록 하라. 사람들이 진정 당신의 도움을 바란다면 요청을 할 것이다. 그 다음 가장 좋은 방법으로는 삶에서 미덕의 모범이 되는 것이다. 가슴 속에 사랑을 품고 수련하라. 그러면 다른 사람도 당신을 모범으로 삼아 당신에게서 배울 것이다.

기억해야 할 중요 사항들

1. 몸을 이완하면 할수록, 기가 잘 흐르면 흐를수록, 테크닉을 마스터하기가 쉽다. 또 이완은 몸의 에너지를 조화롭게 만들어 치유시 최상의 결과를 얻게 한다. 너무 굳어 있으면 자신의 치유 능력과 접할 수가 없다. 또한 충분한 신체적 운동 없이 너무 많이 이완하면 몸이 쳐지고 기가 고갈되는 것처럼 느껴진다.
2. 제3의 눈(미간)의 긴장을 풀면 온 몸의 긴장이 풀리고, 우주의 에너지를 장기와 **뼈** 속으로 흡수하는 것이 촉진된다.

3. 수련 중에 내면을 바라보면서 척추를 따라 미소를 내려보내라. 척추가 기로 둘러싸이는 장면을 상상해 보라. 온 몸에 따뜻한 기운, 멍멍함, 전기가 느껴질 것이다.
4. 느낌은 완성의 시작이다. 내면의 에너지를 의식할 수 있도록 내면의 감각을 계발하라. 도교의 명상은 에너지를 느끼고 몸과 마음의 관계를 느끼는 능력을 키워주는 방법이요, 가장 직접적인 방법이다.
5. 척추의 신경은 내면의 감각기관으로 이끄는 안내자이다. 척추의 신경은 모든 장기, 내분비선, 인체의 사지와 연결되어 있기 때문에 내면의 에너지 흐름을 느끼게 해준다. 척추를 락킹(Rocking)하면 신경을 통해 장기와 내분비선이 활성화된다. 이완하면 할수록, 신경은 내면의 감각을 더 예리하게 만든다.
6. 락킹(Rocking)을 수련하면서 내면의 미소를 지으면 척추를 따라 흐르는 에너지가 균형을 이루어 척추를 강화하고 척추와 장기, 내분비선의 연결 또한 강화해 준다. 이는 또한 장기와 장기의 에너지를 느끼는 능력을 키워 준다.

요 약

몸의 의식을 깨우기
1. 가볍게 온 몸을 흔든다.
2. 제3의 눈을 열고 확장한다.
3. 회음 근육의 긴장을 푼다.

척수 호흡과 락킹(Rocking)
(상세한 것은 부록의 척수 워밍업을 보라.)
1. 등을 편안하고 곧게 펴고 앉거나 서서 한다.
2. 척수 호흡을 18회에서 36회 한다.

3. 손바닥을 잡고 (왼손 위에 오른손) 상반신을 허리에서부터 락킹한다. 긴장을 풀고 척추를 느슨하게 하라. 척추로 호흡하면서 골수 속으로 기를 흡수한다. 머리와 목을 느슨하게 하고 손은 계속 잡고 있는다.
4. 옆에서 옆으로 몸을 락킹한다.
5. 황새목 락킹을 한다.
6. 허리 위 상반신을 돌린다. 오른쪽으로 돌리면서 가볍게 몸을 앞으로 기울이고 왼쪽으로 돌리면서 몸을 뒤로 기울인다. 머리의 움직임은 몸의 방향에 따라 느슨하게 움직인다.
7. 상반신의 원형 락킹(Rocking)을 한다. 먼저 오른쪽 어깨를 뒤로 끌어당긴다. 그 다음 오른쪽 어깨를 앞으로 끌어당기면서 동시에 왼쪽 어깨를 뒤로 끌어당긴다. 계속해서 교대로 어깨를 움직인다. 몸을 비틀면서 앞뒤로 움직인다. 손은 계속 잡은 상태를 유지한다.
8. 모든 동작을 결합한다. 상반신을 돌리고 어깨를 비트는 동작을 같이 한다. 이는 마치 누에의 동작과 비슷하다. 계속 긴장을 풀고 느슨한 상태를 유지해야 한다.
9. 휴식을 취하고 척추에 미소를 보낸다. 따뜻하고 편안함을 느낀다.

기감을 증진시키는 테크닉

1. 마음과 눈의 힘을 훈련하기

A. 눈을 뜨고 힘을 돌리기

미간을 의식한다. 눈을 가볍게 뜨고 앞, 오른쪽, 뒤, 왼쪽으로 돌린다. 이것을 9회에서 36회 하고 휴식을 취한다. 미간이 열림을 느낀다. 다음에 시계 반대 방향으로 9회에서 36회 반복한다.

B. 눈을 감고 마음과 눈으로 힘을 돌리기

눈을 감고 머리는 움직이지 말고 마음 속에서 정수리를 쳐다본다. 눈을 90도씩 움직이면서 오른쪽, 아래, 왼쪽, 위로 돌린다. 이것을 9회에서 36회 행하고 휴식을 취한다. 미간이 열림을 느낀다. 다음에는 반대로 한다. 배꼽에서 또 한번 한다. 이때 작은 공이나 태극도형을 상상하면서 이를 앞, 오른쪽, 뒤, 왼쪽으로 돌린다.

C. 육안을 움직이지 않고 마음과 눈으로 힘을 돌리는 고급수련

눈을 감고 육체를 움직이지 않고 마음으로 정수리를 쳐다본다. 내면의 눈을 90도씩 오른쪽, 아래, 왼쪽, 위를 쳐다본다. 이것을 9회에서 36회 행하고 휴식을 취한다. 미간이 열림을 느낀다. 방향을 반대로 하여 시계 반대 방향으로 돌린다. 이것을 9회에서 36회하고 휴식을 취한다. 미간이 열림을 느낀다.

D. 마음과 눈의 최고급 수련

수축하고 이완하면서 기를 끌어오고 모은다. 홍채의 원형 근육과 눈 주위 근육을 가볍게 수축하고 이완한다. 이렇게 하면 항문과 성기의 괄약근이 자동적으로 활성화된다.

2. 양손을 사용하여 기를 인도한다.

A. 혈자리 만지기

소주천 명상 동안 혈자리에 마음을 집중하면서 그 부위를 손바닥이나 손가락으로 만진다.

B. 혈자리마다 손바닥을 얹는다.

혈자리에서 5~15cm 떨어진 곳에 손바닥을 얹고 가만히 멈춘다. 혈자리에 손바닥의 중심에 있는 노궁혈을 집중하고 혈자리와 손바닥 사이에 기가 흐르는 것을 느낀다. 에너지를 혈자리로 이끈다. 이렇게 하면 혈자리에 에너지가 충만하게 된다.

3. 호흡으로 기의 흐름을 조절하기

A. 짧은 호흡으로 기의 흐름을 자극한다.

먼저 숨을 깊이 들이마시고 완전히 내쉰다. 그 다음 내쉬지 말고 한번에 부드럽게 3회, 6회, 9회 짧은 숨을 들이마신다. 그리고 기를 모으고자 하는 혈자리에 숨의 에너지를 끌어온다. 불편함을 느끼거나 호흡이 짧아지면 내쉬고 끝낸다. 긴장하지 않는다.

B. 긴 호흡으로 기의 정수를 편안하게 응축시킨다.

부드럽게 숨을 들이마시고 혈자리로 숨을 인도한다. 혈자리를 향해 부드럽게 천천히 숨을 내쉬고 그곳에 기의 정수가 저장됨을 느낀다. 숨을 내쉬지만, 혈자리에 기가 모인다.

C. 내면의 호흡, 기의 자발적인 파동

숨이 길고 부드럽고 고요하게 되도록 한다. 기가 저절로 리듬에 따라 흐르거나 움직일 때까지 마음으로 부드럽게 기를 인도한다. 호흡으로 기의 흐름을 조절하려고 하지 말라. 자연스럽게 호흡하고 에너지가 저절로 흐르게 하라.

명상을 위한 준비

환경을 준비하기

1. 명상하기에 조용한 장소를 찾는다.
2. 명상 장소를 깨끗하고 쾌적하게 만든다.
3. 방해받지 않도록 계획한다. 전화는 끄거나 전화선을 뽑아 버린다.

성에너지와 감정에너지를 보존하고, 적당히 먹는다.

명상 전에는 몸을 이완시킨다.

느슨하고 편안한 옷을 입는다.

안정된 자세로 앉는다.

1. 발은 바닥에 평평하게 닿게 하고 다리는 엉덩이 넓이만큼 벌리고 의자 끝에 앉아 자세를 고정한다.
2. 무릎 위에 손을 겹쳐(왼손 위에 오른손) 편안하게 놓는다.
3. 등을 이완시키고 일자로 정렬되게 한다.
4. 어깨의 힘을 풀고 겨드랑이가 약간 벌어지게 한다.
5. 턱은 약간 끌어 당기고 머리 무게가 어깨에 가게 한다.
6. 눈을 감는다.(혹은 반쯤 열고 밑을 쳐다본다.)
7. 혀끝을 입천장에 대고 그 상태를 유지한다.

난로 데우기, 하단전에서 원기를 활성화한다.

1. 풀무 호흡을 18회에서 36회 한다.
2. 휴식을 취한 다음, 양손으로 배꼽을 감싸고 기를 배꼽에 모은다.
3. 몸을 나선형으로 돌리며 장을 이완한다.
4. 신장을 따뜻하게 하고 명문을 활성화한다.
5. 배꼽과 명문에서 에너지를 끌어와 하단전에 모으고 원기를 활성화한다.
6. 원기를 증폭하기 위해 성에너지를 활성화한다.

제5장
소주천 회로의 혈자리

두 개의 주요 경락

고대 도교 스승들은 명상 수련을 통해 인체 내에 에너지가 흐르고 있다는 사실을 발견했다. 그들은 60개의 주요 통로와 기가 모이고 압축되는 약 365개의 경혈 또는 에너지 센터를 따라 에너지가 일정한 패턴대로 흐르고 있음을 발견했다. 기의 흐름은 생명력을 준다. 우리 몸의 혈자리는 양극과 음극을 가지고 있다. 그리고 양극과 음극 모두 나선형의 에너지 소용돌이처럼 움직이고 있다. 혈자리는 외부의 힘을 끌어들여 흡수하고 생명력으로 변형시키는 센터이다. 정수리 같이 높은 곳에 있는 센터는 낮은 곳에 있는 센터보다 에너지가 소용돌이치는 정도가 강하다. 몸의 높은 부분에 있는 에너지 센터는 들어온 에너지의 속도를 낮추고 정화해서 밑으로 내려 몸의 나머지 부분이 사용할 수 있도록 한다.

각각의 혈자리는 또한 특수한 속성을 가진 기를 생산하여 다른 센터에서 오는 에너지를 끌어들이거나 내쫓는다. 그리고 다른 혈자리와 연결해 기의 흐름을 인도하고 온몸에 적절한 에너지를 공급한다. 현대 과학은 이런 인체의 에너지 흐름이 실제로는 전자기적인 흐름이라고 한다. 몸에 있는 많은 경락은 장기와 내분비선에게 생명력을 준다. 기는 또한 물리적 신체, 에너지체, 영체의 연결고리다.

우리 몸의 에너지 흐름에 대해 알면, 기의 흐름을 높이기 위해 소주천 회로를 열어야 하는 이유를 쉽게 이해할 수 있다. 소추전 회로를 통해 우리 내부의 힘을 보존하고 재활용하고 변형시키는 방법을 모른다면, 휘발유 4

리터로 8km를 가는 비효율적인 에너지 소모에서 벗어날 수가 없다. 소주천 수련을 하면 기의 흐름을 느끼고 회로 중에서 막히거나 약한 부분을 교정할 수 있다. 그러면 자신의 생명력을 더 효과적으로 사용할 수 있게 되고 내적인 에너지 효율도 높아진다.

소주천 회로는 임맥과 독맥(그림 5-1)이라는 두 개의 통로로 이루어져 있다. 큰 강에서 많은 지류가 뻗어나가듯이 임맥과 독맥에서 각각 12개 경락이 뻗어나간다. (양쪽을 합하면 24 경락이 된다.) 경락은 장기와 내분비선에 기를 공급하는데, 몸이 약해지거나 병이 들면 경락에 에너지가 부족

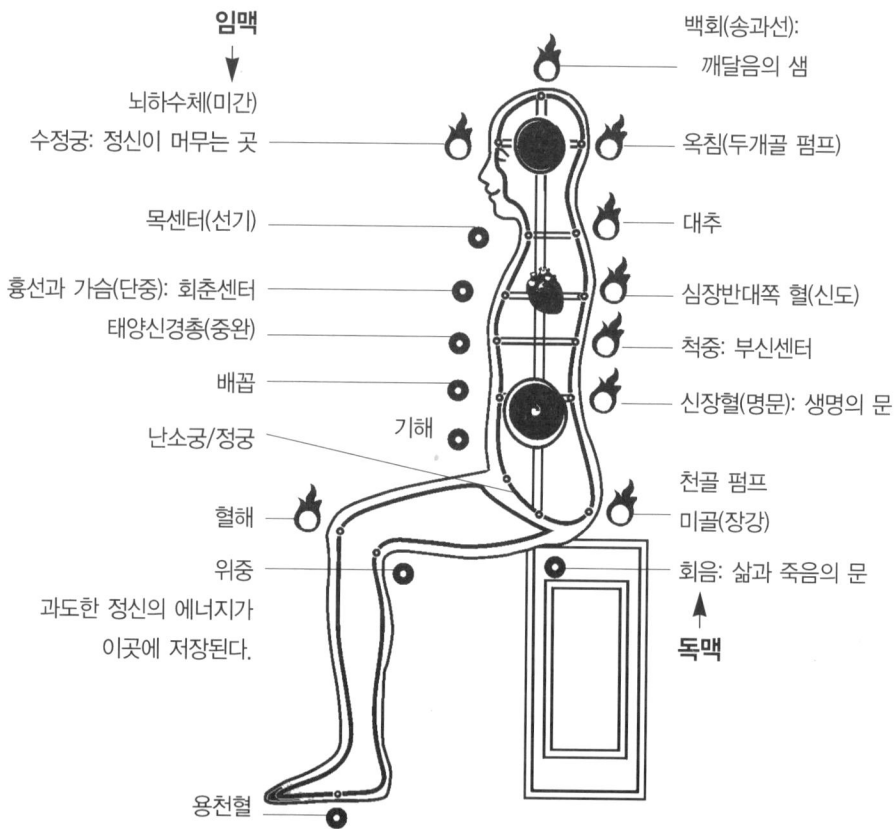

그림 5-1. 소주천 회로로 기를 순환하는 것을 배워라. 혀를 입천장에 대면 임맥과 독맥의 회로가 완성된다.

해진다. 이때 외부의 에너지를 끌어들여 소주천 회로로 순환시키면 경락을 기로 가득 채우고 모든 내부의 기능을 높일 수 있다.

독맥

독맥의 기능

독맥은 양의 통로이다. 모든 양의 경락은 독맥과 연결되어 영양을 받는다. 마치 주요 전력선에서 개인의 집으로 전기선을 끌어오는 것과 같다. 그러므로 독맥을 통한 기의 흐름이 강하면 여섯 개의 양경락도 많은 에너지를 받게 된다.

독맥의 외부 위치

독맥은 회음에서 시작하여 미골(꼬리뼈)로 간다. 미골 끝에서 척추(피부 표면 바로 밑)를 타고 올라가 목뒤로 가고 머리 중앙선을 따라 정수리로 올라간다. 정수리에서 앞머리의 두피 중앙선을 내려와 코로 온 다음 코밑과 윗입술 사이의 혈자리인 은교에서 끝난다.

독맥의 내부 위치

독맥의 내부 통로는 회음에서 시작하여 미골 끝으로 간다. 다음 천골 바깥쪽으로 올라가서 천골의 여덟 개 구멍으로 들어가고 거기서 척추 속으로 들어간다. 척추 내부를 타고 올라가 두개골로 들어가고, 두개골 속 뒤쪽 중심선을 따라 뇌 표면(정수리 밑)으로 올라간다. 이 통로는 또한 송과선, 뇌하수체, 시상하부 같은 뇌의 깊은 부위와 연결되어 있다. 그 후 피부 밑 약 3.5cm 깊이에서 얼굴의 중심선을 따라 내려와서 입천장에서 끝난다.

임맥

임맥의 기능
임맥은 음의 통로이다. 여섯 개의 음경락은 임맥에 연결되어 있고 임맥에서 에너지를 받는다. 임맥과 독맥은 양쪽 끝에서 연결되어 있다. 임맥과 독맥이 연결되어서 하나의 완전한 순환로를 이루는데 이것이 바로 소주천 회로이다.

임맥의 외부 위치
임맥은 회음, 즉 성기와 항문 사이에서 시작하여, 치골 앞면으로 올라가 몸의 앞쪽 중심선을 타고 목으로 올라간다. 계속 중심선을 타고 올라가 아래 입술 바로 밑에 있는 마지막 승장혈까지 간다. 침과 지압에서는 0.15~4cm의 다양한 깊이로 임맥을 자극해 활성화한다.

임맥의 내부 위치
임맥의 내부 위치는 소주천 명상에서 아주 자주 사용한다. 임맥은 독맥과 같이 회음에서 시작하고 0.6cm(목 부위) 내지 4cm의 깊이로 몸의 앞면 중심선을 타고 올라간다. 임맥은 치골 밑을 지나 흉골, 목으로 들어가 혀끝에서 끝난다. 그래서 혀끝을 입천장에 대면 스위치처럼 임맥과 독맥의 위쪽 끝이 연결된다.

몸이 건강하고 기가 충만하면, 소주천 회로에 있는 혈자리들이 장기와 내분비선에서 넘쳐 나오는 에너지를 받아들인다. 이 에너지가 순환하면서 에너지가 적은 혈자리를 충전해 준다. 이를 통해 인체의 에너지를 조화롭게 만든다. 임맥과 독맥의 모든 혈이 충분히 활성화되면, 나머지 여섯 개 경락을 여는 과정으로 나갈 수 있다.

소주천 회로의 에너지 센터

이 절에서는 에너지 센터에 대해 상세하게 소개하고 이를 소주천 명상에 활용하는 법을 설명한다. 한번에 모든 센터를 다 배울 필요는 없다. 하나 하나 알아나가다 보면 전부 알게 된다. 각 센터가 있는 위치(그림 5-1)에 익숙해진 다음에는 명상 중, 한 번에 하나씩 집중하면서 각 센터의 에너지를 경험해 보라. 나중에 다른 활동을 하면서도 에너지를 느낄 수 있게 되고, 그러면 생활의 모든 면이 개선된다.

주의: 시작 단계에서는 피부 진피층 바로 아래에서만 에너지 센터를 느낄 것이다. 수련이 단계를 거듭하고 에너지를 더 많이 만들어 내게 되면, 그때는 척추, 장기, 내분비선 깊은 곳까지 에너지를 느끼고, 결국에는 인체 내 4cm 깊이에서 에너지의 감각을 느끼게 될 것이다.

1. 배꼽: 정신의 궁궐(신궐)

위치
소주천 명상은 배꼽 센터에서 시작하고 끝낸다. 배꼽 센터는 배꼽 뒤 약 4cm에 위치해 있다. (수련이 진전되면 결국 에너지의 느낌으로 정확한 위치를 알게 된다.)

배꼽의 특성과 장기와의 관계
서양 사람들은 요기를 '배꼽을 명상하는 사람'이라고 부르며 놀린다. 사람들은 대부분 배꼽을 탯줄이 잘린 곳이라고만 생각한다. 명상에 대해 전혀 모르는 사람이라면 이상한 조그만 구멍에 그렇게 집착하는 것을 참으로 웃기는 일이라고 생각할 것이다.

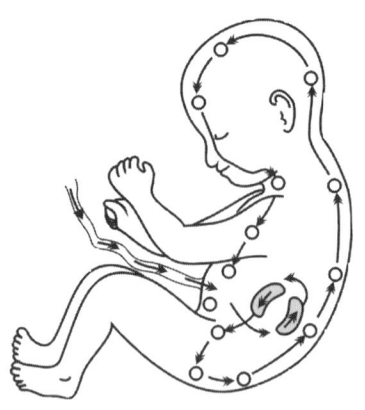

그림 5-2. 탯줄은 우리와 외부 세계의 첫번째 연결 고리다.

외부 세계와의 첫번째 접촉. 배꼽은 우리가 외부 세계와 처음으로 접촉한 곳이다. 모든 산소, 혈액, 영양분은 이 문을 통해 태아의 몸 속으로 들어왔다. (그림 5-2) 바로 그 점에서 배꼽은 탯줄을 끊었던 곳일 뿐만 아니라, 그 후에도 계속해서 특별히 민감한 부위로 작용한다. 배꼽은 우리가 살아 있는 내내 그 역할을 계속한다.

배꼽은 인체의 중심이다. 동양의 오행(목 화 토 금 수)에서 배꼽은 토(土)에 상응한다. 오행은 각 방향과 상응하는데 목, 금, 화, 수는 동서남북에 상응한다. (그림 5-3) 토는 중앙에 해당한다. 토는 바로 우리가 서 있는 땅으로 동서남북의 네 방향을 바라보는 중심점이기도 하다. 한 사물의 중심점은 그 사물의 균형점이기도 하다.

배꼽은 상반신과 하반신의 중앙에 있는 물리적인 중심이다. 무술, 서예 등에서는 중심의 중요성을 자주 언급한다. 인체의 중심은 우리의 움직임을 통제하는 데 가장 효과적인 장소이다. 그래서 모든 무술에서는 하단전(중국어) 혹은 하라(일본어)라고 하는 몸의 중심에서 움직임을 시작한다. 매일 매일 수련을 하면 배꼽에 중심이 잡히는 느낌이 점차 커가고, 배꼽에 에너지를 모았다가 불러낼 수 있게 된다.(그림 5-4)

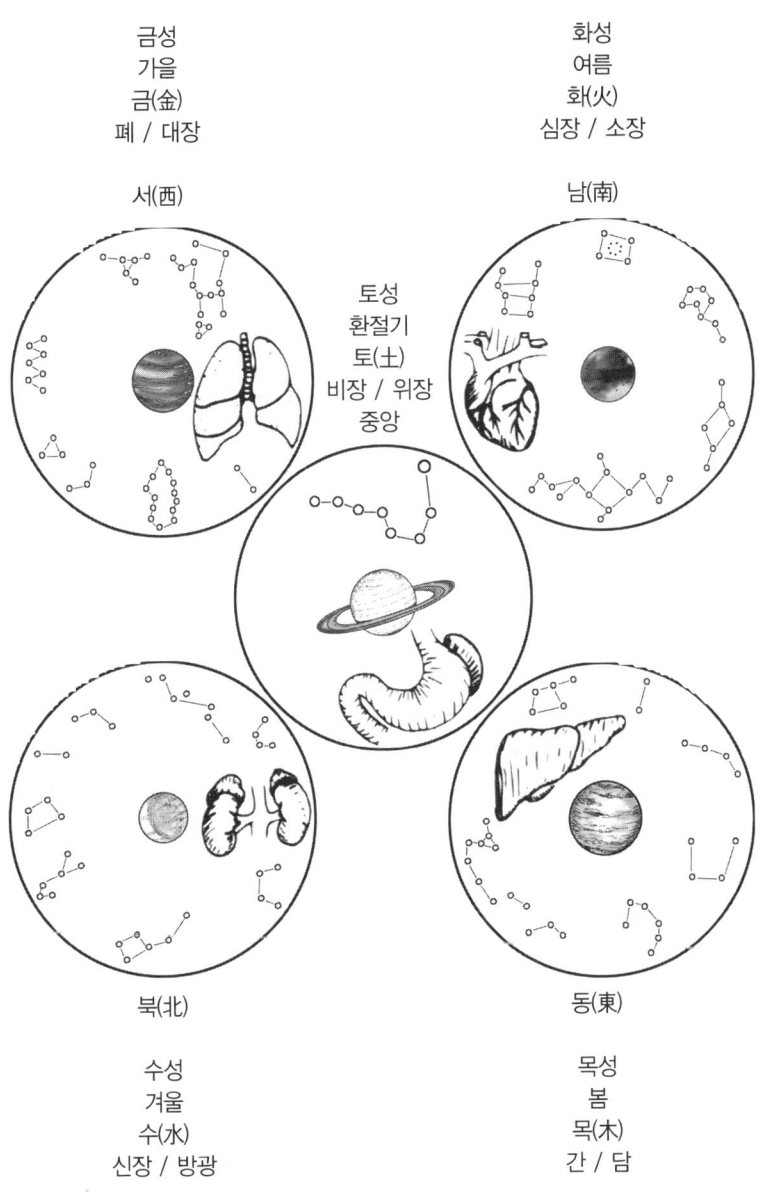

그림 5-3. 오행, 장기, 행성

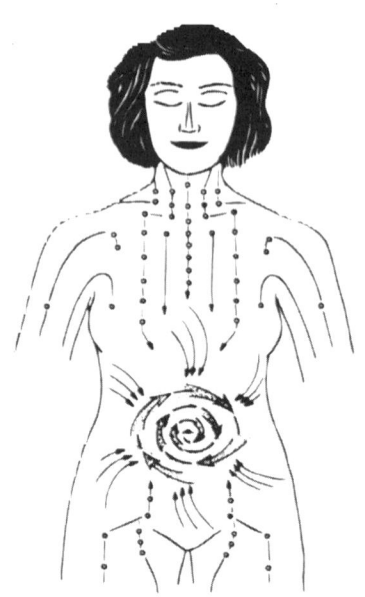

그림 5-4. 배꼽 뒤에 기를 모으고 섞는 장소가 있다.

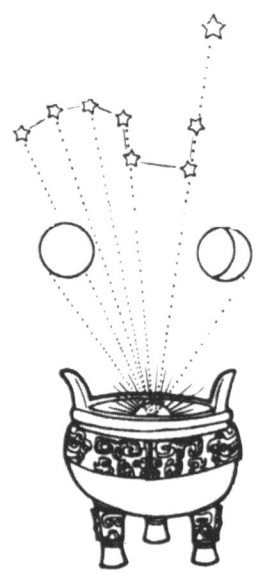

그림 5-4. 화로

배꼽은 화로의 앞문이다. 배꼽은 사실 인체 깊은 곳에 있는 하단전의 앞문이다. 하단전의 정확한 위치는 사람마다 다르다. 어떤 사람은 배꼽 오른쪽, 어떤 사람은 배꼽 약간 밑, 또 어떤 사람은 배꼽 약간 위에 있다고 한다.

하단전은 또한 화로라고 알려져 있는데, 그 이유는 고급 도교의 명상 수련에서 정신적 변형을 위해 육체, 마음, 정신의 다양한 에너지를 모으고 섞고 조리하는 장소이기 때문이다.(그림 5-5) 사실 몸에는 세 개의 단전이 있다. 배꼽의 하단전, 태양신경총의 중단전, 두뇌의 상단전이 그것이다.(그림 5-6) 단전은 '불로불사의 장소'라는 뜻으로, 내면의 연금술에서 불멸의 액체를 준비하는 장소를 의미한다.

건물을 안정적으로 지탱하려면 토대가 튼튼해야 하는 것처럼, 정신적인

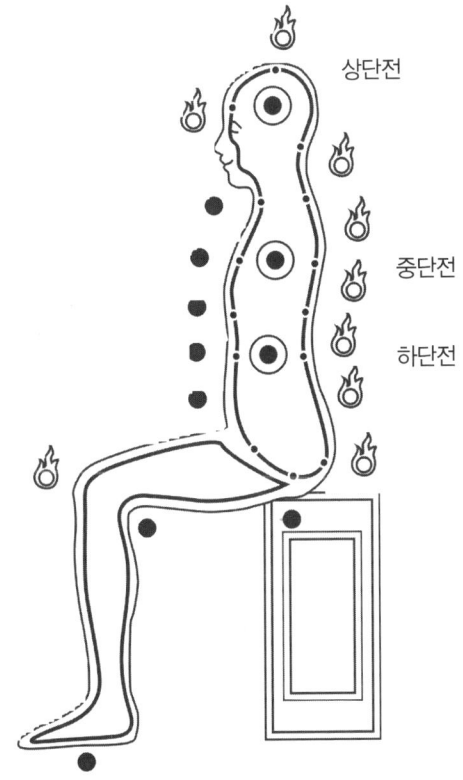

그림 5-6. 세 가지 단전

일을 위한 샘물을 유지하려면 단전을 튼튼히 해야 한다. 배꼽 센터를 비롯한 '불로불사의 장소'를 계발하는 것은 모든 도교 수련의 토대이다.

선이나 태극권을 공부한 사람들은 배꼽 밑에서 세 손가락 넓이 지점에 위치한 기해혈(氣海穴)이 화로에 상응하는 지점이라고 생각한다. 이 혈자리와 배꼽 모두 화로에 접근하게 해 주므로 어느 곳에 집중해도 효과는 같다. 힐링 타오 시스템은 실제적인 배꼽을 사용한다. 많은 세월 동안 수만 명의 사람들에게 소주천 명상을 가르쳐 본 결과, 배꼽이 더 민감하고 느끼고 찾기 쉬우므로 더 효과적이다. 배꼽과 기해혈이 같은 장소로 인도하는 두 개의 문이라면 더 쉽게 느껴지는 부위를 사용하는 것이 좋지 않겠는가?

배꼽은 중요한 기 충전 배터리이다. 배꼽은 인체의 중심이기 때문에 음기와 양기의 균형점이다. 인체는 천기와 지기를 배꼽에 모으고 저장하고 균형을 잡는다. 이런 역할 때문에 배꼽은 많은 양의 기를 안전하게 저장할 수 있다. 도교인들은 배꼽 센터를 기충전의 배터리라고 여긴다. 배꼽은 원기의 근원으로 가는 앞문으로서, 다른 곳에서 가져온 에너지를 모으고 변형하고 균형을 잡아서 배꼽, 신장, 성센터(골반 근처) 사이의 근원으로 끌고 와서 원기(元氣)를 강화한다. 배꼽 센터는 모든 에너지 통로, 특히 정수리, 성센터, 회음, 신장, 심장과 밀접하게 연결되어 있다.(그림 5-7)

배꼽에 집중하는 것으로 수련을 시작하고 끝낸다. 소주천 명상은 배꼽에서 시작하고 배꼽에서 끝난다. 생명의 시작 때부터 배꼽은 탯줄을 통해 받아들인 영양분인 기를 조화롭게 하고 변형해 왔다. 배꼽(특히 배꼽, 신장, 성센터 사이)은 인체의 다른 부위와는 달리 에너지를 모으고 변형하고 저장하는 데 아무 부작용이 없다. 배꼽에 집중하면서 명상을 시작하면 배꼽 뒤의 화로에 저장된 기에 접근할 수 있다. 이렇게 하면 임독맥에 강한 에너지가 충전되어 비약적으로 소주천을 수련할 수 있게 된다.

배꼽은 근처의 장기에 영향을 준다. 배꼽은 또한 대장, 소장, 주요 림프계에도 중요한 부위다.(그림 5-7) 배꼽에 집중하면 생명력이 활성화되어 온기와 팽창의 압력이 생기는데, 이는 소장의 소화와 흡수 작용이 원활해지도록 돕는다. 배꼽에 집중하면 또 림프계의 흐름이 증가되면서 노폐물을 제거하는 대장을 강화시킬 수 있다.

감정적인 영향

배꼽 센터가 열려 있고 다른 센터와 연결되어 있으면, 우리는 균형감을 느낀다. 배꼽 센터가 정체되거나 막혀 있으면, 나약하고 까다로워지며 산만하게 된다.(그림 5-8)

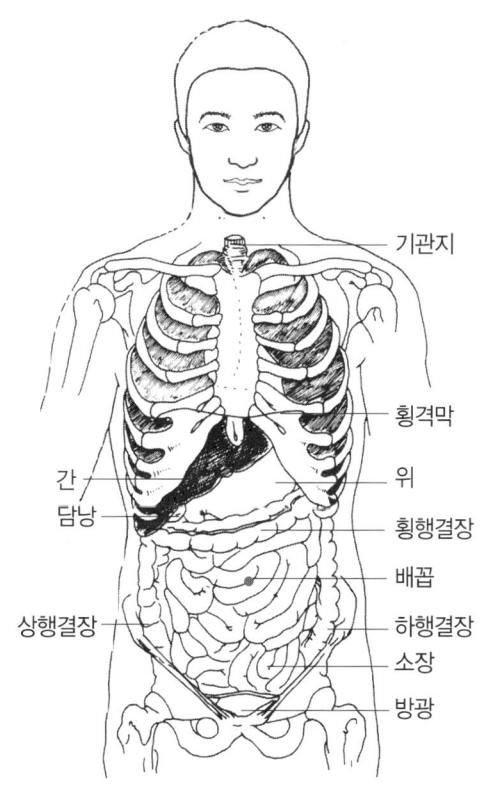

그림 5-7. 배꼽은 근처의 장기에 영향을 준다.

배꼽을 마사지하여 부정적인 감정 풀기

부정적인 감정이 생기면 배꼽 부위가 자주 뭉쳐 기의 흐름을 방해하고 결국 엉킴이 생긴다. 배꼽 부위가 너무 굳어 있으면 다른 병이 생길 수 있고 명상에도 영향을 줄 수 있다. 매일 배꼽 부위를 마사지하거나 엉킴이 생길 때마다 풀도록 하라. 마사지하기에 제일 좋은 시간은 아침이다.

등을 대고 누워라. 어느 손이든 손가락 하나를 사용해 배꼽 주위를 가볍게 눌러라. (다른 손은 배꼽 부위에 대고 고정시킨다.) 배꼽 자체를 마사지하지 말고 민감한 부위를 발견할 때까지 배꼽 둘레를 원형으로 마사지하

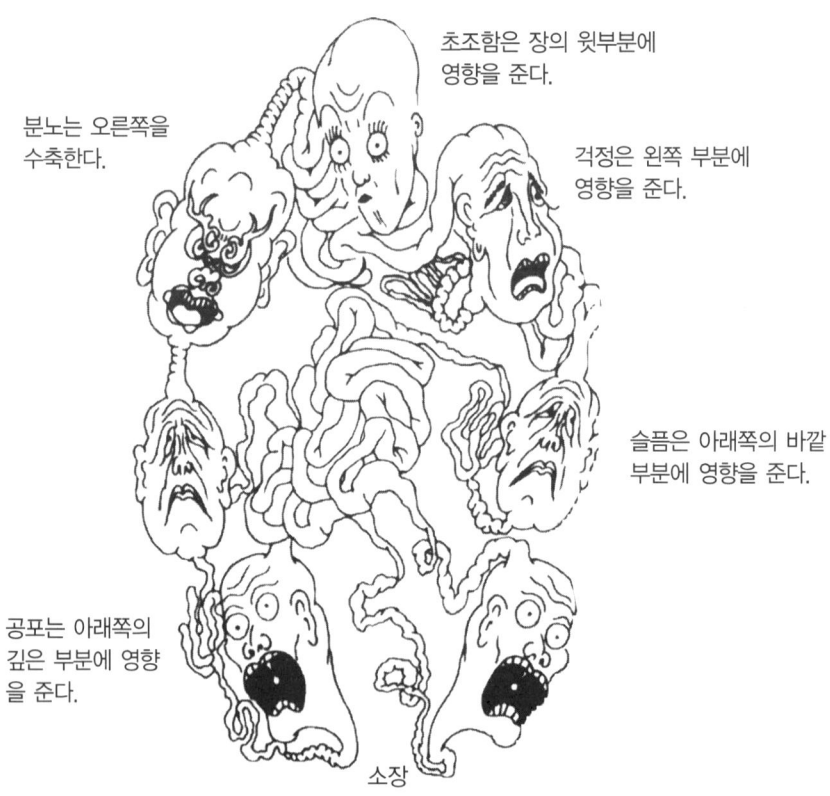

그림 5-8. 배꼽이 막혀 있으면 소장에 부정적인 감정을 일으킨다.

라. 민감한 부위는 덩어리나 결절이 있는 것처럼 느껴진다. 한 손가락 끝으로 그 부위가 풀릴 때까지 그 부위나 둘레를 원형으로 마사지하라. 어떤 부위는 다른 부위보다 딱딱하다. 가볍게 누르고 잠시 멈추고 떼기를 엉킴이 사라질 때까지 반복하라.(그림 5-9, 5-10)

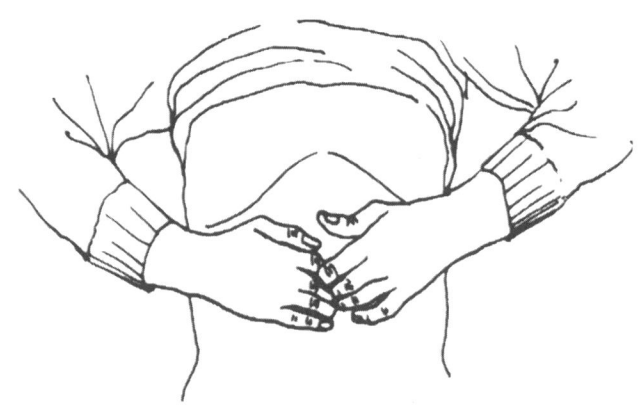

그림 5-9. 배꼽은 다른 장기와 연결되어 있다. 정체가 되면 장기에 영향을 줄 수 있다.

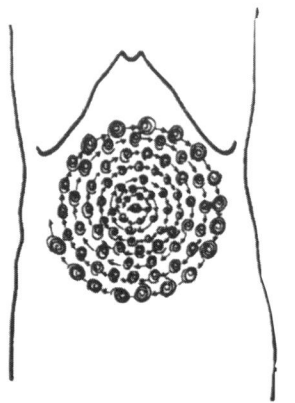

그림 5-10. 스스로 마사지하기

2. 하단전, 원기의 근원: 내부의 배터리

위치

하단전은 배꼽, 명문(신장), 성센터 사이에 위치한다. 이 세 센터는 삼각형을 이루고 있는데 이 공간으로 외부에서 에너지를 끌어들여 원기를 북돋운다.(그림 5-11, 5-12) 하단전의 정확한 위치는 사람마다 다르다. 어깨가 넓고 하복부가 큰 남성은 몸의 중심인 배꼽 밑 4cm지점에 하단전이

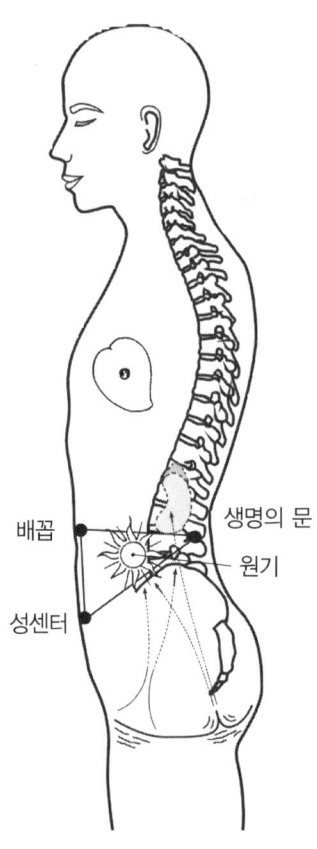

그림 5-11. 하단전, 원기

있을 가능성이 있다. 몸집이 큰 여성은 배꼽에서 약간 위에 하단전이 있을 것이다. 많은 무예 수련자들은 단전의 무게 중심이 몸의 중심축과 명문 사이에 있다고 느낀다. 어떤 사람은 에너지가 모아지는 곳 바로 밑에 하단전이 있다고 느낀다. 하단전의 정확한 위치는 에너지가 가장 강하게 느껴지는 곳이다.

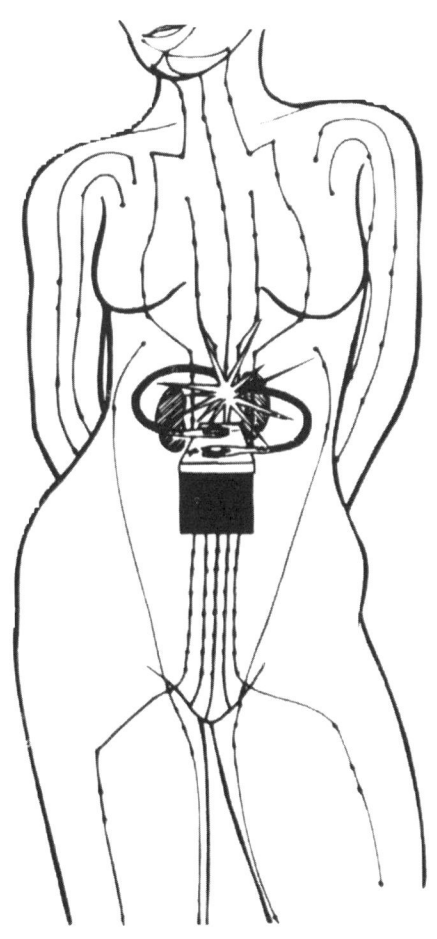

그림 5-12. 내부의 배터리

하단전의 특성과 장기와의 관계

원기(元氣)를 저장하는 하단전은 모든 종류의 기가 섞여서 생명력으로 변형되는 단약의 장소 혹은 붉은 밭으로 불리기도 한다.(그림 5-13) 원기는 어머니에게 받은 음의 오르가슴 에너지와 아버지에게서 받은 양의 오르가슴 에너지가 결합해서 생겨난다.

오르가슴 에너지는 사랑에너지와 성에너지의 결합체이다. 이 에너지들이 결합해 천기와 지기를 끌어들여 새로운 에너지를 만든다. 그리고 부모

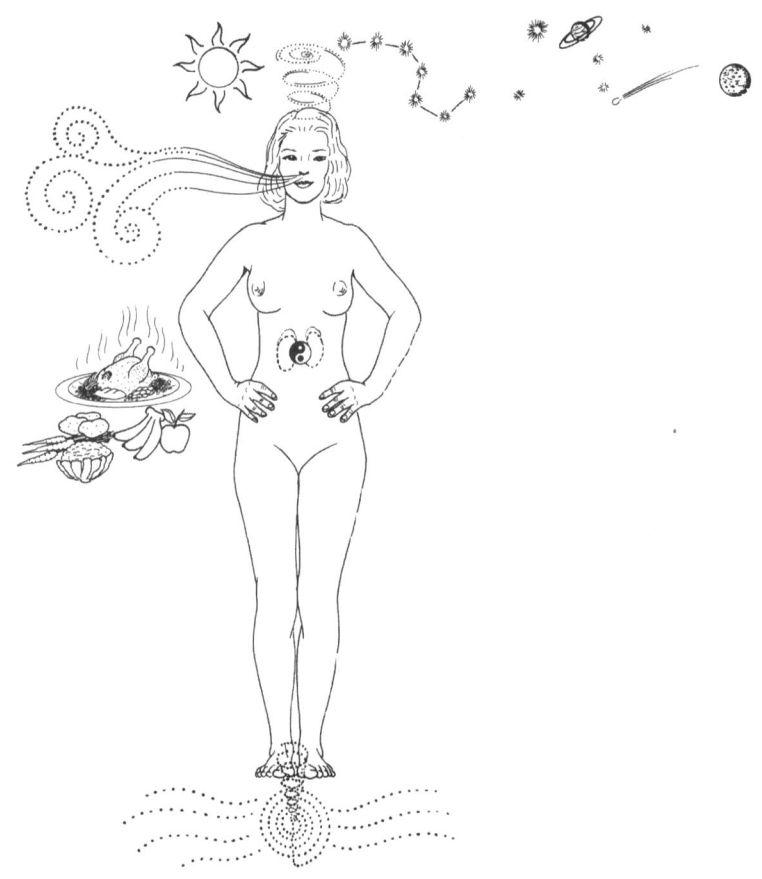

그림 5-13. 원기(元氣)는 이 모든 힘과 에너지를 이용해 강화시킬 수 있다.

의 세포로 만들어진 태아 속에 자리잡는다.

우리는 매일 천기, 지기, 높은 자아의 기를 끌어들일 뿐만 아니라 오르가슴 에너지에 의해 새로 만들어진 에너지, 즉 선천지기를 몸 속에 끌어들인다. 우리가 얼마나 건강한가는 우리 몸 속에 저장된 선천지기의 양이 얼마나 되는가에 달려 있다. 선천지기(先天之氣)는 우주의 큰 힘을 끌어들이는 능력을 키우므로 선천지기가 많으면 우리 존재의 모든 면이 강화된다. 우리는 배꼽, 명문, 성센터 사이의 공간에 집중하는 수련을 함으로써 외부의 힘에서 끌어온 주요 에너지를 다시 저장할 수 있다.(그림 5-14, 5-15)

하단전은 몸의 중심선 근처에 있는 대동맥과 대정맥 앞에 있다. 이 부위에는 큰 림프절, 즉 요추 림프절, 공통장골 림프절 등이 있고 하복부의 주요 림프관이 자리해 있기도 하다. 이곳에 모이는 기를 늘리면 혈액, 림프,

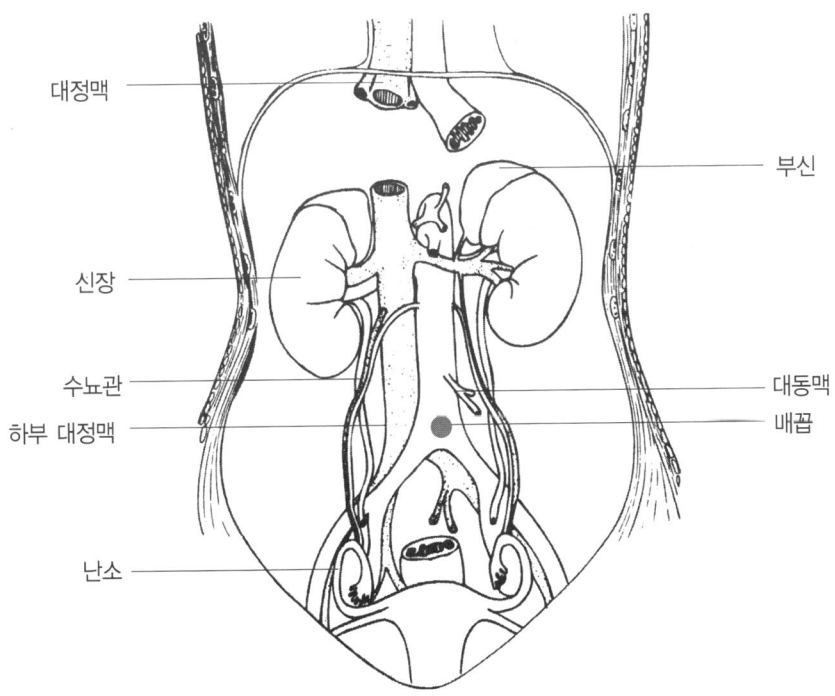

그림 5-14. 원기가 있는 부위는 대동맥과 대정맥에 영향을 미칠 수 있다.

호르몬의 흐름이 원활해져 심장의 일을 덜어준다. 원기를 따뜻하게 하는 수련을 매일 하면 에너지가 빠져나가지 않고 보존된다.

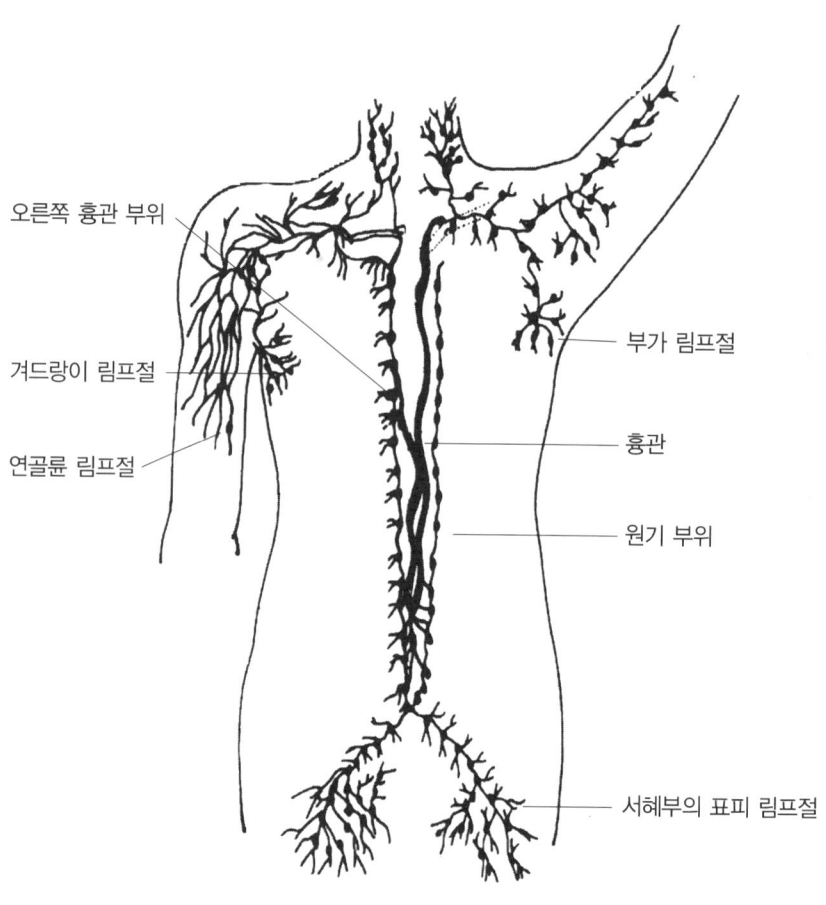

그림 5-15. 림프계

3. 성센터: 정궁과 난소궁

위치와 기능

남성. 정궁(精宮)은 치골 약간 아래 뒤, 페니스의 뿌리 부분(전립선과 치골 사이 몸 안쪽 약 4cm 깊이)에 있다. 중의학에서는 임맥의 두번째 혈이다. 정궁의 에너지는 고환, 전립선, 정낭에서 만들어진 정자에서 나온다. 남성은 사정을 조절해서 이 에너지를 이용할 수 있다. 오르가슴 에너지를 소주천 회로에 끌어들이지 않으면 몸 밖으로 빠져나가 잃어버리게 된다. 정궁에 집중하는 수련을 하면 원기에 기를 더해 줄 수 있다. 남성의 성에너지를 보존하는 기술은 『멀티 오르가즘 맨』에 설명되어 있다.

두 개의 문을 닫기. 성에너지가 빠져나가는 두 개의 문을 튼튼히 만들어야 한다.

하나는 앞문으로 요도의 개구부인 페니스 귀두에 위치한다. 또 하나는 비뇨생식기 횡격막 위, 페니스의 기저에 있다. 내부적으로는 전립선 개구부의 기저, 정낭이 요도와 맞닿는 곳 밑에 있다.

홍채 근육, 눈 주위 근육과 함께 가볍게 이 두 문을 수축하라. 두 문이 가볍게 닫히고 정기가 보존됨을 느껴라. 이렇게 하면 생명력이 보존된다.(그림 5-16)

여성. 난소궁은 치골 위 자궁 상단부(배꼽에서 약 한 뼘 위치)에 있다. 여성에게 이 혈은 임맥의 세번째 혈이다. 배꼽에 양 엄지손가락 끝을 대고 검지를 밑으로 뻗어 삼각형을 만들라. 검지가 가리키는 곳이 난소궁(표면에서 4cm 안쪽)이고, 새끼손가락이 자연스럽게 닿는 곳이 난소이다.

난소에서 나온 에너지는 난소궁에 축적된다. 매달 난소궁의 성에너지와 아주 미세한 물질이 합쳐져 난자를 만들어 낸다.

난자가 수정이 되지 않으면 태아에게 영양분을 주기 위해 저장된 모든 기혈이 몸에서 빠져나간다.(그림 5-17) 출산을 바라는 것이 아니라면, 이 에너지 손실은 불필요하고 건강하지 않은 것이다. 난소궁에 집중하고 수련하면 원기에 기가 공급된다. 난소 호흡은 난자의 정수를 보존하고 재활용해서 생명력으로 바꾼다. 여성의 성에너지를 보존하는 방법은 『멀티 오르가즘 커플』에 상세하게 설명되어 있다.

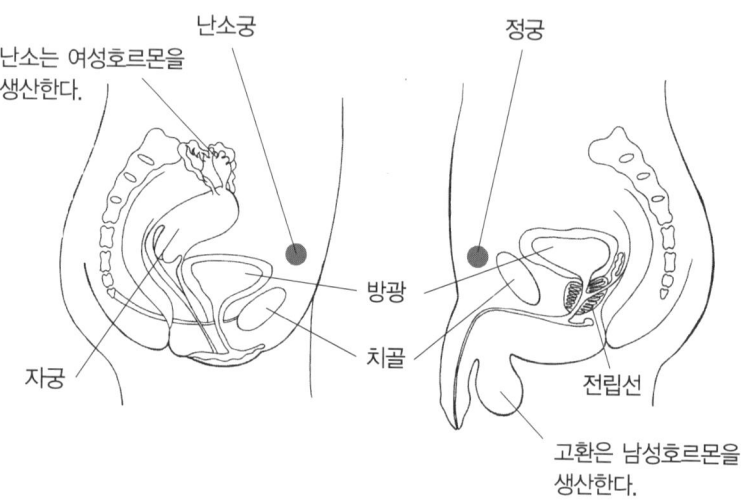

그림 5-16. 정궁(精宮)과 난소궁

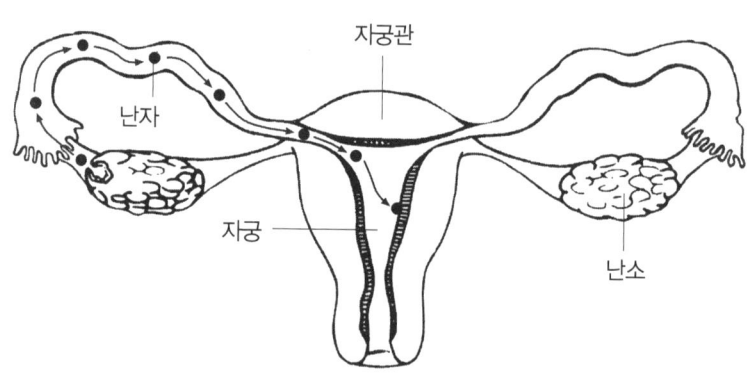

그림 5-17. 자궁과 난소

두 개의 문을 닫기. 여성도 에너지가 빠져나가는 두 문을 막아야 한다. 앞문은 질구(膣口)이고 뒷문은 자궁경부의 문이다. 홍채와 눈의 근육을 수축하면서 두 개의 문을 가볍게 닫아라. 이렇게 하면 그 안에 있는 성에너지가 보존된다.

성센터의 특성과 장기와의 관계

남성의 성센터는 전립선, 페니스, 고환이 포함되고, 여성의 성센터는 난소, 자궁경부, 질이 포함된다. 이 기관들은 에너지가 만들어지는 곳으로 원기에 기를 공급하고 성센터에 에너지를 제공한다. 성센터는 남녀 모두 생식에너지를 저장하는 곳이다. 생식에너지는 창조와 치유의 에너지이고 인체에서 가장 강력한 기다. 그 에너지를 생식에 사용하지 않는다면, 재순환하여 생명력으로 변형시켜라.

성에너지를 저장하면 다양하게 사용할 수 있다. 이런 점에서 성에너지는 유일무이하다. 방법은 오르가슴 에너지를 몸 밖으로 빠져나가게 하지 않고 소주천 회로로 돌려 재활용하는 것이다. 이렇게 하면 정자와 난자를 생산하는 인체 에너지의 1/3을 버리지 않게 된다. 몸의 정수를 잃지 않는 지성적인 성행위로 에너지를 저장하고 재활용할 수 있다. 고급 단계에 가면 성에너지를 정신적인 에너지로 변형하는 수련을 한다.

앞서 언급했듯이 인간의 생명은 난자와 정자가 사랑과 성행위를 통해 접촉하고 하나가 됨으로써 음의 오르가슴인 여성의 성에너지와 양의 오르가슴인 남성의 성에너지가 합쳐져서 생긴다. 수정의 과정에서 천기와 지기가 이 오르가슴 에너지와 합해지고 우주(높은 자아) 에너지가 태아가 성장하는 데 필요한 영양분을 제공한다. 남성과 여성이 사랑을 하여 자식을 낳는 행위를 도교에서는 천지의 합일이라고 부른다.

남성. 고환은 테스토스테론과 안드로겐이라는 호르몬을 생산하는데, 이들은 제1차, 제2차 성징을 발전시키고 성적 흥분을 지배하는 호르몬이다. 또 뇌하수체에서 나오는 소낭 자극 호르몬(FSH)을 제지하여 정자의 생산

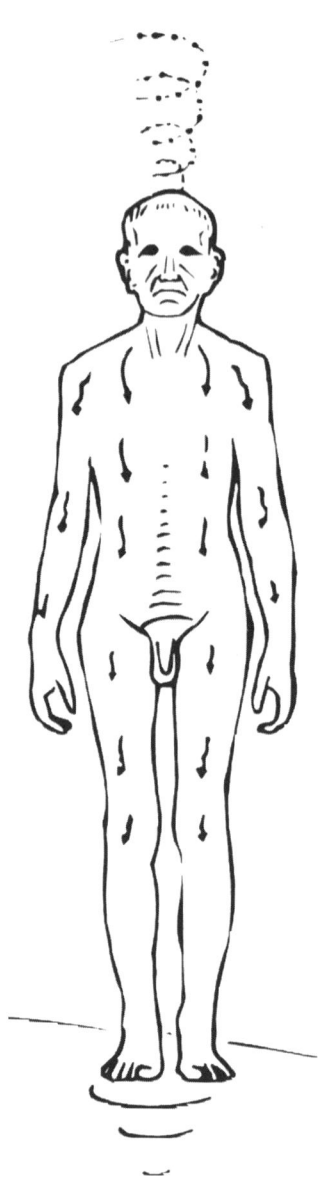

그림 5-18. 성에너지의 과도한 손실은 인체를 소진시킨다.

을 억제하려는 시도를 막는다. 성에너지의 힘과 질은 인체 내에 있는 테스토스테론과 안드로겐의 수준에 따라 직접적인 영향을 받는다. 호르몬은 기의 주요 부분이다.

성에너지와 호르몬은 나이가 들면서 감소하여 뇌하수체를 마르게 한다. 뇌하수체에서는 모든 인체 기능을 점차 약화시키고 결국 죽음에 이르게 하는 노화 호르몬이 생산된다.(그림 5-18) 성에너지와 호르몬은 노화와 조기 사망을 저지할 수 있는데, 성센터의 활기를 유지하지 못하면 성에너지와 호르몬을 조절할 수 없다.

정자를 보존하는 수련으로 몸 밖으로 빠져나갈 에너지를 재활용하여 에너지 수준을 유지시킬 뿐 아니라 높이기도 한다. 이 수련을 하려면 먼저 명상을 통해 소주천 회로를 열어야 한다.

여성. 난소는 난포와 난관채, 두 부분으로 나뉘어 있다. 난포에서는 에스트라디온과 에스트로겐이 생산되는데, 이들은 세포 호흡, 혈액순환, 제1차 제2차 성징, 성충동을 조절하는 호르몬이다. 이들은 또 뇌하수체에서 나오는 난포 자극 호르몬(FSH)을 제지하여 난자의 생산을 억제하려는 시도를 막는다. 난관채는 프로게스테론을 생산하는데, 이 호르몬은 난소관 내의 분비를 촉진하고 에스트로겐과의 상호작용을 통해 배란과 월경을 조절한다. 이 모든 호르몬이 여성의 성에너지에 기여한다.

성도인술을 하면 여성의 월경 주기를 조절하고 이를 통해 성호르몬을 증가시켜 젊음과 활기를 유지할 수 있다.(그림 5-19) 소주천 명상을 하면 성에너지를 정수리로 끌어올려 내분비선을 자극하고 강화할 수 있다.

감정적인 영향

정궁이나 난소궁이 열려 있는 상태에서 다른 센터와 연결되면 창조적 감각과 힘을 가지게 된다. 반면 정궁이나 난소궁이 막히거나 정체되면 인생을 즐기기가 어렵게 된다.

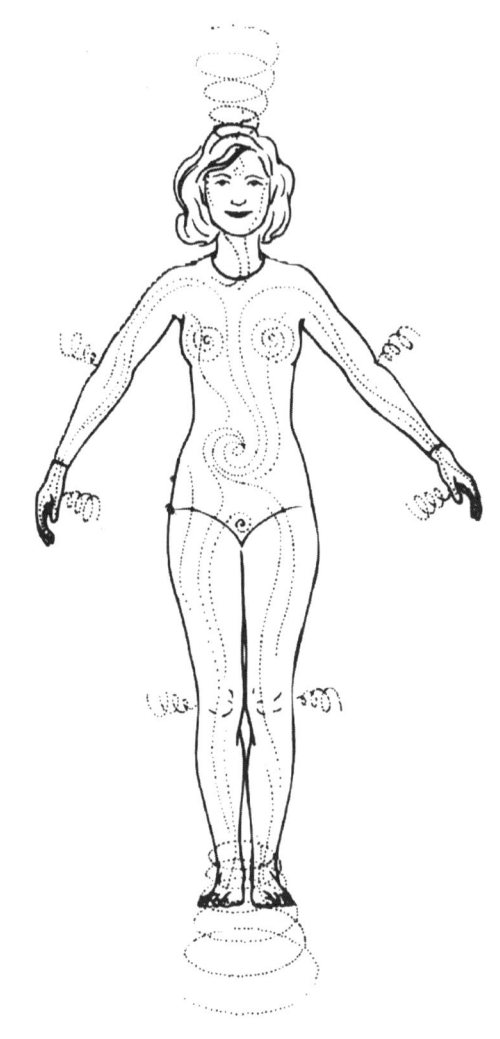

그림 5-19. 젊음과 활기를 유지하는 비결은 성에너지를 보존하고 높이는 것이다.

4. 회음: 생사의 문

위치

회음은 성기와 항문 사이에 위치한다.(그림 5-20) 회음 센터에는 주변 조직도 포함된다. 특히 항문과 항문 뒷부분 역시 회음 센터에 포함된다.

회음은 인체의 상, 하, 전, 후를 연결하고 있는데, 바로 이 점에서 네 개의 통로가 회음에서 뻗어 나간다.(그림 5-21)

1. 정수리와 연결된 통로에는 우주의 양(능동적) 에너지가 흐른다.
2. 용천과 연결된 통로에는 땅의 음(수동적) 에너지가 흐른다.
3. 배꼽, 성센터와 연결된 앞면의 통로에는 인체의 원기가 흐른다.
4. 미골, 천골과 연결된 후면의 통로에는 여덟 개의 구멍이 있는데 자연의 전자기력이 흐른다.

명상하는 동안 회음을 몇 차례 가볍게 수축했다 놓았다 하면, 이 연결점을 통해 전기가 흐르는 것을 느낄 수 있고, 이를 모아 생명력으로 변형할 수 있다.

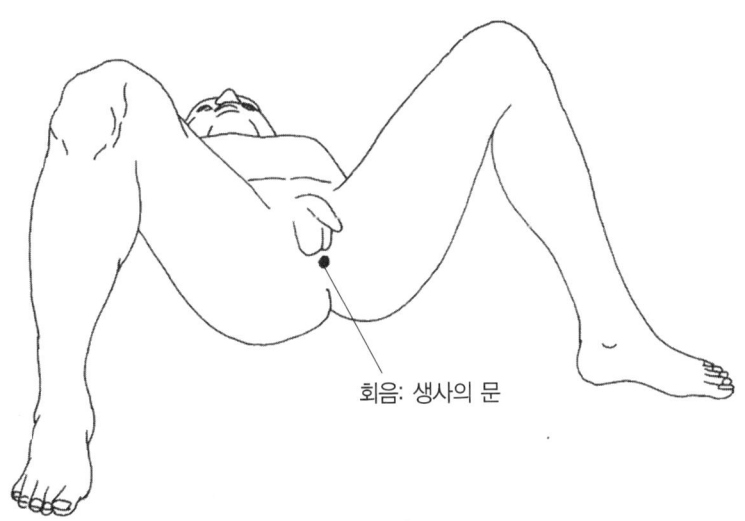

그림 5-20. 회음 센터

회음의 특성과 장기와의 관계

회음에는 에너지 펌프가 있어서 땅에너지, 성에너지, 생명에너지를 척추로 밀어 올려 소주천 회로 내의 기의 흐름을 높인다. 회음은 임맥과 독맥을 연결해 주기 때문에 '기의 다리(하작교)'라고 부르기도 한다.(그림 5-22) 회음이라는 말은 모든 음경락이 만나는 혈이라는 뜻이기도 하다.

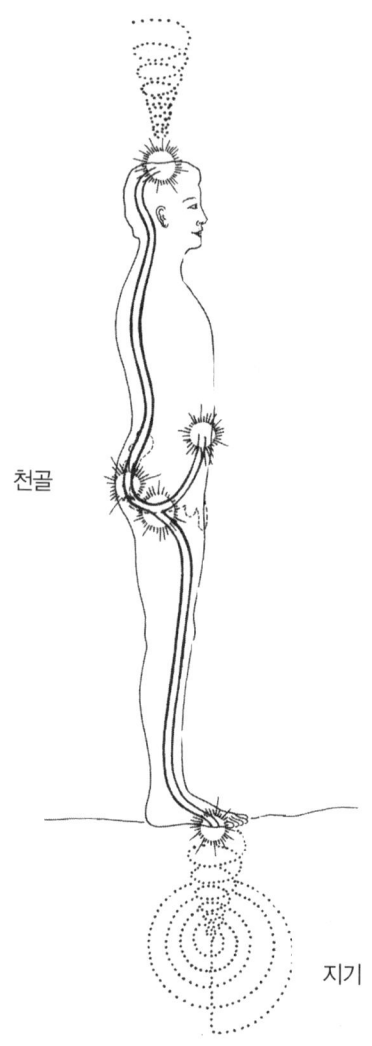

그림 5-21. 회음의 통로

도교에서 회음은 항문, 항문 뒤쪽과 함께 장기들의 '수문(水門)'으로 알려져 있다. 회음은 죽음의 문이라고도 하는데, 그 이유는 적절하게 통제하지 않으면 이곳을 통해 성에너지와 생명력이 빠져나가기 때문이다. 회음은 또한 생명의 문이라고도 하는데, 그 이유는 성에너지와 발바닥으로 들어온 땅의 에너지가 이곳을 통해 높은 센터로 올라가기 때문이다. 회음은 장기의 '의자'나 '마루'라고도 하는데, 그 이유는 회음의 힘에 따라 몸 속 장기의 위치가 달라지기 때문이다. 회음이 강하면 장기가 제자리에 확고하고 건강하게 있고, 회음이 약해지면 장기가 제자리를 잃고 밑으로 처진다.(그림 5-23, 5-24) 회음은 또한, 에너지를 활성화하고 척추로 끌어올리는 데 중요한 역할을 하는 미골과 긴밀하게 함께 일한다. 회음 부위에 기가 적으면 혈액 순환이 느려지고 출혈이 생기거나 등에 통증이 생긴다.

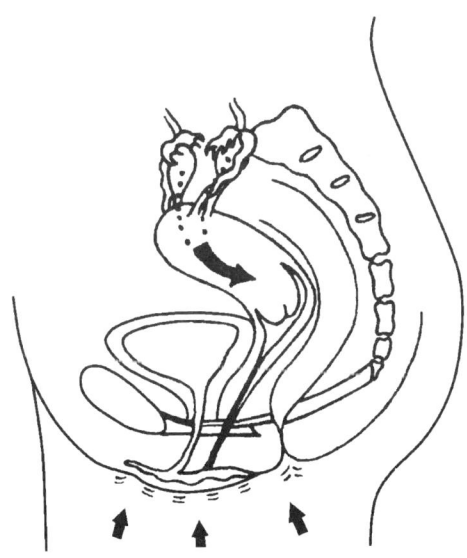

그림 5-22. 성기와 항문을 조이면 기가 위로 올라간다. 성기와 항문이 일종의 다리 역할을 한다.

항문(영양의 문) 또한 생사의 문의 일부다. 항문이 회음에 단단하게 연결되어 있으면 생명력이 안정된다. 항문이 혈액, 림프, 기의 순환을 원활하게 만들기 때문이다. 항문은 또한 '기의 다리'의 일부이며 에너지를 척추로 밀어 올리는 펌프의 일부이기도 하다. 항문과 회음의 연결이 약해지거나 끊기면, 생명력이 새어 나가고 문의 효과를 잃게 된다. 항문에 기의 흐름이 정체되면 변비 같이 꽉 막힌 느낌이 들고 인체는 노폐물과 독소를 배출하지 못하게 된다. 이것이 소주천 회로로 계속 에너지가 순환해야 하는 또 다른 이유이다.

항문과 미골 사이의 항문 뒷부분은 음양의 에너지가 조화를 이루는 곳이

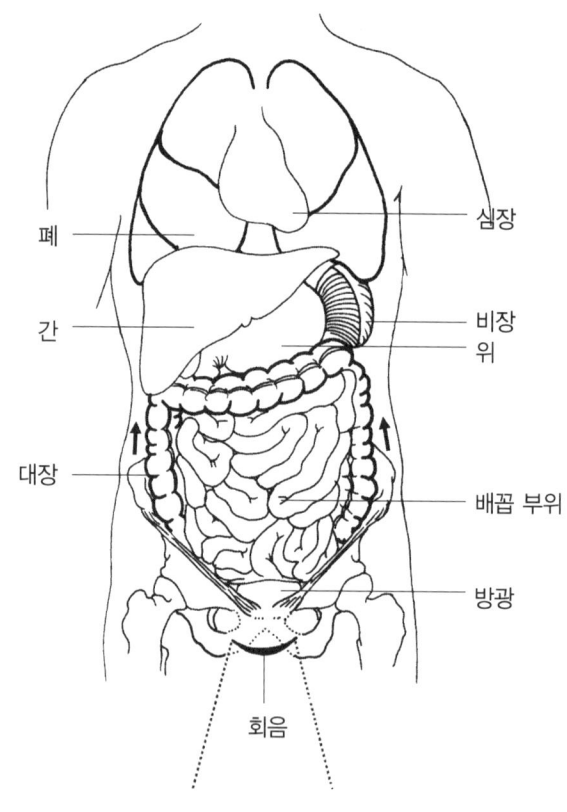

그림 5-23. 회음이 강하면 몸 안의 기를 유지하는 데 도움이 된다.

다.(그림 5-25) 그곳은 또한 성에너지, 땅의 힘, 생명력에너지를 척추로 끌어올리는 펌프질을 돕는다. 항문 뒷부분은 에너지가 회음에서 미골로 통과하도록 한다는 점에서 역시 '기의 다리' 역할을 한다.

회음, 항문, 항문 뒷부분, 이 세 부위는 땅과 연결되어 있다. 이 세 부위를 미골을 향하여 수축하면 땅의 힘이 위로 올라감을 느낄 수 있다. 발바닥을 땅에 붙이고 명상하면 땅의 힘이 발바닥을 통과해 위로 올라가기 쉽다. 이 연결을 통해 어머니인 땅과 밀접한 관계를 유지한다.

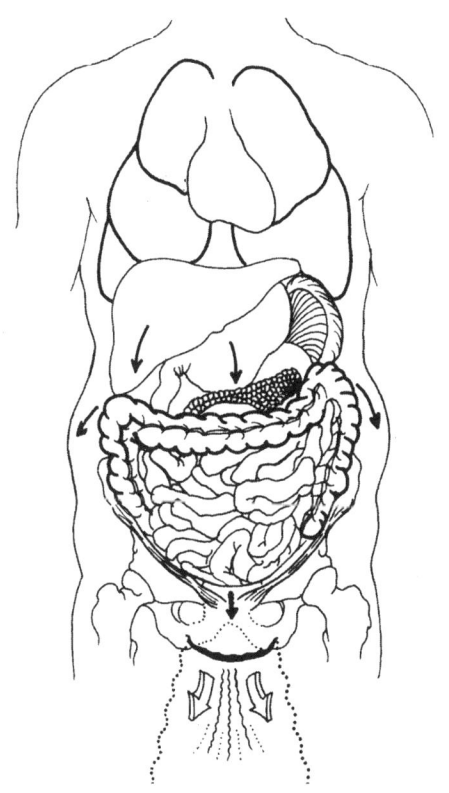

그림 5-24. 회음은 장기의 '마루'다. 회음이 약해지면 기가 빠져나간다.

감정적인 영향

회음이 열려 있고 다른 부분과 연결되어 있으면, 땅에 뿌리내려 있음이 느껴진다. 회음이 정체되거나 막혀 있으면, 불안감을 느끼게 된다.

5. 미골과 천골(장강과 미려)

중의학에서는 미골과 천골 구멍이 독맥의 첫 두 혈자리라고 본다.(그림 5-26) 우리는 이 두 혈이 다르다는 것을 알지만 명상에서는 미골과 천골을 하나의 센터로 다루기로 한다. 앞으로 이 센터를 미골로 부를 때도 있고 천골로 부를 때도 있는데, 두 곳의 에너지가 상호 작용을 하기 때문에 어떻게 부르든 이 센터를 가리킨다.

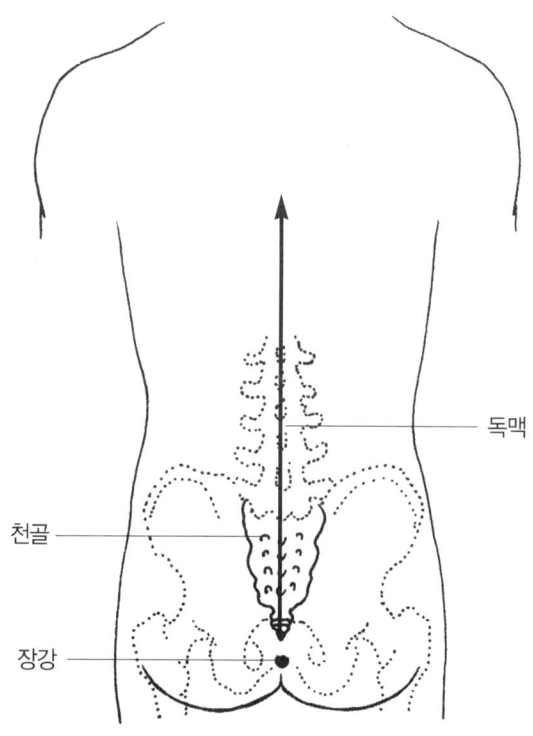

그림 5-25. 항문 뒷부분의 장강혈

미골

　모든 에너지는 꼬리뼈 끝에 있는 미골에서 척추를 타고 두개골로 올라간다. 미골에는 열두 가닥의 신경이 있는데, 이는 각각 열두 개의 땅에너지 가지와 연결되어 있다.(그림 5-27) 미골을 내부에서 (또는 손가락을 사용해 외부에서) 활성화하면 이 신경들이 자극을 받아 장기를 강화한다. 또 미골은 나사처럼 소용돌이 홈이 패여 있어 땅을 향해 기울이면 몸이 땅의 힘과 연결된다.(도교에서는 뾰족한 뼈를 기의 안내자라고 여긴다.)

　원기 센터와 미골은 아주 밀접한 관계를 가지고 있다. 미골을 향하여 가볍게 항문과 항문 뒷부위를 수축하면, 원기, 땅의 힘, 성에너지가 서로 결합해 척추를 타고 몸 위의 혈자리로 올라간다.(그림 5-28) 미골이 닫혀 있으면 에너지는 여행할 수가 없다. 미골이 열려 있고 여러 에너지가 결합되면, 전기가 척추를 타고 오르는 것 같은 느낌이 든다.

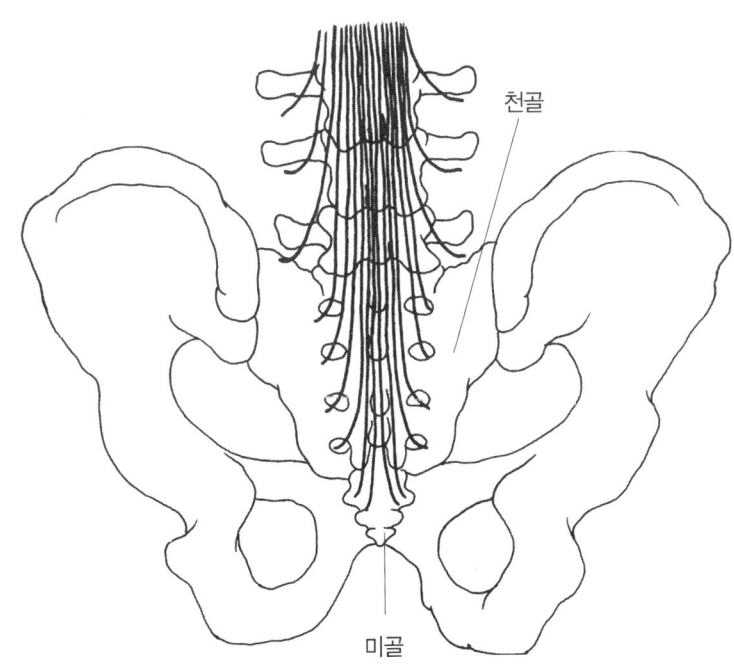

그림 5-26. 천골과 미골의 신경

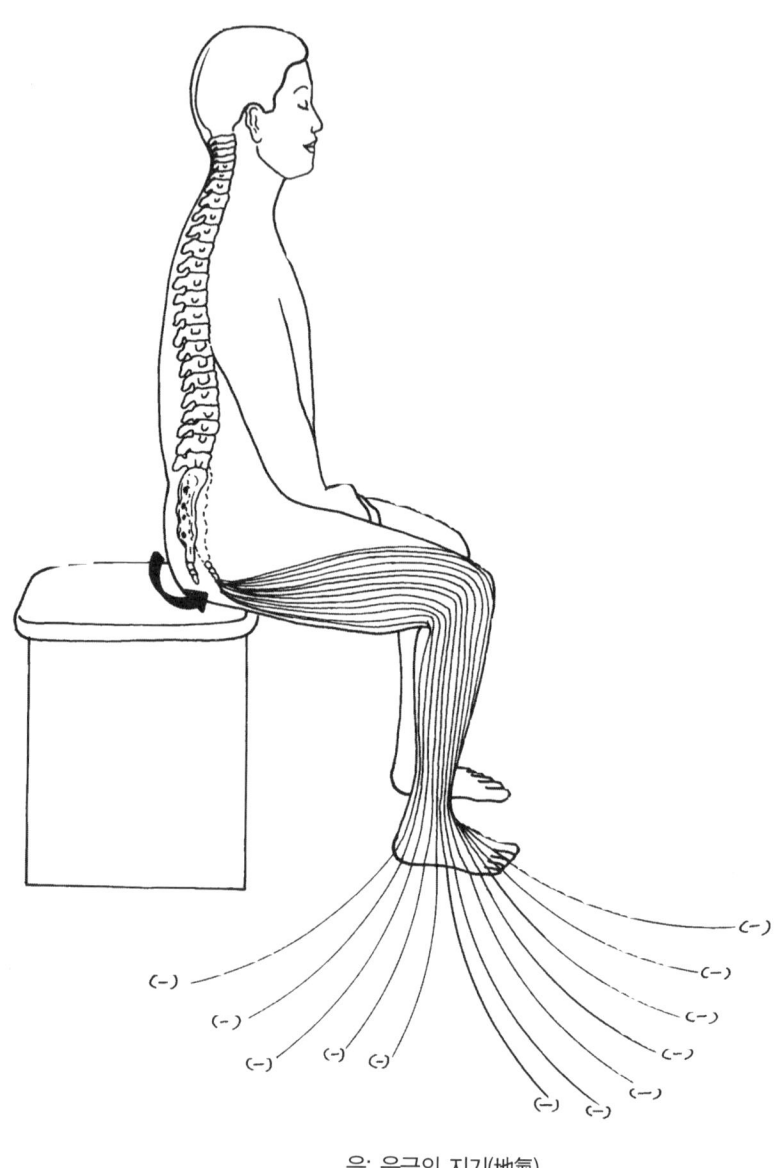

음: 음극의 지기(地氣)

그림 5-27. 미골과 천골의 신경은 열두 개의 땅에너지 가지와 연결되어 있다.

땅의 힘과의 연결

앞서 말했듯이, 인간과 동물의 가장 큰 차이점은 인간이 직립 보행을 하기 때문에 머리가 하늘을 향하고 꼬리뼈가 땅을 향해 있다는 점이다. 인간은 머리와 꼬리뼈가 천기와 지기의 통로가 된다. 미골은 천기를 아래로 내려 가게 하고 머리는 지기를 위로 올라가게 하며, 덕분에 뇌는 두 힘으로부터 영양을 받는다. 도교는 바로 직립 자세 때문에 인간의 정신적 발전이 가능했다고 생각한다. 대부분의 동물은 꼬리로 하늘의 힘을 받아 아래로 내려가게 하고 네 발로 땅의 힘을 끌어 올리는데, 이런 자세로는 머리보다는 몸이 발달하게 된다.

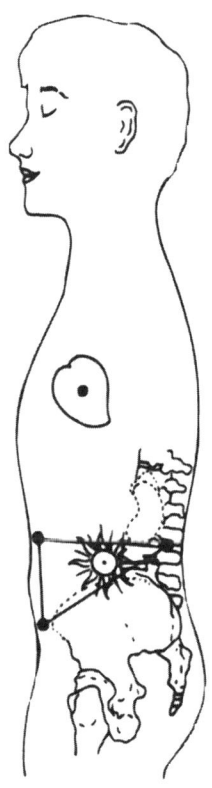

그림 5-28. 항문, 성기관, 항문 뒤쪽을 가볍게 수축하고 원기가 있는 곳으로 끌어올린다.

하늘의 힘은 시계 방향으로 나선형을 그리며 정수리를 뚫고 내려와 머리의 내분비선에게 영양분을 주고 입천장을 통해 계속 내려간다. 땅의 힘은 발바닥을 통해 들어와서 성기관, 회음, 미골, 심장혈을 지나 혀의 침샘까지 올라간다. 땅의 힘은 또한 척추를 따라 뇌로 가는 길로 올라가기도 한다.

미골의 특성

미골과 천골은 주요 신경이 많이 모여 있는 곳이고, 장기 및 내분비선과도 아주 가깝다.(그림 5-29) 꼬리뼈는 또한 내적 에너지의 균형을 잡아 다른 혈자리의 힘을 높여 준다. 꼬리뼈에 생명력이 가득차면, 몸이 가볍게 느껴진다. 태극권 같이 움직이는 무예를 할 때 더욱 그렇다. 또 미골은 성 에너지와 땅의 힘을 변형하고 정화한다. 미골이 막히면 몸이 무겁게 느껴지고 균형이 무너진다.

천골 구멍

도교는 천골을 불멸의 뼈라고 생각한다. 천골은 누르스름한 색이고, 천골의 정수는 땅의 에너지다. 천골에는 여덟 개의 구멍이 있다(이를 불멸의 여덟 동굴이라고 부른다). 왼쪽의 네 개는 양이고, 오른쪽의 네 개는 음이다. 천골은 척추의 골수를 소뇌, 뇌 윗부분, 뇌의 골수와 연결해 준다. 천골이 활성화되면, 기 흐름이 높아지고 기가 원기와 연결된다.

도교 수련에서는 천기와 지기의 연결을 위해, 미골과 천골을 열고 이를 다른 혈자리와 연결하라고 강조한다. 천골과 천골의 구멍은 북두칠성과도 아주 가깝다. 왜냐하면 천골의 구멍으로 별자리의 에너지를 흡수해 북극성의 에너지와 결합하기 때문이다. 이렇게 결합된 에너지는 정수리에 저장된다.

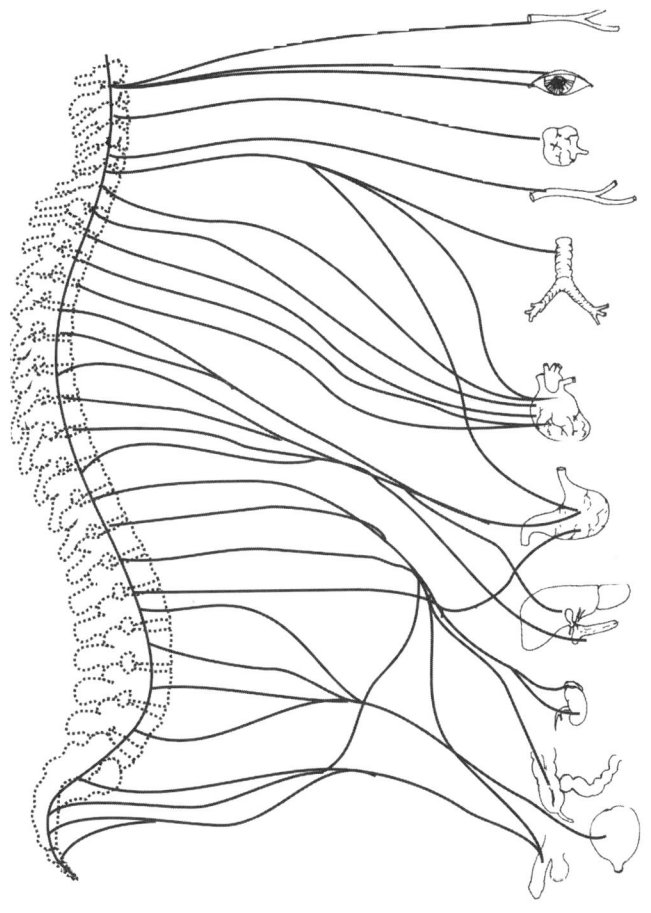

그림 5-29. 미골과 천골은 여러 장기 및 내분비선과 연결되어 있다.

천골 구멍의 위치

천골 구멍은 천골 끝에서 2.5cm 정도 떨어진 곳에 있다. 이곳은 또한 척수액을 척추 위로 뿜어 올리는 천골 펌프가 있는 곳이기도 하다. (척수액은 뇌와 척수에 영양분을 공급해 준다.) 마음을 사용해 이 펌프를 활성화하면 뇌를 젊게 유지할 수 있다. (그림 5-30)

천골 구멍의 특성

천골 구멍은 지난 삶 및 환생과 관련이 있다. 도교는 현재를 강조한다. 하지만 몸, 마음, 영혼을 강화해서 생명력을 영체와 에너체로 바꾸면, 환생의 사슬을 극복할 수 있다고 믿는다.

감정적 영향

미골과 천골 구멍이 열려 있고 회로에 연결되어 있으면, 균형 감각을 느낀다. 이곳이 닫혀 있으면, 어딘가에 갇힌 느낌을 갖게 된다.

척수는 신경과 교감 신경이 집중적으로 흐르는 곳이다. 뇌는 신경을 통해 몸과 교통한다. 명상과 내면의 미소 명상으로 마음, 눈, 심장의 힘을 개

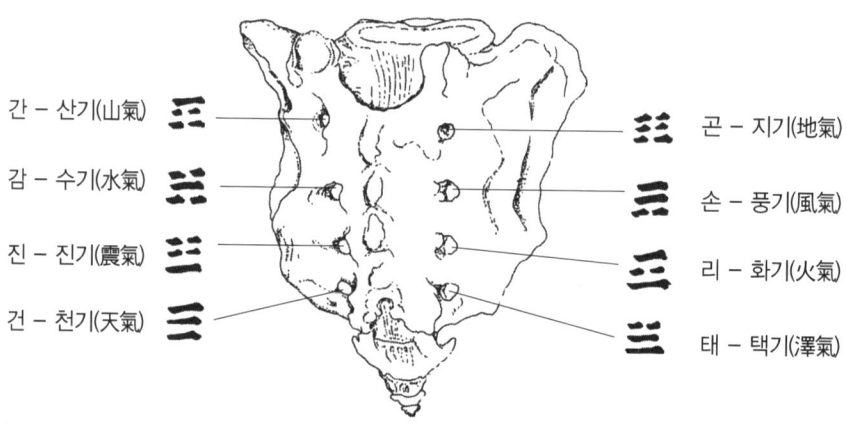

그림 5-30. 여덟 개의 불멸의 동굴은 자연의 힘을 흡수한다.

발하면, 신경 시스템을 조절할 수 있다. 신경은 영체 및 에너지체와도 연결되어 있다고 도교 수행자들은 믿는다.

뼈는 양의 기를 나르고, 신경은 음의 기를 나른다.(뼈와 신경은 양과 음의 성질을 모두 가지고 있다.) 뼈의 양성과 신경의 음성을 결합하면, 기를 더 많이 만들고 나를 수 있다. 척추를 따라 혈자리에 집중하는 수련은 기의 흐름을 높이고, 척수를 열며, 척추 디스크 사이의 공간을 넓혀 척추와 신경을 보호하는 에너지 쿠션을 만들어 준다.

6. 신장 센터: 명문

위치

신장 센터인 명문은 두 신장 사이, 그리고 제2요추와 제3요추 사이에 위치한다.(그림 5-31) 배꼽 뒤편에 있는 척추 위에 손가락을 얹고 앞으로 구

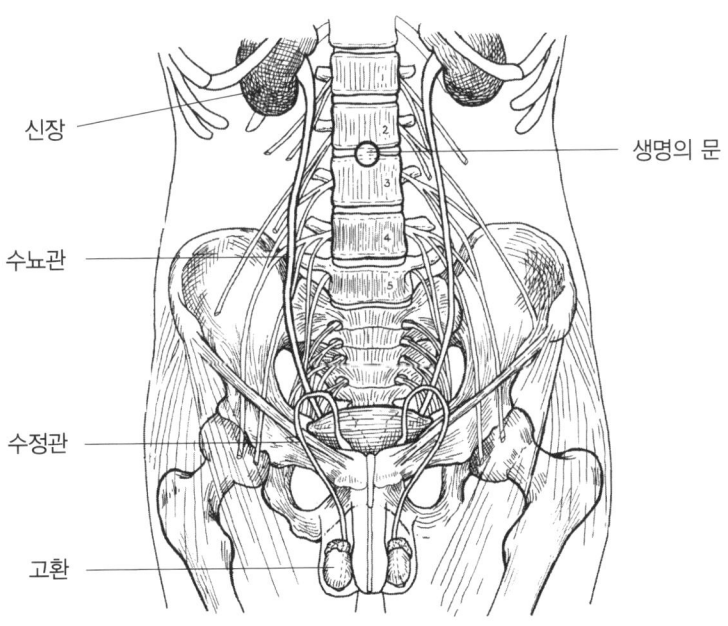

그림 5-31. 몸의 앞면

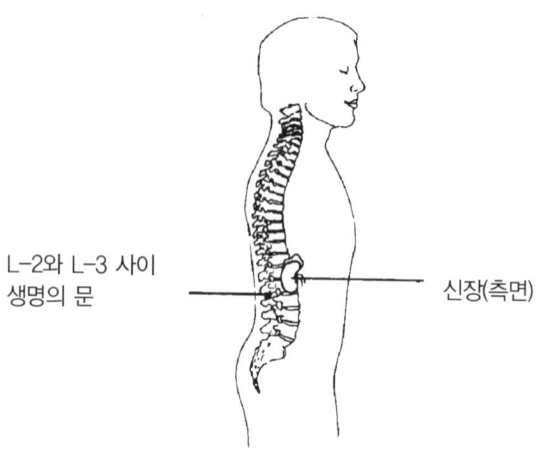

그림 5-32. 신장의 위치

부렸다가 뒤로 젖혀 보라. 가장 많이 나왔다가 가장 많이 들어가는 뼈가 바로 신장 센터가 있는 곳이다.

 신장은 척추 양옆, 허리선에 있으며 갈비뼈 아랫부분이 감싸 보호하고 있다.(그림 5-32) 왼쪽 신장은 차가운 음의 기를 만들고, 오른쪽 신장은 뜨거운 양의 기를 만든다. 두 신장이 함께 모여 몸 속에서 음양의 균형을 잡는다. 또 신장은 피에서 독소와 노폐물을 걸러 오줌으로 내보낸다.

신장 센터의 특성

 신장은 성에너지를 저장하고 피를 정화한다. 신장 센터를 명문, 즉 생명의 문이라고 부르는 이유는 선천적인 기가 모여 있는 곳이기 때문이다. 남성이 섹스를 너무 많이 해서 성에너지를 잃거나 여성이 출산과 월경으로 성에너지를 너무 많이 잃으면, 신장이 고갈되고 척수를 약하게 해서 등에 통증을 일으킨다. 신장은 방광, 성기관, 골수, 뇌와 연결되어 있기 때문에, 과도한 성생활로 선천적인 기를 많이 잃어 버리면 이 기관들 역시 에너지가 고갈될 수 있다.

 선천적인 기는 원래 다시 충전될 수 없는 것으로 여겨졌지만, 현대의 도가에서는 명상과 수련을 통해 잃어버린 생기를 재충전하고 신장을 강화할 수 있다고 가르친다. 섹스를 하면서도 에너지를 잃어버리지 않으려면 성도인술을 훈련해야 한다. 건강하지 못한 성생활 때문에 신장의 기가 고갈되면, 고혈압과 신경 과민에 더해 등의 통증까지 생긴다.

신장은 우리 몸의 기를 자극해 준다. 신장은 야망과 의지의 근원이며 고급단계 수련에서는 대맥의 교차로 역할을 한다. 신장이 약하면, 추진력과 개성이 약하다. 신장은 또한 원기의 일부분을 저장하고 있다. 하늘과 우주(높은 자아)의 에너지가 배꼽으로 들어올 때, 배꼽을 통과한 에너지는 신장으로 가서 다시 성센터로 내려간다. 그 후 에너지는 배꼽, 신장, 성센터 사이에 있는 지점에 저장된다.

신장 센터는 소주천 회로를 너무 빨리 열었을 때 생기는 부작용을 완화해 준다. 명상 중에 머리에 불편한 감각이 느껴지면, 신장에 집중함으로써 과도한 에너지를 머리에서 끌어내린다. 이렇게 하면 문제가 있는 부위에서 에너지가 흘러나올 뿐만 아니라, 에너지가 발바닥에 있는 용천 지점까지 내려간다. (이는 고혈압이 있는 사람에게 특히 좋다.)

감정적 영향

신장 센터가 열려 있고 회로와 연결되어 있으면, 부드러움을 느낀다. 신장 센터가 닫혀 있으면, 자신이 이용당할까봐 두려워하게 된다.

7. 부신 센터: T-11(척중)

부신 센터의 위치

부신 센터는 부신 사이, 그리고 흉추 11번과 12번 사이에 있다. 이 센터는 T-11이라고 부른다. 태양신경총 반대편의 척추에 손가락을 갖다 대고 앞으로 구부렸을 때 제일 많이 튀어 나오는 부분이 바로 척중이다.

부신 센터의 특성

부신의 무게는 각각 4g 정도이고, 신장 바로 위에 있다.(그림 5-33) 부신은 심장을 계속 뛰게 하는 호르몬을 만들고, 위급할 때 심장 박동을 늘리고 몸의 힘을 강화하는 호르몬을 만든다. 육체적 혹은 심리적으로 스트레스를 받으면, 부신의 신진대사가 높아져 사람을 긴장 상태에 있게 만든다. 부신 센터는 생명력과 성에너지를 척추로 끌어올려 높은 곳으로 올려보낸다. T-11에 집중하면 아드레날린과 관련된 중독을 줄일 수도 있다.

부신은 부신 수질과 피질의 두 부분으로 나뉘어져 있다. 부신 수질은 아드레날린과 노르아드레날린을 만든다. 두 호르몬 다 교감신경의 반응을 빠르게 하고 호흡과 심장 박동을 늘린다. 부신의 바깥 부분인 부신 피질은 코티손을 포함해 여러 가지 스테로이드 호르몬을 분비한다. 스테로이드 호르몬은 미네랄, 특히 나트륨과 칼륨의 유지 및 방출을 조절한다. 부신

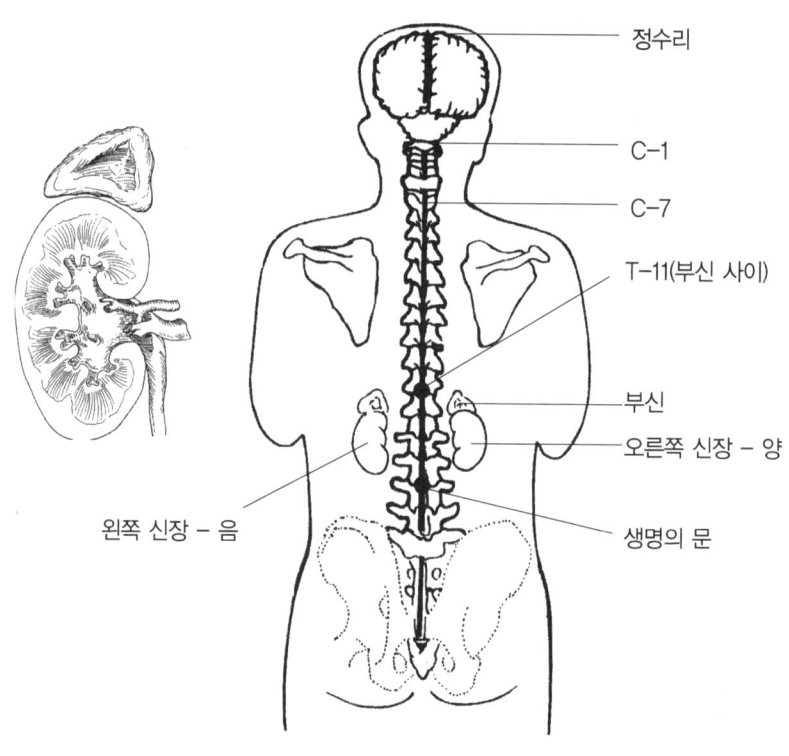

그림 5-33 몸의 뒷면

피질에서 나오는 당류 코티코이드는 혈당의 수준을 관장한다. 커피, 초콜렛, 니코틴, 마약, 특정 허브 등 자극적인 것에 중독되면, 부신의 기가 점점 고갈되어 부신의 기능이 약해진다.

부신의 힘. 우리 모두 몸 속의 아드레날린이 어떤 힘을 갖고 있는지 경험한 적이 있다. 하지만 대부분은 싸우느냐 도망가느냐 하는 상황에 닥칠 때까지는 그 힘을 깨닫지 못한다. 커피, 니코틴, 특정한 약도 부신을 과도하게 자극해 비슷한 흥분 상황을 불러일으킨다. 자극을 원하는 것이 습관이 되면, 이런 물질에 중독이 된다. 그런 습관은 부신을 소모시키고 생명력을 고갈시킨다. 소주천 회로를 잠시 수련하고 나면, 자연적인 에너지 수준이 높아져 외적인 자극제가 필요하지 않게 된다.

약. 약을 먹는 것은 부신의 에너지를 고갈시키는 가장 빠른 방법이다. 고대 도교인을 비롯한 여러 신비주의 학자들은 연금술로 '불멸의 약'을 만들어 황제에게 바치고 자신도 먹었다. 비소, 수은, 납, 황, 인, 은, 보석 등 독성이 있는 물질로 만든 이 약은 많은 황제와 도교인의 목숨을 앗아갔다.

어떤 약은 먹는 사람을 죽일 정도로 독성이 강하지는 않다. 하지만 약은 삶이냐 죽음이냐를 놓고 싸우는 긴장 상태로 몸을 몰아간다. 요즘의 마약 사용자들도 마찬가지다. 약을 먹은 후에는 정신이 맑고 에너지가 솟아오르는 것 같지만, 이는 일시적일 뿐이다. 약을 먹는 이의 부신과 모든 세포는 입으로 들어온 독에 대항해 싸울 힘을 포기해 버린다. 약을 먹으면, 환영이 보이고 하늘의 소리가 들린다. 이윽고 자신이 신을 보았다고 착각하게 된다. 그러나 약효가 떨어지면 이 모든 환영도 끝이 난다. 중독자는 지고한 행복의 상태를 계속 유지하기 위해 더 강한 약을 구하게 된다. 마침내 그들이 얻는 것은 죽음이다.

도교인들은 이런 비극에서 외부의 화학 약품이 아니라 내부에서 '불멸의 약'을 찾아야 한다는 교훈을 배웠다. 성에너지는 진정한 생명의 샘이다. 몸은 아기를 낳지 않더라도 계속 생식 시스템을 가동하기 때문이다. 우리는 성에너지를 보존하고 천기와 연결하는 방법을 배울 수 있다. 이는 스스로 치유하는 힘을 주고 잃어버린 부신의 에너지를 다시 찾아 주며 창조적, 영적 작업을 북돋아 준다.

감정적 영향

부신 센터가 열려 있고 회로와 연결되어 있으면, 자유의 감정이 느껴진다. 여기가 닫혀 있으면, 축 저진 느낌이 든다.

8. 심장 반대편 센터, T-5(신도)

위치

신도혈은 심장 반대편, 어깨날 사이, 그리고 흉추 5번과 6번 사이에 있다.(그림 5-34, 5-35)

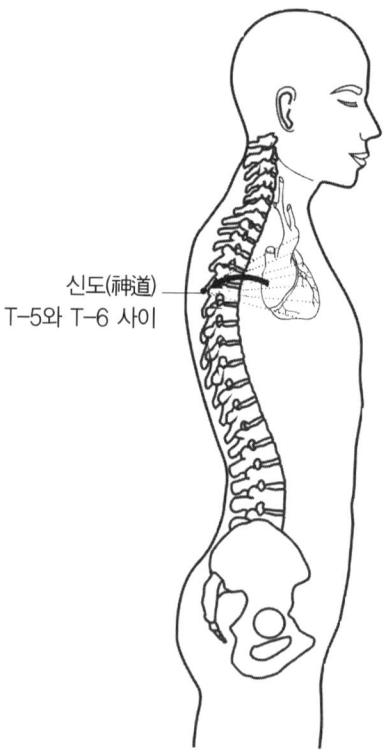

그림 5-34. 심장 반대편 센터

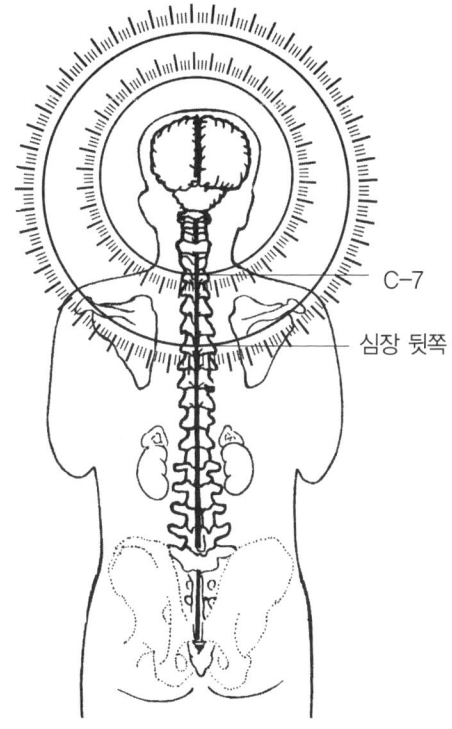

그림 5-35. 심장 반대편 센터, 뒤에서 본 것

특성

신도혈은 심장과 아주 가까이 연결되어 있다. 신도혈은 배후에서 심장과 정수리를 보호한다. 우주 여행을 하는 고급수련에서는 이곳을 날개점이라고 부른다. 날개점은 여행자를 보호해 주기 때문에 '보호의 날개'라고도 한다. 신도혈은 심장 센터가 사랑, 평화, 기쁨, 행복의 에너지를 만들어내도록 도와 준다. 흉골을 약간 뒤쪽 아래로 밀면 이 혈이 활성화된다. 신도혈은 에너지를 높은 곳으로 올려보내는 펌프 포와 작용을 한다.

주의: 신도혈은 뜨거운 에너지가 많은 지역이다. 조급하거나 성급한 상태에서 이곳에 집중하면, 심포와 심장이 과열될 수 있다. 심장이 약하거나 에너지가 찬 사람은 집중해도 아무 문제가 없다.

감정적 영향

신도혈은 심장과 직접 연결되어 있고 심장과 흉선을 활성화한다. 이 혈이 열려 있으면, 자유의 느낌과 생명과 미덕의 깊이를 느낀다. 이 혈이 막히거나 닫혀 있으면, 부담, 희망 없음, 우울, 혼돈을 느낀다.

9. 목 반대편 센터: C-7(대추)

위치

대추혈은 경추 7번 바로 아래에 있다. 머리를 앞으로 기울이고 손으로 뒷목을 만지면서 내려오다 보면 목과 어깨가 만나는 지점에 유독 크게 솟아있는 뼈가 있는데 그것이 바로 경추 7번이다. 그 뼈 바로 아래에 대추혈이 있다.(그림 5-36)

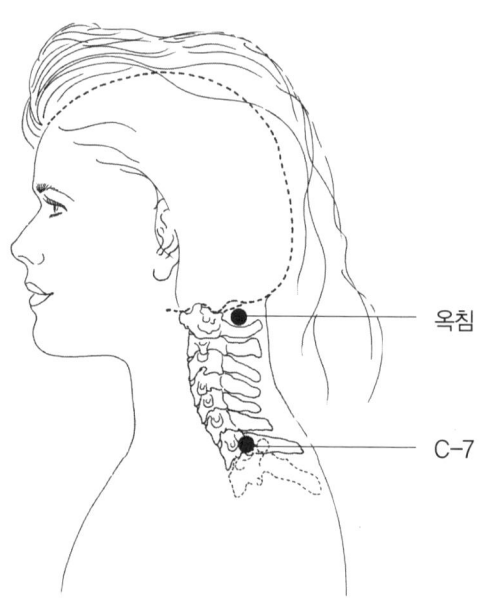

그림 5-36. 목 반대편: 대추혈

특성

대추혈은 상반신과 하반신에서 오는 에너지가 만나는 곳이다. 또한 다리의 양의 경락과 독맥이 만나는 곳이고, 손과 다리의 신경이 만나는 접합부이기도 하다. 이곳이 막히면 에너지가 높은 곳으로 올라가지 못하고 다시 손과 다리로 돌아간다. 그렇기 때문에 수련 중 이 부분에 특히 집중을 많이 해서 기가 위로 올라갈 수 있도록 해야 한다.

도치료사, 마사지사, 무술 권법가는 손을 사용하여 에너지를 몸에서 손으로 끌어오게 된다. 이런 사람들은 머리의 혈이 열리기 전에는 대추혈에 너무 많이 집중하지 않도록 한다. 머리의 혈이 열리지 않은 채로 대추혈에 집중하면 에너지가 팔과 다리로 흘러가기 때문이다. 우리의 목표는 에너지를 소주천 회로로 끌여들여 순환하는 것이지 다른 통로로 들어가 희미

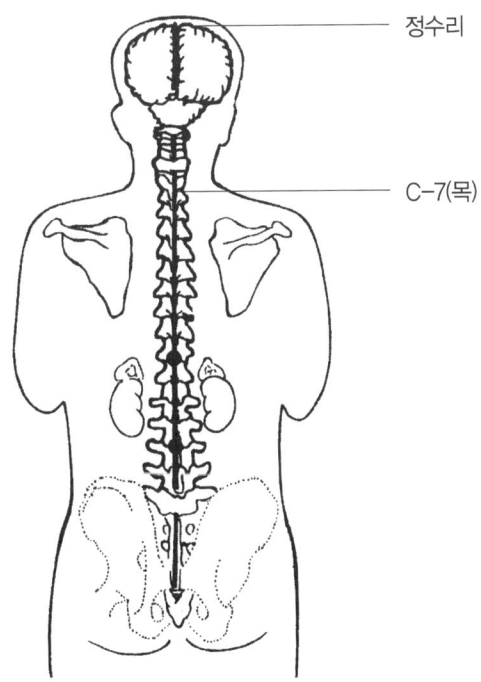

그림 5-37. 대추혈을 사용해 목, 척추, 정수리 사이의 연결을 강화하고 이를 통해 기의 흐름을 높인다. 정수리를 통해 기를 몸 속으로 흘러가게 할 수 있으면, 팔과 다리로도 기를 인도할 수 있다.

해지도록 하는 것이 아니다. 대추혈은 성도인술, 태극권, 철삼기공, 골수 기공 등 다른 힐링 타오 수련에서도 목, 척추, 정수리 사이의 연결을 강화하기 위해 광범위하게 이용된다.(그림 5-37)

감정적 영향

경추 7번은 목에서 가장 큰 뼈다. 대추혈이 열리고 회로에 연결되어 있으면, 다른 사람을 포용할 수 있다. 여기가 막히거나 닫혀 있으면, 고집과 부인의 감정이 커진다.

10. 소뇌: 옥침

위치

옥침은 경추 1번 위, 두개골 밑부분이 시작되는 곳에 있다. 옥침은 척수액과 기를 끌어올리는 두개골 펌프의 일부분이다.(그림 5-38) 이 부분에

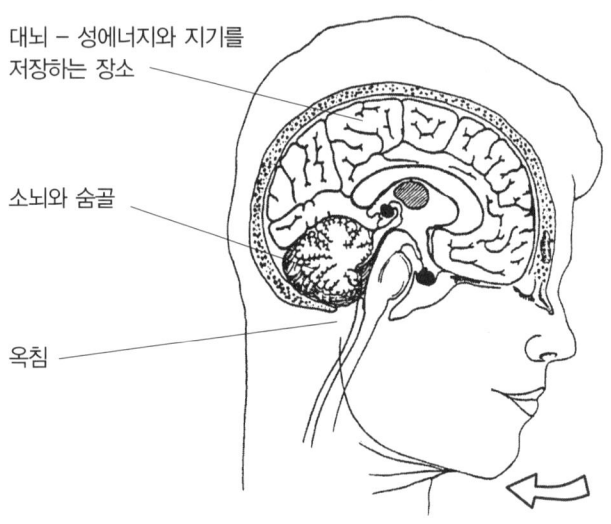

그림 5-38. 옥침

는 또 심장 박동, 호흡, 근육 조절을 담당하는 소뇌와 연수가 있다.

특성

옥침혈은 음의 에너지를 촉진해서 대뇌의 양의 에너지와 균형을 이루도록 한다. 옥침은 또한 정화된 성에너지와 지기를 저장하는 곳이다. 옥침은 정수리 및 제3의 눈과 직접 연결되어 있다. 도교에서는 소뇌에 열두 개의 에너지 가지가 있어 이것이 발바닥까지 퍼져나가 지기의 열두 가지와 연결된다고 믿는다.

옥침은 호흡을 조절한다. 소뇌 센터는 호흡을 조절한다. 소뇌 센터가 열려 있으면 호흡 패턴이 바뀔 수 있다. 어떤 때는 호흡을 무겁게 하고 어떤 때는 호흡을 깊고 천천히 만든다. 몸이 발작적으로 흔들리거나 호흡이 잠시 멈추게 되기도 한다. 곤란한 상황이 발생하면, 거기서 멈추고 호흡 패턴을 바꾸라고 스스로에게 마음 속으로 말하거나 소주천 수련을 하면, 호흡이 다시 바뀔 것이다.

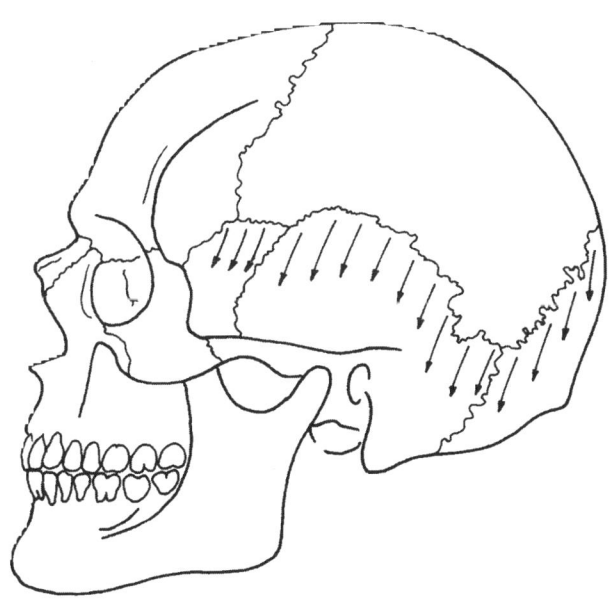

그림 5-39. 두개골 펌프

비정상적인 호흡이 일어날 때 도대체 무슨 일인지 궁금해서 알고 싶다면, 편안함을 느낄 때까지 그냥 그대로 느껴본다. 얼마 있지 않아 호흡은 정상으로 돌아간다. 호흡법은 처음에만 사용한다. 충분한 조절력이 생긴 다음에는 마음만으로 에너지를 움직일 수 있고 그 편이 훨씬 빠르기도 하다. 이 시점이 되면 호흡은 저절로 움직인다.

옥침은 두개골 펌프의 뒷부분을 활성화한다. 소뇌 센터는 두개골 펌프의 한 부분이기도 하다. 턱을 목 뒤쪽으로 가볍게 끌어당긴 후 머리 꼭대기 쪽으로 끌어올리면서 목을 앞뒤로 스트레칭하면 제1경추 위의 공간이 넓어진다. 이렇게 되면 옥침이 활성화되고, 두뇌 속으로 뇌척수액과 기를 보내는 두개골 펌프의 뒷부분이 자극된다. (그림 5-39)

신의 입. 신의 입은 옥침혈의 다른 이름이다. 신의 입이 넓게 벌어지면, 두개골 펌프가 활발해진다. 도교에서는 신의 입을 과도한 에너지를 저장하는 장소, 또 안테나처럼 하늘 위에서 오는 정보를 수신하는 곳이라고 생각한다.

감정적인 영향

이 혈이 막히거나 다른 혈과 연결이 잘되지 않으면, 에너지가 두뇌 상부로 가서 그곳의 압력을 높인다. 이렇게 되면 환영이 보이고 명상 수련을 계속하기 힘들다. 송과선, 시상, 시상하부, 뇌하수체가 어디에 있는지 알면, 에너지가 뇌에서 마음대로 돌아다니도록 내버려 두지 않고 적당한 부위로 보낼 수 있다. (소주천 명상은 그런 문제를 해결해 준다.) 에너지가 정체되면 마음과 눈의 힘으로 조정할 수 있다. 소뇌 혈이 열리고 회로와 연결되면 영감이 생기고, 정체되거나 막히면 숨이 막히거나 목에 통증이 올 수 있다.

11. 정수리: 백회(百會)

위치
정수리 혈은 머리 꼭대기 중앙에 있다. 귀와 귀를 연결하는 선이 있다고 상상하면, 그 선 중앙에 백회가 있다.

정수리 혈에 연결된 혈들
송과선과 정수리의 뒷부분. 정수리 뒷부분(곤륜산으로도 알려져 있는 이곳은 인간 존재의 정상이자 하늘의 최고점이다)은 뇌 안 머리 꼭대기에서 약 8cm 밑에 있고 송과선과 연결되어 있다.(그림 5-40) 송과선은 미간 뒤쪽에 있는 뇌하수체와 밀접한 관련이 있어, 이 둘이 연결되면 개인의 힘이 커진다.

송과선은 인체의 주요 수용체이며 시계이기도 하다. 명상 중에 자극을 받으면, 내적 시각을 조절하고 오라를 보게 하며 내적인 나침반 같은 역할을 한다.(그림 5-41) 정신적 훈련과 관련해서는 정수리 뒷부분을 사용해 '죽음을 극복한다'. 즉 정수리 뒷부분을 사용해 외부의 힘에서 기를 취해 성에너지 및 원기와 섞어 '불멸의 신체'를 만든다. '불멸의 신체'를 얻으면 마지막 전환(죽음)이 일어나기 전에 육체를 떠날 수 있다. 정수리는 우리를 다른 세계에 접근하게 해 준다. 바로 그 다른 세계와 접촉하는 것이 도교의 주요 목표이다.

곤륜산은 북극 및 북극성과 밀접한 관련이 있고 육체를 벗어나 여행하는 동안 방향을 제시해 준다. (도교인들은 북극을 하늘의 문 중 하나라고 생각했다.) 수정궁 끝과 송과선, 정수리 뒷부분에 집중하는 명상을 하면, 북극이나 북극성에 스스로를 보내고 그곳에서 보랏빛을 끌어올 수 있다.(그림 5-42) 송과선은 빛과 어둠을 인지하고 우리의 성적 주기에 영향을 주기도 한다. 송과선은 인체의 생체 시계를 조절하고 인체의 리듬을 지배한다. 인간의 송과선 구조는 겨울철 우울의 원인과 치료에 중요하다. 해뜨기 전 몇 시간, 고밀도의 빛에 노출되면 계절적인 우울에서 벗어나 상당한 안

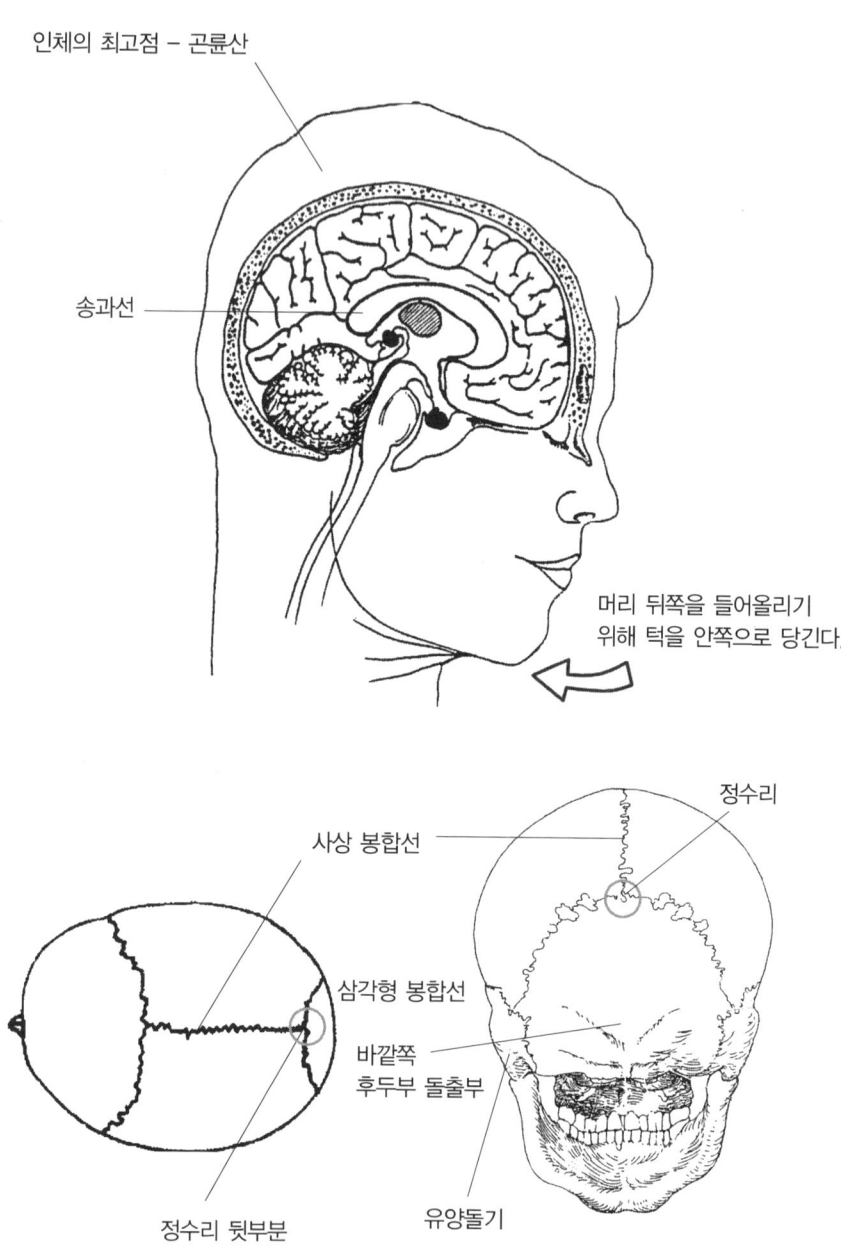

그림 5-40. 정수리 뒷부분, 곤륜산

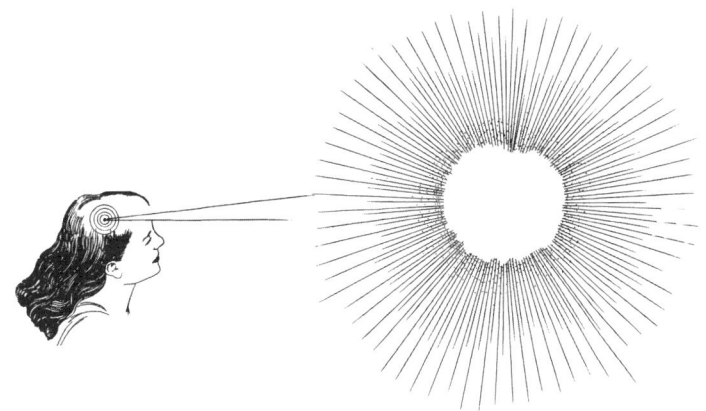

그림 5-41. 송과선은 생체 시계이고 내적 나침반이며 내적 시각이다.

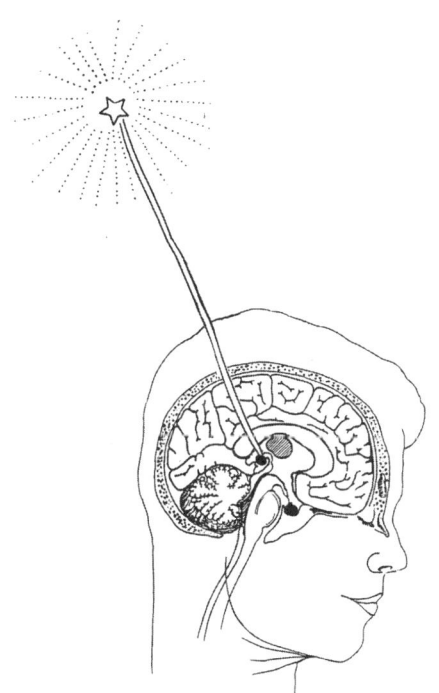

그림 5-42. 송과선은 북극 및 북극성과 밀접한 관련이 있다.

정을 찾을 수 있다. 치유의 빛 명상을 수련하면, 눈을 감은 채로 우주의 빛을 받을 수 있다.

시상(視床)과 시상하부(視床下部). 이 부위 또한 두개골 펌프의 일부로서 북두칠성의 에너지에 접근하는 데 도움을 준다.(그림 5-43) (내면의 눈을 수정궁 중심과 정수리 끝으로 향하면 두개골 펌프가 잘 활성화된다.) 이 부위는 양쪽 귀에서 정수리로 가는 선과 미간에서 정수리로 가는 선이 만나는 곳에 있다.(그림 5-44) 교차점에서 약 8cm 밑의 두개골 안쪽이 시상이다. 시상하부는 그 밑에서 2.5cm 내지 4cm 내려간 곳에 있다. (이곳에서 뒤쪽으로 2.5cm 가량 위로 올라가면 송과선이다.)

시상하부는 호르몬 시스템 전체의 중앙 처리 기관이다. 시상하부는 자율

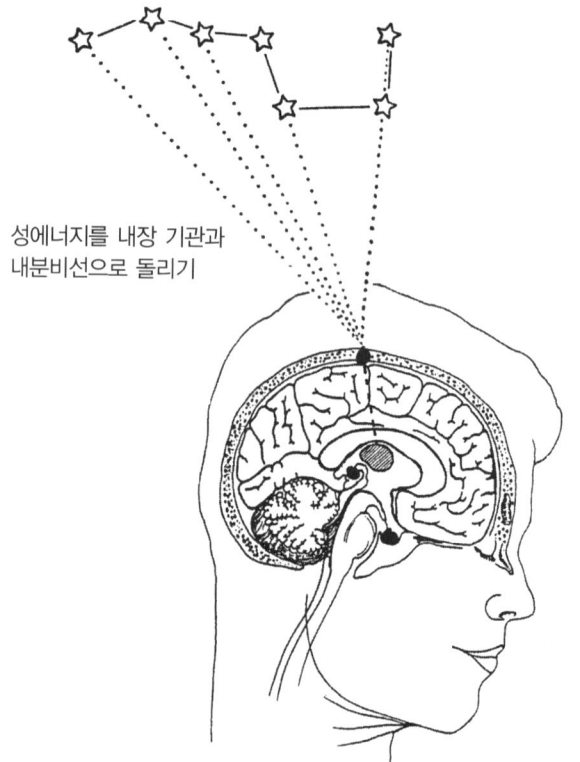

그림 5-43. 시상과 시상하부는 북두칠성과 연결되어 있다.

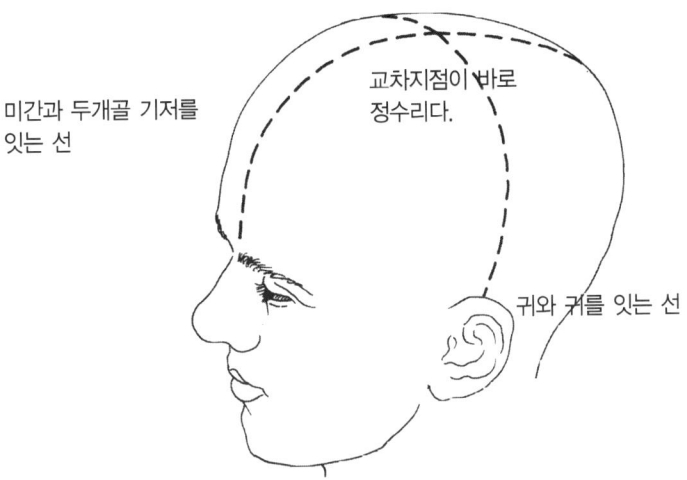

그림 5-44. 정수리의 위치

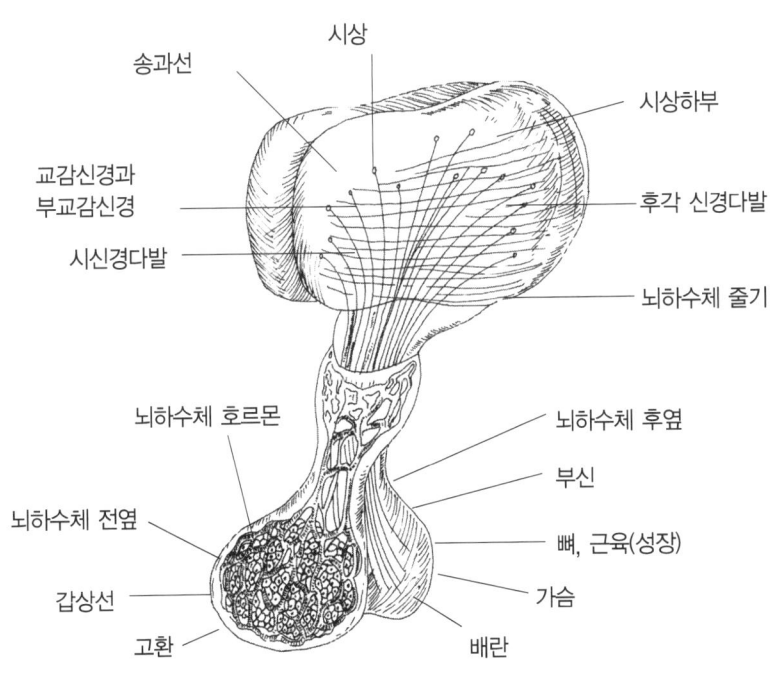

그림 5-45. 시상하부, 뇌하수체, 다른 내분비선과 연결

신경(교감신경과 부교감신경)의 신호를 받아들이고 시신경, 후구, 시상의 감각을 받아들인다. 의식적, 혹은 무의식적인 생각 또한 시상과 대뇌피질 사이의 뉴런 연결을 통해 호르몬계에 영향을 준다.

호르몬계 전체(갑상선, 부신, 난소, 고환 등)의 호르몬 활동 역시 시상하부에 영향을 주어, 이에 따라 시상하부는 뇌하수체 전엽에 호르몬 분비를 재조정하라는 명령을 내린다. 뇌하수체 전엽에 분비되는 호르몬 수준에 따라 갑상선, 부신, 난소, 고환 등의 활동 정도가 결정된다. 즉 호르몬계 전체의 건강 여부가 결정된다. 시상하부를 구성하는 뉴런의 말단은 뇌하수체 후엽을 형성한다. 이곳에서 나온 전달 물질은 뇌하수체 후엽에서 직접 혈류 속으로 들어가 인체의 기능을 조절한다. 그래서 이 물질을 일종의 호르몬이라고 볼 수도 있다. (그림 5-45)

도교에서는 이 부위를 우주적 힘에 접촉하는 주요 스위치라고 생각한다.

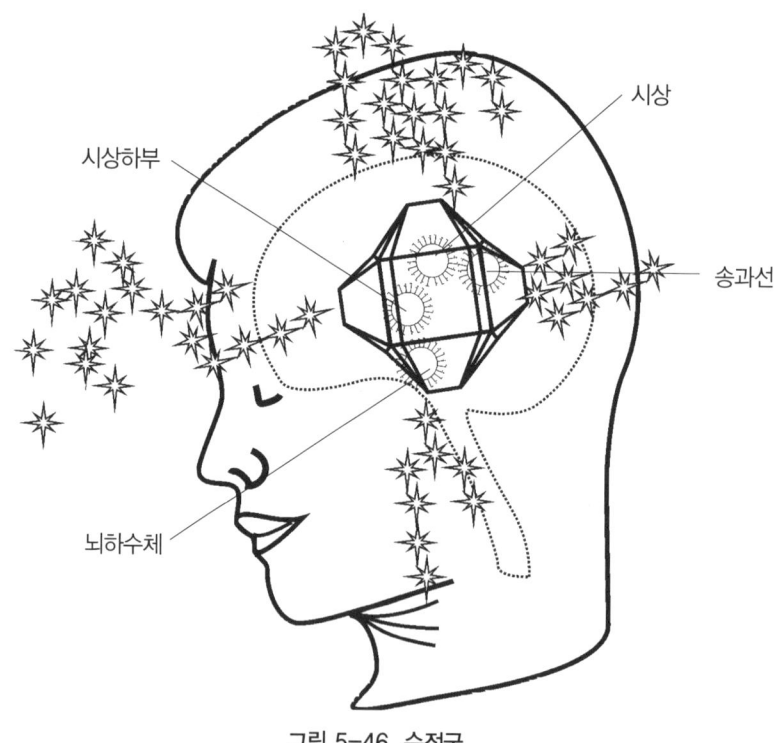

그림 5-46. 수정궁

영혼이 깨어나서 거주하는 곳이 바로 이곳이다. 송과선은 양극을 띠고, 시상하부는 음극을 띤다. 이 곳에 의식을 집중하고 북두칠성의 일곱 별을 상상하면, 정수리에서 붉은 빛 줄기처럼 퍼지는 별의 에너지에 접근할 수 있다.

수정궁. 뇌는 수의적인 것이든 불수의적인 것이든 모든 신체 대사를 조절한다. 뇌는 우리가 인지한 것을 기록하고 환경에 대한 반응을 지시한다. 몸의 낮은 곳에서 위로 기를 끌어올리면, 뇌 안의 기 흐름이 높아져 뇌가 건강하고 기억력이 좋아진다.

  뇌의 중심에는 수정궁이 있다.(그림 5-46) 정수리에서 머리 중앙을 통과하며 내려가는 선을 하나 긋고 미간에서 머리 뒤쪽으로 선을 하나 긋는다고 상상하면, 두 선이 만나는 곳이 바로 수정궁의 중심이다. 수정궁에는 송과선, 시상, 시상하부, 뇌하수체가 포함된다. 수정궁에는 감각체, 운동 섬유, 신경 조직이 고밀도로 겹쳐져 있다. 명상 중에는 수정궁이 타원형의 크리스털처럼 나타나고 수은 같은 빛을 낸다.

  수정궁은 계란 같은 모양을 하고 있다. 계란의 맨위쪽 꼭지점은 15도 정

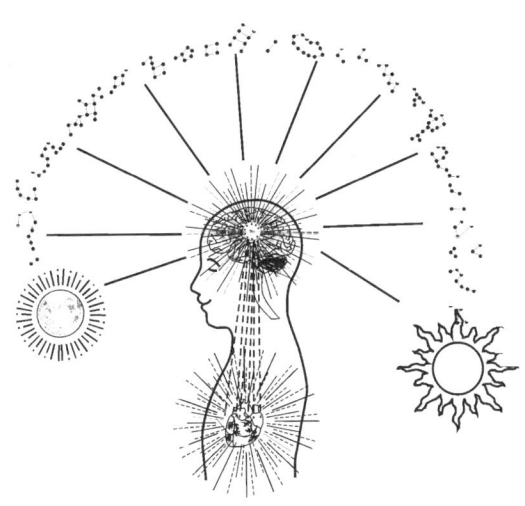

그림 5-47. 수정궁은 10천간(天干) 및 심장과 연결되어 있다.

도 기울어져 정수리 뒷부분을 향하고 있다. 턱을 가볍게 끌어당기면 소뇌가 위로 올라가 수정궁을 여는 데 도움이 되고, 외부의 기에 접근하기 쉽다. 계란의 꼭대기는 송과선에 해당되는 지점이고, 중앙은 시상과 시상하부, 밑 부분은 뇌하수체에 해당된다.

수정궁이 한번 열리면 수백만 개의 수정이 빛나듯 환해진다. 수정궁은 빛을 주고 받고, 우리 내면의 지식과 깊은 잠재력을 깨운다. 수정궁은 우주에서 빛과 지식을 받아들이고 이를 여러 장기와 내분비선으로 흘러 내려 장기와 내분비선을 건강하게 만든다.(그림 5-47) 또한 수정궁에는 10천간(天干)과 연결되어 있는 10개의 구멍이 있다. 중국 천문학에서 천간은 지상에 영향을 미치는 하늘의 에너지를 조절하는 곳이다.

특성
정수리는 중추신경계와 감각계 전체의 활동에 관여한다.

감정적인 영향
정수리혈이 열리고 회로와 연결되어 있으면, 높은 힘에서 오는 빛나는 행복과 높은 힘의 인도를 느낀다. 또 여행을 인도하는 인도의 빛(죽을 때 뿐 아니라)과 오라를 볼 수 있다. 정수리혈이 막히거나 정체되면, 미혹, 환영, 두통, 변덕이 죽 끓듯 하거나 스스로가 희생자나 노예와 같이 느껴진다.

12. 뇌하수체 혈: 미간 혹은 제3의 눈(인당)

위치
뇌하수체는 미간에서 두개골 안쪽으로 약 8cm 되는 곳에 있다. 뇌하수체혈은 정신이 머무는 곳이라고 부르기도 한다. (그림 5-48)

뇌하수체혈은 수정궁의 한 부분이다. 뇌하수체 혈자리는 바깥에서 보면 다음 세 가지 지점에 해당된다. 시상하부에 해당되는 이마의 중심, 뇌하수체에 해당되는 미간(제3의 눈), 그리고 두 눈 사이 지점이 바로 그것이다.

뇌하수체는 다음에 열거하는 혈자리와 연결되어 있다.
· 뇌하수체는 옥침과 직접적으로 연결되어 있다.
· 이마의 중심은 정수리와 연결되어 있다.
· 두 눈 사이의 혈은 입천장과 임맥과 연결되어 있다.
· 두 눈 사이의 혈 왼쪽은 왼쪽(양) 관자놀이 뼈와 연결되어 있다.
· 두 눈 사이의 혈 오른쪽은 오른쪽(음) 관자놀이 뼈와 연결되어 있다.

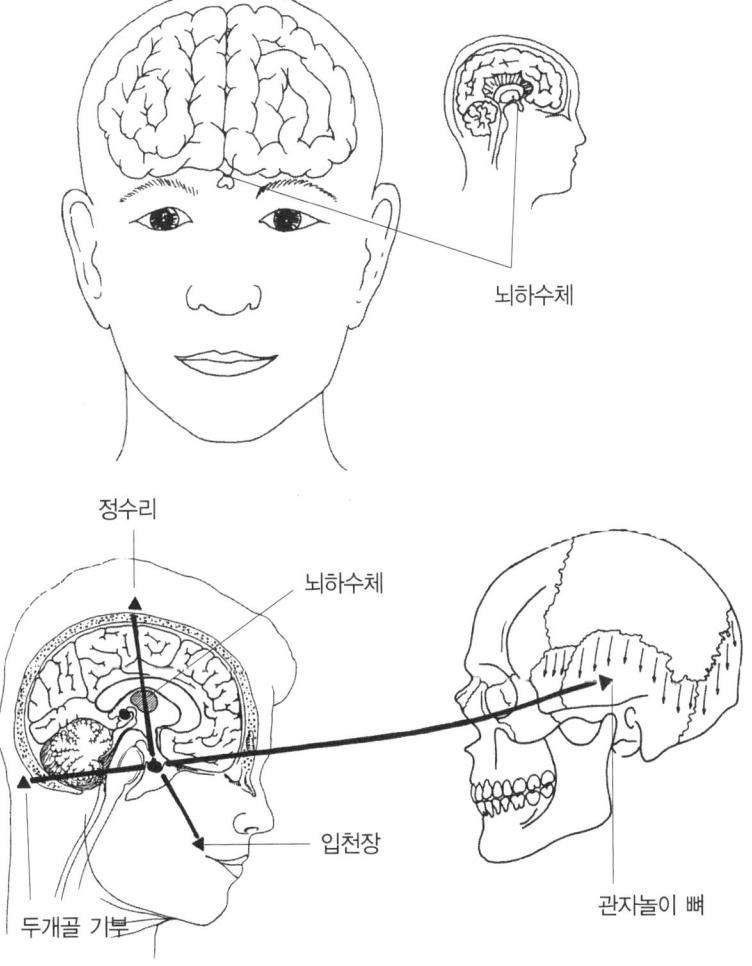

그림 5-48. 뇌하수체의 연결

특성

뇌하수체는 가장 중요한 내분비선(호르몬을 생산하는 내분비선) 중 하나다. 뇌하수체는 시상하부에서 전송된 신호를 받아들여 갑상선의 기능을 자극하는 갑상선 자극 호르몬, 부신피질의 활동을 자극하는 부신 피질 자극 호르몬, 남성의 테스토스테론과 여성의 황체 형성을 자극하는 여포 자극 호르몬(FSH), 젖샘을 자극하는 유선 자극 호르몬, 세포의 신진 대사를 지배하는 성장 호르몬 등, 신체 활동을 지배하는 많은 호르몬을 생산한다.

뇌하수체 중엽은 피부 색소 세포를 조절하는 인터메린 호르몬을 자극한다.

뇌하수체 후엽은 수분대사, 혈압, 신장기능, 근육 활동에 영향을 준다.

소주천 명상 고급 단계에서는 미간에서 출발해 높은 자아(우주)에너지를 끌어들이고 이를 사용해 배꼽과 소주천 회로 내의 다른 혈자리를 활성화한다. 뇌하수체는 높은 자아의 힘을 활성화하고 내적 평화를 위해 몸 속으로 들어오는 음식을 걸러내고 받아들인다. 미간을 통해 흡수한 미립자 에너지는 입에서 다른 힘들과 섞여서 감로, 불사의 약, 또는 생명의 물이라고 일컫는 생명력으로 변형된다.

감정적인 영향

뇌하수체 혈이 열리면 지혜를 느끼고, 닫히면 결단력이 없어진다.

13. 하늘의 우물

입천장에 있는 하늘의 우물에는 입천장, 혀, 침이 포함된다.

입천장

입천장혈은 치아 바로 뒤에 있는데, 움푹 들어간 곳 혹은 구멍이 있어 이를 통해 기가 강하게 몸 속으로 흘러간다.(그림 5-49)

입천장에는 세 가지 지점이 있다.

바람의 지점. 바람의 지점은 치아 뒤, 입천장혈의 중간, 움푹 들어간 곳에 있다.

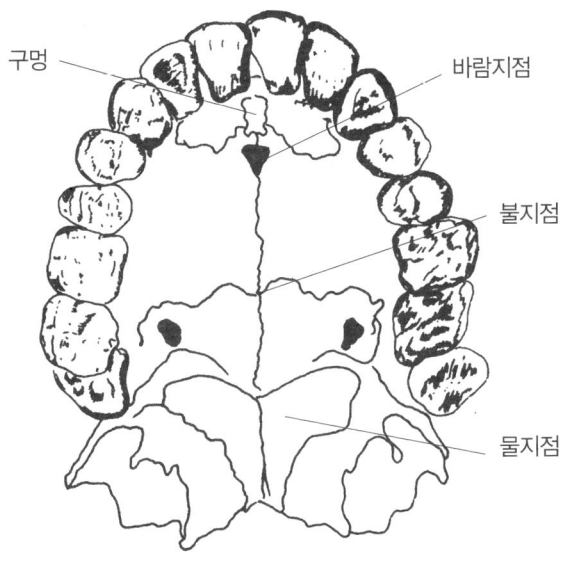

그림 5-49. 입천장의 세 지점

불의 지점. 불의 지점은 딱딱한 입천장에서 좀더 뒤쪽에 있다. 이곳은 심장과 연결되어 불의 에너지를 일으키는 곳이다.

물의 지점. 물의 지점은 입 뒤쪽 부드러운 입천장에 있다. 물의 지점은 뇌하수체 밑에 있고 신장과 성센터의 기 흐름과도 연결되어 있다. 이 부위에 혀를 대면 성에너지의 음의 정수를 뇌로 끌어 올릴 수 있다.

세 지점을 이용하기. 치아 뒤쪽에 혀를 대고 몇 차례 눌렀다가 떼면 곧 기가 흐름이 느껴진다. 차가움, 따뜻함, 멍함, 얼얼함이나 전기가 흐르는 것 같은 느낌이다. 기가 가장 강하게 흐르는 지점을 느낄 때까지 입천장에서 혀를 앞뒤로 움직여 최적의 지점을 찾는다. (보통은 치아 근처, 입천장 홈이 있는 근처에 있다.) 기를 몸 안으로 끌어들이면서 이 지점에 집중한다.

음기가 더 필요하면, 혀를 물의 지점으로 움직인다. 양기가 더 필요하면, 화기를 느낄 때까지 입천장 중간에 있는 바람의 지점에 혀를 댔다가 다시 물의 지점으로 되돌아온다. 처음에는 혀를 오랫동안 구부리고 있는 것이 힘들 테니까 힘들 때마다 위치를 바꿔 준다.

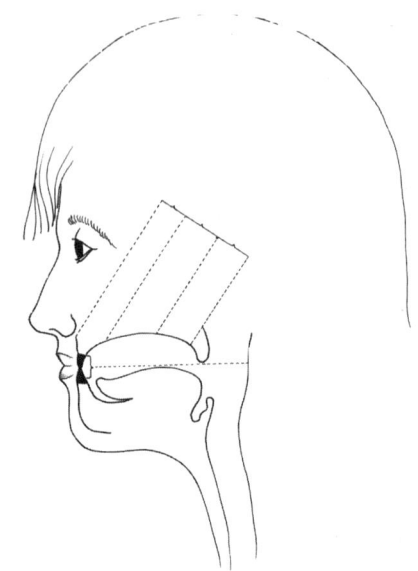

그림 5-50. 입천장은 장기와 연결되어 있다.

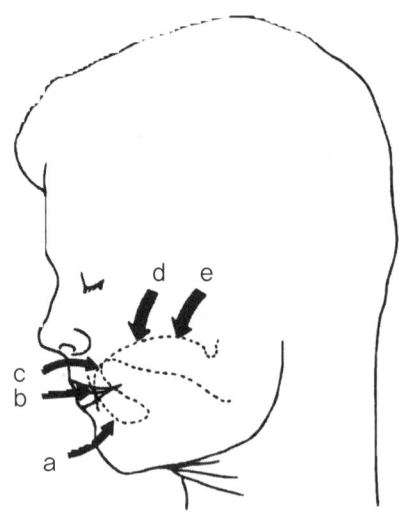

a. 치아 바로 밑 아래턱은 삼초의 반응점
b. 입 앞쪽은 폐, 대장의 반응점
c. 입천장 앞쪽은 심장, 소장의 반응점
d. 입천장 중간은 간, 담의 반응점
e. 입천장 뒤쪽은 신장, 방광의 반응점

그림 5-51. 입천장, 혀, 장기의 관계

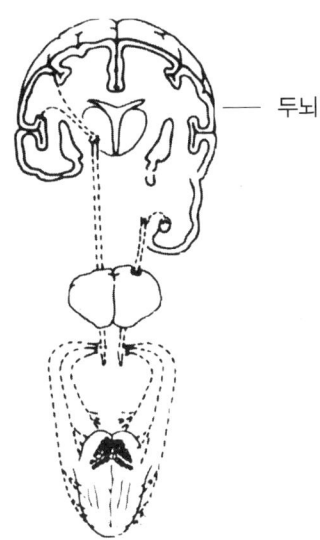

그림 5-52. 혀는 뇌와 연결되어 있다.

혀

혀에는 여러 개의 중요한 혈이 있다.(그림 5-50, 5-51, 5-52) 이 혈들이 기의 흐름에 의해 활성화되면, 삼초경을 따라 기를 움직이게 한다.

혀 끝. 혀끝이 아래턱의 치아 바로 안쪽에 있으면, 기의 흐름이 비장을 활성화한다.

혀끝이 윗니와 아랫니 사이에 있으면, 기의 흐름이 폐를 활성화한다.

혀끝이 위턱의 치아 바로 안쪽에 있으면, 기의 흐름이 간을 활성화한다.

혀끝이 입천장 부드러운 곳에 있으면, 신장을 활성화한다.

황금액점(黃金液点). 혀의 왼쪽 측면에는 황금액(혹은 황금 소년)의 점이라고 하는 곳이 있는데, 이곳은 하늘의 힘을 활성화한다. 황금액점은 독맥과 수정궁을 양기로 연결한다.

옥액점(玉液点). 혀의 우측면에는 옥액(혹은 옥소녀)의 점이라고 하는 것이 있는데, 이곳은 땅의 힘을 활성화한다. 옥액은 임맥, 신장, 성센터를 음기로 연결한다.

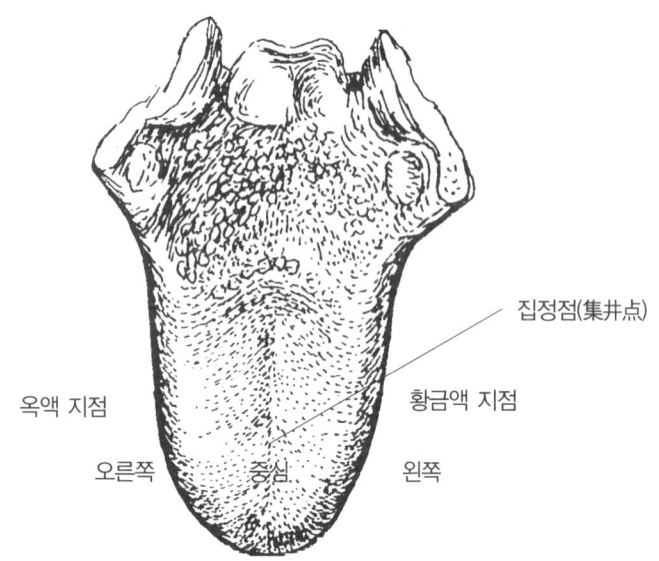

그림 5-53. 혀의 연결 부분

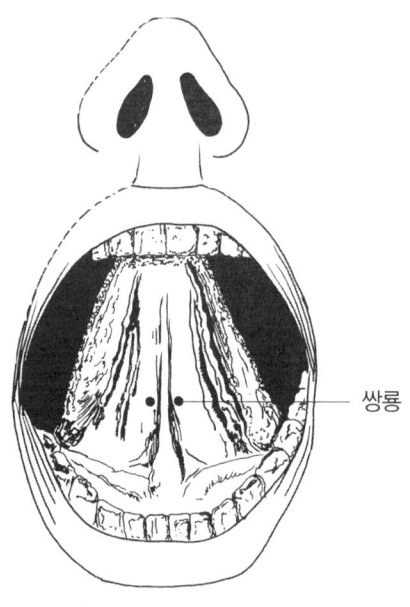

그림 5-54. 혀 밑의 혈점

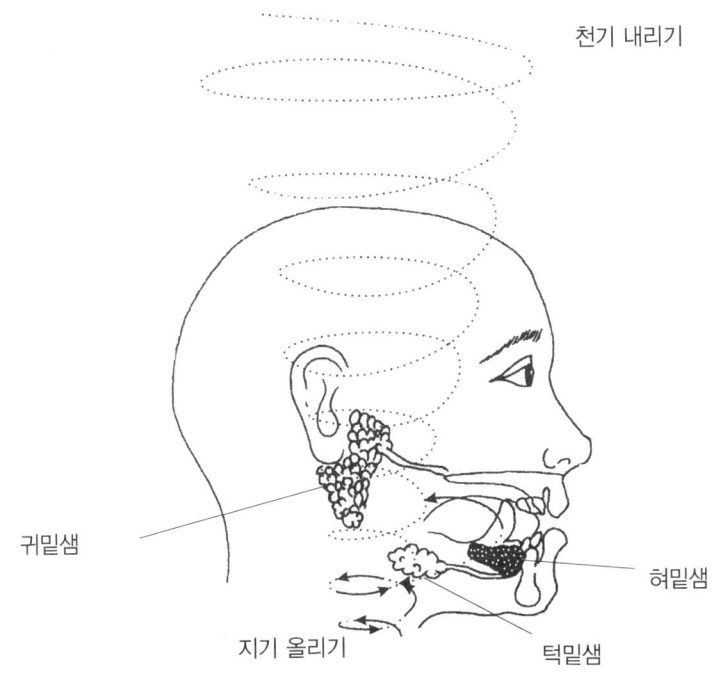

그림 5-55. 침과 불사의 액체(감로)

집정점(集井点). 혀의 중심점에는 집정점이라는 곳이 있는데, 이곳은 음양의 중기(中氣)를 띠고 있다.(그림 5-53) 이곳은 충맥, 심장, 원기 센터 및 모든 장기와 연결되어 있다.

쌍룡(雙龍). 혀 밑에는 쌍룡이라고 하는 두 개의 초록색 힘줄이 있는데, 혀를 구부리거나 움직이게 해서 세 개의 주요 혈점을 활성화하고 침이 잘 돌도록 한다. (그림 5-54)

침과 불사의 액체(감로)

전자기적 생명력이 입천장, 혀의 혈점, 쌍룡을 통과해 흐르면, 침이 활성화되어(그림 5-55) 달고 향기롭게 된다. 입안 가득 침이 고이면 꿀꺽 삼켜서 목의 양 측면에 있는 혈을 활성화하라. (왼쪽에는 황금액점, 오른쪽에는 옥액점과 상응한다.) 침이 외부의 기와 잘 섞이면 강력한 노화방지 효과가 있다. 침은 또 에너지를 서늘하게 만들고 균형 잡히게 한다. 침을 잘 삼키면, 침이 임맥을 열어서 에너지가 인체 앞면으로 흘러 내려가도록 돕는다. (사실 에너지는 올리기보다 내리기가 더 힘들다.)

침에는 여러 가지 기능이 있다. 침은 입의 점막을 촉촉하게 하고 음식과 섞여 소화를 도우며 탄수화물을 분해해서 글루코오스가 되게 한다. 또 음식이 위에 들어가기 전에 음식을 용해한다. 침에는 비타민 B2, K를 비롯해 여러 가지 소화 효소가 들어있다.

침을 삼키는 방법. 침을 의도적으로 삼키는 것은 건강을 유지하는 최고의 방법 중 하나다. 혀를 굴려 침샘을 자극하고 침과 천기, 높은 자아 에너지, 지기, 원기를 섞으면 아주 유익하다.

- 침은 입안의 쓴맛을 없애고 아픈 목을 낫게 하며 치아가 썩는 것을 막아 준다.
- 침은 위, 소장, 대장이 음식을 소화하는 데 도움을 주고 이 장기들을 촉촉하게 만든다.
- 침은 장기와 몸의 관절을 촉촉하게 해 준다.
- 침은 과도한 열기가 있는 심장을 진정시키고 피부에 영양을 준다.
- 여러 번 연속해서 침을 삼키면 배고픈 느낌을 멈추게 할 수 있다.
- 기분이 좋지 않고 에너지가 목이나 가슴에서 정체된 듯 하면, 배꼽을 따뜻하게 하고 혀를 움직여 침과 다른 기를 섞어 3회 내지 6회 삼킨다. 이렇게 하면 빠른 시간 내에 기분이 좋아진다.
- 고급 단계 수련에서 침을 섞고 정화하면 인간 영혼의 정수인 '내면의 진주'를 계발하는 것을 도와 준다.
- 밤에 잠을 잘 수 없을 때, 침을 몇 차례 삼키면 몸이 잠자는 준비를 한다.

침은 상부의 불사약(감로 혹은 생명수). 나는 입에서 또 하나의 색다른 침이 만들어진다고 생각한다. 이 액체는 보통의 침이 아니라 신장에 저장된 성에너지와 원기의 혼합액이다. 신장이 적절하게 자극을 받으면, 성에너지가 두뇌로 올라가 송과선, 시상하부, 뇌하수체를 활성화한다. 그러면 이들 내분비선이 호르몬을 분비하고 호르몬은 입천장으로 내려가 생명수가 된다.

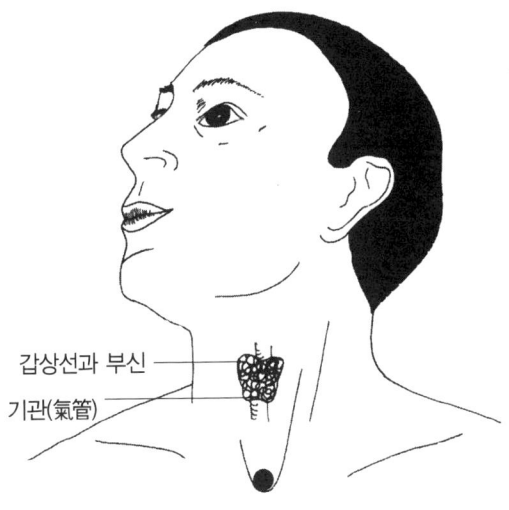

그림 5-56. 목의 혈

 이것은 연인들이 사랑할 때 자연스럽게 생겨난다. 여성은 자신의 입에서 감로수 같이 아주 달고 향기로운 맛을 느낀다. 이것을 잘 삼키면 건강과 치유와 정신적 발전을 가져다 주는 최고의 약이 된다.
 인간의 사랑과 성이 결합하면, 신장에너지가 활성화되어 독맥을 타고 정수리로 올라가 내분비선을 자극한다. 인간의 사랑과 성에너지가 결합하면, 천기와 지기를 끌어들여 함께 섞는다.

14. 목의 혈: 천돌(天突)

위치

 목의 혈은 갑상선과 부갑상선 밑, 흉골 상단끝 바로 위에 있다. 목 중앙선을 따라 손가락을 쓰다듬으며 내려가 보면, 흉골 상단 끝 지점에 V자의 움푹 파인 곳이 느껴진다. 이곳이 목의 혈이다. (그림 5-56)

특성

 말하기와 대화. 목의 혈은 말하기와 대화에 관여한다. 혀는 심장과 연관되어 있는 감각 기관이고, 심장은 마음이 자연스럽게 거주하는 곳이다. 심장(마음)과 혀 사이의 통로가 열려 있는가 아닌가에 따라 마음을 강하고 분명하게 말하는 능력이 결정된다. 목의 혈은 심장과 혀 사이의 중간에서 오른쪽에 있다. 이 혈을 통해 기가 강하게 흐르면, 스스로를 표현하기가 쉽고 분명하고 부드럽게 말하는 능력이 커진다. 이 혈이 막혀 있으면, 말을 하는 것이 어렵게 느껴진다. 목의 혈을 열면, 상황을 크게 개선할 수 있다.

꿈. 목의 혈은 꿈과 강하게 연결되어 있다. 지난 세기를 걸쳐 티벳인들은 꿈 요가 혹은 의식적인 꿈 수련을 많이 연구했다. 의식적인 꿈을 연구하는 사람들이 티벳의 테크닉을 배우면서 많은 영감을 받았고 꿈과 마음에 관한 과학적 발견도 많이 이끌어냈다.

그런데 현대 도교 학파에서는 꿈 요가가 중요한 수련이었다는 것이 잘 알려져 있지 않다. 꿈 요가를 수련하는 도교인들은 잠들 때 목의 혈에 의식을 집중했다. 꿈의 상태와 깨어 있는 상태 사이의 다리를 의식적으로 건널 수 있도록 하기 위해서였다. 꿈을 의식적으로 꿀 수 있으면, 기를 통제할 수 있고 생과 사의 간격을 의식적으로 건널 수 있다.

원숭이 왕의 모험을 그린 중국 소설 『서유기』는 서양에도 잘 알려져 있다. 이 소설에서 원숭이 왕, 손오공은 72개의 마술의 힘을 가지고 있는데, 이 힘은 몸 안에 있는 7만 2천 개의 미묘한 에너지 통로와 관련이 있다. 꿈 요가를 수련하는 도교인들은 꿈을 꾸는 동안, 비행술, 보이지 않게 되는 기술, 자신을 복제하는 기술, 둔갑술 등 손오공의 72개의 마술을 복사하려고 노력했다.

꿈의 상태에서 이런 마술을 할 수 있으면, 깨어있을 때도 똑같은 마술의 힘을 실행할 수 있다. 하지만 초능력적인 힘 그 자체는 추구의 대상이 아니다. 진정한 도교 수련자는 지혜를 구하고 우주와 조화되기를 바라지, 이 기적인 힘을 구하지 않는다. 초능력은 에너지체를 잘 통제할 수 있다는 표시일 뿐이다.

'감(坎)과 리(離)' 같은 고급 수련에서도 목표는 똑같다. 세속적인 측면에서 보자면 꿈은 낮 동안 해결하지 못한 감정을 처리하는 꼭 필요한 활동이다. 우리는 내면의 미소, 여섯 가지 치유소리, 오기조화신공을 수련하면서 의식적으로 우리의 감정과 직면하고 부정적 감정을 처리하고 없앨 수 있다. 용서하고 잊어버리는 법을 수련하면, 기와 정신을 깨끗하게 정화할 수 있다. 그 결과 꿈은 자연스럽게 줄어든다. 잠자는 동안 마음이 깨끗하면, 그 동안 에너지체가 강화되어 정신적인 일을 빠르게 처리한다.

에너지체. 목이 말하기와 연결되어 있다는 사실에서 다음과 같은 논리가 나온다. 말하기는 호흡과 관련이 있고 호흡은 기와 관련이 있으므로, 목의 혈은 에너지체의 통제점의 하나이다.

목의 혈은 약하고, 보호하기가 힘들다. 다른 혈과의 연결이 이루어지기 전에 목의 혈이 열리면, 에너지를 잃거나 나쁜 의도를 가진 사람에게 통제당할 수 있다.

사람의 인체를 소유하려는 영혼이나 존재는 목의 혈을 통해 들어온다. 그러므로 목의 혈이 완전히 열리기 전에, 먼저 임독맥을 깨끗한 상태로 만들어 기를 돌릴 준비를 완료해야 한다. 어떤 존재가 자신을 소유하려고 시도하고 있다는 것을 의식했으면 소주천 회로로 강하게 기를 돌림으로써 그 존재를 퇴치할 수 있다.

갑상선. 목의 혈 바로 위, 기관지 주위에 있는 갑상선은 모든 내분비선 중에서 가장 크다. 갑상선은 호르몬 생산을 통해 신진대사를 통제한다. 갑상선 호르몬 양이 너무 적으면, 얼굴이 붓고 살이 찌며 게으르고 멍청하며 심한 경우 반식물 인간 같이 된다. 반면 호르몬이 너무 많이 생산되면, 엄청난 식욕과 신경의 부조화가 생기고 신진대사가 너무 빨라 차츰 몸이 마르게 된다.

요오드는 갑상선에 아주 중요한 미네랄인데, 갑상선 호르몬 생산에는 아주 적은 양만 있으면 된다. 그런데 갑상선 기능이 저하되면, 세포 분열이 빨라져 음식으로 흡수한 요오드의 마지막 한 점까지도 걸러서 쓴다. 갑상선 기능이 과도해지면, 뇌하수체에서 나오는 갑상선 자극 호르몬의 과잉 혹은 요오드 과잉 때문에 갑상선이 커진다.(이 중 요오드 과잉 때문에 갑상선이 커지는 예는 드물다.)

갑상선 호르몬은 신진대사를 조절하고, 신체와 정신 성장에 영향을 주며, 조직의 차이와 발전에 영향을 주는 등 여러 가지 기능을 한다. 또 부갑상선 호르몬을 통제함으로써 혈액 속에 칼슘이 뭉치는 것을 막아 준다.(부갑상선 호르몬은 뼈와 이에서 칼슘을 뽑아 혈액 속의 칼슘 수준을 유지하는 기능을 한다.)

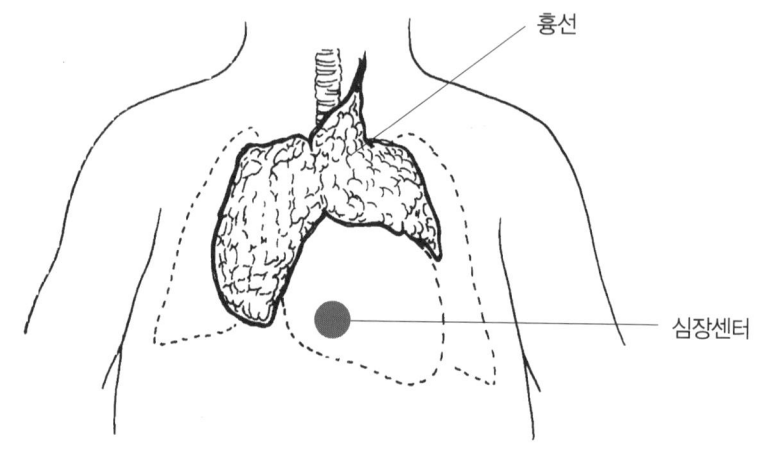

그림 5-57. 어린이의 흉선

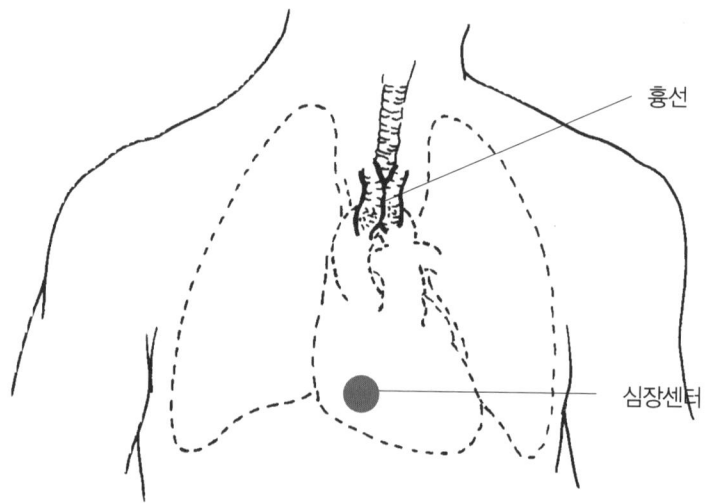

그림 5-58. 성인의 흉선

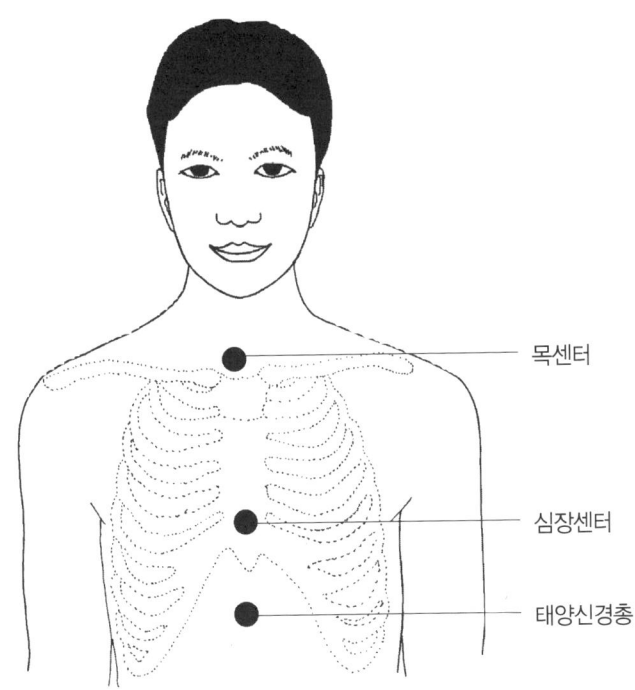

그림 5-59. 심장 혈

소주천 회로가 열리고 목의 혈이 다른 혈과 연결되면, 갑상선의 과열 혹은 기능 저하를 균형잡아 줄 수 있다.

감정적인 영향

목의 혈이 열리고 다른 혈과 연결되면 웅변에 능숙하게 되고, 정체되거나 막히면 변화하고 싶지 않은 기분에 젖는다.

15. 심장 혈(단중)

심장 혈은 두 가지로 볼 수 있다. 하나는 실제 심장이고(그림 5-57, 5-58), 다른 하나는 흉골 가까이에 있는, 목의 혈과 태양신경총 혈을 잇는 임맥 17혈인 에너지 센터이다.(그림 5-59) 여기서는 후자를 심장 혈로 보기로 하겠다. 이 에너지 센터는 실제 심장 및 흉선과 아주 가까이 있다.

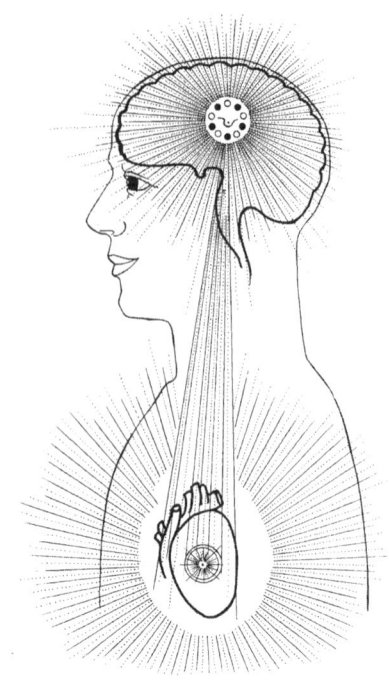

그림 5-60. 심장의 문은 아주 작다.

위치

심장 에너지 센터는 남성의 경우는 두 젖꼭지 중간에 있고, 여성의 경우는 흉골 하단에서 2.5cm 가량 올라간 곳에 있다. 심장 혈은 척추의 T-5, T-6와 원기의 센터를 연결하고 또, 육체적 심장과 원기의 센터를 연결한다.

심장 혈의 특성과 감정적인 영향

심장 혈의 문은 아주 작아서 완전히 열리면 시간이 좀 걸린다.(그림 5-60) 심장 혈에 에너지가 정체되면, 통증과 불안이 생기고 호흡이 짧아지는데, 흉골을 마사지하면 이를 진정시킬 수 있다. 대부분은 부정적인 감정 에너지가 사라지면, 그 부정적 감정도 해소된다. 심장의 소리를 수련하면, 에너지의 정체와 감정의 정체를 푸는 데 도움이 된다.

사랑, 기쁨, 행복, 정직, 존경과 같은 미덕은 심장의 아주 중요한 특성이다. 심장 혈을 열려면, 이런 미덕을 다른 사람에게 표현해야 한다. 미덕은 명상을 통해 계발할 수 있다. 내면의 미소 명상과 소주천 회로를 수련하면, 이 미덕들이 잘 자라기 때문에 잠시만 해도 쉽게 회복된다. 심장 혈은 또한 상초(上焦) 경락을 위한 에너지가 모이는 곳이다. 심장이 열리면 사랑, 기쁨, 행복, 정직, 존경심이 솟아난다.(그림 5-61) 반면 심장이 정체되거나 막히면 편집증, 자기비하, 초조함, 조급함, 증오 같은 감정이 생긴다.

여성을 위한 주의사항: 심장 혈과 심장의 긍정적인 감정에너지는 여성에게 특히 중요하다. 성에너지, 월경 주기, 정신적인 성장에 대한 통제권을 발달시켜 주기 때문이다.(심장 혈은 '여성의 불멸의 혈'이라고 알려져 있다.) 심장 혈이 열리면, 심장의 에너지가 가슴과 연결되고 심장의 미덕이 온몸으로 확장된다.

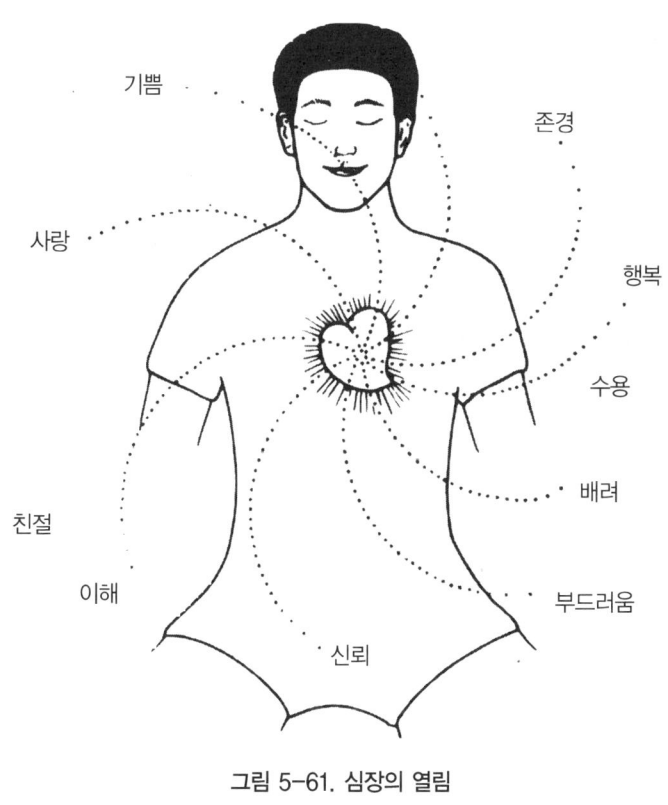

그림 5-61. 심장의 열림

고급수련에서 여성은 심장 센터에 에너지를 저장하는 법을 배운다. 여성의 소주천 회로가 열리면, 배꼽에서 시작해서 심장으로 올라가 목과 정수리를 여행한 후 척추를 타고 내려와 다시 배꼽과 가슴으로 올라가게 한다. 여성(혹은 매우 음적인 남성)은 회로가 자연스럽게 바뀌는데, 몸의 앞면이 더 양적이고 뒷면이 더 음적이기 때문이다. 정상적인 회로에서는 양의 화기가 척추를 타고 올라가 앞면의 음의 수기(水氣) 통로를 쓸고 내려오면서 깨끗하게 만든다. 하지만 수기(水氣)가 더 강하다면, 불의 통로에 있는 장애를 없애는 데 수기를 사용할 수 있다.

사랑의 자리

심장 혈은 사랑의 자리이고, 우주적 사랑의 에너지와 연결되는 장소이

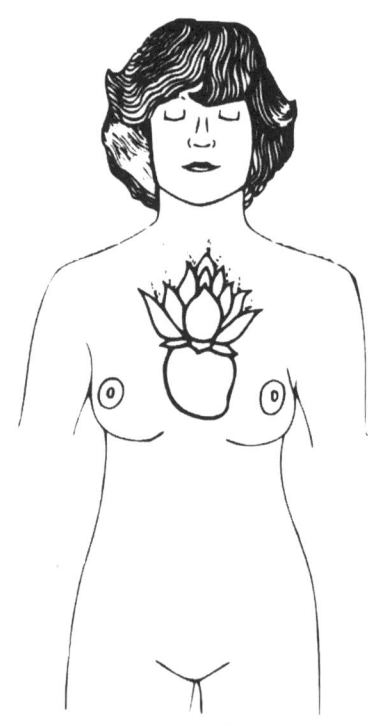

그림 5-62. 심장에 꽃이 피는 것처럼 열림을 느껴라.

다. 심장 혈은 모든 미덕을 자비심과 결합시킨다. 심장은 정신의 정수를 깨어나지 않는 상태로 저장하고 있다. 미덕이 자비심과 결합되면, 정신이 깨어나 씨앗에서 열매를 맺는 나무로 성장하듯이 자라난다. 그러나 다른 혈과 연결되기 전에 심장 혈이 너무 빨리 열리면, 외적 영향력에 너무 민감해지고 사랑에너지를 잃을 수가 있다.

어떤 종교에서는 이 점을 이용해 심장 혈을 열게 하고 복종을 강조하며 헌금과 자선을 하도록 부추긴다. 심장을 열고 가슴 속에 꽃이 피어나는 느낌을 느껴 보라고 권하고, 내적인 충만과 균형이 생기기도 않았는데 다른 사람들에게 사랑을 주라고 가르친다.(그림 5-62) 이것은 정신적으로 건강하지 않다. 복종이라는 것은 이 정도의 자기 희생을 요구하지 않는다. 복종이라는 것은 에고의 속삭임과 독재를 포기하고, 우리 자신이 도(道)의 운반체가 될 수 있도록 더 높은 의식 상태에서 살고자 함을 배우는 것이다.

주의: 존경은 심장에서 가장 중요한 에너지 중 하나다. 사람은 존경을 느끼면, 심장이 쉽게 열리고 천기와 지기를 전해 받기도 쉽다. 이 원칙을 학생과 선생의 관계에 응용할 수 있다.

싫어하거나 미워하는 사람을 용서하고 사랑하는 것은 심장을 여는 데 아주 중요하다. 미움이 있으면 심장이 닫히고, 다시 열기가 매우 힘들다. 적을 사랑할 수 없으면, 최소한 적에게서 벗어나서 중립적이 되도록 노력하라. 자비심을 갖고 적의 한계를 바라보라.

흉선과의 관계

심장은 몸으로 혈액을 펌프질하는 일을 하기 때문에, 심장 근육에는 영양소를 공급하는 복잡한 혈관계가 있다. 심장 혈은 심장과 흉선을 통제하므로 이 두 기관을 강화하려면 심장 혈에 집중해야 한다.

목의 앞쪽 밑에 있는 흉선은 질병 및 감염과 싸우는 백혈구 생산을 촉진함으로써 면역계에 지대한 역할을 한다. 흉선은 태어날 때는 꽤 크고 사춘기까지 계속 자라지만, 성인이 되면 곧 줄어들기 시작한다. 중년이 되면

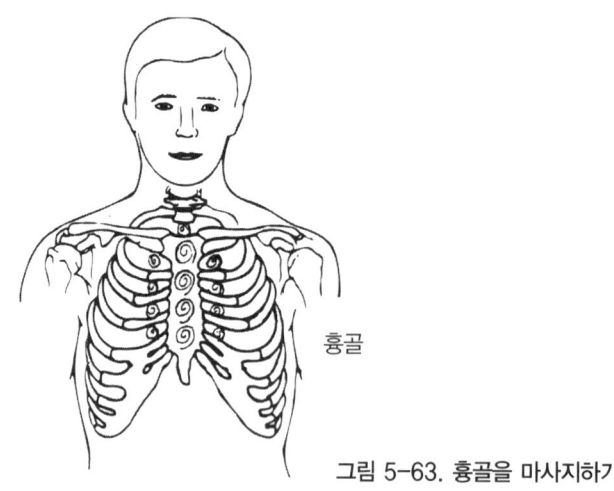

그림 5-63. 흉골을 마사지하기

흉선은 아주 작아진다. 하지만 여전히 면역계에 중요한 역할을 한다. 태어나서 처음 몇 주 동안 T-임파구가 흉선에서 만들어져 혈류 속으로 들어가 온몸의 림프절을 장악한다. 후에 T-임파구는 면역을 위한 강력한 항체를 만들어낸다.

심장 혈을 열기 위해 흉골을 마사지하기

갈비뼈 사이에 있는 흉골을 마사지하면, 부정적 감정이 해소되고 림프의 호흡이 빨라지며 흉선이 활성화된다. 마사지하는 법은 검지나 중지로 흉골의 상단 끝에서 하단까지 나선형을 그리며 마사지한다.(그림 5-63) 어느 부위에 통증이 있으면, 시간을 투자해 통증이 사라질 때까지 천천히 마사지한다. 처음에 너무 많이 마사지하면, 나중에 통증이 생길 수 있으니 주의한다.

심장

심장 혈은 붉은 색이고, 그 중심은 순백색이다. 신장과 명문은 음기를 생산하고, 심장 혈은 양기를 생산한다.

심장과 신장은 온몸의 기 흐름을 조화롭게 만들기 위해 상호 협조한다.

나아가, 심장 혈의 좌측은 붉고 양기가 가득하고, 우측은 청록색이고 음기로 가득 차 있다. 심장 혈의 구조가 이렇기 때문에 심장에 사는 신, 혹은 정신을 먹여 살리는 근원적인 정신에너지가 여기에서 만들어지는 것이다.

원기는 수정 후에 둘로 쪼개진다. 그 중 하나는 뇌의 수정궁에 저장되어 있고, 하나는 성에너지로서 신장에 저장되어 있다. 명상을 통해 이 둘을 심장에서 결합하면 원초적인 정신의 정수인 원신(元神)을 회복할 수 있다.

16. 태양신경총(중완)과 관련 혈

위치

태양신경총 혈(임맥12)은 흉골 하단의 검상 돌기 끝과 배꼽 사이의 중간에서 약간 위에 있다.(그림 5-64)

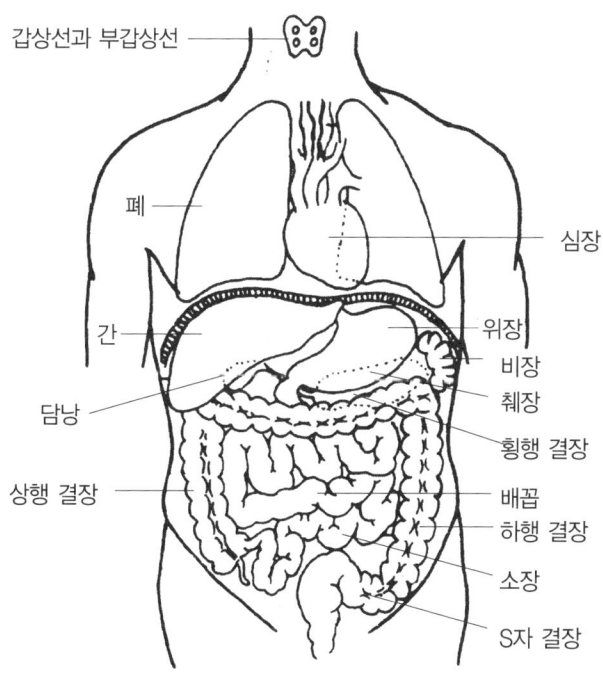

그림 5-64. 태양신경총과 배꼽 혈

특성

태양신경총은 비장, 췌장, 위장, 간장을 위한 혈이다. 이 혈은 오라(인체의 외적 에너지장)를 통제하고, 성과 생명력 에너지를 정신적인 에너지로 변형시키는 중단전의 위치를 결정한다. (중단전에서 육체, 영혼, 정신이 결합된다.)

비장. 비장은 림프 기관 중 가장 크다. 다음으로 큰 림프가 흉선과 편도선이다. 비장은 피를 만들고 혈류에서 해로운 물질을 걸러내며, 헤모글로빈을 만들기 위해 철분을 저장하고, 담즙 색소 빌리루빈을 생산한다. 비장은 다른 림프 기관과 마찬가지로 면역계의 일부이고 질병에 저항하도록 돕는다. 중의학에서는 비장이 기의 변형과 전송에 책임을 지는 것으로 되어 있다. 기의 변형은 소화할 때 일어나는데, 이때 비장은 췌장과 함께 중요한 역할을 한다. 기의 전송이란 소화과정에서 흡수한 영양소(기)를 혈액순환을 통해 몸 속 모든 세포에 보내는 것이다.

췌장. 췌장은 간과 위 바로 밑에 있고, 글루코스(혈당) 대사를 지배하는 기관이다. 췌장은 내분비선이면서 동시에 외분비선이다. 호르몬을 만드는 내분비선으로서의 췌장은 인슐린과 글루카곤을 생산한다. 인슐린은 혈당을 에너지로 변환하는 데 필수적이고, 반면 글루카곤은 간에 저장된 당을 혈당으로 변환하는 데 필요하다. 외분비선으로서의 췌장은 탄수화물, 지방, 단백질 대사에 필요한 소화 효소를 생산해서 소장 속에 흘린다. 중의학은 비장과 췌장을 구분하지 않고 둘 다 비장에 귀속되는 것으로 본다.

위. 우리는 위를 주요 소화기관이라고 생각하지만, 실제로 위가 소화시키는 음식은 단백질뿐이다. 위장에서 흡수되는 물질은 거의 없다. 중의학에서는 위장이 '음식을 썩히고 익히며' 음식의 정수인 '기'를 수송하고 체액을 만들어내는 기능을 한다고 본다.

간. 간의 무게는 약 1.6kg으로서, 인체에서 가장 큰 장기이다. 간에는 여러 가지 기능이 있다. 먼저 간은 담즙을 생산한다. 담즙은 소화 중 지방을 액체로 만들어 소장에 도달했을 때 소화 흡수가 쉽게 한다. 간은 혈당 조절에도 관여한다. 혈당 조절에서 간이 췌장만큼 중요하다고 하면, 많은 이

들이 놀랄 것이다. 간은 당을 저장했다가 필요할 때 내보내기 때문에 혈당 조절에 아주 중요한 역할을 한다.

흔히 간을 해독 장기로 생각하는데, 이와 관련해서 간은 요산의 노폐물과 알코올을 비롯한 유해 물질을 부셔버린다. 간은 지방 유화제의 하나인 레시틴을 생산한다. 그리고 비타민 C의 도움을 받는다. 또 간은 당을 저장할 뿐만 아니라 비타민 A. D. E. K 등의 지용성 비타민을 저장한다.

오라. 오라는 인체 주위의 에너지장이다.(그림 5-65) 사실 소화 흡수에서 근육 운동까지 몸 속에서 일어나는 모든 과정이 전기 화학적 과정이다. 전기적 성질을 띠는 모든 기능은 주위에 전자기장을 형성하기 때문에, 인체의 오라를 전자기장이라고 느끼는 것이다.

훈련하지 않고 오라를 볼 수 있는 사람은 아주 소수이지만, 거의 모든 사람이 의식적 혹은 무의식적으로 오라를 느낄 수 있다. 전자기장은 겹칠 때 상호작용을 한다. 사람들이 모여 있으면, 서로의 오라가 상호 영향을

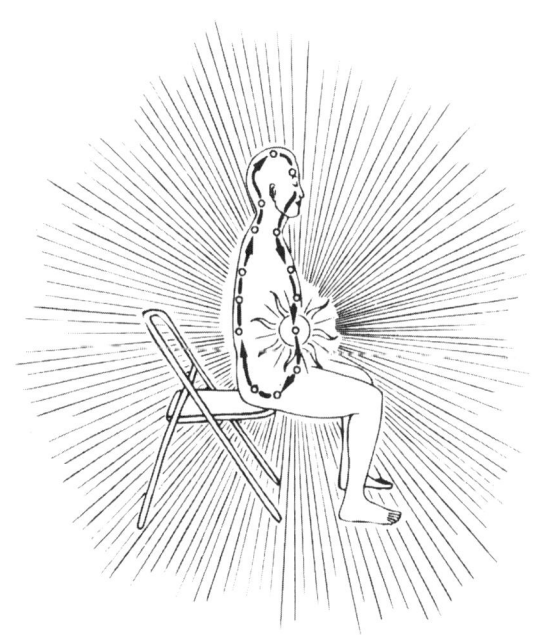

그림 5-65. 태양신경총에서 방사되는 오라

준다. 우리의 생각과 느낌은 전기적 성질을 가지고 있고 이것이 우리의 오라에 영향을 끼친다.

태양신경총을 여는 것은 중요하지만, 너무 많이 열리면 다른 사람의 생각, 느낌, 의견에 너무 민감해져 다른 사람과 함께 있을 때 정신적, 감정적으로 안정되지 않을 수 있다. 이때는 태양신경총 앞에 상상으로 문이나 방패를 만들고 현재 같이 있는 사람과의 친밀도에 따라 마음이 내키는 대로 올리고 내리면 된다.

사람은 항상 상대에게 열려있어야 한다고 주장하면서 태양신경총에 방패를 치는 생각을 비난할 사람도 있을 것이다. 하지만 나는 모든 사람에게 프라이버시를 주장할 권리가 있다고 생각한다. 누구도 집안, 사무실, 침실, 혹은 목욕탕의 문이 항상 열려 있기를 기대할 수는 없다. 하물며 감정의 문은 어떠하겠는가! 다른 사람 앞에서 신뢰와 자신감을 확보했을 때는 태양신경총을 열어야 하지만, 은둔이 더 편하게 느껴지는 상황이라면 자신을 보호해야 한다. 위대한 성인들도 프라이버시를 요구했다. 우리는 우리 자신의 요구를 존중해야 한다.

감정적인 영향

태양신경총이 열려 있고 다른 혈과 연결되어 있으면, 대담해져서 위험을 감수할 수 있다. 반면 정체되거나 막혀 있으면, 공포와 걱정을 느낀다.

수련. 태양신경총 안에 밝은 빛이 빛나고 있으며 그 빛이 하늘에 있는 태양과 연결되어 있다고 상상하라. 태양신경총에서 빛을 내뿜어 오라를 강화하라. 태양신경총이 강하면, 다른 사람에게서 나오는 부정적인 에너지를 차단할 수 있다. 당신이 무한한 빛의 근원과 연결되면, 다른 사람에게 당신의 햇빛을 보낼 수 있다. 이렇게 하면 당신을 좋지 않게 생각하는 사람의 부정적인 감정을 변화시킬 수 있다. 태양신경총의 백색 빛은 높은 힘과 높은 스승을 잘 알아 보게 만들어 그들이 당신을 인도하고 보호할 수 있게 한다.

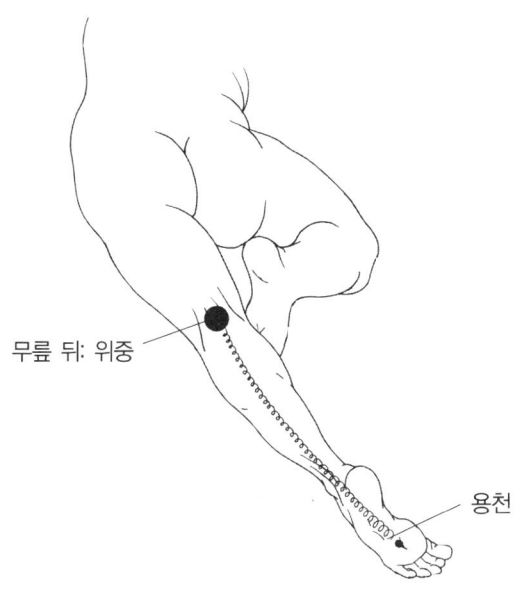

그림 5-66. 발바닥: 용천 혈

17. 무릎 뒤: 위중

무릎 뒤에는 명상 중에 생기는 모든 과도한 에너지를 저장하는 공간이 있다.(그림 5-66) 고급 수련에서는 몸 밖으로 떠나는 여행을 준비할 때 영혼 에너지가 쉬는 휴식처가 된다. 가부좌 자세로 명상을 하면 무릎 뒤 부위는 접근하기 힘들다. 따라서 무릎이 발과 연결되도록 하라. 발은 땅의 힘과 연결되어 있기 때문에 무릎이 발과 연결되어 있으면 굳건함과 융통성이 생긴다. 무릎과 발의 연결이 느슨하거나 약해지면, 융통성 없고 꽉 막힌 느낌을 갖게 된다.

18. 발바닥: 용천

용천 혈은 좌우 발바닥 움푹 들어간 곳에 있다. 이 부분은 발을 구부리면 보인다.(그림 5-67) 용천 혈이라고 부르는 이곳은 땅의 힘이 몸 안으로 용솟음쳐 들어가는 지점이다. 용천 혈은 땅에너지와 직접 연결되어 있으며,

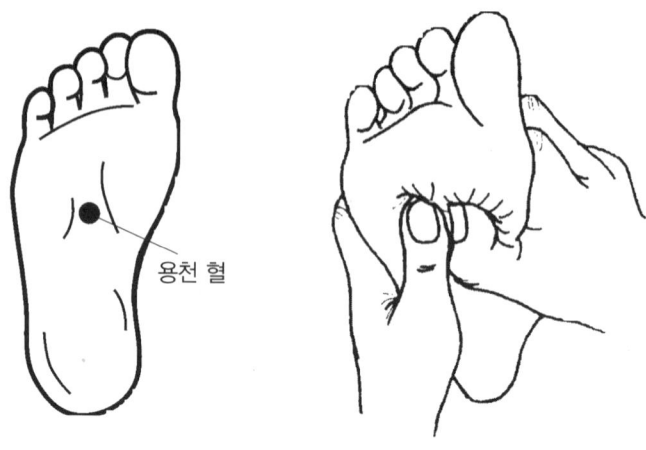

그림 5-67. 발바닥: 용천 혈

에너지가 더 높은 센터로 가기 전에 에너지를 정화해 준다.

발바닥의 연결

발바닥은 손바닥과 밀접하게 연결되어 있다. 이 점을 적절히 이용하면, 인체의 내부 시계를 재조정할 수 있다. 왼쪽 발바닥과 오른쪽 손바닥, 오른쪽 발바닥과 왼쪽 손바닥을 각각 잡고 마음 또한 거기에 집중한 상태로 소주천 회로(특히 미골, 천골, 두개골 아랫부분)를 돌리면, 발의 혈자리가 균형을 찾아 시차로 인한 피로를 극복하게 해 준다. 발바닥은 또한 머리의 정수리 및 회음과 아주 중요하게 연결되어 있다.

용천 혈의 특성

두 발의 용천 혈이 열리면, 땅과 연결이 되어 몸이 안정된다. 용천 혈이 정체되거나 막히면 땅과의 연결이 약해져 발 밑에 땅이 없는 것 같이 불안함을 느낀다.

발바닥을 문지르고 발에 있는 다른 혈도 문질러라.

명상 전후에 발바닥을 문지르면 에너지 통로를 활성화하는 데 도움이 된다. 발에 있는 다른 혈을 마사지하는 것 또한 기를 쉽게 흐르게 하고 심장과 신장의 음양 에너지를 균형 잡히게 한다.(그림 5-68, 5-69)

조해(照海), 빛나는 바다: 신장 혈(K-6). 이 혈은 발목 안쪽 복숭아 뼈에서 손가락 하나 길이 밑에 있다.

공손(公孫), 손자: 비장 혈(S-4). 이 혈은 발바닥의 안쪽 가장 자리, 엄지 발가락의 셋째 마디 뒤에 있는 홈에 있다.

임읍(臨泣), 우는 아이 시중드는 혈: 방광 혈(GB-41). 이 혈은 발 위쪽, 네 번째 발가락과 새끼발가락 사이에 있다.

신맥(申脈), 맥을 크게 하기: 방광 혈 (BL-62). 이 혈은 발목 바깥쪽, 복사뼈 약간 밑 조금 들어간 곳에 있다.

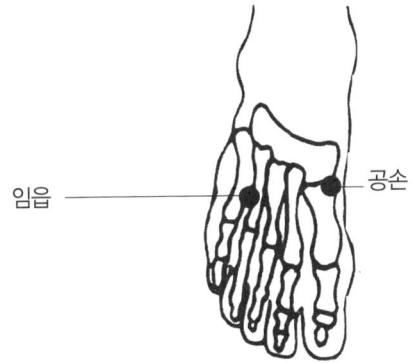

그림 5-68. 임읍(臨泣), 우는 아는 시중드는 혈

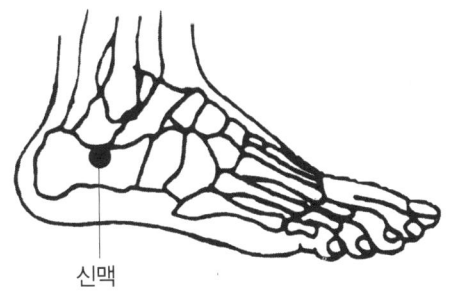

그림 5-69. 신맥(申脈)

19. 엄지발가락: 대돈

대돈(大敦) 혈은 엄지발가락, 발톱 뒷쪽으로 각진 곳의 바깥쪽에 있다. (그림 5-70) 이 혈은 이 혈을 통과하는 정신적 에너지를 조화롭고 깨끗하게 한다.

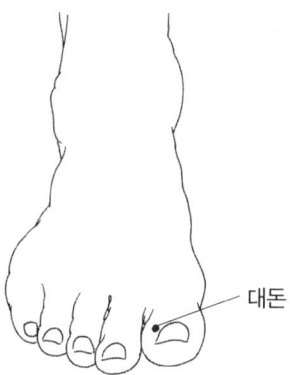

그림 5-70. 대돈(大敦)

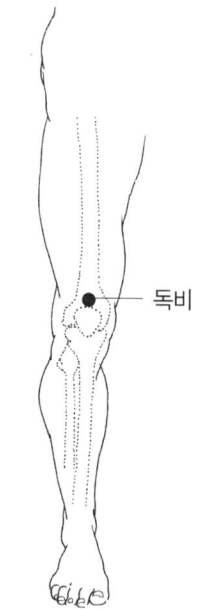

그림 5-71. 독비

20. 슬개골: 독비

슬개골 위쪽 경계부분 가운데에 있는 독비(犢鼻) 혈은 에너지가 잠시 멈추거나 쉬는 곳이다.(그림 5-71) 이 혈은 회음으로 올라가는 땅의 힘을 정화한다.

혈자리 배우기

수련을 처음 시작할 때 가장 중요한 것은 혈의 위치를 아는 것이다. 시간을 내어 자신의 몸을 대상으로 혈을 찾아 보아라. 같이 배우는 친구가 있으면 서로의 몸에서 혈을 찾아 보아라. 혈자리의 기능도 다 배우면 좋겠지만, 가장 중요한 일은 수련을 하는 것이다. 혈자리 위치를 한번만 공부해도 소주천 회로 명상을 할 수 있다. 결국에는 혈자리의 기능을 머리가 아닌 경험을 통해 알게 될 것이다.

제6장
기본 소주천 회로 열기

소주천 회로 수련 프로그램

이 장에서는 기본 소주천 회로를 여는 새 방법을 소개한다. 다음 장부터는 경락의 특정 혈에서 에너지를 증폭시키는 기술을 비롯해 소주천 회로와 연관된 고급 테크닉을 소개한다. 고급 테크닉은 이 장에 소개하는 기본 소주천 수련을 보완하는 과정이다.

이 책에는 방법과 시간표가 소개되어 있으니 자신의 경험과 성공 정도에 따라 편하게 따르면 된다. 다만 기억할 것은 다음 단계로 넘어가기 전에 이전 단계를 철저히 익혀야 한다는 것이다. 완성을 위해서는 각 단계마다 약 2주간 매일 연습할 것을 권한다. 매일 연습하면 정말로 에너지를 느낄 수 있고 다음 단계의 든든한 기초를 닦는 셈이 되기도 한다. 원리를 잘 이해하고 빨리 배우는 편이라고 해도 하루 밤 사이에 수련을 완성할 수는 없다. 지적인 이해, 빠른 학습 능력이 있다고 해도 몸과 마음의 연결은 규칙적인 수련을 통해서만 얻을 수 있다. 수련의 각 단계를 철저히 숙지하고, 노력하지 않고도 자동적으로 될 만큼 연습해야 한다. 사람의 몸, 두뇌, 신경계는 적어도 2주간 규칙적으로 각 단계를 반복 수련해야 터득하도록 되어 있다.

소주천 회로의 학습 및 단계
6장: 기본 소주천 회로 열기
1983년 출간된 『도를 통해 치유에너지 일깨우기(Awaken Healing Light

of Tao)』에서 소개한 것처럼 이 장은 소주천 회로에 관한 기본 수련을 소개, 보완하고 10년간 서양인들에게 가르치면서 정리한 새로운 소주천 방법을 설명한다.

7장: 지기(地氣)와 소주천 회로

7장에서는 어떻게 스스로를 지기와 연결하고 지기를 흡수하며 지기와 원기를 결합하는지 배운다. 그리고 기 순환을 위한 '접지선'을 만드는 법을 배운다.

8장: 우주의 힘, 높은 자아 에너지와 소주천 회로

8장에 소개하는 방법은 소주천 명상을 심화시키고 나아가 경락과 관련 센터를 열게 한다. 제3의 눈을 활성화하고 높은 자아에서 에너지를 끌어옴으로써 스스로의 기를 높이고 증폭시키는 방법도 알게 된다. 황금빛 에너지와 연결된 후 자신을 감싸고 보호해 줄 황금빛 공으로 확장하는 방법도 배운다.

9장: 심장 열기, 신(神)과 소주천 회로

9장에서는 심장 열기라고 하는 단계를 수련한다. 이 수련과 함께 당신은 정신(신)과 감정이 연결되어 있음을 알게 된다. 이 중요한 센터를 활성화하고 나면 심장의 에너지를 다른 내장 기관의 신체적, 감정적 에너지를 순화하고 조화시키는 데 사용할 수 있다. 이 수련은 소주천 명상을 강화하고 내면의 미소 명상의 고급 단계까지 올라간다.

10장: 성에너지와 소주천 회로

10장에서는 도교 수련에서 성에너지가 얼마나 중요한지 상세히 설명한다. 중단전과 성센터를 연결하고 임맥(任脈)을 확장하는 방법을 소개한다. 이렇게 하면 사랑에너지와 성욕을 결합할 수 있게 된다.

11장: 천기(天氣)와 소주천 회로

11장에서는 우리가 신체, 에너지체, 영체를 통해 천기와 연결되어 있음을 설명한다. 또 천기의 다양함과 명상에서 차지하는 중요성을 설명한다. 독맥을 더 여는 방법도 소개한다. 북극성 및 북두칠성의 천기와 연결되어 이를 자신의 기와 결합해 치유력과 힘을 기르는 법도 배운다. 마지막으로 외부 에너지를 소주천 회로에서 순환시키고 이를 자신의 원기와 결합해 생명력을 회복하는 방법을 배운다.

12장: 기본 및 고급 소주천 회로 수련 요약

12장은 고급 소주천 수련의 모든 단계를 요약한다.

13장: 최고급 소주천 수련, 대우주 궤도(대주천)와 다섯 개의 파동

13장에서는 무한한 자연 치유력을 일깨우는 기술을 비롯해 소주천 회로의 응용 방법을 소개한다. 또 대우주 궤도(대주천)를 배워 임맥과 독맥 외에 모든 사지로 기를 순환시키는 방법을 소개한다.

14장: 도와 하나되기, 매일 수련 안내

14장은 소주천 회로, 내면의 미소 명상, 여섯 가지 치유소리를 성공적으로 계속 해나가도록 하는 조언이 들어있다. 또 계절에 따른 연습 방법도 제안한다.

15장: 간단한 문제를 해결하는 방법과 도움이 되는 정보

이 장은 수련에 관해 자주 제기되는 질문에 대해 답을 하고, 수련 중 일어날 수 있는 문제점을 언급한다. 수련 중에 질문이 있거나 문제가 생기면, 먼저 이 장을 찾아보면 된다.

16장: 치유와 건강의 도

이 장은 특별히 치유를 다룬다. 그리고 소주천 회로, 내면의 미소 명상, 여섯 가지 치유소리 등 자가치유 응용법을 소개한다. 특정한 건강상 문제에 대한 자세한 치유법과 일반적인 도교의 건강법과 치유법도 소개한다.

기본 소주천 회로 열기의 개관

일반적인 설명

소주천 명상은 아주 단순한 과정으로 이루어져 있다.

1. 척수 호흡과 등뼈 흔들기로 척추의 긴장을 이완시키고 그 후 안정된 자세로 앉는다.
2. 여섯 가지 치유 소리와 내면의 미소 명상으로 몸과 마음을 이완시킨다.

3. 마음을 이용해 소주천 회로를 따라 에너지를 이끈다. 원하는 시간만큼 한다.
4. 마칠 때에는 배꼽에 에너지를 모은다.
5. 명상 중 같은 자세로 오래 앉아 있기 때문에 긴장이 생겼을 지도 모르니, 긴장 해소를 위해 자가 기마사지를 조금하고 끝낸다.

소주천 수련의 정수는 몸 속의 궤도를 통해 기를 돌리는 것이다. 7장 이후에 소개하는 모든 수련은 다른 에너지를 끌어들여 소주천 회로에서 기의 순환을 촉진하기 위한 방법들이다.

소주천 회로를 열기 위한 테크닉

기본 소주천 회로 열기는 익숙해진 후에 하는 수련과는 다르다. 처음에는 기를 느끼고 기를 유도하기 위해 이 장에서 소개하는 테크닉에 의지하는 것이 좋다. 수련을 할수록 기를 가볍게 안내하기만 해도 쉽게 움직이기 때문에 이 장의 방법에 덜 의존하게 된다.

다음은 소주천 회로 여는 것을 도와 주는 테크닉이다.
- 마음과 눈으로 기의 공을 돌리거나 회전시키기
- 손으로 만지기
- 각각의 혈자리로 호흡하기
- 소주천 회로를 따라 짧은 호흡을 하기
- 소주천 회로를 따라 느리고 깊은 호흡을 하기
- 혈자리 위에 손바닥을 대고 오라를 활성화하기
- (앉아 있거나 서 있는 상태에서) 몸을 앞뒤로 흔들어 임맥과 독맥을 활성화하기
- 색과 시각화
- 주먹으로 천골을 살짝 때리기
- 이를 서로 부딪치고 입천장에 혀를 대고 압박하기
- 태식 호흡 — 자연스런 내적 호흡

기본 소주천 수련을 위한 준비

주의: 더 자세한 설명은 3장, 4장, 그리고 부록을 참조하라.

기공 워밍업으로 몸과 척추를 이완시킨다. 가볍게 온몸을 흔든다. 척수호흡, 척추 흔들기, 황새목 운동을 실시한다.

감정을 깨끗이 하고 여섯 가지 치유소리로 내부 장기를 따뜻하게 한다. 각 장기마다 2~3회씩 소리를 낸다. 이렇게 하면 몸을 조율하고 에너지를 균형잡히게 해서 치유 효과를 높인다.

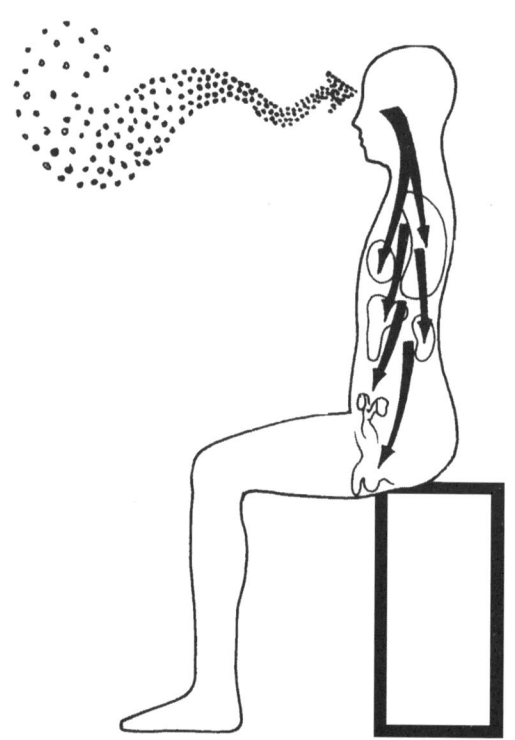

그림 6-1. 내면의 미소를 장기에게 보내 장기의 미덕에너지를 깨운다.

안정된 앉은 자세를 만든다. 자세를 체크한다. 안정된 자세를 취하고, 양손을 잡고, 등은 펴고, 어깨는 긴장을 풀고 바르게 놓으며, 턱은 약간 뒤로 당기고, 귀는 어깨 위에 오도록 하고, 눈은 가볍게 감고, 혀는 입천장에 댄다. 바르게 앉은 자세를 취했으면 잠시 마음의 준비를 한다.

내면의 집중을 준비한다. 주변을 느껴 본다. 바닥에 닿은 발의 감촉을 느껴보고 마주 잡은 손과 의자도 느껴 본다. 방안, 방밖, 체내의 소리를 들어 본다.

숨을 들이쉴 때는 몸이 자연스레 팽창하고, 숨을 내쉴 때는 몸이 줄어드는 것도 느껴 본다. 이렇게 하면 정맥과 동맥을 운동시키게 된다. 최소 18회 내지 36회 의식을 집중하면서 호흡을 내쉬고 들이쉰다.

내면의 미소 명상으로 긴장을 푼다. 소주천 명상을 시작하기 전에 항상 내면의 미소 명상으로 긴장을 푼다. 내면의 미소 명상은 몸과 마음을 깊이 안정시키고 우리의 긍정적인 면과 만나는 아주 효과적인 방법이다. 긴장 완화는 스트레스를 이기게 해 주고 건강과 안정에도 매우 중요하다. 그러나 긴장 완화는 도교 명상의 시작일 뿐 최종 목표는 아니다. '아마추어는 긴장을 풀기 위해 명상을 하고, 프로는 명상을 하기 위해 긴장을 푼다'는 말이 있다. 몸과 마음이 이완되지 않으면 깊은 명상 상태에 도달하기 힘들다. 항상 소주천 명상을 시작하기 전에 내면의 미소 명상을 위해 충분한 시간을 확보하라.

소주천 수련을 시작하기 전, 내면의 미소를 온 몸에 보내는 것이 가장 좋은 방법이지만 시간이 없으면 일부만 해도 된다. 초기 단계에는 3장에서 소개한 앞쪽 라인, 중간 라인, 뒤쪽 라인 중 하나만 해도 된다. 미덕의 에너지를 활성화하기 위해서는 먼저 앞쪽 라인의 장기에 미소를 보내는 것이 꼭 필요하다. 그래야 미덕의 에너지를 우주에너지, 높은 자아에너지, 땅에너지와 연결시킬 수 있다. 미덕에 주파수를 맞춰 놓지도 않고 거친 에너지를 너무 많이 끌어들이면 '기 소화 불량'을 일으킬 수 있다. 내면의 미소 명상에 관해 자세한 설명은 제3장의 '미덕' 편을 참조하라.(그림 6-1)

난로 데우기: 하단전의 원기 일깨우기

1. 18회 내지 36회 풀무 호흡(복부 호흡)을 한다.
2. 손으로 배꼽을 덮고 배꼽에 기를 모으고 안정시킨다.
3. 나선형을 그리듯 몸을 돌리며 장을 이완시킨다.
4. 신장을 데우고 명문을 활성화한다.
5. 배꼽과 명문에서 에너지를 끌어내어 원기를 활성화하고 하단전에 그 원기를 모은다.
6. 성에너지를 활성화한다.
7. 여기까지의 단계를 마치고 압박감, 뛰는 느낌, 빨아들이는 힘을 느끼면, 성기와 항문을 원기가 있는 장소를 향해 가볍게 끌어올린다. 원기가 있는 곳을 향해 계속 호흡하고 그곳에 압력이 쌓이는 것을 느낀다.
8. 압력이 높아지면서 몸 속에서 에너지가 강하게 흐르는 것을 느끼게 된다. 원기가 가고 싶어하는 곳으로 흘러가도록 내버려 둔다. 이때쯤이면 노력 없이도 소주천 회로가 저절로 열릴 수 있다. 그러면 에너지가 미골로 흘러가서 등뼈로, 등뼈에서 정수리로, 정수리에서 몸 앞면의 임맥으로 내려온다. 기는 또 치유가 필요한 부위, 병든 부위를 저절로 알고 흘러간다. 원기는 어디에 가야 하는지 알고 있다. 원기는 자가 치유를 위한 최고의 약이다. 원기가 스스로 흐르고 뿜어 나오기 시작하면 원기를 이끌어야 할 필요성도 느끼지 않게 된다. 긴장을 풀고 원기가 가고자 하는 곳으로 가게 내버려 두면 된다.

소주천 회로를 완성하기 위해서는 배꼽 센터에서 원기를 강하게 느껴야 한다. 원기는 몸 속을 돌아다니는 기의 주요 근원이다. 원기의 보유량이 적으면 경락의 기도 적다. 그러므로 결코 서둘러서는 안 된다. 기를 기르는 데 시간을 들이고 단전에 대한 자각을 높이면, 소주천 회로는 쉽고 자연스럽게 열린다.

소주천 회로 열기 수련

첫번째 수련에서는 마음과 눈의 힘, 손 접촉, 자연스런 호흡법 등 세 가지 방법을 추천한다. 이 방법을 사용하면 자연스럽게 감이 길러진다. 세 가지를 결합해 소주천 회로의 혈자리로 에너지를 끌어들인다.

마음과 눈의 힘을 사용해 나선형을 그리면서 혈자리로 기를 몰아가고 그곳에 기를 모아라. 손을 사용해 의식을 집중하고 기를 움직여라. **항상 오른손으로 에너지를 보내고 왼손으로 에너지를 받아라.** 마지막으로 깊고 느린 호흡을 하며 혈자리를 열고 확장하라. 각 센터를 향해 자연스럽게 호흡을 하라. 호흡은 길고 깊고 고요하고 안정되고 부드러우며 유연하고 규칙적이어야 한다.

치유의 빛 일깨우기, 소주천 회로로 에너지 보내기

주의: 마음과 눈의 힘을 더 수련해야 하는 사람은 4장을 참고하라.

배꼽에서 회음으로 에너지를 움직이기

1. 오른손 손가락을 배꼽에, 왼손 손가락은 성센터에 올려 놓는다.(그림 6-2) 원기에서 에너지가 발산되어 성센터로 흐르도록 한다. 성센터에서 눈과 마음으로 에너지를 시계 반대 방향으로 36회 회전하여 에너지를 증폭하고, 36회 시계 방향으로 회전하여 에너지를 응집한다. 오른손에서 왼손으로 에너지를 보내며 기의 흐름이 높아지고 두 센터 사이의 에너지 통로가 넓어지고 있음을 상상한다. 두 센터가 완전히 연결되었음을 느껴 본다.

   호흡을 들이마실 때는 성센터로 숨을 들이마시듯이 하고 그곳을 신선한 에너지로 가득 채운다는 느낌으로 한다. 숨을 내쉴 때도 숨이 성센터로 흘러가서 그곳을 강하게 만든다는 느낌으로 한다.

   숨을 내쉬면서 마음 속으로 '기'라는 말을 하고 성센터에 의식을 집중하여 성센터의 에너지를 높인다. 호흡을 9회 내지 18회 반복한다. 기가 쌓이는 것이 느껴질 때까지 성센터에 집중한다. 배꼽에서 성센터까지 에너지의 통로가 넓어지는 것을 느껴 본다.

2. 왼손을 회음으로 옮겨서 세 손가락으로 회음을 만진다. 배꼽과 성센터에서 발산된 에너지가 회음까지 오도록 한다. 오른손에서 왼손으로 에너지를 보내 기 흐름이 많아지고 두 센터 사이의 에너지 통로가 넓어짐을 상상한다. 회음에서 마음과 눈으로 에너지나 기의 공을 먼저 시계 반대 방향으로 36회, 그리고 시계 방향으로 36회, 다시 시계 반대 방향으로 36회 돌린다.

   회음의 에너지를 높이는 방법으로 회음을 향해 숨을 들이쉬고 내쉬면서 '기'라고 말한다. 9회 내지 18회 반복한다.

3. 하단전에 있는 기의 공에 에너지를 모은다. 이 공(직경 8~13cm)을 위에서 앞으로, 아래로, 뒤로 돌린다. 이는 소주천 회로와 같은 방향이다.

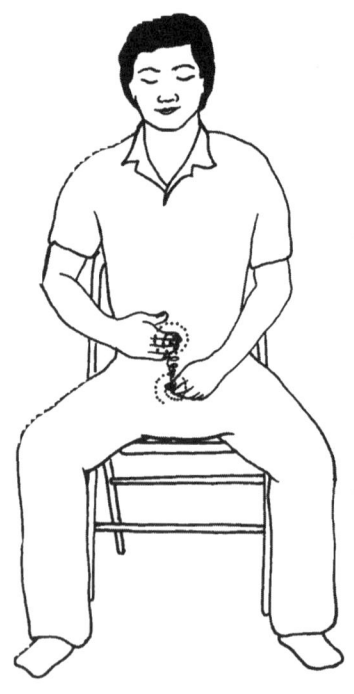

그림 6-2. 오른손은 배꼽 위에, 왼손은 성센터 위에 놓는다.

빠르든 느리든 속도는 기가 원하는 대로 놔 둔다. 기의 공을 돌리면 울림에 의해 소주천 회로의 흐름이 좋아진다. 마지막으로 기의 공을 회음 부분으로 낮춘다.

에너지를 척추 위로 끌어올리기

1. 왼손을 천골과 미골로 옮긴다. 손바닥을 천골 위에 얹고 중지 끝으로 미골의 끝부분을 만진다. 오른쪽 손가락은 성센터에 둔다.(그림 6-3)
2. 근육보다는 마음을 사용해 회음을 가볍게 끌어올린다. 이렇게 하면 기의 다리가 만들어진다.(남성은 고환이 살짝 올라가고 페니스가 수축하는 느낌이 들고, 여성은 질 근육이 살짝 수축하는 것처럼 느껴진다.) 그리고 나서 항문을 가볍게 죄고 미골 쪽으로 밀어낸다. 마지막으로 항문과 미골 사이에 있는 괄약근 뒷부분을 부드럽게 죈다. 이제 빨대로 천골

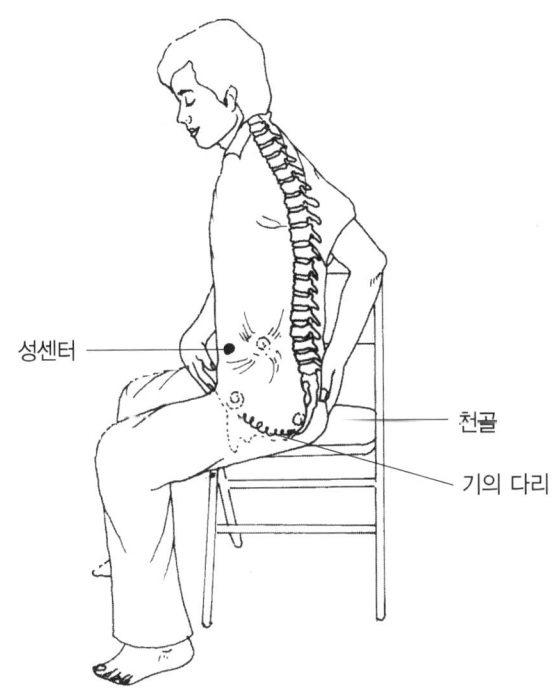

그림 6-3. 기의 다리

과 미골을 향해 에너지를 빨아내는 느낌이 들 것이다. 오른손에서 왼손으로 에너지를 보내고, 기의 흐름이 많아져 두 곳 사이의 통로가 넓어지고 있음을 상상한다. 배꼽, 성기, 회음에서 발산된 에너지가 천골과 미골로 흐르게 한다. 마음과 눈으로 에너지를 시계 방향과 반대 방향으로 각각 36회씩 돌린다. 천골과 미골을 향해 숨을 내쉬고 들이쉬면서 '기'라는 말을 하며 이곳의 에너지를 높인다. 호흡을 3회 내지 9회 반복한다.

3. 왼손을 명문으로 옮긴다. 명문으로 에너지가 올라가도록 한다. 마음과 눈의 힘을 사용해 명문에 있는 기의 공을 시계 방향과 반대 방향으로 각각 36회씩 돌린다. 명문을 향해 숨을 내쉬고 들이쉬면서 '기'라고 말하며 명문의 에너지를 높인다. 호흡을 9회 내지 18회 반복한다.

4. 왼손을 T-11(척중)로 옮긴다. 에너지가 T-11로 흐르도록 한다. 마음과 눈을 사용해 시계 방향과 반대 방향으로 각각 36회씩 기의 공을 돌린다. T-11의 에너지를 높이기 위해, T-11을 향해 숨을 내쉬고 들이쉬면서 '기'라고 말한다. 호흡을 3회 내지 9회 반복한다. (그림 6-4)

5. 심장 뒷편에 있는 신도(T-5와 T-6 사이)로 에너지가 흐르도록 한다.

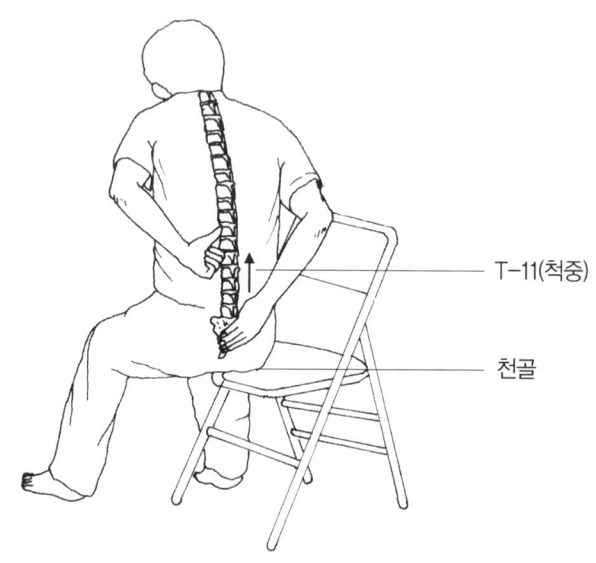

그림 6-4. 천골과 T-11(척중)

마음과 눈을 사용해 시계 방향과 반대 방향으로 각각 36회씩 기의 공을 돌린다. 신도의 에너지를 높이기 위해, 신도를 향해 숨을 내쉬고 들이쉬면서 '기' 라고 말한다. 호흡을 3회 내지 9회 반복한다.

6. 왼손을 C-7(대추)로 옮긴다. 에너지가 C-7로 흐르게 한다. 마음과 눈을 사용해 시계 방향과 반대 방향으로 각각 36회씩 기의 공을 돌린다. C-7의 에너지를 높이기 위해, C-7을 향해 숨을 내쉬고 들이쉬면서 '기' 라고 말한다. 호흡을 3회 내지 9회 반복한다.(그림 6-5)

7. 왼손을 옥침으로 옮긴다. 옥침으로 에너지가 흐르게 한다. 마음과 눈을 사용해 시계 방향과 반대 방향으로 각각 36회씩 기의 공을 돌린다. 옥침의 에너지를 높이기 위해, 옥침을 향해 숨을 내쉬고 들이쉬면서 '기' 라고 말한다. 호흡을 3회 내지 9회 반복한다.(그림 6-6)

8. 왼손을 정수리 뒤로 옮긴다. 정수리 뒷부분으로 에너지가 흐르게 한다. 마음과 눈을 사용해 시계 방향과 반대 방향으로 각각 36회씩 기의 공을 돌린다. 정수리 뒷부분을 향해 숨을 내쉬고 들이쉬면서 '기' 라고 말하

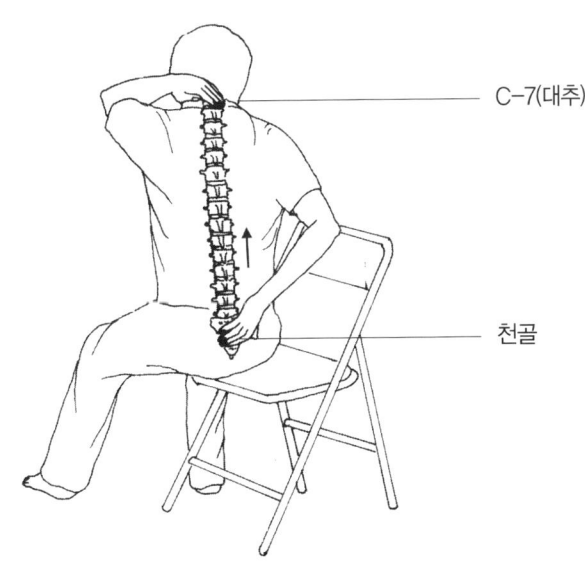

그림 6-5. 천골과 C-7(대추)

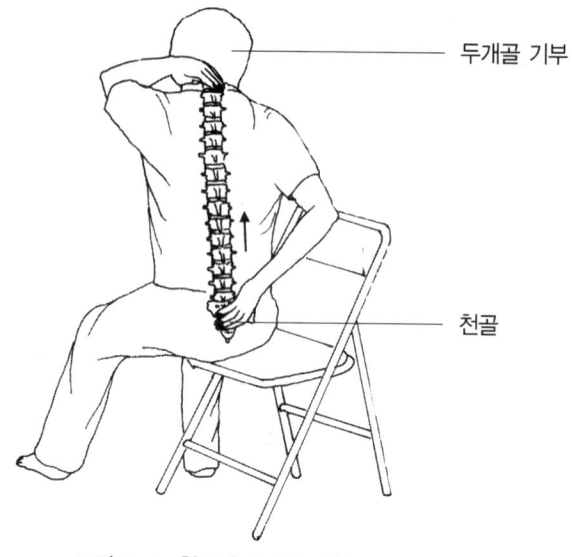

그림 6-6. 천골과 두개골 기부

며 정수리 뒷부분의 에너지를 높인다. 호흡을 3회 내지 9회 반복한다.
9. 왼손을 정수리(백회)로 옮긴다. 정수리로 에너지가 흐르게 하라. 마음과 눈을 사용해 시계 방향과 반대 방향으로 각각 36회씩 기의 공을 돌린다. 정수리를 향해 숨을 내쉬고 들이쉬면서 '기' 라고 말하며 정수리의 에너지를 높인다. 호흡을 3회 내지 9회 반복한다.
10. 왼손을 제3의 눈으로 옮긴다. 제3의 눈으로 에너지를 흘려 보낸다. 마음과 눈을 사용해 시계 방향과 반대 방향으로 각각 36회씩 기의 공을 돌린다. 제3의 눈을 향해 숨을 내쉬고 들이쉬면서 '기' 라고 말하며 이곳의 에너지를 높인다. 호흡을 3회 내지 9회 반복한다.

임맥을 통해 배꼽으로 에너지를 내려보내기

1. 혀끝을 입천장에 댄다. 혀를 입천장에 대고 누르다가 천천히 뗀다.(그림 6-7) 9회 내지 18회 반복한다. 치아를 18회 내지 36회 서로 부딪히고 가볍게 물고 있다가 천천히 뗀다. 이 동작은 뼈를 진동시켜 골수를 활성화하고 기를 뼈로 운반해 뼈의 밀도를 높인다.

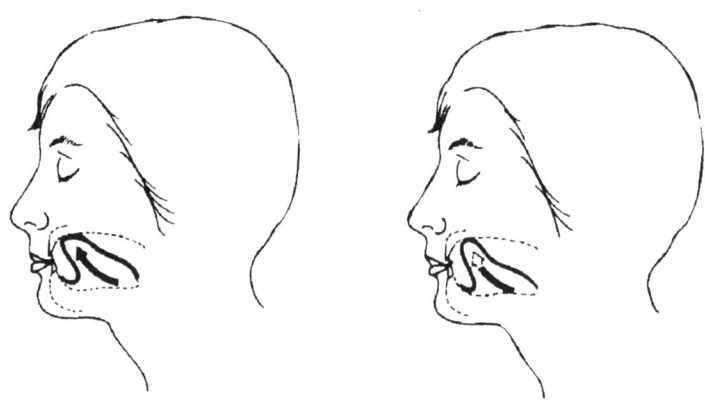

그림 6-7. 혀를 입천장에 댔다가 뗀다.

주의: 치아에 땜질을 많이 한 경우, 너무 세게 부딪히지 않도록 한다.
에너지가 입천장을 향해 흐르도록 한다. 마음과 눈을 사용해 시계 방향과 반대 방향으로 각각 36회씩 기의 공을 돌린다. 입천장을 향해 숨을 내쉬고 들이쉬면서 '기' 라고 말하며 입천장의 에너지를 높인다. 호흡을 3회 내지 9회 반복한다.

2. 왼손을 목에 얹고 세 손가락으로 목을 만진다. 입 속에 고인 침을 모아서 삼킨다. 에너지가 목으로 가도록 한다. 마음과 눈을 사용해 시계 방향과 반대 방향으로 각각 36회씩 기의 공을 돌린다. 목을 향해 숨을 내쉬고 들이쉬면서 '기' 라고 말한다. 호흡을 3회 내지 9회 반복한다.

3. 왼손을 심장에 얹고 세 손가락으로 심장을 만진다. 심장으로 에너지가 흐르게 한다. 마음과 눈을 사용해 시계 방향과 반대 방향으로 각각 36회씩 기의 공을 돌린다. 심장을 향해 숨을 내쉬고 들이쉬면서 '기' 라고 말하며 심장의 에너지를 높인다. 호흡을 3회 내지 9회 반복한다. (그림 6-8)

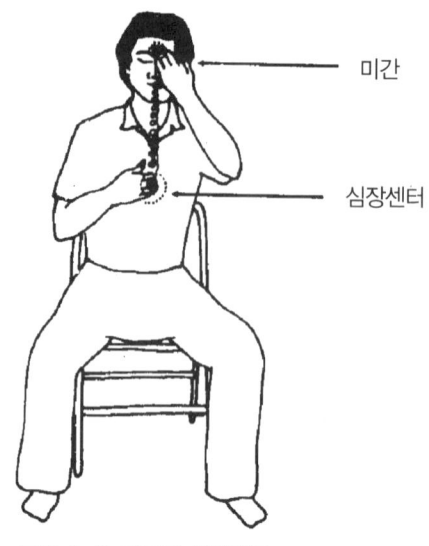

그림 6-8. 미간과 심장센터

4. 왼손을 태양신경총 위에 얹고 세 손가락으로 태양신경총을 만진다. 에너지가 태양신경총으로 흐르게 한다. 마음과 눈을 사용해 시계 방향과 반대 방향으로 각각 36회씩 기의 공을 돌린다. 태양신경총을 향해 숨을 내쉬고 들이쉬면서 '기' 라고 말한다. 호흡을 3회 내지 9회 반복한다.

5. 에너지가 배꼽으로 돌아오게 한다. 마음과 눈을 사용해 시계 방향과 반대 방향으로 각각 36회씩 기의 공을 돌린다. 그림 6-9처럼 배꼽을 향해 숨을 내쉬고 들이쉬면서 '기' 라고 말하며 배꼽의 에너지를 높인다. 호흡을 3회 내지 9회 반복한다. 배꼽 뒤쪽에 진동을 느낄 것이다. 정수리에서 배꼽으로 에너지를 끌어내리는 데 약간의 문제라도 있다면, 손으로 각 부위를 가볍게 쳐서 에너지가 내려오도록 한다. 남은 에너지를 머리, 목, 가슴, 배꼽까지 다 끌어내릴 때까지 살짝 치는 동작을 반복한다.

6. 능동적인 양의 명상은 여기서 끝난다. 여기서 그만두어도 되고, 원하는 만큼 소주천 회로 돌리기를 계속해도 된다.(그림 6-10)

음의 명상: 원기 속에서 휴식하기

1. 휴식을 취하고, 마음과 몸의 긴장을 푼다. 몸에서 중립적인 지점을 찾아본다. 배꼽, 심장, 머리 어디든 자신에게 중립적인 곳으로 느껴지는 곳이면 된다. 찾았으면 그냥 거기에 머무른다. 소주천 회로로 에너지를 돌려 얻은 결과물을 즐겨라.
2. 에너지가 하고자 하는 대로 놔둔다. 에너지는 거꾸로 흐를 수도 있고, 몸의 다른 부분으로 흐를 수도 있다. 몸이 흔들릴 수도 있다. 소리가 들릴 수도 있다. 이 단계에서 5분 내지 10분을 보내면서 내면의 평화로움,

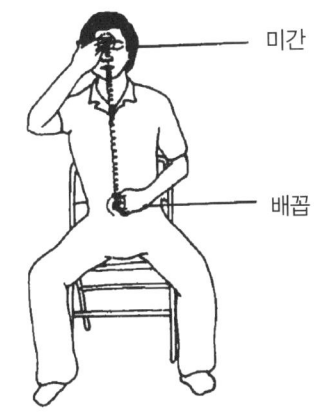

그림 6-9. 제3의 눈과 배꼽

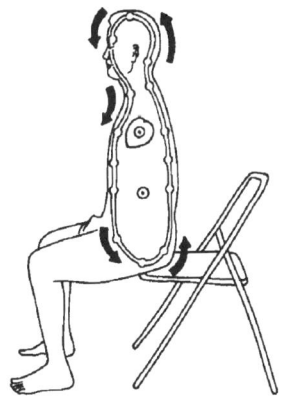

그림 6-10. 마음과 눈과 심장의 힘으로 기를 안내해 소주천 회로로 흐르게 한다.

고요함, 밝음 등 소주천 수련의 결실을 거두는 기회로 삼는다. 아무 노력도 하지 말고 진공 상태에서 그저 쉬면서 몸이 원기 속으로 녹아 내리도록 놔 둔다.

명상을 끝낼 때

1. 수련을 끝낼 때는 에너지를 배꼽에 모은 뒤 배꼽 뒤, 신장 앞 부분으로 돌아가도록 한다. 이렇게 하면 원기가 재충전된다. 에너지 혹은 태극모양을 떠올리고 배꼽 주위에서 바깥쪽으로 36회, 안쪽으로 24회 나선형을 그리며 돌린다. (남성은 바깥쪽으로 돌릴 때 시계방향, 안쪽으로 돌릴 때 시계 반대 방향으로 하고, 여성은 바깥쪽으로 돌릴 때 시계 반대 방향, 안쪽으로 돌릴 때 시계 방향으로 한다.)(그림 6-11)
2. 잠깐 쉬면서 명상으로 생긴 평화로움을 즐긴다. 몸 안의 공간을 느끼면서 육체적 정신적 긴장을 해소한다.
3. 자가 기마사지를 하고 끝낸다.
4. 천천히 일어난다. 이 느낌을 간직한다. 아프거나 스트레스를 받는 것 같으면, 언제나 마음과 숨을 에너지 중심으로 보내라. 규칙적으로 연습하면 이 쾌적한 느낌을 언제나 유지할 수 있다.

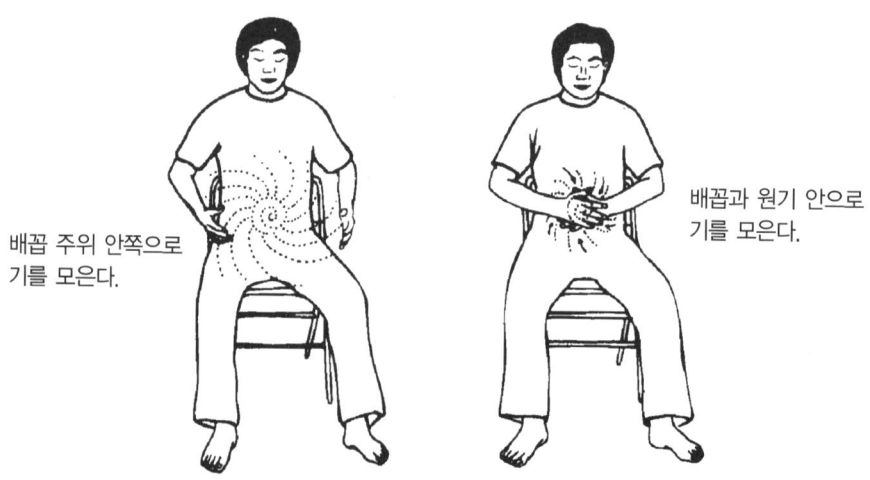

그림 6-11. 배꼽에 기를 모으고 저장하기

소주천 회로를 여는 다른 방법

소주천 회로로 기를 움직이거나 기감을 증가하기 위해 마음과 눈의 힘이나 손을 사용하지 않고, 다음에 소개하는 다른 방법을 사용해도 된다. 준비와 끝내는 방법은 앞의 방법과 동일하다.

짧은 호흡 또는 긴 호흡

짧은 호흡은 마음, 눈, 심장의 힘과 호흡의 힘을 결합시켜 혈자리를 연다. 잠시 동안 호흡을 정지하는 것이 편하지 않은 사람은 폐활량이 늘어날 때까지 다른 방법으로 연습한다. 스스로 에너지가 적다고 느끼거나 기 흐름을 자극하기 위해서 뿐이라면, 이 방법이 좋은 대안이다. 불안하거나 지나치게 감정적인 상태라면 짧은 호흡은 하지 말라.

불안을 느낄 때는 에너지를 고요하게 해 주는 긴 호흡법을 사용하라. 이때 내쉬기와 들이쉬기를 같은 길이로 한다. 아주 불안하거나 울적한 기분이 든다면, 내쉬는 길이를 조금 더 길게 한다.

주의: 폐와 심장에 문제가 있거나, 녹내장, 고혈압, 혈우병, 동맥경화증, 불면증, 두통, 혹은 심각한 건강상 문제가 있는 사람은 짧은 호흡을 해서는 안되고, 긴 호흡도 너무 자극적이 아닌지 잠시 부드러운 호흡을 하며 테스트해 봐야 한다.

준비. 앞의 수련과 같은 요령으로 준비한다. 기공 워밍업, 여섯 가지 치유소리, 안정된 앉은 자세, 내면의 미소, 난로 데우기 등.

소주천 회로

1. 마음을 배꼽에 집중한다. 숨을 내쉼 없이 부드럽고 짧게 6번 들이쉬고 하단전에서 배꼽으로 에너지를 끌어온다. 숨을 멈추고 마음과 눈을 사용해 배꼽에서 에너지를 나선형으로 돌린다. 잠시 후 숨을 내쉬고 조금 쉬었다가 호흡의 에너지를 배꼽에 모은다. 이를 3회 내지 9회 반복한

다. (처음에는 한 지점에서 6회까지 한다. 시간이 흐르면 한 지점에서 1회 내지 3회만 해도 그곳을 활성화할 수 있다. 그리고 나서 괜찮다면 숨을 내쉬지 않은 상태로 다음 지점으로 옮겨간다. 능력이 향상됨에 따라, 한번만 들이쉬고 내쉬지 않은 채 여러 지점을 활성화할 수 있는 때가 온다.)

주의 : 불편함이 느껴지거나 숨이 차면, 언제나 숨을 내쉬어라. 열심히 하려고 긴장하면, 호흡을 오랫동안 멈춘다고 해서 능력이 향상되지 않는다. 긴장하지 말고 이완되고 편안한 상태에서 하라.

2. 의식을 성센터로 옮긴다. 숨을 짧게 6번 들이쉬고 배꼽에서 성센터로 에너지를 끌어온다. 숨을 들이쉴 때마다 성센터에서 에너지를 나선형으로 돌린다.

잠시 후 숨을 내쉬고 조금 쉬었다가 3회 내지 9회 반복한다.

3. 천골, 명문 T-11(T-5와 C-7은 선택), 옥침, 정수리도 같은 방식으로 한다. 이전의 혈에서 기를 끌어와서 지금 작업하는 혈로 보낸다.(그림 6-12)

4. 짧은 호흡으로 숨을 가쁘게 내쉬면서 에너지를 정수리에서 제3의 눈, 입천장, 목, 심장, 태양신경총으로 끌어내린 후, 다시 배꼽으로 끌어내린다. 에너지를 끌어내릴 때는 짧은 호흡법을 사용해도 좋고, 마음과 눈을 회전하는 방법만 쓸 수도 있으며, 몸의 앞쪽 혈에서 숨을 1회 이상 내쉬는 방법을 취할 수도 있다. 선택은 각자가 알아서 한다.(그림 6-13)

5. 긴 호흡법은 짧은 호흡법을 몇 번 하고 나서 사용해도 좋고, 따로 긴 호흡법만 사용할 수도 있다. 긴 호흡법은 아주 간단하다. 한번의 길고 느리고 깊은 호흡으로 숨을 들이마시며 숨을 회음에서 척추, 정수리로 올린다. 그리고 정수리에서 숨을 한 번 길게 내쉬며 앞쪽 혈자리, 배꼽, 회음으로 숨을 내린다. 이를 6회 내지 9회 반복하고 휴식을 취하면서 기가 소주천 회로를 도는 것을 관찰한다.

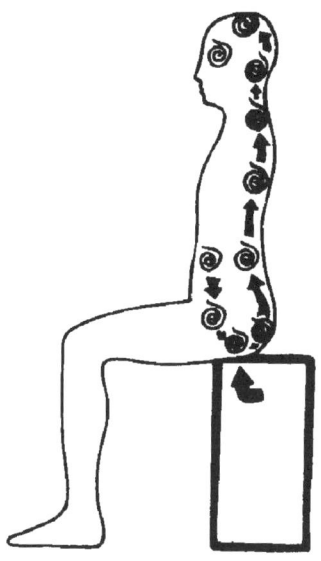

그림 6-12. 짧은 호흡을 하며 기를 배꼽에서 천골, 정수리로 흐르게 한다.

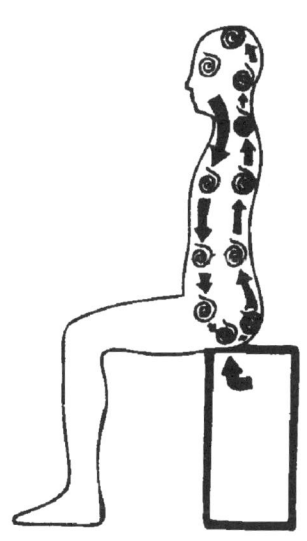

그림 6-13. 짧은 호흡 또는 긴 호흡은 기를 소주천 회로로 흐르게 한다.

6. 2단계서 5단계를 원하는 만큼 반복한다. 소주천 회로로 기를 몇 번 돌리고 나면, 짧은 호흡, 긴 호흡, 기의 공, 나선형으로 기를 돌리기 등에 더 이상 의존할 필요를 느끼지 않게 될 것이다.
7. 끝낼 준비가 되면, 에너지를 배꼽으로 돌려보낸다. 그리고 음의 명상 상태로 휴식을 취한다.

마무리. 배꼽에 에너지를 모으고 자가 기마사지를 하고 끝낸다.

소주천 회로의 혈에 손바닥을 얹기

이 방법은 오라를 이용하는 방법이다. 오라를 이용하는 것 말고는 혈자리에 손을 대는 이전의 방법과 같다.

준비. 앞서 설명한 것처럼 한다.

소주천 회로
1. 배꼽에서 2~6cm 떨어진 공중에서 양손을 배꼽 위에 둔다. 손바닥 가운데에서 배꼽으로 에너지가 흘러 들어가는 것을 느낄 때까지 손바닥을 대고 있는다. 손바닥 중앙부는 심장과 에너지로 연결되어 있다.(그림 6-14)
2. 양 손바닥을 옮겨 성센터 위에 둔다. 배꼽과 같은 방식으로 한다.(그림 6-15)
3. 왼쪽 손바닥을 천골 위에 두고 오른쪽 손바닥은 성센터 위에 그대로 둔다.(그림 6-16)
4. 양 손바닥으로 소주천 회로 위를 움직이며 간다. 명문, 옥침, 정수리, 제3의 눈, 입천장, 목, 가슴, 태양신경총, 배꼽에서 멈추고 파동과 진동이 느껴질 때까지 충분히 길게 머문다.(그림 6-17~6-21)
5. 1단계에서 4단계를 원하는 만큼 반복한다.

마무리. 배꼽에 에너지를 모으고 자가 기마사지를 하며 끝낸다.

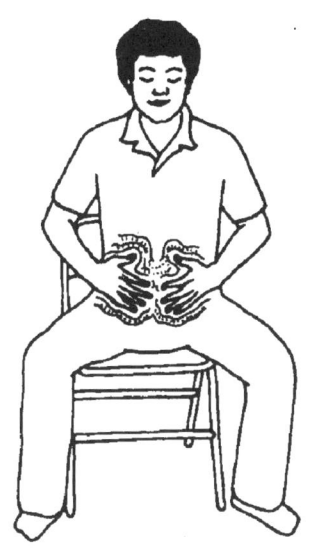

그림 6-14. 배꼽 위에 손바닥 두기

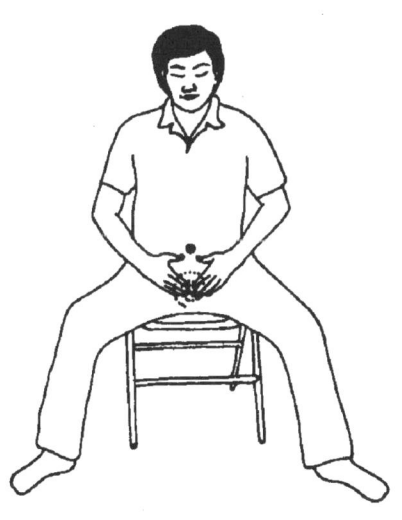

그림 6-15. 성기 위에 손바닥 두기

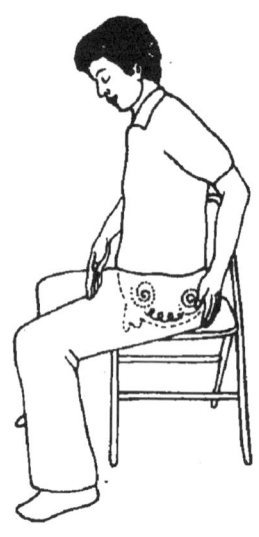

그림 6-16. 오른쪽 손바닥은 성기에, 왼쪽 손바닥은 천골에 둔다.

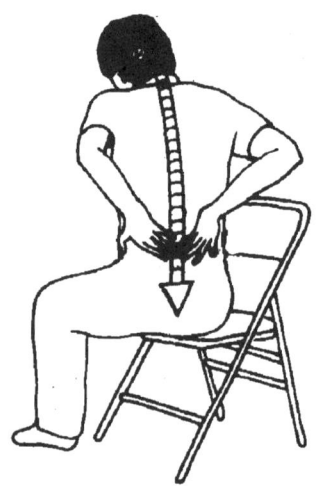

그림 6-17. 손바닥을 명문 위에 둔다.

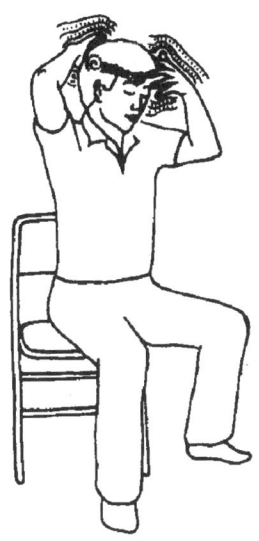

그림 6-18. 오른쪽 손바닥은 두개골 기부에, 왼쪽 손바닥은 제3의 눈에 둔다.

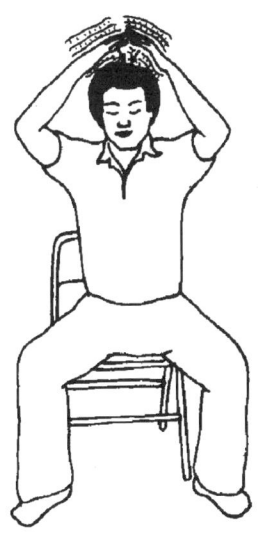

그림 6-19. 손바닥을 정수리 위에 놓는다.

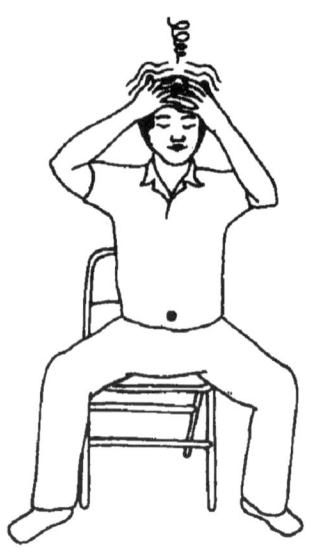

그림 6-20. 손바닥을 제3의 눈 위에 놓는다.

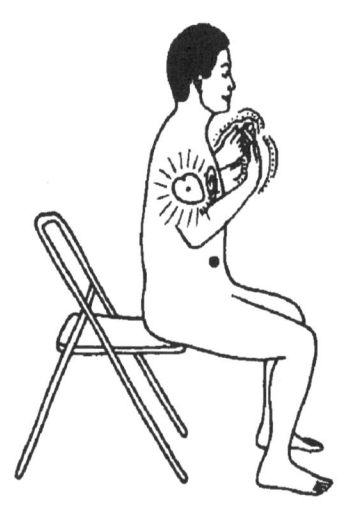

그림 6-21. 손바닥을 심장 앞에 놓는다.

몸을 앞뒤로 흔들어 앞쪽 및 뒤쪽 통로를 활성화하기

이 방법은 흔들의자에 앉아 있는 것처럼 몸을 움직이는 것이다. 에너지가 독맥을 통해 올라갈 때는 뒤로 흔들고, 임맥으로 내려갈 때는 앞으로 흔든다.

준비. 이전처럼 준비한다.

소주천 회로
1. 숨을 들이쉬면서 배꼽을 의식한다.
2. 느리고 깊게 숨을 내쉬면서, 동시에 상체를 앞으로 흔들어 에너지를 배꼽에서 회음으로 보낸다.
3. 느리고 깊게 숨을 들이마시면서, 상체를 뒤로 흔들고 에너지를 등뼈에서 정수리로 부드럽게 끌어 올린다.
4. 천천히 숨을 내쉬면서 앞으로 흔들고 에너지를 임맥에서 회음으로 내린다.
5. 3~4단계를 원하는 만큼 반복한다.
6. 명상을 끝낼 준비가 되었으면 숨을 내쉬고 앞으로 흔들면서 에너지를 배꼽으로 보낸다.

마무리. 배꼽에 에너지를 모으고, 이전처럼 자가 기마사지를 하며 끝낸다.

내면의 호흡으로 소주천 회로를 순환시키기

에너지에 해당되는 중국말 '기'는 호흡을 의미하기도 한다. 기는 허파를 통한 외호흡을 뜻할 수도 있고 에너지 통로를 통해 흐르는 내호흡을 뜻할 수도 있다.

내호흡과 외호흡은 아주 밀접하게 연결되어 있다. 내호흡으로 소주천 회로를 돌린다는 것은 마음과 의도만으로 기를 움직임을 뜻한다. 이는 자연스럽게 호흡하며 기가 마음 대로 움직이도록 내버려두는 방법이다.

내호흡으로 소주천 회로를 돌리는 것은 고급 수련에 속한다. 앞서 소개한 방법을 한참 동안 연습 한 후에 내호흡을 하면 쉽다. 사실 다른 방법을 연습해도 연습이 진행됨에 따라 자연스럽게 내호흡법으로 발전되어 감을 깨닫게 될 것이다.

치아를 부딪히고 혀를 입천장에 대기

첫번째 방법에서 이미 이 방법을 썼지만, 입천장에서 임맥과 독맥이 만나는 데 도움이 된다는 것을 강조하기 위해 다시 언급한다.

이미 임맥과 독맥을 연결하는 법을 배웠다면, 이 방법을 쓰지 않아도 된다.

1. 제3의 눈에서 입천장으로 기를 끌어내리기가 힘들면, 혀끝을 입천장에 댄다. 혀를 입천장에 눌렀다가 뗀다. 9회에서 36회 반복하면서 입천장에서 혀로 전기가 전달되는 것을 느껴 본다.

2. 치아를 서로 가볍게 18회에서 36회 부딪힌다. 그런 다음 이를 꽉 물었다가 놓는다. 이렇게 하면 뼈를 진동시키고 골수를 활성화해 기가 뼈 속으로 들어가는 것을 촉진한다. 에너지가 입천장 안으로 흐르게 한다. 치아에 땜질을 많이 한 사람은 너무 세게 부딪치지 않도록 한다.

색과 시각화

우리는 이 방법으로 진정 치유의 빛을 깨울 수 있다. 이 방법은 기본 소주천 명상에는 별로 등장하지 않으나, 다음 장부터는 폭넓게 사용된다. 다음 장부터는 천기, 지기, 높은 자아 에너지가 갖고 있는 빛의 파장과 연결됨으로써 자신의 소주천 회로를 확장, 강화하고 넓히는 수련을 할 것이다.

요 약

　다음 장에서 소개하는 고급 수련으로 가기 전에, 적어도 2주 내지 4주 동안 기본적인 소주천 회로를 열고 순환하는 수련을 하라. 이후에 나올 모든 수련은 이 장에 제시한 기본 연습의 변형이다. 원기의 치유에너지를 완전히 깨우고 진정으로 느끼며 임맥과 독맥을 통한 기의 순환을 느낄 때까지, 필요한 만큼 많이 시간을 보내라. 앞으로 가려고 너무 서두르지 말라. 자신의 기를 증폭시키는 수련을 하기 전에 먼저, 기본적인 에너지를 갖고 있어야 한다.

　명상은 간단하지만 그 효과는 놀랍다. 규칙적으로 수행하면, 마음이 고요해지고 깨끗해지며 몸도 더 멋지고 건강하게 된다. 만성적인 통증이 사라지는 등 치유를 경험하는 사례도 많다.

　혜택이 진짜로 있는지 없는지 결정하는 데는 믿음이 필요하지 않다. 증거는 경험이 보여 주기 때문이다. 당신은 생명력을 통제하는 법을 배움으로써 점차 온몸을 향상시킬 수 있다.

　우주의 기에 자신을 개방하고 자신의 몸 속에서 우주의 기를 순환시키면, 마침내 모든 만물과의 우주적 연결을 경험할 수 있게 된다.

제7장
지기(地氣)와 소주천 회로

지기 다루기

　기는 전기와 같다. 실제로 최근 서양 학자들은 기가 모든 생명과 몸의 운동을 지배하는 생체 자기라는 제안을 했다. 요가와 기공을 비롯해 머리·눈·가슴으로 하는 수련을 하면 기 흐름이 아주 강력해진다. 머리·눈·가슴으로 마치 돋보기로 햇빛을 모으듯이 기를 모아 에너지를 더욱 집중적이고 강력하게 만든다. 몸의 기를 나선형을 돌릴 때는 꼭 땅의 힘과 닿아 있어야 한다. 그렇지 않으면 심각한 문제가 생길 수 있다. 땅의 힘을 끌어당겨 양기와 음기를 안정시키고 과도한 양기와 병기를 땅으로 보내야 한다. 또 치유에너지인 신선한 음의 지기를 몸으로 직접 흡수할 수도 있다.

접지는 어떤 작용을 하는가

　전력은 강하므로 아주 조심스럽게 다루어야 한다. 전기는 자동차의 점화장치와 배터리를 비롯해 컴퓨터, 조명, 난로, 냉장고, 에어컨 등 모든 문명의 이기를 작동시킨다. 전기는 대단히 유용하지만 조심하지 않고 안전수칙을 무시하면 오히려 해가 되고 심지어는 죽을 수도 있다.
　가장 중요한 수칙 중 하나는 전압이 높으면 높을수록 접지를 해야 한다는 것이다. 전압이 낮은 기구는 꼭 필요하지는 않지만, 세탁기, 드라이어를 비롯해 높은 전압의 전열기는 접지선을 내장하고 있다.(그림 7-1)
　우리의 기도 마찬가지다. 일상생활에서 접지는 유용하지만 꼭 필요하지

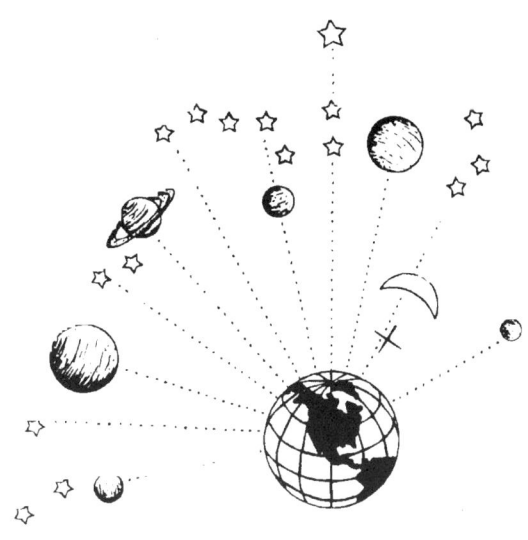

그림 7-1. 우주는 지구의 재충전에 필요한 에너지를 공급해 준다. 그러나 우리가 지구의 자원을 다 써버린다면, 지구는 재충전하는 능력을 잃어버리게 된다.

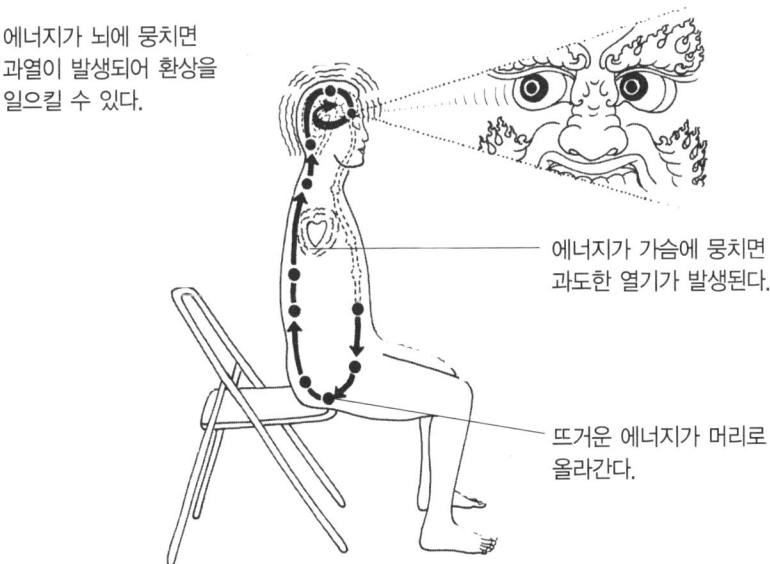

에너지가 뇌에 뭉치면 과열이 발생되어 환상을 일으킬 수 있다.

에너지가 가슴에 뭉치면 과도한 열기가 발생된다.

뜨거운 에너지가 머리로 올라간다.

그림 7-2. 쿤달리니 신드롬

는 않다. 하지만 기를 집중하고 인도하며 기의 흐름을 강화하는 수련을 할 때는, 안전하고 균형 잡힌 수련을 위해 접지가 꼭 필요하다.

기는 전기처럼 강도를 높이면 더 뜨거워지고 양기를 더 많이 띠는 경향이 있다. 반대로 땅의 에너지는 서늘한 음기다. 이때 기의 흐름을 땅의 에너지와 연결시키면, 과도한 양기를 땅으로 보낼 수 있다. 동시에 땅의 시원한 음기를 직접 몸 속으로 흡수하여 신장의 음기를 강화하고, 이 음기를 더운 기와 섞어 식히고 균형감을 줄 수 있다. 이는 욕조에서 물의 온도를 조절하는 것과 아주 비슷하다. 물이 너무 뜨거우면 찬물을 더하고 너무 차가우면 더운물을 더하는 것 말이다.

이렇게 에너지를 균형 잡히게 하면, 기를 더 많이 효과적으로 안전하게 관리하고 순환시킬 수 있다.

크고 강력한 엔진에는 실린더가 많고, 에너지도 많이 소모한다. 마찬가지로 우리도 기를 다루는 능력을 계발함으로써 더 생산적인 삶을 살 수 있고 정신적인 잠재력도 키울 수 있다.

힐링타오의 고급 단계 수련에서는 외부의 근원, 즉 태양, 달, 지구, 별 등 행성과 하늘, 땅, 나무, 식물, 동물 등 오기(五氣)에서 기를 끌어오는 것을 배운다. 외부의 기를 끌어들여 흡수하고 소화하면, 에너지체를 크게 강화시키고 이 삶과 다음 생에서 큰 혜택을 얻을 수 있다. 외부의 근원에서 오는 많은 양의 기를 관리하려고 노력하기 전에, 먼저 접지하는 법과 감정에너지 및 성에너지를 포함한 몸 안의 다양한 기를 보존하고 균형잡고 변형시키는 방법을 배워야 한다.

접지하지 않을 때 나타나는 기 수련의 부작용

쿤달리니 정신병

기 수련을 할 때 접지를 하지 않으면 많은 부작용에 시달리게 된다. 그 중 가장 흔한 것이 '쿤달리니 정신병' 혹은 '쿤달리니 신드롬'이라는 것이다.(그림 7-2) 쿤달리니 정신병은 더운 기운이나 양기가 너무 많이 척추(혹은 오른쪽, 왼쪽의 영적 통로)를 타고 뇌로 질주해 가서 뇌에 정체될 때 일

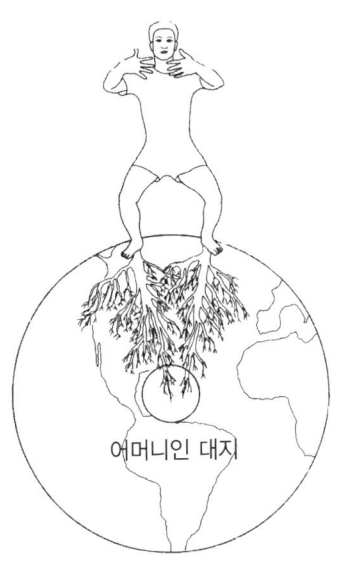

그림 7-3. 어머니인 땅의 에너지에 뿌리박기

어난다. 증상으로는 머리나 가슴에 강한 열기나 압력을 느끼고, 시각적 혹은 청각적 환상을 보고 들으며, 편집증, 방향감 상실, 생각이 과도해짐, 불면증 등이 있다. 이런 증상은 몇 일, 몇 주 혹은 그 이상 지속될 수도 있다.

 기 수련을 전혀 하지 않는데도 저절로 쿤달리니 정신병을 경험하는 사람도 있다. 또 어떤 이들은 기분전환을 위해 약을 먹거나 사고 후에 이런 증상을 보인다. 어떤 이들은 균형 잡힌 기순환을 강조하지 않는 명상을 한 결과 쿤달리니 정신병 증세를 나타냈는데, 사실 이들이 명상수련의 부작용에 대한 불씨를 당겼다. 일본 선불교 중 임제종의 창시자인 하쿠인 젠지는 그의 유명한 책 『부서진 차 주전자(The Embossed Tea Kettle)』에서, 승려들을 자주 괴롭히고 그 자신마저 거의 죽음에 이르게 했던 '선병(Zen illness)'에 대해 언급한다. 하쿠인은 도교 은자를 찾아가 치료를 받았다.

 현대에 쿤달리니 정신병을 경험하는 이들은 대게 문제의 원인을 몰라 정신병으로 진단을 받는 때가 많다. 그리하여 많은 사람들이 정신병원에 감금되고 아무 성과도 없는 강한 약물치료와 심리요법으로 치료를 받고 있다. 이 부조화의 뿌리는 사실상 에너지 차원의 것이므로, 쿤달리니 정신병에 가장 효과적인 치료는 에너지를 머리에서 배꼽, 혹은 발바닥의 용천으로 내리는 것이다. 이것은 소주천 회로를 열면 이루어진다.

접지 테크닉을 배우면 에너지를 내리기가 훨씬 쉬워진다. 음기이면서 자석의 힘을 띤 지기가 에너지를 밑으로 내려 주기 때문이다. 또 음의 지기를 위로 끌어올려, 머리의 열을 내리고 신장의 음기를 강화시킬 수도 있다. 이렇게 치료하면 단시일에 효과가 나타난다. 증상은 거의 즉시 감소되고 몇 일, 혹은 2주~3주 안에 완전한 치료가 가능하다.

다른 부작용

접지의 부족에서 오는 다른 문제는 과도한 열, 고혈압, 두통, 가슴의 두근거림, 부정맥, 일상생활에 대한 집중부족, 정신의 산만, 지속적인 흥분 상태 등이다. 이 모든 증상은 소주천 회로를 여는 간단한 테크닉과 어머니인 땅의 에너지와 연결되는 법을 배우면 예방할 수 있다.(그림 7-3)

소주천 회로가 처음 열리면, 과도한 에너지(혹은 부정적인 감정에너지)를 배출하는 연습도 해야 한다.

지기와 연결하기: 접지 훈련

도교인들은 예부터 전체적인 접근을 통해 조화를 이루는 것을 강조해 왔다. 도교에서는 명상 수련만 하지는 않는다. 기공과 무예, 적절한 영양섭취, 평화로운 생활방식, 건강한 환경도 아주 중요시한다. 도교의 명상 기술은 태극권, 형의권, 팔괘장 같은 무예 수련을 통해 세련되어지고 강화되며, 무예 수련은 다시 기공 수련을 통해 개선된다. 이들 모두가 장수와 정신적 성장을 위한 기초를 형성한다.

접지와 소주천 명상

힐링타오의 소주천 명상은 지기와 연결하는 방법을 배우면서 시작된다. 소주천 회로를 여는 첫 단계는 임맥과 독맥을 여는 것이다. 수련을 계속하면서 많은 기를 내적인 불사약, 혹은 외적인 불사약으로 소주천 회로에 끌어들이게 된다. 그런데 앞서 언급한 이유 때문에 첫번째 연결은 항상 우리의 어머니인 땅과 해야 한다. 땅과의 연결을 끝낼 때까지는 천기와 연결하는 것을 피해야 한다.

소주천 수련을 할 때, 우리는 항상 의자에 앉아 발바닥이 땅에 닿게 한다. 다리와 발은 우리를 지기에 연결하는 최고의 접지선이다. 땅의 에너지가 발과 다리를 통해 올라와 회음에서 소주천 회로로 들어가면, 우리는 땅의 에너지의 특징인 서늘함, 부드러움, 음기, 친절함을 느끼게 된다. 고층 빌딩에 사는 사람도 빌딩을 통해 땅과 접촉할 수 있다. 하지만 실제 땅과 직접 접촉하는 것이 가장 강한 연결을 가능하게 해 준다. 또 차가운 에너지를 지니고 기를 소모하는 시멘트 같은 것보다는 나무 같은 유기 물질이 기의 따뜻한 속성을 잘 전달한다. 지구의 오라는 너무 커서 우리는 이를 당연하게 생각한다. 하지만 우리는 항상 그 안에서 움직이고 있다. 비행기를 타고 있을 때도 지구의 오라에 맞출 수 있다.

그 다음, 땅의 에너지가 독맥을 타고 올라가 머리 뒤, 송과선, 백회(정수리), 시상하부로 흘러가도록 한다. 정수리는 하늘(양)에 가장 가까이 있기 때문에 우리 몸 중에 가장 양적인 부분이다. 위로 올라간 땅의 음에너지는 힘들게 일하는 양의 두뇌를 시원하게 하고 균형을 잡아 주며 다시 소생시켜 준다.

소주천 회로가 더 열리고 땅의 음에너지를 받아들이고 순환하기가 쉬워지는 때가 되었으면, 이제 다른 것에도 기꺼이 열 준비가 된 것이고 그때면 더 많은 양에너지를 안전하게 받아들일 수 있다.

성경에 나오는 첫번째 인간은 아담이다. 아담이라는 이름은 '땅의 창조물' 이라는 뜻이다. 이것을 보면 도교가 땅과의 연결을 강조하는 유일한 철학은 아니다. 우리는 종교나 철학에 관계없이 모두 천부적으로 땅의 일부분이고 땅의 일부로서 땅의 힘을 이용할 권리가 있다. 따라서 땅의 에너지를 흡수하는 데 두려움을 가질 필요가 전혀 없다.

어머니인 땅은 위대한 재활용자. 땅과 땅의 자연에는 에너지를 재활용하고 재충전하는 독특한 능력이 있다. 더러운 물이 증발해서 깨끗한 물이 되고, 나무는 우리에게 해로운 이산화탄소를 취해서 필요한 산소로 변환시킨다. 인간과 동물의 쓰레기는 비료가 되어 새 생명을 키우는 데 사용된다.

인간은 광산에서 지구의 광물을 캐낸다. 이런 행위는 지구의 비축된 에너지를 소모시킨다. 광물을 과도하게 캐내면 땅은 충분히 재충전하지 못해 아프게 된다.

물과 기름은 땅의 피, 미네랄은 땅의 장기, 보석은 땅의 내분비선이다. 나무는 지구의 동맥과 정맥이라고 할 수 있다. 이들 중 하나라도 잃게 되면 땅은 재충전을 적절하게 할 수가 없다. 땅이 태양, 별, 혹성의 에너지를 끌어들이는 힘을 가지고 있는 한은, 태양, 별, 혹성이 땅이 필요로 하는 것을 제공해 준다. 그런데 우리가 지기를 소모하면 그것은 배터리를 빼놓는 것과 마찬가지다. 땅은 재충전하고 재활용할 능력을 잃게 되고, 그러면 우리 또한 가장 강력한 치유의 근원을 잃게 되는 것이다.

어머니인 땅은 위대한 치료자. 땅은 부정적 감정과 병기를 변형시켜 재충전을 위한 에너지로 바꿔 준다. 땅이 병기를 받아들이는 방법 중 하나는 우리의 명상을 통해서이다. 명상시에 우리는 머리, 눈, 가슴의 힘을 이용하여 회음과 발바닥을 통해 병기를 내려보낸다. 만약 감정적으로 폭발해서 병기를 밖으로 내보낸다면, 대기를 오염시키고 마침내 지나가는 사람이 우연히 걷다가 그 병기를 받아들여 병이 들거나 미치게 된다.

느낌과 감정의 차이. 느낌과 감정은 똑같지는 않지만, 상호 관련이 있다. 나쁜 느낌이 곪으면, 그것은 결국 부정적인 감정이 된다. 느낌과 감정의 차이점은, 느낌은 감정보다 통제가 쉽다는 것이다. 부정적인 느낌을 가만놔 두면, 결국 통제할 수 없는 감정적인 폭발로 이어진다. 그래서 화, 미움, 불신 같은 느낌의 수준에 있더라도 이 느낌이 우리의 정신적 상태를 변화시키도록 힘을 허용해서는 안 된다. 부정적인 느낌을 변화시키려고 노력하면, 부정적인 감정으로 자라나 폭발까지 가는 일이 없도록 방지할 수 있다. 통제할 수만 있다면, 좋은 느낌이든 나쁜 느낌이든 잘못된 것은 없다.

대부분 사람들은 이 과정이 어떻게 진행되는지 모른다. 사람은 모두 다르다. 이 사실을 인식하고 우리가 다른 사람과의 차이점을 잘 해결하면 화와 미움을 통제할 수 있다. 나쁜 느낌이 남아 있다면, 나쁜 느낌을 강화할 에너지를 허락해서는 안 된다. 부정적인 감정이 폭발하면, 그때는 그 에너지를 변화시킬 방법이 전혀 없다. 그런 감정적 폭발은 다른 사람에게 물을 쏟아 붓는 것과 같다. 한번 쏟으면 다시 주어 담을 수 없다.

부정적 에너지를 느끼는 방법. 도교 수련은 우리 몸 안에 있는 다양한 형태의 기, 즉 장기와 내분비선과 성에너지 등을 느끼는 것으로 시작한다. 모든 수련에서 가장 중요한 단계는 '느끼는 것'이다. 여기에는 좋은 감각과 나쁜 감각을 느끼는 것도 포함된다. 좋은 느낌은 키워서 우리 몸을 양육하고 유지하게 하고, 나쁜 느낌은 내면의 미소 명상, 여섯 가지 치유소리, 소주천 명상을 통해 변형시킨다. 또 내면의 눈을 사용하여 부정적인 에너지를 지켜 보고 이를 땅으로 끌어내려 땅에서 부정적인 에너지가 생명력으로 변형되도록 한다. 부정적인 에너지를 느끼고 지켜볼 수 있도록 훈련하지 않은 사람은 감정적인 폭발이 일어날 때까지 부정적인 에너지가 쌓이는 것을 알아차리지 못한다. 폭발처럼 감정을 발산하면 우리에게나 땅에게나 좋지 않다. 부정적인 감정은 공간을 떠돌다가 우연히 그것을 받아들이는 사람에게로 가서 그를 공격한다.

인간은 어머니인 땅이 재충전하도록 돕는다. 인간만이 자신의 몸 안에 땅의 모든 자원을 흡수하고 활용할 수 있다. 따라서 인간은 치유의 힘의 통로가 되고 땅을 치유하는 데 중요한 요소가 된다.

우리는 태양, 달, 별, 행성에서 에너지를 끌어들인다. 이는 우리 자신뿐만 아니라 땅을 재충전하기도 한다. 사실 성에너지의 마술과 같은 힘이 이 에너지를 끌어들이는 것인데, 과도한 사정이나 월경으로 원기와 성에너지를 잃어버려 천기를 끌어들이는 능력이 줄어든다. 과도한 스트레스 역시 치유의 통로로서의 능력을 약화시킨다. 우리 몸 안에 에너지 흐름이 정체되어 있으면, 땅이 재충전을 위해 외부의 힘을 끌어들이는 것을 방해한다.

보존하고 재활용하고 변형하기. 소주천 명상은 재활용하는 명상이다. 소주천과 내면의 미소 명상을 수련하면, 몸 안의 탁기와 부정적인 감정이 건강한 생명력으로 재활용된다. 반면, 원기와 성에너지를 소모하고 탁기와 부정적 감정을 몸 밖으로 내보낸다면, 재활용할 방법이 없어진다.

우리는 자신의 힘을 보존하고 재활용하는 방법을 반드시 배워야 한다. 그래야 다른 사람과 우리의 어머니인 땅을 도울 수 있다.

접지와 철삼기공

소주천 명상의 주요 부분이 땅에 뿌리박고 땅의 힘을 흡수하는 것임을 강조했다. 실제로 땅과 연결하는 기술의 완성은 고급 철삼기공 I을 통해 이루어진다.(그림 7-4)

원래 철삼기공은 싸움할 때 해를 받지 않도록 타격에 견디기 위해 몸을 수련하는 것이었다. 이 목표를 위해 많은 테크닉이 개발되었다. 하지만 오늘날에는 주로 건강과 정신적 발전을 위해 철삼기공을 수련한다.

철삼기공은 소주천 회로의 팔다리 통로를 통해 지기를 움직인다. 이는 대우주 궤도나 대주천으로 알려져 있다. 이런 의미에서 소주천 명상은 철삼기공을 위한 전제조건이다.

철삼기공에서도 소주천 회로와 같은 혈을 통해 기를 움직이지만, 기의 속성이 소주천보다 서늘하고 두텁다. 이는 땅과 물의 에너지가 신경(腎經)의 첫번째 혈(용천)과 비경(脾經)의 첫번째 혈(엄지발가락 중앙혈, 은백)을 통해 들어가 회음을 통해 척추로 들어가기 때문이다.

철삼기공 중에는 배꼽에 에너지를 부드럽게 '채워' 몸 안에 지기를 증가시키는 훈련이 있다. 이 과정은 긴장하지 말고 천천히 해야 한다. 그 후 몸의 중심이며 땅에 상응하는 배꼽에 지기를 저장한다. (오기(五氣)는 다섯 방향, 즉 금은 서쪽, 수는 북쪽, 목은 동쪽, 화는 남쪽, 토는 중앙에 상응한다. 따라서 땅은 중앙에 상응한다.)

땅에 깊이 뿌리내린 튼튼한 오크 나무처럼 서 있을 수 있다면 타격에 견디는 능력은 크게 높아질 것이다. 땅에 깊이 뿌리내린 전사를 넘어뜨리면, 넘어뜨린 상대가 큰 곤란을 겪게 된다. 바로 적에게 가한 자기의 힘이 그대로 부메랑이 되어 되돌아오기 때문이다.

철삼기공을 터득하기 위해서는 전문가의 훈련을 받아야 한다. 그리고 지구의 자력의 힘인 중력과 완전히 일치하기 위해 근육과 골격을 정렬하는 방법을 배워야 한다. 철삼기공의 여러 가지 서있는 자세를 매일 수련하여 기술을 발전시켜라. 각 자세는 에너지의 변조이며 각각 다른 정렬기술을 사용한다. 철삼기공과 함께 다양한 자세로 땅에 뿌리를 내리는 방법과 관절, 뼈, 경락을 사용해 땅의 힘을 육체로 데려오는 법을 배운다.

철삼기공을 마스터함에 따라 지기의 섬세한 변조에 더욱 민감해진다. 날씨, 지리, 에너지 센터에도 민감해져, 이를 사업, 일상생활, 싸움에서 자신

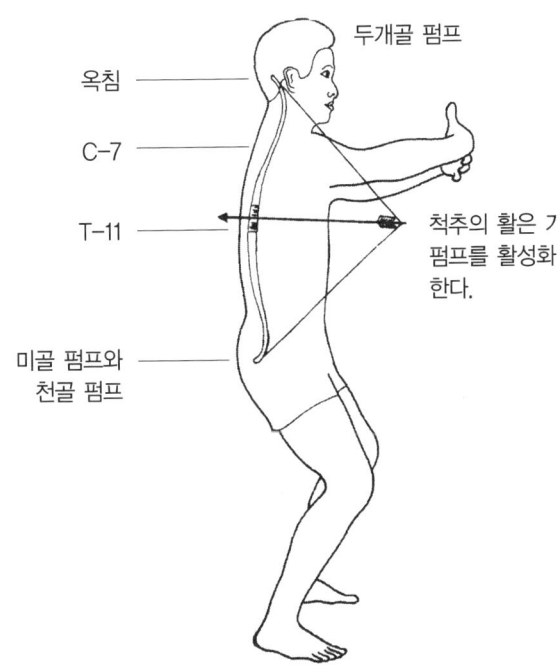

그림 7-4. 천골을 약간 밀고 척추를 활처럼 만들면, 천골 펌프가 잘 활성화된다.

에게 이익이 되게 사용하게 된다. 철로 된 셔츠(철삼)을 입으면 더욱 확신에 차고 쉽게 위협 받지 않으며, 지구 전체가 지원을 해 주기 때문에 자신만의 두 발로 굳건하게 설 수 있음을 스스로 느끼게 될 것이다.

접지와 태극권

철삼 자세로 지기와 연결되는 법을 배운 후에는, 태극권이라는 움직이는 수련으로 나갈 수 있다. 태극권은 움직임을 통해 땅에 뿌리내리는 방법이다.(그림 7-5)

태극권의 내적 구조와 소주천 회로. 태극권은 태극의 '내적 구조'를 강조한다. 모든 태극권법과 진정한 태극권 스승은 이 내적 구조를 가지고 있지만, 오늘날 이것을 성취한 사람은 드물다. 이는 태극권을 급하게 대중화하는 과정에서 기술의 수준이 떨어지고, 도교의 뿌리에서 떨어져 나왔기 때문이다. 태극권을 배우는 사람 대부분이 명상, 기공, 치유를 포함하는 도의 전체성 속에서 태극권을 배우지 않는다. 유감스럽게도 대부분 도교 시스템의 한 부분인 긴장풀기만을 배우고 있기 때문에, 발전은 고통스럽게 더디다. 태극권의 내적 구조를 진정으로 마스터하려면, 먼저 소주천 명상과 철삼기공을 배워 기초를 쌓아야 한다.

내가 소주천 회로 열기에 관한 최초의 영어 책 『도를 통한 치유에너지 일깨우기를 출판하기 전까지, 많은 중국 무예 스승들은 소주천 회로가 '내적인 비밀'이라며 학생들을 5년에서 10년까지 기다리게 했다.

나는 그 과정이 반대로 되어야 한다고 생각한다. 소주천 회로는 제일 먼저 즉시 가르치고, 그 후에 태극권을 훈련해서 내적인 명상 작업을 완성하고 움직임으로 힘을 증폭시켜야 한다.

기 펌프를 활성화하기. 태극권 동작은 느린 기 펌프 같은 역할을 한다. 태극권 동작은 땅에서 끌어올린 에너지를 발바닥, 다리, 회음 펌프, 천골 펌프를 지나 척추로 올린 다음 두개골 펌프를 지나 몸의 앞면을 타고 내려오게 하는 펌프와 같다. 태극권에서 팔을 회전하는 동작은 대우주 궤도를 열

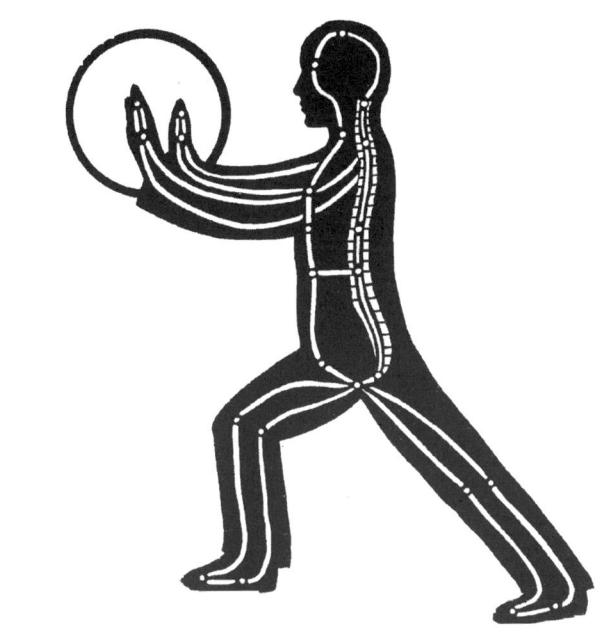

그림 7-5. 태극권은 움직임을 통해 우리의 어머니인 땅에 뿌리를 내리는 방법이다.

고, 대우주 궤도의 팔 통로와 오기조화신공 II의 대맥을 통해 흐르는 기의 흐름을 높인다.

태극권에서 강조하는 많은 혈은 소주천 명상의 혈과 같다. 예를 들어 우리는 항상 발바닥의 용천혈로 균형을 취하고, 회음혈로 땅의 힘을 받아들여 몸통으로 보낸다. 천골의 경사 각도를 어떻게 하느냐는 지기가 척추로 올라가는 문을 여는 데 매우 중요하다. 척중혈(T-11)의 정렬은 상반신과 하반신을 연결하는 데 중요하다. 기가 몸통에서 팔로 흐르려면, 대추혈(C-7)이 열려 있고 정렬되어 있어야 한다. 또 세 가지 신체(육체, 에너지체, 영체)의 모든 태극 동작을 하단전(배꼽, 명문, 성센터 사이)에서 조정해야 한다.

태극권 고전에는 '턱을 내리고 등을 곧게 펴라'고 쓰여져 있다. '턱을 내리라'는 것은 흉골의 긴장을 풀고 밑으로 내려 심장의 불필요한 긴장을 없애라는 뜻이고, '등을 곧게 펴라'는 것은 대추혈(C-7)과 옥침혈을 일직선이 되게 해 주라는 뜻이다.

또 태극권 고전에는 '머리는 마치 위에서 늘어뜨린 끈에 매달려 있는 것처럼 되어야 한다'고 쓰여 있다. 이것은 백회혈과 회음혈이 일직선으로 정렬되어 지구의 중력과 일직선이 되어야 함을 의미한다. 이렇게 하면 자연스럽게 하늘의 힘이 백회를 통해 내려오고, 또 하늘의 힘이 자동적으로 당신을 끌어올린다.

이 모든 것이 고도의 기술을 요하는 것처럼 보이지만, 한번 파악하면 이내 자연스럽게 된다. 태극권의 목적은 주요 혈자리, 즉 손바닥, 발바닥, 회음, 미간으로 기를 흡수하는 방법과 원기을 강화하는 방법을 가르쳐 주는 것이다. 이것만 할 수 있으면 상세한 수련은 필요하지 않다.

태극권 수련을 마칠 때쯤이면, 온몸이 뜨거운 기 혹은 차가운 기 때문에 얼얼한 느낌이 들 것이다. 이것이 바로 조용히 서서 소주천 회로로 에너지를 순환하고 태극권 수련까지 마친 다음 배꼽에 에너지를 담는 이유이다. 기가 소주천 회로를 순환하면, 하늘, 땅, 높은 자아의 기를 흡수하고 소화하게 된다.

소주천 회로에서 언급한 혈은 대부분 보통 사람이 몸에 대해 알고 있는 것을 훨씬 넘어선다. 수련을 통해 당신은 물리적으로 혈의 감각을 느끼는 능력과 더불어 기 흐름의 정도를 알게 된다. 이렇게 되면 태극권 동작을 수련하면서 자세를 정확하게 점검하고 조정할 수 있다. 이 지식은 당신을 평범한 태극권 수련자에서 고수의 경지로 안내하는, 헤아릴 수 없이 값비싼 도구이다.

태극권과 호신. 태극권은 건강, 힘, 긴장완화, 명상을 위한 것일 뿐 아니라 효과적인 호신술이기도 하다. 일단 뼈와 힘줄을 통해 땅의 힘을 움직일 수 있게 되면, 방어시 몸이 산과 같이 움직이지 않는 물체가 된다. 공격할 때 한번 치거나 던지는 힘에는 땅의 힘이 들어 있게 된다.

태극권 스승들은 전세계에서 존경을 받는다. 그들의 믿을 수 없는 기술

대부분은 단순히 땅의 에너지를 여는 데서 온다. 그 힘은 항상 모든 사람에게 자유롭게 열려 있다. 그 힘에 연결하는 방법을 배우기만 하면 된다.

태극권은 기의 통로를 유연하게 한다. 태극권은 땅에 접지하고 뿌리내리는 법을 수련할 뿐 아니라 몸의 에너지 통로를 수련하기도 한다. 태극권 수련을 하면, 통로를 강하고 유연하게 유지할 수 있고 기의 흐름을 방해하는 정체와 긴장을 해소할 수 있다. 태극권은 '움직이며 하는 소주천 회로 수련'이라고 할 수 있다.

접지선이 강하고 접지가 잘 되어 있으면, 명상 수련은 빠르게 높은 단계로 나아갈 수 있다. 이 단계에 이르면, 에너지 수련에서 오는 부작용의 위험이 최소화되고, 부작용이 일어나더라도 빠르고 효과적으로 다룰 수 있는 도구를 알게 된다.

소주천 수련: 땅에너지 느끼기

이번 수련에서는 땅의 무한한 치유의 기와 연결되는 특별한 테크닉을 배운다. 기본적인 기공 워밍업, 내면의 미소 명상, 난로 데우기를 한 후에, 다리를 통해 땅의 에너지를 들여와 단전, 또는 난로에 불어넣고 거기서 자신의 원초적 에너지와 땅의 에너지를 결합한다. 이렇게 하면 원기를 아주 강화할 수 있다. 그 후 결합된 에너지를 소주천 회로로 순환한다.

또 몸의 병기를 정화하는 중요한 방법으로 병의 기운을 땅으로 내려보내는 몰아내기와 배출하기 수련을 한다. 병의 기운이 땅으로 내려가면 땅이 흡수하여 변형시킨다.

처음에는 수련이 조금 복잡하게 여겨질 것이다. 그러나 복잡한 것도 수련을 위한 것임을 명심하라. 일단 파악하고 나면 모든 단계를 다해야 할 필요는 없다. 가만히 앉아서 명상하다 보면, 아무 노력하지 않아도 땅의 힘이 저절로 일어나서 당신에게 오는 체험을 하게 될 것이다.

A. 준비과정

1. 기공 워밍업, 척수 호흡, 척추 락킹으로 시작한다.
2. 감정을 정화하고 여섯 가지 치유소리로 내장을 따뜻하게 한다. 각각의 소리를 2~3회 반복한다.
3. 내장의 긴장을 풀고 장기를 하나하나 의식하면서 내면의 미소 명상을 한다.
4. 제 4장의 난로 데우기를 한다.
5. 원기가 활성화됨을 느낀다. 하단전에 기를 축적한다. 기가 집중됨에 따라 퍼져나가기 시작한다. 원기가 있는 곳에 압력이 느껴질 것이다. 원기에 입과 코가 있어 이를 통해 호흡한다고 상상하라.(그림 7-6) 이제 원

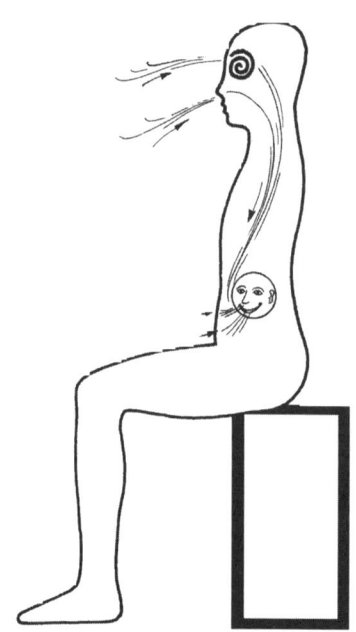

그림 7-6. 원기에 입과 코가 있어 이를 통해 호흡한다고 상상하라.

기가 있는 곳에 파동이 느껴질 것이다. 그 후, 성에너지가 단전으로 끌려 오는 것이 느껴진다. 단전이 강력한 자석처럼 성에너지를 끌어오는 것을 느낀다.
6. 땅에서부터 신성한 에너지를 받아들이기 위해 먼저 기본 소주천 회로 수련으로 기를 순환하며 준비한다. 짧은 호흡, 긴 호흡, 내호흡, 마음과 눈의 힘으로 원을 그리고 기의 감각을 높이는 테크닉 중 마음에 드는 것을 이용한다. 다음 단계로 가기 전에 소주천 회로가 확실히 열려 있도록 한다.

B. 자신을 통해 지기의 흐름을 느끼기

1. 손바닥 중심(그림 7-7), 발바닥(그림 7-8), 회음과 미골(그림 7-9)을 마사지한다. 손바닥을 땅을 향해 두고 발바닥을 땅에 평평하게 놓는다. 조그만 공이나 대리석을 놓아 용천혈(신장-1)을 자극하는 것도 좋다.
   두 발바닥에 있는 용천혈을 의식한다. 그곳에서 두 개의 작은 파이프가 회음혈, 신장, 원기으로 뻗어 감을 상상한다.(그림 7-10) 두 손바닥의 노궁혈에서 심장혈과 배꼽으로 파이프가 뻗어 감을 상상한다. 회음, 성기관 입구, 항문, 손바닥, 발바닥은 땅의 에너지가 흘러 들어오는 문이다.
2. 얼마 있지 않아 손바닥과 발바닥이 스스로 호흡함을 느끼기 시작할 것이다. 동시에 질과 회음혈에서 자연스럽게 펌프질하듯 당기고 미는 것을 느끼고, 호흡에 맞춰 빨아들이는 것이 느껴진다. 눈을 가볍게 수축했다가 풀고, 성기관의 두 문(회음과 항문)을 끌어올려 펌프질을 활성화한다.(그림 7-11) 이를 18회에서 36회 한다. 그리고 숨을 내쉬고 휴식을 취한다.
3. 이제 배꼽 뒤에 있는 원기에 마음과 눈의 95%를 집중하고 나머지 5%는 땅의 문(회음, 성기와 항문의 문, 손바닥, 발바닥)에 둔다. 자신이 땅에 연결됨을 느낀다. 긴장을 푼다. 좌골이 땅과 연결됨을 느낀다. 스스로 땅 속에 가라앉는 것 같이 느끼고 동시에 고동치는 느낌을 느껴 본

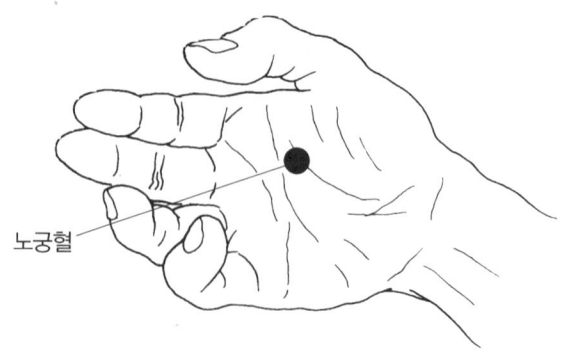

그림 7-7. 손바닥 마사지하기

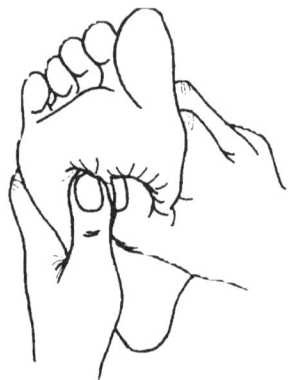

그림 7-8. 발바닥 마사지하기

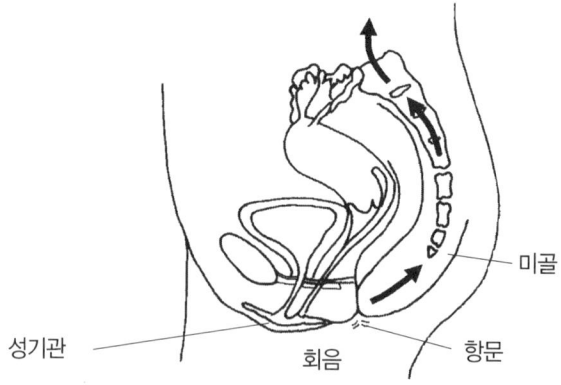

그림 7-9. 회음과 미골 마사지하기

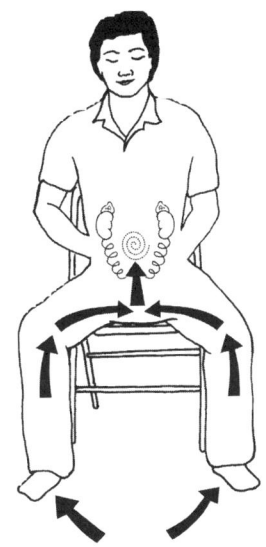

그림 7-10. 휴식을 취한다. 신장을 의식하고 땅의 에너지가 신장과 원기를 가득 채우는 것을 느낀다.

다. 물은 행성의 지배적인 에너지이다. 그래서 땅의 에너지를 부드러운 파란색으로 느낀다. 파란색은 뼈와 관절이 치유되는 것을 돕는다. 긴장을 풀고 땅의 에너지가 안으로 들어와 올라가게 한다. 그리고 빨아들이는 감각을 느낀다. 부드러운 청색의 지구에너지가 배꼽으로 파도 치며 들어가는 것을 느낀다. 다섯 개의 땅의 문을 통해 단전으로 들어가는 것을 느낀다.(그림 7-12)

4. 땅에너지가 난로를 강화하고 원기를 높인다. 단전에 있는 기의 공이 더욱 구체적이고 현실적이 됨을 느낀다. 당신의 배꼽은 이제 땅과 연결되었다. 당신의 몸이 땅의 몸과 연결되었음을 느껴라.
5. 기의 공이 커지면서 퍼져나가 배꼽, 신장, 성센터를 가득 채우는 것을 느낀다.
6. 마지막으로 원기를 원하는 곳 어디든지 흐르게 내버려 둔다. 앞에서처럼 자동적으로 소주천 회로를 따라 갈 수도 있고 자신만의 길을 따라 흐를 수도 있다. 긴장을 풀고 힘이 스스로 자신의 길을 택하게 하라.
7. 수련을 끝낼 준비가 됐으면 에너지를 배꼽으로 가져온다. 그리고 에너지를 나선형으로 돌리며 배꼽에 모으고 끝낸다.

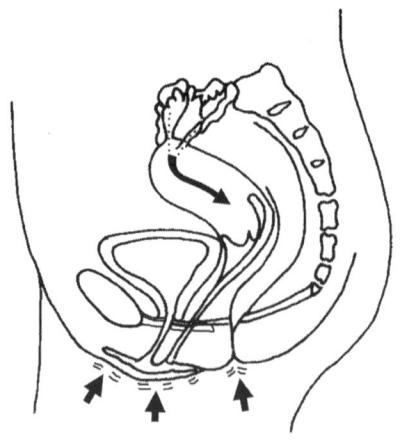

그림 7-11. 성기관, 회음과 항문을 가볍게 끌어올린다.

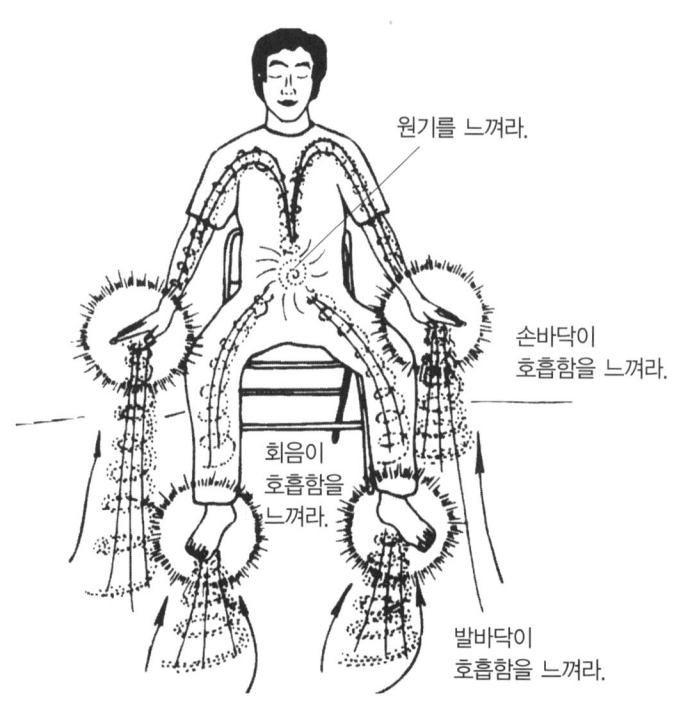

그림 7-12. 다섯 개의 땅의 문이 고동치며 숨쉬는 것을 느낀다.

C. 심장의 열을 진정시키고 신장의 음기를 강화하기

현대 사회에서는 대부분이 스트레스, 압박, 초조, 증오 등으로 인해 심장에 열이 너무 많다. 이것은 신장의 음기를 고갈시키고 생명에너지의 중요한 보관소인 성에너지를 고갈시킨다. 이번 수련은 과도한 양기를 진정시키고 신선한 지구의 음기를 신장으로 올리는 수련이다. 언제든지 심장에 열이 너무 많으면 이 수련을 해서 심장을 진정시키고 신장을 강화한다.(그림 7-13) 수련을 통해 평온하면서도 에너지가 가득 찬 상태를 느끼게 될 것이다.

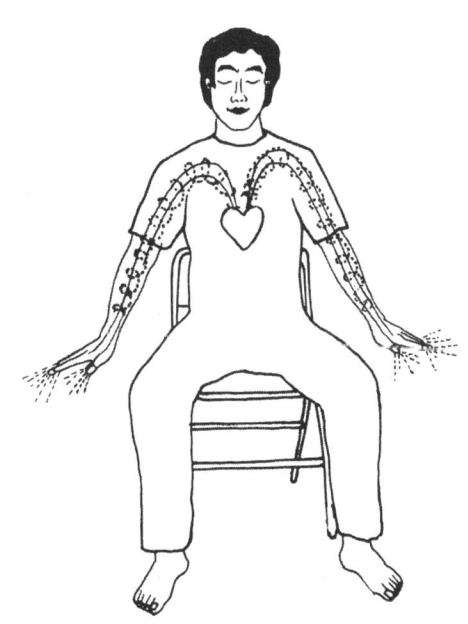

그림 7-13. 심장의 열을 진정시키기

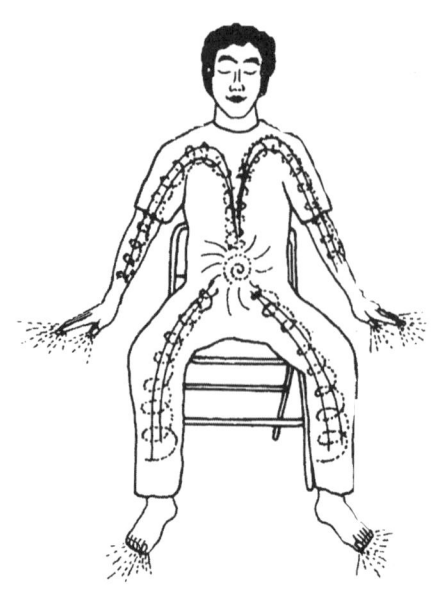

그림 7-14. 과도한 열을 손가락과 발가락 끝으로 내보내기

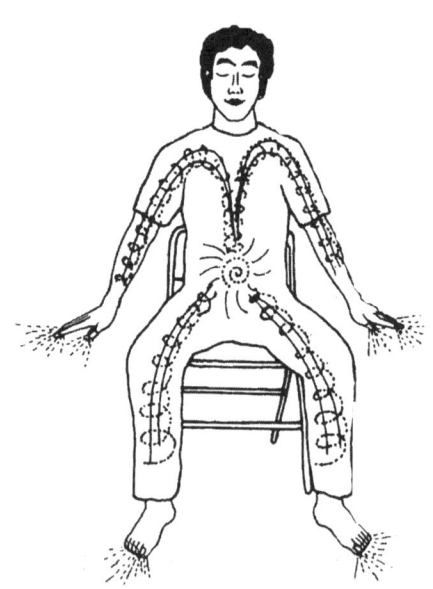

그림 7-15. 발 주위에 풀장의 물처럼 기분 좋고 신선하고 부드러운 청색 에너지가 모이는 것을 느낀다.

1. 손바닥을 밑으로 하고 앞과 똑같은 자세로 앉는다. 가슴의 열을 의식한다.
2. 심장의 소리 '하-' 소리를 낸다. '하-' 소리를 심장으로 내려 보내고 그 다음 양 팔, 이어서 손가락 끝으로 내려 보낸다. 이를 6회 내지 9회 행한다. 심장이 진정됨을 느껴 본다.
3. '하-' 소리를 심장을 통과해 손가락과 발가락 끝으로 내려 보낸다.(그림 7-14) 깊고 부드럽게 숨을 내쉬고 평안함을 느낀다.

   휴식을 취한다. 발바닥을 의식한다. 땅의 음기, 부드럽고 온화한 기를 느껴 본다. 아무 노력 하지 않아도 청색 에너지가 발에서 신장으로 스스로 올라올 것이다.(그림 7-15) 신장이 음기로 가득 차면 신장은 진정되고 평온하고 균형잡히며, 수기와 화기는 조화를 이룬다. 긴장을 풀면 풀수록 많은 음기가 올라온다. 이를 9회 내지 18회 한다.

   주의: 휴식하는 기간은 매우 중요하다. 휴식을 취한 상태에서 땅의 음기가 신장으로 올라가게 한다. 열이 너무 많으면, 욕탕에 상온의 물을 가득 채우고 그 속에 들어앉아 이 방법을 한다.

D. 소주천 회로를 통해 지기를 이동시키기

휴식하며 에너지가 저절로 몸을 통해 흐르는 것을 지켜보는 것도 좋지만, 이번에는 마음을 사용하여 소주천 회로로 지기를 인도해 보자. 이에 대해서는 6장의 수련 설명을 참조하라. 다른 단계는 똑같고, 다른 점은 이번에는 지기(地氣)에 의해 원기(元氣)가 강화되고 균형 잡히는 것을 느끼는 것이다. 부드러운 청색의 지구 에너지가 당신의 기를 신선하고 부드럽게 만들고 균형을 잡아 준다는 것을 알게 된다. 이 수련 중에 몸에서 유쾌하지 않는 열기를 느끼면 언제든지 땅의 에너지와 연결되어 있음을 의식하라. 땅에서 부드러운 청색 에너지를 더 끌어 당겨 불쾌하거나 아픈 곳으로 이끈다.

음의 단계: 원기 속에서 휴식하기

휴식을 취한다. 몸과 마음의 긴장을 푼다. 배꼽, 가슴, 머리 등 어디든지 몸에서 가장 중립적인 부분을 찾는다. 그리고 거기에 머물러라. 소주천 회로로 에너지를 순환하면서 에너지의 열매만을 흡수하고 기의 흐름을 균형 잡아라. 에너지가 스스로 원하는 곳으로 가게 하라. 반대 방향일 수도 있고 몸의 다른 부위로 흘러 갈 수도 있다. 몸이 흔들릴 수도 있고 삐걱거리는 소리가 날 수도 있다. 이 상태에서 5분이나 10분 머무른다. 내적인 평화, 고요함, 명정함 등 소주천 회로 수련의 이익을 누려라. 당신의 몸이 원기 속으로 들어가 녹아 흐르고 어떤 노력도 하지 말고 진공의 상태에서 휴식을 취하라.

배꼽에 에너지 모으기

1. 수련을 끝낼 준비가 되었으면 에너지를 배꼽으로 가져와서 모은다. 에너지를 배꼽 뒤, 신장 앞으로 되돌려 원기를 충전시킨다. 명상을 통해 창조된 안정되고 평화로운 느낌을 즐긴다. 신체적 정신적 긴장을 풀어버린 몸 속의 빈 공간을 느껴본다.
2. 자가 기마사지를 하고 끝낸다.
3. 천천히 일어나서 이 느낌을 안고 일상 활동으로 나간다. 아프거나 스트레스를 느끼면 언제든지 마음과 호흡을 원기로 돌려라. 규칙적으로 수련하여 항상 이 상쾌한 기분을 느끼도록 하라.

병기(病氣)를 땅으로 되돌리기

몰아내기와 배출하기는 병든 감정에너지를 땅으로 되돌아가게 하는 방법이다. 부정적 감정을 스스로 바꿀 수 있다면 더욱 좋다. 하지만 스스로 부정적 감정을 처리하는 오기조화신공(五氣造化神功)을 배울 때까지는 이 방법이 도움이 될 것이다.

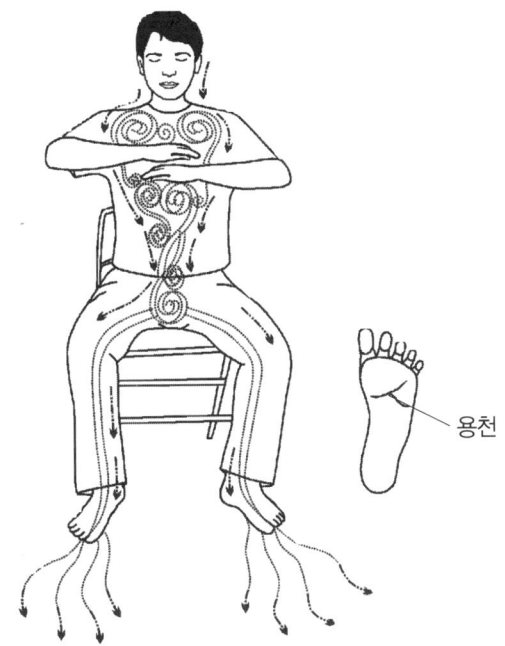

그림 7-16. 병기와 부정적 감정을 심장에서 발바닥으로 몰아내기

몰아내기

긴장은 수많은 병기와 부정적 감정에너지를 가슴에 쌓이게 하여 가슴을 답답하게 만든다. 증오, 조급성, 오만 같이 오랫동안 쌓아둔 부정적 감정은 심장에 직접 영향을 미치고 심장병의 주요 원인이 된다. 심장을 활성화하고, 부정적 감정과 병기를 심장으로 끌어들인 후 심장에서 몸 밖으로 몰아낸다.

몰아내기의 목적

발바닥과 손바닥의 중심, 손가락 끝, 발가락 끝은 심장과 연결되어 있다. 부정적 감정 몰아내기는 심장의 병기를 심장에서 발가락과 손가락 끝으로 몰아내는 것이다.(그림 7-16).

병기를 발가락과 손가락으로 몰아내면, 발바닥 및 발가락을 통해 연결된 땅이 병기와 부정적 에너지를 받아 유용한 에너지로 변형시킨다. 부정적 에너지가 감정으로 표현되거나 다른 사람에게 발산되면, 땅이 이를 받아 사용할 수 없다. 대신, 부정적 감정에 채인 다른 사람에게서 병을 일으킨다.

자세와 수련

몰아내기는 위쪽 횡격막과 마음을 사용한다. 손바닥은 아래를 향하고 왼손은 명치 끝에서 3~4cm 떨어진 심장 혈에 놓는다. 오른손과 왼손의 노궁 혈을 일치시키면서 두 손이 평행이 되도록 놓는다.

1. 심장의 소리 '하-'를 내고 모든 부정적 감정을 심장으로 끌어들인다. 심장에서 열이 나는 것을 느낀다.
2. 천천히 양손을 내리고 심장의 소리를 내면서 이 에너지를 내뿜는다. 부정적인 에너지가 불타 없어지는 것을 느낀다. 계속하여 이 에너지를 회음, 손바닥, 양 발 뒤꿈치, 손가락, 발가락으로 내려보내고, 이를 땅이 흡수하는 것을 느낀다. 손바닥을 무릎 위에 올려 놓고 손가락 끝이 발가락을 향하게 한 상태에서 휴식을 취한다. 발가락을 내려다보면서 회색의 차갑고 기분 나쁜 에너지가 빠져나가는 것을 느낀다. 다시 한 번 휴식을 취한다. 휴식 시간은 매우 중요하므로 충분히 갖도록 한다.
3. 양손을 심장 위치에 다시 올려 놓고 수련을 다시 시작한다. 18회 내지 36회 반복한다. 총수련 시간이 5분 내지 10분이 되도록 한다. 더러운 병기와 부정적 에너지를 말끔히 씻어내고 나면, 텅 비고 유쾌한 기분이 느껴질 것이다. 다음, 천기(天氣)가 황금빛으로 머리를 통해 내려오면서 몸을 가득 채우는 것이 느껴질 것이다.
4. 잠시 휴식한다. 또한 땅에너지가 푸른빛으로 발바닥의 용천을 통해 솟아 올라오는 것이 느껴질 것이다.

배기 훈련

배기의 목적

부정적인 감정이 장기의 병을 초래할 때, 배기는 원치 않는 에너지를 제거하는 또 다른 좋은 수련법이다. 배기는 장기에서 감정과 병기를 제거한다.(그림 7-17과 그림 7-18) 손가락과 발가락은 모든 장기 및 내분비선과 연결되어 있기 때문에(그림 7-19), 병기가 정체되면 손가락과 발가락의 감각을 둔하게 한다.

신장은 발바닥과 연결되어 있고, **방광**은 새끼발가락과 연결되어 있다. 신장과 방광에 있는 두려움을 배기하면, 칙칙한 푸른 에너지가 밝은 푸른색으로 변하게 된다.

간은 엄지발가락, **담낭**은 네 번째 발가락과 연결되어 있다. 화가 나면, 간에 구름이 끼고 담낭의 색이 변한다. 화를 없애면 칙칙한 초록빛이 밝고 깨끗한 초록빛으로 된다.

심장과 소장은 새끼손가락과 연결되어 있다. 증오는 심장과 소장의 색을 칙칙하게 바꾼다. 증오를 없애면 칙칙한 빨간색이 밝고 깨끗한 빨간색으로 변한다.

폐는 엄지, **대장**은 검지와 연결되어 있다. 슬픔과 절망은 폐와 대장의 색을 칙칙하게 변하게 한다. 그것을 없애면 칙칙한 흰색에서 밝고 깨끗한 하얀색으로 바뀐다.

비장은 엄지발가락, **위**는 두 번째 발가락과 연결되어 있다. 번뇌는 비장과 위장의 색을 칙칙하게 바꾼다. 번뇌를 없애면 칙칙한 노란색이 맑고 깨끗한 노란색으로 변한다.

심포는 가운데 손가락과 연결되어 있다. 심포의 목적은 심장을 진정시키는 것이다.

삼초는 네 번째 손가락과 연결되어 있다. 삼초는 내분비선과 밀접하게 연결되어 있고 장기의 과도한 에너지를 저장하는 저장소이다.

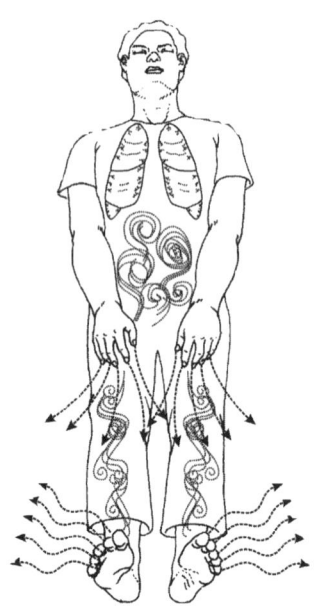

그림 7-17. 병기를 횡격막에서 하복부로 배출하기

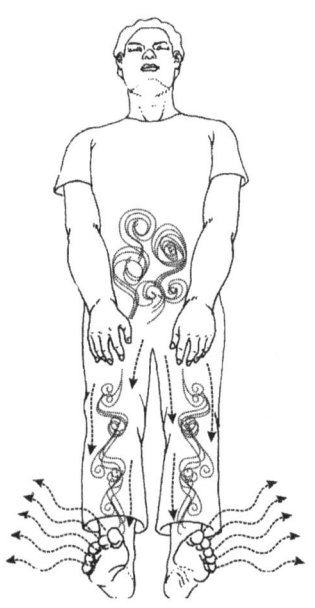

그림 7-18. 병기를 장기에서 하복부와 발가락으로 배출하기

자세와 수련

앞의 몰아내기 수련을 끝낸 후, 똑같은 자세로 배기 훈련을 한다.

1. 손을 무릎 위에 올려 놓는다. 손가락은 약간 펴고 방향은 발가락을 향한다.
2. 양발은 서로 평행이 되게 놓고 발가락은 위로 치켜든다. 엄지발가락 사이, 바닥에서 5~7cm 위 지점을 의식한다. 엄지발가락 끝을 의식하고 발가락과 손가락 끝을 의식한다.
3. 장기에 영향을 주는 병기가 있으면 그림 7-19를 보고, 어떤 손가락과

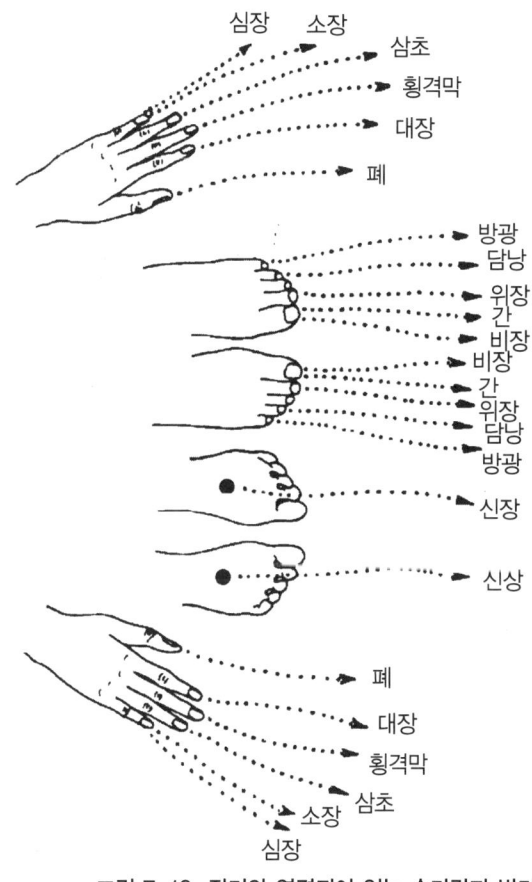

그림 7-19. 장기와 연결되어 있는 손가락과 발가락

발가락에 그 장기가 연결되어 있는지 살펴본다. 배출 중에 그 장기와 연결되어 있는 손가락과 발가락에 집중하면, 병기를 더 많이 몸 밖으로 내보낼 수 있다. 예를 들어 심장에 문제가 있으면 새끼손가락에 집중한다. 새끼손가락을 통해 칙칙한 회색 에너지가 빠져나감을 느낀다.

4. 삼초의 소리, '히-'를 내고 소리를 배꼽, 회음, 손바닥, 발가락, 손가락으로 내려보낸다.(그림 7-22, 7-23) '히-' 소리의 진동을 느끼고 손가락과 발가락 끝으로 빠져나감을 느낀다.

5. 조금씩 거무칙칙하고 차갑고 으실으실한 병기가 손가락과 발가락 끝으로 빠져나가는 것을 느낀다.

6. 에너지가 점점 밝아지는 것을 상상한다. 계속 엄지발가락 사이를 바라보며 더 많은 병기와 부정적 감정이 빠져나감을 지켜본다.

7. 신선한 공기를 마시고 간을 의식한다. 간으로 들어간 공기가 초록빛이라고 상상한다. 밝은 초록빛이 간을 가득 채우고 온 몸을 가득 채우는 것을 상상한다.

8. 비장과 위장을 의식하고 노란 공기를 마시며 비장과 위장이 밝은 노란빛으로 빛나는 것을 상상한다.

9. 폐를 의식하고 하얀 빛 안개를 들이마시며 폐가 하얀 빛으로 빛나는 것을 상상한다.

10. 심장을 의식하고 붉은 색 안개를 들이마시면서 심장이 밝은 붉은 색으로 빛나는 것을 상상한다.

11. 각 장기는 특정한 색, 특정한 치유 주파수로 가는 문이다. 장기와 온 몸이 여러 색의 빛으로 가득 차는 것을 느낀다.

요 약

다음 단계로 가기 전에 지기 수련에 최소한 1주일에서 2주일을 할애하라. 지기(地氣)의 진정과 균형의 감각을 계발하라. 도교 명상과 기공 수련의 모든 단계에 도움이 될 것이다. 어떤 것을 세우려면 기초가 튼튼해야 한다. 강하고 건실하며 안전한 명상 수련을 위해, 땅보다 더 훌륭한 기초는 없다.

많은 사람들이 기공 수련을 하며 열을 내고 기분을 풀지만, 기를 모으지는 않는다. 이는 좋은 에너지 계발법이 아니다. 능숙한 에너지 계발법은 마치 농사 짓는 것과 같다. 먼저 농사꾼은 벼를 심고 기른다. 그러나 이 단계가 끝이 아니다. 벼는 더 익혀야 하고, 비가 오지 않는 적당한 날을 골라 수확해야 한다. 수확한 후에는 적절하게 저장해야 한다. 그래야 젖지 않고 움이 트지 않는다. 부적절하게 저장하면, 2주도 되지 않아 움이 터서 벼를 버리게 된다.

다른 기공이나 무술 수련을 하는 자들은 에너지를 적절하게 저장할 장소를 만들지 않는다. 그래서 에너지가 강력해지고 모든 방향으로 흐른다. 그러면 몸이 소진되거나 감정적이 되고 탐욕스럽게 변하기도 한다. 그들은 음기의 서늘함을 그리워하게 된다. 그래서 많은 기공 수련자들이 술, 섹스, 약에 중독되거나 음기가 많은 사람을 사귀어 그들을 지배하려고 한다. 가장 순수하고 가장 균형 잡힌 최고의 음기는 바로 발아래에 있는 땅의 에너지라는 것을 알지 못한 채 말이다.

농부가 곡물을 추수해서 적절하게 저장했다고 해도 농사는 아직 끝난 것이 아니다. 농부는 벼를 도정해서 시장에 가지고 간다. 그리고 쌀이 목적지까지 이송되도록 어떤 통로를 만들어야 한다. 쌀을 시장에 가지고 가지 않는다면 아무 소용이 없다.

이와 마찬가지로, 정규적인 수련으로 에너지가 성숙되고 축적되었다면, 에너지가 필요한 곳으로 흐르도록 하기 위해 에너지를 인도할 통로를 열어 주어야 한다. 그렇지 않으면 에너지가 정체되어 문제를 일으킨다. 의식적으로 순서에 따라 한 단계씩 밟으며 수련한다면, 안전하게 최고의 수준으로 성장할 수 있다.

제8장

우주의 힘:
높은 자아에너지와 소주천 회로

높은 자아(우주)에너지란 무엇인가?

하늘, 땅, 사람: 대(大) 삼위일체

도교는 하늘, 땅(음, 양의 근원적 에너지)의 큰 우주 체계에서 인간이 아주 중요한 요소라고 생각한다. 또한 영원한 하늘, 땅과는 달리 육체적 인간의 삶은 제한적임을 의식했다. 하지만 인간도 불멸을 이룰 수 있는 능력이 있는데, 자연, 우주, 도와 조화를 잃어버린 결과 죽음에 이르게 되었다고 보았다. 그런 조화를 회복하기만 하면 하늘, 땅과 같이 멸하지 않고 하늘, 땅, 인간의 대 삼위일체의 운명을 성취하게 된다는 것이다.

인간의 영혼은 우주적 영혼의 살아있는 빛이다. 그것은 마치 소리와 빛의 우주적 근원이 지구에 사는 60억 명의 빛이나 영혼으로 나뉘어진 것과 같다. 그러므로 인간 존재의 에너지는 인간의 에너지이자 우주의 에너지인 것이다. 하늘은 대우주이고 인간은 소우주이다. 우리가 우주의 자연스러운 패턴을 정확하게 반영하면 할수록, 도(道)와 조화를 이루게 된다. 도와 조화를 이루면 이룰수록, 우주의 무한한 에너지와 하나가 되어 이를 흡수하고 즐길 수 있다. 도와 조화를 이루는 것이 불멸을 이루는 열쇠다. 그렇기 때문에 도교 성인들은 우주의 패턴을 이해하고 이를 자신의 존재 속에 반영하도록 노력했다. 그들의 목표는 스스로 우주의 과정에 동참하는 것이었다. 이는 실제로는 우주에너지에 항상 연결되어 있으면서 이 빛나는 힘과 자신의 존재를 합일시키는 방법을 배워, 다른 모든 존재가 스스로의 내적인 불멸을 깨닫도록 돕는 것을 의미한다.

무극(無極)

우리 자신이 소우주라는 것을 이해하기 위해, 대우주에서 어떻게 만물이 나타나는지 그림을 그려 보자. 태초에 천지가 존재하기도 전에는, 아무것도 구분할 수 없는 상태가 있었다. 도교인들은 이를 무극 또는 도라고 불렀다. 한자로 무(無)는 '없음'이요 극(極)은 '절대적'이라는 뜻이므로, 무극은 '절대적인 없음'이라는 뜻으로 음양이 존재하기 전의 상태를 가르킨다. 무극은 한계가 없다. 그것은 순수한 열림이다. 막혀있지 않고 무한한 허공의 가능성이요 보이지 않고 형상 없는 우주 전체의 그릇이다.(그림 8-1)

음양(陰陽)

그때 무극 속에서 무엇인가 움직였다. 무극은 결정적인 상태에 도달했고 드디어 폭발해 모습을 띄게 되었다. 이 원초적 이원성은 음양의 두 형태를 취했다. 무극에서 태어난 직후 셀 수 없이 짧은 시간에 두 힘은 나뉘어졌다가 거대한 충격과 함께 합쳐졌다. 이렇게 합쳐진 후 세번째 힘인 기가 나타났다. 음양의 조화와 이 조화에 의해 생겨난 기를 우리는 '태극', 또는 '궁극의 조화'라고 부른다.(그림 8-1)

근원적 숨

우주의 원기(元氣)는 근원적 숨, 근원적 기, 근원적 빛, 창조의 빛, 혹은 중용의 힘이라고도 부른다.(그림 8-1) 힐링타오에서는 명상을 통해 세 가지 주요 힘에서 모두 에너지를 접한다. 우주 또는 높은 자아의 에너지에서 흘러나온 원기는 접근하기가 가장 쉽다. 왜냐하면 우리와 가장 가깝기 때문이다. 우리는 바로 이 높은 자아 혹은 우주 에너지의 정수로 만들어졌다. 긴 파장 에너지에서 개별적인 빛의 소립자로 구체화된 것처럼 말이다. 이와 똑같이 보이지 않는 우주 에너지 파장에서 마음이 나와 기능한다.

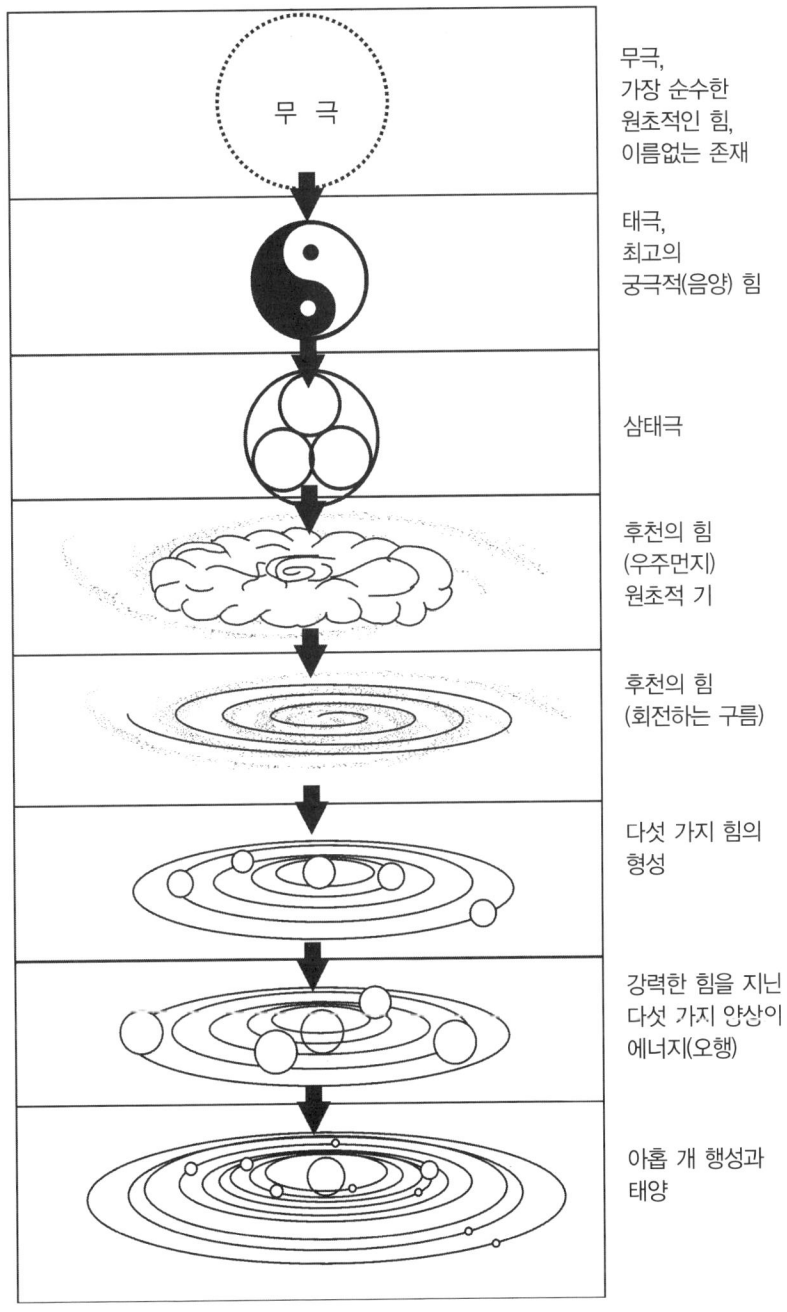

그림 8-1. 무극, 음양, 오행

따라서 우주의 원기는 음양을 모두 감싸고 있다. 우주의 원기는 조화의 점이고 음양의 융합의 결과로서 음양의 아이며, 또한 음양이 작용해 모든 창조가 이루어지도록 해 주는 중성적인 힘이다. 모든 물질과 여러 가지 에너지는 우주의 원기에서 나왔다. 빅뱅 이론에 따르면 에너지의 최초 형태는 별이었다고 한다. 태초의 이 별들이 폭발하여 허공 속에 파편 소립자를 뿌리게 되었다. 이 소립자들이 다른 은하계의 소립자와 합쳐져 새로운 분자를 만들고 새로운 에너지 형태를 만들었다.

만물: 우주의 시작

이 많은 소립자들이 천체 궤도에 끌려와서 별과 혹성 주위에 뭉쳐지게 되었다. 이런 합성물 중 어떤 것은 혹성의 표면으로 떨어졌다. 우리 지구의 경우에는 소립자의 한 부분이 가스를 형성하게 되었고 그것이 결국 지구의 대기가 되었다. 그리고 다른 부분은 지표면이 되어서 생명이 살 수 있게 되었다. 이러한 독특한 구성 덕분에 생명 형성이 가능해졌고, 결국 식물, 동물과 함께 인간이 나타나게 되었다. 그러므로 우리는 별의 자손이라 할 수 있다. 우리 몸을 구성하는 본질과 요소는 별에서 나온 우주 먼지로 되어 있으며, 우리의 마음은 하늘의 살아 있는 지성이 수정의 순간 개인의 유전자 코드에 들어간 것이다.

하늘, 땅, 사람: 세 가지 순수한 존재(삼태극)

"사람, 하늘, 땅, 이 세 가지는 심장으로 연결되어 있다."(회남자 7장, '정수, 숨, 정신') 황제, 노자, 장자, 역경 등 기원전 2천 5백전 전후의 도교 초기 경전에서는 무극에서 나온 최초의 세 가지 힘을 하늘, 땅, 사람(원초적 양, 원초적 음, 원초적 빛 또는 원기)이라 일컬었다. (그림 8-2)

노자(AD. 100년 전후)가 등장한 후 약 700년이 지나, 불교가 중국에 소개되었다. 처음으로 도교는 왕실의 지원을 놓고 이 새로운 종교와 경쟁을 벌였다. 그때 도교의 철학적, 명상적인 전통에서 새로운 종교 운동과 도교 분파가 생겨났다.

인도에서 수입된 화려한 색의 신들과 경쟁하기 위해 도교는 이전에는 비인격적 자연의 힘으로 여겼던 많은 힘을 신으로 만들었다. 이리하여 종교적 도교의 창시자인 천사교(天師敎)의 첫 번째 교주 장도릉의 경전에 이르면 하늘, 땅, 사람의 에너지가 하늘, 땅, 사람의 신이 되었다. 장도릉은 또한 이 세 가지의 정신을 인체의 소우주에 받아들임으로써 도의 자식이 될 수 있다고 말했다.

삼태극은 종교적인 도교에서 도교의 최고 신이 되었고 구천(九天)의 최고 천(天)에 사는 것으로 간주되었다. 삼태극은 또한 우주의 중심에 거대한 별로서 존재하며 계속하여 기를 발산해 시간과 공간으로 퍼트린다고

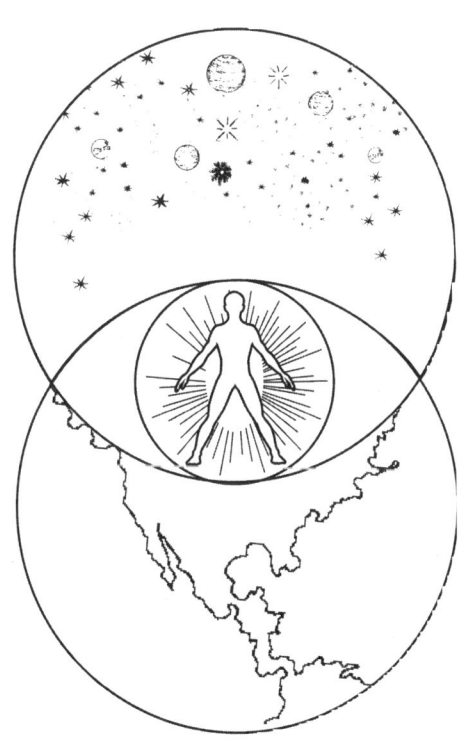

그림 8-2. 하늘, 땅, 사람

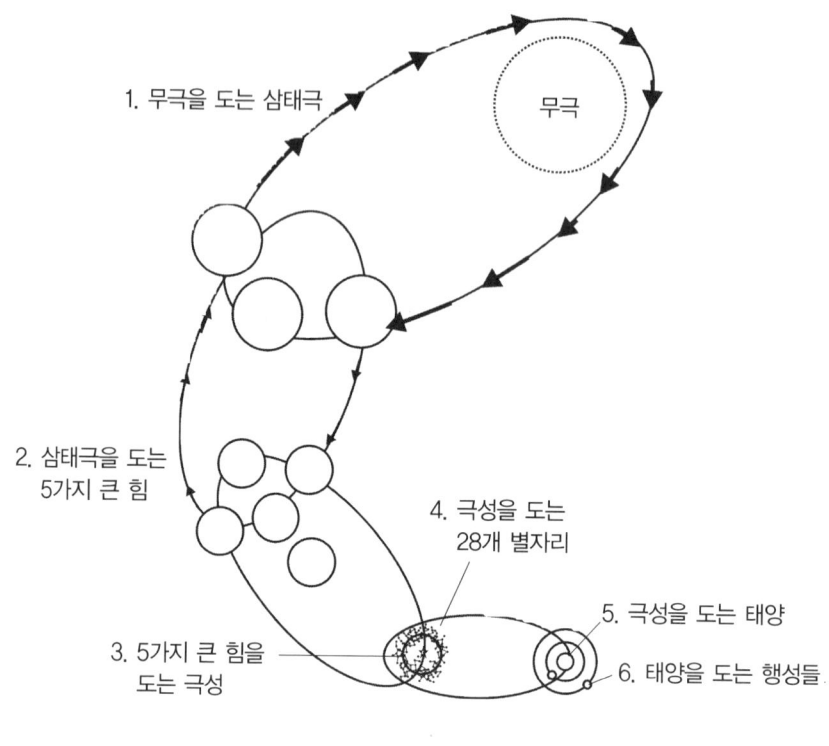

그림 8-3. 우주의 궤도

한다. 종교적 도교가 대중성을 얻으면서 삼태극의 이름은 도교의 많은 분파에서 공통으로 하늘, 땅, 사람을 가르키는 것이 되었다.

그러나 힐링타오는 이 힘들을 삼태극이라고 칭하기는 하지만 그것을 신격화하지는 않는다. 대신 물리학과 천문학의 언어로 표현할 수 있는 원초적 에너지라고 이해한다. 어떤 경우든 중요한 것은 무엇을 믿는가가 아니라 살아있는 존재로서 매순간 충만한 우주 에너지를 느끼고 경험하는 것이다. 도교 연금술은 미묘한 신체의 에너지 운동을 느끼는 감수성을 갖는 방법으로 더 없이 좋다.

홀로그램으로서의 우주

지난 세기(특히 마지막 25년) 동안 물리학과 생물학에서 일어난 새로운 발견으로 우주를 보는 과학적 시각은 획기적으로 변했고, 그 덕분에 도교와 물리학이 아주 가까워지게 되었다. 원자에서 혹성까지 독립적인 딱딱한 물체로 구성되어 있다고 보는 기계적인 뉴턴적 우주관은, 빛의 상대성이론 속으로 녹아 없어졌다. 이제는 물체라고 하는 것을 입자와 파동으로 이해하게 되었고, 그 결과 우리 세계는 딱딱한 물체가 아니라 상호 연결된 파동과 같은 것으로 만들어졌다는 설명이 우위를 차지하게 되었다. 우주는 보이지 않는 질서에 의해 에너지가 거미줄처럼 짜여져 있는 곳이다. 그리고 우주 전체가 분리할 수 없이 상호 연결된 하나의 전체이다.

물리학자에서 형이상학자가 된 바바라 앤 브레넌(Barbara Ann Brennan)은 첫 번째 저서, 『빛의 손』에서 이렇게 말한다. "우주가 정말 그렇게 거미줄처럼 되어 있다면 논리상 부분으로 나눠질 수 있는 것은 하나로 없다. 따라서 우리도 전체의 일부분이 아니라 전체이다."

1971년 드니스 가버(Dennis Gabor)는 홀로그램을 처음으로 구성한 공로로 노벨상을 받았다. 홀로그램이란 빛으로 된 삼차원 사진이다. 홀로그램의 모든 부분은 정확히 전체의 반영이고, 각 부분이 모여 전체 이미지를 재구성한다. 물리학자인 데이비드 봄(David Bohm)은 저서 『얽힌 질서』에서 홀로그램 모델은 우주를 전체적인 시각으로 이해하는 최고의 방법이라고 주장했다. 칼 프리브램(Karl Pribram)을 비롯한 동시대 생물학자들은 사람의 뇌도 홀로그램적으로 작동한다는 이론을 세웠다. 이에 따르면 뇌는 감각적 자극을 시스템을 통해 구조화하고 전달하며, 이렇게 전달된 부분 부분이 모여 전체 그림을 재구성한다는 것이다. 프리브램 박사는 뇌의 홀로그램 모델을 통해 우주의 작동을 설명했다. 만약 우주가 홀로그램과 같다면 우주의 각 부분은 전체를 반영한다. 시간과 공간을 달리 해서 일어난 사건이 실제로는 동일한 시간, 동일한 공간에서 일어나는 것이다. 이것은 도교인들의 우주관, 즉 모든 에너지 혹은 하늘에 존재하는 신이 우리 인간 신체의 소우주에 동시에 존재한다는 이해와 상통한다. 그러므로 삼태극은 먼 우주에 동떨어져 있는 것이 아니라 우리 안에 지금도 존재한다. 삼태극은 모든 인간 존재의 한 부분이다.

소주천 회로: 몸 안에 있는 우주의 거울

중국에서는 몸 안에 있는 소우주 궤도를 소주천이라고 부른다. 소주천이라는 한자를 해석하면 '작은 하늘의 순환'이라는 뜻이다. 도교에서는 우주가 아홉 단계로 이루어져 있는데, 몸 안에 하늘의 완전한 거울이 있다고 보았다. 이는 '우주에 있는 것이 사람의 몸 안에도 있음'을 뜻한다. 소주천 회로로 빛과 에너지를 순환하는 수련은 우리 자신의 여러 가지 차원을 재결합하는 것이고 우리의 내적 우주와 바깥 우주를 만나게 하는 것이기도 하다.(그림 8-4)

삼태극은 삼단전의 주인이다. 종교적인 도교에서는 삼태극을 세 단전의 주인 또는 황제라고 부른다. 단전은 인간의 신체 안에서 에너지를 연금술적으로 변형시키는 집중점이다. 삼태극은 이 세 곳에 거주하면서 지배한

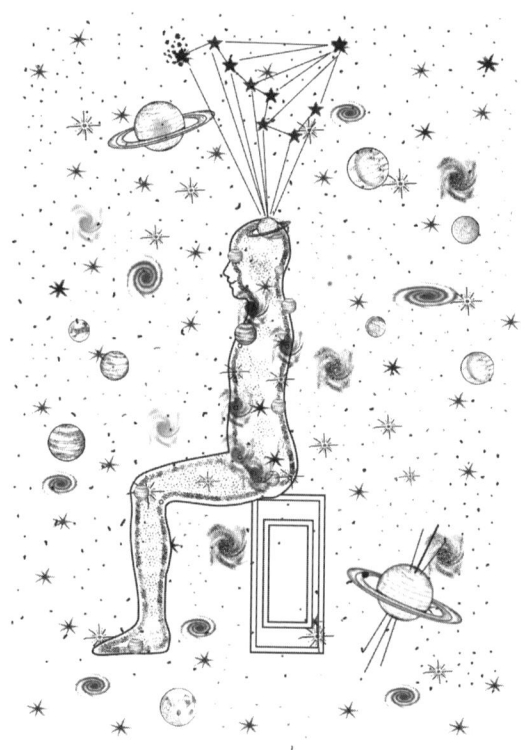

그림 8-4. 신은 우리 안에 있다. 우리 안에 있는 우주와 바깥에 있는 우주

다. 세 곳을 다시 말하면, 상단전 또는 이환궁, 가슴에 있는 중단전 혹은 중궁(中宮), 배꼽 부위에 있는 하단전 또는 황궁(黃宮)이다.

삼태극은 인간 안에 있는 세가지 보물이다. 인간의 수준에서 보면 삼태극은 정(신체의 정수와 성에너지), 기(생명력 에너지), 신(정신) 등 세 가지 보물이다.(그림 8-5) 신(神)은 세 가지 보물 중에서 가장 미묘하고 실체가 없는 것으로서, 따라서 상단전 및 하늘의 힘과 통한다. 신은 주로 양의 특성이다. 기는 생명에너지로서 정보다 섬세하고 신보다 농축적이다. 기는 중단전 및 우주에너지와 통한다. 정은 우리 생명의 본질이며 성에너지로서 하단전과 통한다. 정은 세 가지 보물 중에서 가장 농축된 것으로서 땅의 힘과 관련이 있고 그래서 주로 음이다. 이 모든 것은 음적인 면과 양적인 면을 지니고 있으며 가장 순수한 음이라도 양의 씨앗을 가지고 있다.

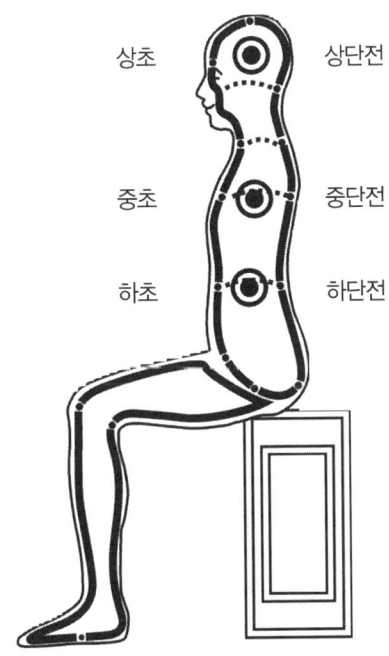

그림 8-5. 세 가지 단전

양은 음이 전개되면서 커진다. 따라서 어머니인 땅은 땅의 아버지인 정신과 잘 어울린다.

또 다른 면에서 보면 하늘, 땅, 사람을 인간의 장기와 대응시킬 수 있다. 이는 중의학의 삼초(三焦) 개념으로서 인체를 세 가지 에너지 활동 영역으로 나눈 것이다. 이에 따르면 신(神)은 횡격막 위에서 심장, 하늘까지 이르고, 기(氣)는 배꼽에서 횡격막까지이며, 정(精)은 배꼽밑에서 신장, 땅까지 이른다. 기공, 한약, 오행 식이요법, 명상, 장기 기마사지, 침술은 모두 인체의 이 세 가지 중심을 균형잡도록 하는 방법들이다.

비록 삼초가 중요한 장기를 조절하지만, 정, 기, 신의 본질적 부분이 제련, 강화, 변형되는 곳은 연금의 장소인 삼단전의 화로이다.

인간의 발생은 우주의 전개를 반영한다.

우리의 개인적인 발생은 우주의 시작과 비슷하다. 우리는 임신 전에는 무(무극)였다. 인간 탄생의 열망은 우주 영혼 안에서 저절로 일어났다. 그리고 우리의 아버지(양에너지)와 우리의 어머니(음에너지)가 사랑을 하고 그들의 음양의 정수가 결합하여 음양에너지(태극)로 이루어진 수정체라는 새로운 세포를 만들어 냈다. 난자와 정자의 결합에 의해 창조된 개개인의 독특한 생명력인 원기(元氣)는 이는 수정체의 세포분열을 일으켜 수정체를 수십조의 세포(만물)로 자라게 한다. 수정 후 하나의 세포가 무수한 세포로 분열되어 인간의 형상, 인간의 에너지, 인간의 지성이 만들어진다.

인체에서 가장 중요한 기는 원기(元氣)이다. 원기는 인체라는 소우주 안의 기로서, 대우주의 우주에너지와 긴밀하게 소통한다. 우주에너지를 우주의 원기라고 칭하는 것을 상기해 보라.(그림 8-6)

우리는 매일 우주의 기를 받고 자란다.

음식과 공기는 우주의 기에서 나온다. 우리의 생명을 유지하고 원기를 강화하기 위해서는 매일 다른 형태의 기 혹은 에너지를 취해야 한다. 우리가 받아들이는 기 중 많은 것이 먹는 음식과 마시는 물에서 나온다. 우리가 먹는 음식은 모두 식물의 생명에서 비롯되는데, 식물은 땅과 대기와 빛에서 에너지를 얻는다. 그러므로 모든 형태의 영양은 우주의 기와 직접 관련이 있다.

이온: 섬세한 음식. 우리는 또한 들이마시는 공기에서 우주의 기를 얻는다. 기본적으로는 산소의 형태이지만, 인체의 건강에는 미묘한 다른 형태의 기도 아주 중요하다. 이것이 바로 이온이다. 이온은 전기를 띤 입자로서 신경계와 순환계에 아주 중요한 역할을 한다. 전기를 띤 이온은 몸 속에서 칼슘, 칼륨, 나트륨 같은 전해질이나 소금에 의해 유도된다.

이런 물질은 주로 음식과 음료를 통해 몸 속으로 들어오지만, 대기 중의 이온과 서로 상호작용을 하며 영향을 주고받는다. 땅은 양이온을 띠고 있다. 이를 균형잡고 인간의 행동을 최적화하기 위해서는 음이온이 필요하다. 산과 숲, 바닷가, 강, 폭포, 폭우 후, 석굴 안의 공기 중에는 풍부한 음이온이 있다. 이것이 바로 모든 성자들이 자연 가까이서 살기 원했던 이유다. 자연의 기는 머리를 맑게 하고 건강과 평안, 정신적 발전과 명상을 촉진하는 모든 요소를 담고 있다.

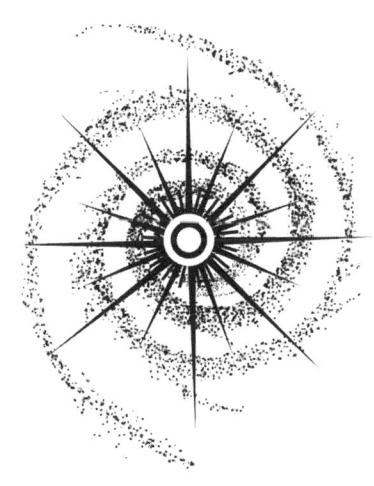

그림 8-6. 우주의 기

반면 오염된 도시와 방 안의 음이온을 측정해 보면 거의 제로에 가깝다. 음이온이 제로에 가까우면, 탈진감과 에너지 고갈을 느끼게 된다. 기분도 좋아지지 않는다. 그래서 많은 사람들이 이온 발생기를 사서 집이나 사무실에 두고 공기 중에 음이온을 방출하게 하여 이온의 균형을 찾으려고 노력한다.

그런데 이온, 우주의 소립자, 기의 본질을 폐로 들이마시는 것만으로는 그 에너지를 흡수해 사용하기가 힘들다. 이를 흡수하는 가장 좋은 방법은 주요 에너지 센터, 입, 침, 피부를 통하는 것이다.(그림 8-7) 사람이 젊고 건강하면 몸 전체를 통해 이온을 흡수할 수 있다. 특히 피부, 손바닥, 미

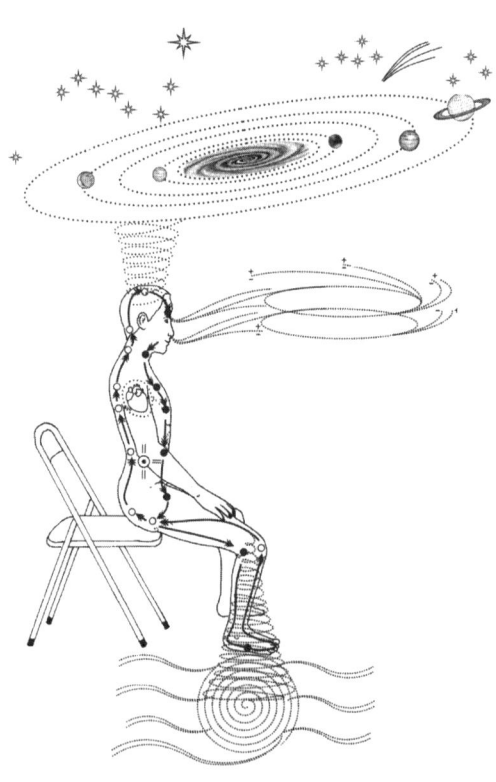

그림 8-7. 주요 에너지 센터로 기를 흡수한다.

간, 침을 통해 이온을 흡수하는 것이 좋다. 그런데 원기가 약해지고 성에너지가 너무 많이 빠져나가면, 피부와 에너지 센터를 통해 공기 중의 이온을 흡수하기가 어려워진다. 이 경우 명상과 기공 수련을 통해 에너지 센터와 피부의 모공을 여는 방법을 배우면 기를 많이 흡수하고 건강을 유지할 수 있다.

명상의 음식. 세상에는 여러 가지 형태의 기가 있다. 보이는 것도 있고 보이지 않는 것도 있다. 기 덕분에 우리는 건강하고 조화롭게 살아나가고 있다. 기는 당신이 알아차리든 알아차리지 못하든 혹은 지식, 종교, 나이, 피부색, 성별에 상관없이 당신에게 계속 생명력을 주고 있다. 선악, 노소, 빈부 여부에 상관없이 기는 무조건적으로 주어진다. 따라서 관건은 당신이 기를 얼마나 많이 사용할 수 있느냐이다.

위대한 성자들은 모두 이 점을 알고 있었다. 예수님은 "사람이 빵으로만 사는 것이 아니다"고 말씀하셨고, 티벳 불교인 사이에는 음식을 먹지 않고 명상의 음식만으로 사는 요기들 얘기가 화제거리다. 이와 비슷하게 도교 수행자들 중에도 감(坎)과 리(離) 명상의 높은 단계에 이르러 일상적인 음식을 먹지 않고 우주의 기만으로 사는 사람이 있다. 진정한 도교 스승이라면, 당신이 삶의 매 순간 기를 느끼고 주위의 미묘한 신체적 정신적 양식을 흡수하도록 도와 준다.

많은 고대 도교 수행자들은 위대한 철학자이기도 했다. 그들은 생명과 우주의 기원을 설명하고 이론화하기를 즐겼으며 소우주와 대우주, 인간과 우주의 끊임없는 교류에 대해 토론했다. 설명과 이론은 중요하고 도움도 주지만, 수련하는 방법을 모르고 어떻게 사용하는지 모른다면 생명을 일 분도 더 늘릴 수 없고 죽음의 순간에 어떤 도움도 받을 수 없다.

높은 자아(우주)에너지를 사용하여 명상하기

창조의 빛

창조의 빛, 즉 원초적 빛은 아직도 우주에 퍼져 있으며 당신이 알아주기만을 기다리고 있다. 고급 단계 명상에서는 미간, 손바닥, 피부 전체를 통해 창조의 빛에 접하고 흡수하는 것을 배운다. 소화 흡수 기관은 밖에서 에너지를 흡수해 심장으로 보내고 혈관계를 통해 이 에너지를 모든 세포로 보낸다. 이와 마찬가지로 우주의 기를 흡수해 배꼽 밑 하단전에 보내고 에너지 통로를 통해 전신으로 보낸다.

창조의 빛은 우리를 향해 빛을 발하고 있다. 당신도 내면의 눈을 통해 그 빛을 알아볼 수 있다. 축복 받은 황금빛 구름 혹은 빛나는 황금빛 먼지가 눈앞에서 떠돌아다니는 듯한 느낌, 혹은 빛의 파동으로 이를 느낄 수 있다. 명상 중에 우주에너지와 접하면 마음과 정신을 강화하고 신장과 배꼽 사이에 저장된 원기를 재충전하고 소생시킨다.

우주의 기를 흡수하면 내면의 미소 명상과 소주천 명상이 높은 수준으로 올라간다. 마음을 사용해 외적 근원에서부터 빛을 흡수하면 내면의 빛 혹은 영혼을 활성화할 수 있다. 빛의 본질에 접함으로써 우리 자신의 다른 부분을 깨우고 높은 자아(우주)에너지와 연결되므로 우리의 에너지 수준을 높일 수 있다. 그렇지만 이는 진정한 영혼에 도달하여 에너지와 일체가 되는 감(坎)과 리(離)의 수준에 가기 전까지는 가능하지 않다. 하늘의 에너지가 당신의 영체와 연결되고 땅의 에너지가 인체와 연결되면, 그때 인간 또는 우주의 기가 혼체 혹은 에너지체와 연결된다. 감(坎)과 리(離)의 과정에서는 원초적 혼의 수준, 즉 선천지기의 수준에서 에너지를 다룰 수 있다.

소주천 회로의 기본 수준에서는 이 에너지를 막 경험하기 시작하는 때이고, 시각화와 내적 집중이라는 단순한 수준에서 이 에너지와 연결된다.

높은 자아: 보호자이며 조언자

원기를 확립하면, 자동적으로 높은 자아와 연결된다. 높은 자아는 태어날 때부터 우리와 함께 있어 왔지만 우리는 이를 의식하지 못하고 살았다. 우리는 높은 자아와 다시 연결되어야 한다. 성에너지를 너무 많이 잃으면 높은 자아와 연결될 생명력이 약해지니 유념하라. 배꼽 부위에서 원기를 느끼기 시작하고 미간에서 황금빛을 느끼면, 머리 위 2m 내지 4m를 의식하며 미소를 지어라. 당신 위에서 힘이나 빛을 느낄 것이다. 그 힘 또는 빛이 형태를 취하게 그대로 내버려 둬라. 어떤 형태, 어떤 색깔이든 그 형태를 기억해 두면, 다음에는 더 빨리 불러낼 수 있다. 그 형태가 점차 당신에게 닿게 하라. 그것과 친밀하게 연결됨을 느껴라. 그것이 닿는 부위가 열리고 높은 자아 에너지를 몸 안으로 받아들여 원기와 합쳐라. 높은 자아가 닿는 부위는 당신과 높은 자아 사이의 연결점 역할을 한다.

높은 자아는 조언을 해 주고 보호해 주며 삶을 인도해 준다. 계속 높은 자아의 현존을 느껴라.

소주천 회로 수련: 높은 자아(우주)에너지 느끼기

이제 지구에너지를 받아들여 자신의 원초적 에너지와 합일시키며, 또한 미간의 문을 통해 높은 자아(우주)의 기와 연결되어 이를 흡수하는 수련을 배운다. 이 과성은 내면의 미소 명상의 상급 수련인 우주적 내면의 미소 명상과 함께 시작한다. 그리고 나서 난로를 따뜻하게 하고 땅에너지와 연결된 후, 미간의 혈을 활성화하고 높은 자아(우주)에너지의 황금빛을 끌어와 몸 주위에 보호막을 치고 그 보호막을 확장한다. 그 후, 자신의 원기와 황금빛을 결합하고 소주천 회로를 통해 이 황금의 불사약을 순환시킨다. 마지막으로 상단전과 중단전을 연결한다.

1. 준비과정

A. 기공 워밍업

1. 기공 워밍업: 척수 호흡, 황새목과 거북이목, 척추 흔들기, 척추 락킹으로 척추를 느슨하게 풀어놓는다.
2. 휴식을 취한다. 척추가 열리고 긴장이 풀리게 한다. 숨을 들이마시면서 하얀 안개가 배꼽으로 내려오도록 하고 그것을 모은 후 척추를 타고 올라가서 척추를 깨끗하고 밝게 만든다. 숨을 내쉴 때는 척추에서 회색 빛 안개 같은 탁한 기운이 빠져나간다고 느낀다. 이 동작은 뼈를 강화시킨다.
3. 자기 앞에 황금빛 안개가 있다고 상상하라. 입 속으로 여러 번 황금빛 안개를 모아 삼키고 배꼽으로 끌어내린다. 미골 끝에 황금빛을 모은다. 그리고 9회 내지 18회 황금빛을 회전한다. 그 후 황금빛을 척추로 끌어올려 척수를 정화하고 밝게 만든다. 숨을 내쉬며 회색빛 안개 같은 탁기가 빠져나간다고 상상한다. 이를 9회 내지 18회 한다.

B. 여섯 가지 치유소리

여섯 가지 치유소리를 2~3회 반복 수련하면서 감정을 순화하고 장기를 따뜻하게 하여 몸이 신선하고 깨끗한 에너지를 빨아들이도록 준비한다.

C. 우주적 내면의 미소 명상

우주적 내면의 미소는 제3의 눈의 긴장을 풀어주고 높은 자아의 힘을 직접 몸으로 끌어들인다. 기초적인 내면의 미소 명상에 대해서는 제3장에 상세한 설명이 나와 있다.

마음의 눈을 일깨우는 것은 매우 중요하다. 마음의 눈으로 내부 장기, 내분비선, 골격과 골수를 느끼고 볼 수 있기 때문이다. 이렇게 마음의 눈으로 보면 골수의 상태를 크게 개선할 수 있고 부정적 감정을 긍정적인 감정으로 변형시킬 수 있다. 장부, 내분비선, 골격은 우주의 힘의 정수가 응축되어 있는 곳일 뿐 아니라, 이 힘을 받아들이는 매개체가 되기도 한다. 뼈는 높은 자아의 힘을 증폭하고 빨아들이는 압전기 같은 특성을 가지고 있다. 해부학을 공부하면서 장기와 내분비선과 뼈를 느끼도록 하라.

1. 척추의 긴장을 풀고 쭉 펴고 바르게 앉는다. 머리를 약간 앞으로 숙이고 턱을 뒤로 끌어 당긴다. 손가락으로 미간을 마사지한다. 오른손이 위로 가게 두 손을 포개서 무릎 위에 가볍게 놓는다. 눈을 감고 제3의 눈과 회음의 긴장을 풀고, 성기관과 항문을 약간 수축한다.
2. 높은 자아(우주)의 에너지가 자기 앞에 있음을 의식한다. 미소를 짓고 미간의 긴장을 푼다. 숨을 들이마시면서 코를 가볍게 수축하고 동시에 눈의 근육을 부드럽게 펌프질하면서 수축했다 편다.(호흡은 깊고 천천히 한다.) 수축할 때마다 미간에서 파도 치는 느낌이 증폭됨을 느낀다. 미간에서 빨아당김이 시작되고 우주의 황금빛이 미간 속으로 들어가 흡수됨을 느낀다.
3. 입꼬리를 올리면서 얼굴, 턱, 뺨에게 미소를 짓는다. 황금빛이 미소를 짓는 곳으로 흘러가 그곳을 사랑의 에너지로 가득 채우는 것을 느낀다.
4. 미소에너지를 목과 흉선으로 내린다. 흉선이 꽃이 피듯이 꽃피며 열림을 느낀다. 흉선은 '작은 심장'이라고도 부르는 곳으로, 높은 자아에 직접 말을 건네는 곳이다. 미소에너지를 갈비뼈로 가게 한다. 미소가 갈비뼈 위에서부터 아래로 넘쳐 흐른다. 골수에게 깊은 미소를 보내며 면역계의 중요 부분인 백혈구를 생산해 줘서 고맙다고 말하라.
5. 미소에너지를 심장으로 보내고 심장이 꽃이 피듯 피어나는 것을 느낀다. 기쁨과 행복이 심장에서 다른 장기로 퍼져나가는 것을 느낀다.
6. 기쁨이 폐, 간, 위, 췌장, 비장, 신장으로 퍼져나가게 한다. 이들 장기에게 미소를 짓는다.
7. 성기관에 미소를 짓는다. (신장과 성기관은 골수 생성에 직접적인 역할을 한다.)
8. 주의를 제3의 눈으로 되돌린다. 눈을 회전하고 회전과 함께 뇌가 자

극됨을 느낀다. 미소을 보내고 두개골이 호흡함을 느낀다. 우주의 기를 골수로 끌어들인다.

9. 경추 하나 하나에 미소를 내려보낸다. 경추 하나 하나가 호흡하는 것을 느끼고 척추와 골수로 우주의 기가 흡수됨을 느낀다.
10. 미소를 흉추로 내려보낸다. 흉추 하나 하나가 호흡하면서 우주의 기가 골수로 흡수됨을 느낀다.
11. 미소를 요추로 내려보낸다. 요추가 호흡하면서 우주의 기를 흡수함을 느낀다.
12. 미소를 천골과 엉덩이로 내려보낸다. 천골과 엉덩이가 호흡하면서 우주의 기를 흡수함을 느낀다.
13. 미소를 대퇴골, 정강이뼈, 발바닥뼈로 내려보낸다. 이 뼈들이 우주의 기를 흡수하면서 호흡함을 느낀다.
14. 마지막으로 배꼽을 향해 미소를 짓는다. 두 손으로 배꼽을 감싸 따뜻하게 만들면, 원기가 강화된다. 손바닥으로 배꼽을 감쌀 때 남성은 오른손이 위로 오게 하고 여성은 반대로 한다. 마음으로 배꼽에서 따뜻한 에너지를 어느 방향이든 상관없이 나선형으로 돌린다. 배꼽 뒤 4cm 지점에 집중한다. 자신의 원기에게 미소를 보낸다.

2. 소주천 명상

A. 난로 데우기: 힘을 생성하고 모으기
다음 단계로 가기 전에 먼저 원기가 활성되었음을 확실히 한다.

1. 최소 18회 내지 36회 풀무호흡을 한다.
2. 신장을 활성화한다. 배꼽과 신장 사이에 있는 명문이 따뜻해짐을 느낀다. 손과 몸을 이용해 신장과 명문을 원을 그리며 마사지한다.
3. 성기관을 활성화한다. 성센터를 향해 숨을 들이마신다. 숨을 내쉴 때

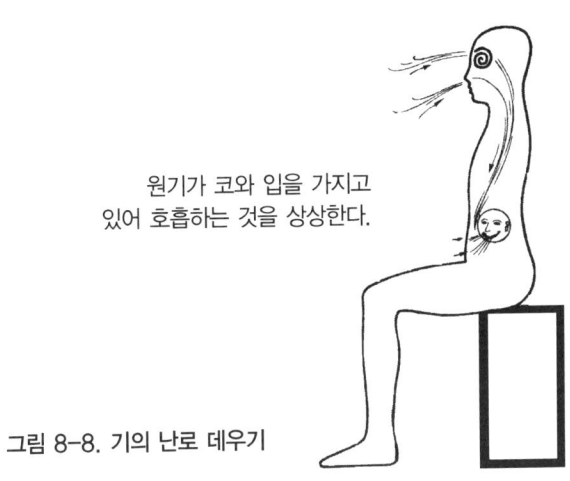

원기가 코와 입을 가지고
있어 호흡하는 것을 상상한다.

그림 8-8. 기의 난로 데우기

는 독소를 뿜어낸다고 상상한다. 성센터에 호흡 에너지의 정수를 보존한다. 그런 후 잠시 휴식을 취한다. 에너지가 확장되고 방 밖으로 퍼져나감을 느낀다. 이 방식대로 최소 18회 호흡한다. 에너지를 깨우기 위해 손가락 끝으로 성센터를 가볍게 두드려도 좋다.

4. 휴식을 취한다. 배꼽이 따뜻함을 느낀다. 신장과 명문이 따뜻함을 느낀다. 숨을 들이마시면서 성기관, 회음, 항문을 원기가 있는 곳으로 가볍게 끌어올린다.

5. 숨을 내쉬면서 횡격막을 밑으로 누른다. 단전에 압력이 생김을 느낀다. 입과 코로 호흡하면서 원초적 에너지를 상상한다.(그림 8-8) 홍채와 눈 근육을 가볍게 수축한다. 좋은 향기를 맡듯이 코의 근육을 함께 수축하며 숨을 가볍게 들이마신다. 눈과 코 근육을 이렇게 수축, 이완하며 수축과 함께 단전의 진동이 커짐을 느낀다. 단전의 진동을 느끼면 곧 성기관의 진동을 느끼게 된다. 성에너지가 진동, 펌프질, 압축, 팽창하며 단전의 원초적 에너지 속으로 빨려 들어감을 느낀다. 에너지가 자신을 향해 몰려옴을 느낀다. 난로 데우기를 10분 이상 시행한다.

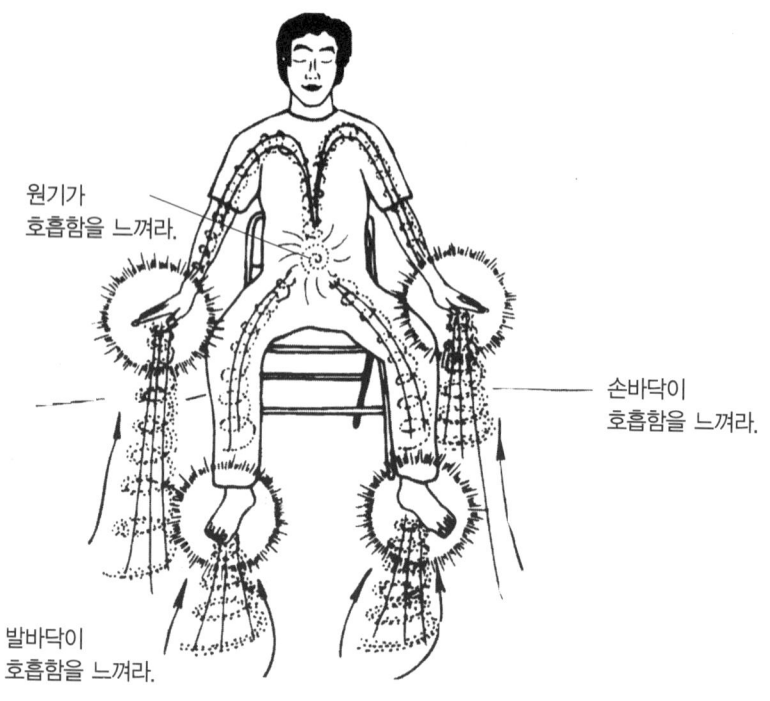

그림 8-10. 다섯 개의 문으로 호흡하며 땅에너지 끌어오기

B. 기본 소주천 회로

단전에서 배꼽으로 기의 방향을 바꾼다. 그리고 자신이 좋아하는 방법으로 소주천 회로로 여러 번 기를 순환한다. 이렇게 하여 지구에너지와 우주의 힘을 받아들이는 길을 만들어 놓는다.

C. 어머니인 땅에너지 느끼기

1. 손바닥과 발바닥을 마사지한다. 손바닥을 땅을 향하게 하고 발바닥도 땅에 평평하게 붙인다. 그리고 회음혈(임맥-1)를 의식한다.
2. 잠시 후 손바닥과 발바닥이 스스로 호흡하는 것이 느껴진다. 동시에 회음혈과 질에서 자연스럽게 수축과 팽창, 끌어당김과 내림의 파도가 시작됨을 느끼게 된다. 느껴지지가 않으면 호흡하면서 시간을 가진

다. 이를 9회 내지 19회 한다. 그리고 숨을 내쉬고 휴식을 취한다.
3. 이제 마음의 95%를 배꼽 뒤 원초적 에너지에 두고 나머지 5%는 다섯 개의 땅의 문(회음, 손바닥, 발바닥, 항문, 성기관의 열린 부분)에 둔다. 땅과 연결됨을 느낀다. 그대로 쉰다. 파동이 다시 느껴진다. 파동이 왔다 가게 한다. 수축을 느낀다. 다섯 개의 문으로 호흡하면서 단전으로 부드러운 파란색 지구의 힘이 들어옴을 느낀다.(그림 8-9)
4. 단전에서 기의 공이 커짐을 느낀다. 배꼽, 신장, 성기관 사이의 모든 공간을 다 채울 정도로 커진다고 느낀다. 이제 단전은 땅과 연결되었다. 몸은 어머니인 땅의 몸과 연결되었다. 어머니인 땅에너지가 난로를 강화하고 단전의 원기을 강화하는 것을 느낀다. 원기 속에 있는 기의 공이 가득 차면서 자동적으로 미간을 활성화한다. 파동이 느껴질 때까지 가볍게 미간에 집중해도 좋다.

D. 미간 열기와 높은 자아(우주) 에너지 활성화하기
1. 오른손을 앞으로 올린다. 오른손의 검지로 미간을 만지고 손가락, 마음, 눈의 힘을 함께 사용해 시계 방향으로 원을 그린다. 두 손의 검지로 미간을 만져도 된다. 손가락에서 뇌의 중심을 향해 드릴이 나선형으로 파고드는 것 같은 상상을 한다.(그림 8-10)
2. 손을 내리고 미간을 향해 호흡한다. 숨을 내쉴 때 미간이 열림을 느낀다. 최소 3회 내지 9회 반복한다. 다음 단계로 가기 전에 미간이 확실히 열리는 것을 느낀다. 마음, 눈, 심장의 힘을 사용한다. 처음에는 손가락을 따라 눈을 시계 방향으로 돌리면 도움이 된다.
3. 배꼽 뒤에 있는 원초적 에너지를 의식한다. 원기가 활성화되고 그리로 빨려드는 것 같은 느낌을 느낀다.
4. 원기를 활성화하는 동안, 단전의 원기를 의식하고, 동시에 미간에 파동이 치며 미간이 스스로 활성화됨을 느낀다.
5. 양손을 앞으로 올리고 손바닥을 밖으로 향하게 한다. 미간, 눈, 손바닥이 스스로 파동치는 것을 느낀다. 얼굴 앞에 공 하나가 있고 여기에

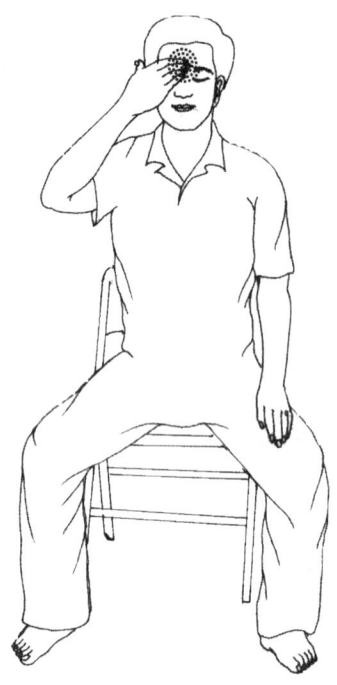

그림 8-10. 미간을 돌리고 열기

황금빛이 모이는 상상을 한다. 손바닥과 미간이 이 황금빛을 향해 호흡함을 느낀다.(그림 8-11)

6. 이제 좋아하는 자연의 장소를 상상한다. 호수, 바다, 숲, 폭포, 산, 일몰, 또는 석굴, 어느 곳이든 좋다. 마음과 눈의 힘을 사용해 시계 반대 방향으로 나선형을 그리며 자연의 힘과 연결되도록 한다. 자연을 상상하라. 그러면 높은 자아의 힘이 상쾌하고 신선한 황금빛 안개 같이 자기 안에 나타남을 느끼게 될 것이다.

7. 숨을 들이마시면서 자연의 모든 힘을 몸 안으로 끌어들인다. 숨을 내쉴 때 코를 통해 독소와 탁한 기운을 내뱉는다. 다시 숨을 들이마시고 코를 가볍게 수축하며 콧구멍 속의 털과 연결된 신경이 자극됨을 느

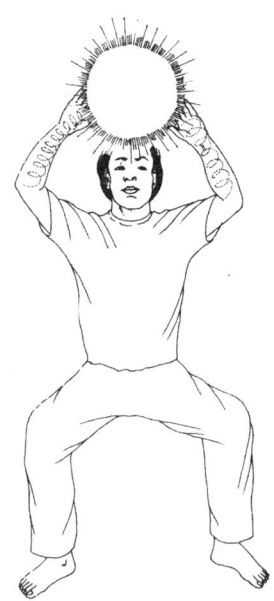

그림 8-11. 황금빛 들이마시기

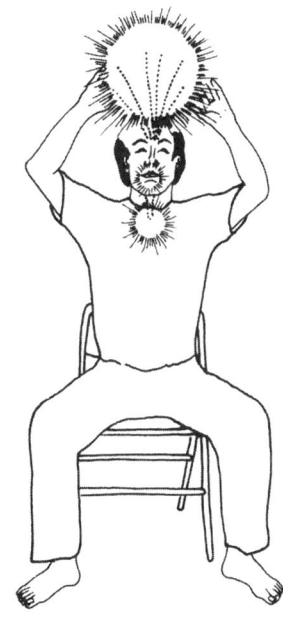

그림 8-12. 황금빛을 들이마시면서 침과 섞은 후 침을 삼킨다.

제8장 우주의 힘: 높은 자아 에너지와 소주천 회로

낀다. 숨을 들이쉬면서 자연의 힘과 아름다움이 몸 전체를 가득채움을 느낀다. 그리고 자연의 정수를 손바닥과 미간으로 들이마시고, 모든 더러움을 내쉰다.

8. 에너지로 가득 찬 황금빛을 입으로 들이마시고 입안에 황금빛 기의 공을 만든다.

9. 황금빛을 침으로 들이마시고 침과 하나가 되게 한다. 침이 어떻게 변하는지 지켜 본다. 침이 진하고 달고 살아 있으며 생명력으로 가득차게 된다. 침과 하나가 된 황금빛을 황금의 불사약이라고 부른다.(그림 8-12)

10. 치아를 9회 내지 18회 가볍게 부딪친다. 그리고 치아를 9회 내지 18회 가볍게 물었다가 푼다. 혀를 입천장에 9회 내지 18회 눌렀다가 뗀

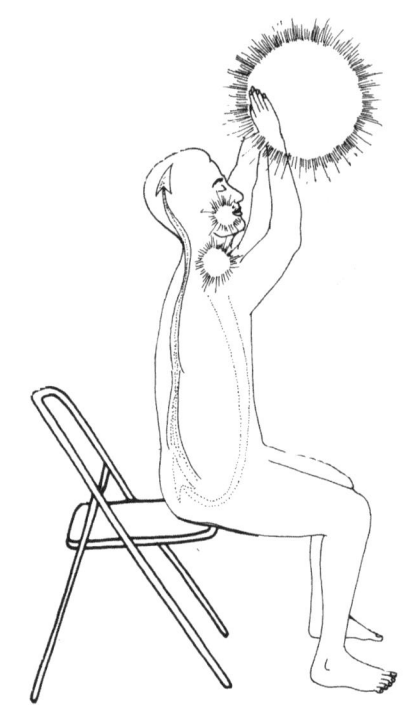

그림 8-13. 소주천 회로에 황금빛을 흐르게 하기

다. 윗입술과 아랫입술을 강하게 함께 오무린다. 이제 불사약을 삼킨다. 마음으로 황금빛이 가는 곳을 따라 간다. 몸 앞면의 통로를 따라 내려가서 회음을 통과하며 미골까지 흐르는 황금빛 회로를 상상한다. 그리고 척추를 따라 올라가서 정수리로 간 다음 미간까지 흘러감을 느낀다. 소주천 회로를 따라 계속 흐르게 한다. 소주천 회로를 3회 내지 9회 순환하도록 한다.

11. 이제 회음, 미골에서 정수리, 미간까지 황금빛 선이 연결된 것을 그려 보고 그 선이 퍼져나감을 느낀다.(그림 8-13) 점차 퍼져나가 몸 안에서 황금빛 기둥이 된다. 계속 커져 몸밖으로 퍼져나가게 한다. 드디어 자신의 오라와 하나가 될 때까지 퍼져나가게 한다.

12. 황금의 공이 온 몸을 감싸는 상상을 하며 그 공 속에 앉아 있는 자신

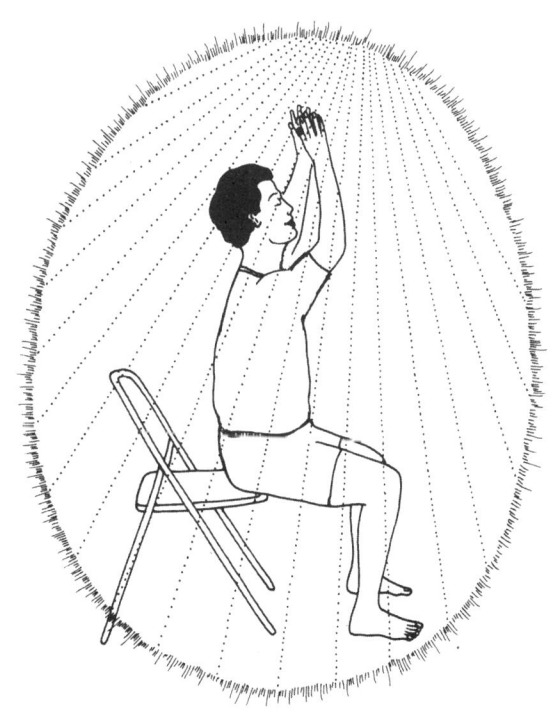

그림 8-14. 황금공이 당신을 보호하는 완충 지대처럼 주위를 감싸고 있다.

을 본다. 황금빛 공으로 둘러싸이니 그 안에 있는 것이 평안하고 안정되게 느껴질 것이다.

13. 자연스럽게 호흡하면서 계속 그 그림을 상상한다. 황금공은 자신을 에너지로 가득차게 하고 보호해 준다. 황금공은 심리적 공격이나 다른 사람의 부정적 에너지 때문에 생기는 혼란으로부터 자신을 지켜주는 완충 지대이다. 이를 마음으로 느껴 본다. 황금빛이 부정적 에너지를 중화하거나 긍정적 에너지로 변형시키는 것을 느낀다.(그림 8-14) 5분 내지 10분 계속 이 그림을 상상한다.

14. 몸 주위의 황금공이 미골에서 뻗어나온 얇은 막대기로 수축되는 것을 상상한다. 이 막대기를 하나의 조그만 선으로 만들고 이를 미간에서 황금빛 기의 공으로 만든다.

15. 마지막으로 기의 공을 점으로 압축한다. 점을 삼키고 심장을 지나 배

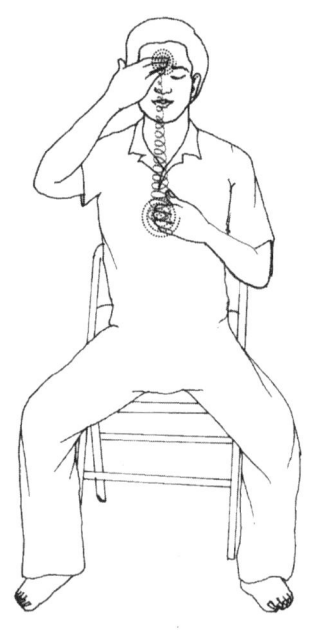

그림 8-15. 상단전과 중단전 연결하기

꼽으로 가게 한다. 마음을 사용하여 황금빛이 소주천 회로를 6회 내지 9회 돌게 한다.

E. 상단전과 중단전 연결하기

1. 오른손 손가락은 미간에 두고, 왼손 손바닥이나 손가락은 심장으로 이동한다. 자연스럽게 숨을 들이마시면서 미간을 향해 호흡함을 느낀다. 숨을 내쉴 때는 호흡의 에너지가 심장혈로 내려감을 느낀다.(그림 8-15)

   이제 황금빛 안개를 들이마시는 데 집중한다. 숨을 내쉬며 에너지를 심장혈로 내려보낸다. 자연스럽게 호흡한다. 호흡하는 데 인위적인 노력을 하지 않는다. 숨을 쉴 때마다 생명에너지의 정수를 축적하고

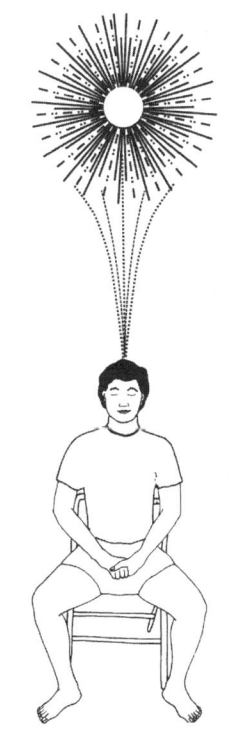

그림 8-16. 높은 자아와 연결하기

보존한다. 이를 9회 내지 18회 한다. 휴식을 취하고, 상단전과 중단전이 열리고 연결됨을 느낀다.

2. 이번에는 숨을 들이마실 때 숨이 심장에서 미간으로 올라가게 하고, 숨을 내쉴 때는 미간에서 심장으로 내려가도록 한다. 호흡하며 미간과 심장 사이의 공간을 정화한다. 힘을 주지 말고 자연스런 호흡을 그대로 따라간다. 머리, 눈, 심장의 힘을 이용해 생명력을 인도하며 수련한다. 이를 9회 내지 18회 한다.

3. 배꼽 뒤의 원초적 에너지에 의식의 95%를 두고 다섯 개의 문(회음, 손바닥, 발바닥, 미간, 정수리)에 나머지 5%의 의식을 둔다. 머리, 눈, 가슴의 힘을 사용하여 우주의 황금빛과 어머니 땅의 부드럽고 친절한 에너지를 원기 속으로 끌어와 수축하고 팽창하고 파도치게 한다. 자기 위에 높은 자아가 있음을 의식한다. 높은 자아와 연결됨을 느낀다. 주위의 힘을 흡수한다.(그림 8-16). 이 수련에 10분 정도의 시간을 보낸다.

4. 휴식을 취하고 수축과 팽창, 에너지, 빛, 평화, 균형의 감각을 느낀다. 이제 숨을 들이마시면서 황금빛을 심장으로 보내고, 숨을 내쉬며 황금빛을 단전을 향해 내쉰다. 황금빛을 단전에 모은다. 태양이 고요한 바다 속으로 가라 앉는 장면을 상상한다. 이 기를 저장해 놓고, 보호가 필요할 때 혹은 에너지가 필요할 때 언제든지 부를 수 있도록 준비해 둔다.

3. 명상 끝내기: 에너지를 배꼽에 모으기

1. 명상을 끝낼 때가 되었으면, 마음을 사용해 과잉 에너지를 배꼽으로 되돌려 보낸다. 손을 이용해 에너지를 배꼽으로 인도해도 좋다. 왼손을 배꼽에 두고 오른손을 미간에 둔다. 머리나 심장 혹은 그 사이에 과도한 에너지가 있는지 느껴 보고 과잉 에너지가 대량으로 배꼽으로 흘러 내려감을 느낀다. 에너지가 다 내려갈 때까지 시간을 충분히 가

져야 한다.
2. 배꼽 뒤의 원초적 에너지에 의식을 집중한다. 얼마나 고요하고 평화로운지 느껴본다. 휴식을 취하며 몸과 마음의 긴장이 풀리고 고요함이 찾아들며 동시에 에너지가 넘치는 것을 느낀다.
3. 배꼽에서 36회 바깥으로 나선형을 그리고 24회 안쪽으로 나선형을 그리며 에너지를 모은다. 원의 직경이 15cm 이상 크면 에너지가 심장이나 성기관으로 빠져나갈 수 있으니 원의 직경을 적절히 그리도록 한다. 복부에서 마치 소장이 진짜 나선형을 그리며 도는 것처럼 느껴본다. 좀더 익숙해지면 마음만 사용해도 된다.
4. 자가 기마사지를 하고 수련을 끝낸다.

제9장
가슴 열기: 신(神)과 소주천 회로

힐링타오 체계에서 감정의 역할

정신에 관한 도가의 관점

많은 종교가 철학과 신앙과 믿음에 바탕을 둔다. 모든 종교가 가치 있으나 결점도 있다. 지적인 이해에만 집중하면 한계가 있고 숨이 막힌다. 신앙과 믿음은 인생에 희망이 없다고 느끼는 사람에게 동기를 부여하지만, 어떤 종교는 이런 데만 전적으로 매달려 타락하기도 했다.

수련은 내면으로 느끼는 방법, 개인적인 경험에 바탕을 둔 진정한 지식을 배우는 방법을 가르쳐 준다. 힐링타오는 자연을 이해하는 수련과 자연의 힘 및 자기 자신과 만나는 수련을 강조한다. 철학의 원리는 저절로 나타난다. 이와 함께 실제적인 것에 바탕을 둔 진정한 희망을 가지게 되고 실현될 수 없는 공허한 약속에 매달리지 않게 된다.

모든 종교는 정신적인 성장을 강조하지만, 정신적인 성장이 정확하게 무엇을 의미하는지 이해하기란 쉽지 않다. 정신이라는 것이 무엇인지 이해하기도 쉽지 않다. 그런데 도가는 정신이라는 것을 매우 단순하게 본다. 도가는 정신이란 사람의 태도, 사람의 감정에너지라고 생각한다. 이런 관점은 우리에게도 낯설지 않다. 우리는 가끔 "너 오늘은 정신 상태가 좋구나", "팀 스피릿을 훈련하자" 같은 말을 한다. 또 '정신이 깃든 공연'이라는 말도 한다.

정신적 스승이나 리더가 부드럽고 두려움이 없으며 기쁘고 친절하고 공정한 사람이면, 우리는 자연스럽게 그들의 정신적 성취에 존경심을 갖는다. 스승의 주위에 있으면, 유쾌하고 영감이 생겨나며 자신이 커가는 것 같은 느낌이 든다.

그러나 정신적 스승이 화를 내고 절망에 처해 있으며 탐욕스럽고 조급하고 두려워하며 걱정에 쌓여 우울해 있으면, 우리는 실망한다. 이런 스승은 우리를 평화와 행복으로 인도하리라는 확신을 주지 못한다. 스승 자신이 평화를 얻지 못하고 다른 사람과 잘 지내는 방법을 알지 못하기 때문이다. 이와 같이 정신이 감정 및 정신적인 태도와 같다는 것은 자명한 일이다.

미덕: 긍정적 감정의 에너지 정수

도가에서는 긍정적인 감정을 미덕이라고 한다. 그러나 미덕이 긍정적인 감정인 것만은 아니다. 감정은 시간과 공간의 제한을 받는다. 반면 미덕은 우리의 긍정적 감정의 진정한 정수이며 시간과 공간을 초월한 곳에서 우리의 일상 생활로 내려온 불멸의 영혼의 정수이기도 하다. 미덕은 우리의 자연스런 특성이다. 미덕은 모든 사람에게 내재해 있다. 미덕은 만들어지는 것이 아니라, 우리 안에 이미 있는 것을 발견하고 키우는 것이다. 이것이 도가의 접근 방식이다.

우리의 미덕은 지혜와 사랑의 본성을 가지고 있다. 미덕은 현명하다. 우리가 도, 자연, 모든 생명, 심지어 우리 몸 속의 다른 부분과 상호 연관되어 있음을 알려 준다. 다른 것과의 관계를 배제하고 미덕을 드러낼 수는 없다. 또 미덕은 사랑을 표현하는 데서도 현명하다. 미덕은 우주의 모든 것을 연결하는 끈을 강화시킨다. 그리하여 미덕은 우리의 삶을 후원하고 건강과 조화를 촉진한다. 미덕을 개발하는 것은 정신적 발전의 기초다. 우리는 모두 이런 속성을 풍부히 지니고 태어났다.

고대 중국인들은 미덕을 오기(五氣) 또는 다섯 가지 주요한 힘과 연관시켰다. 이는 다음과 같다.(그림 9-1)

금(金): 폐, 수축하는 힘, 용기, 정의, 적절함

수(水): 신장, 모으는 힘, 부드러움, 관대함, 고요함

목(木): 간, 발생시키는 힘, 친절, 용서

화(火): 심장, 발전시키는 힘, 사랑, 기쁨, 감사, 존경, 명예
토(土): 비장, 안정시키는 힘, 중심, 개방성, 공정, 정의

또 미덕과 장기 사이에는 상호 관련이 있다. 사실 미덕은 장기 및 장기와 연결된 통로 속에 있으면서 몸 전체를 통해 에너지 네트워크를 형성한다. 미덕은 각 장기가 가진 건강한 기의 산물이다. 미덕은 불멸의 정신을 구성하는 중요한 요소이다.

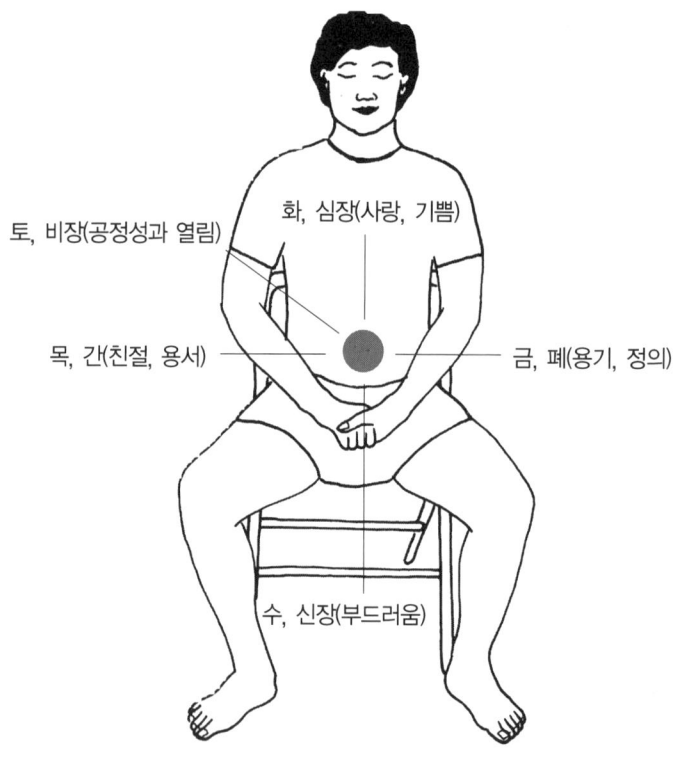

그림 9-1. 오기(五氣)와 미덕

부정적인 감정: 자연스런 미덕의 왜곡된 표현

오기는 또한 부정적인 감정 및 특정 장기와 관련이 있다. 과도한 스트레스와 부상, 건강하지 못한 환경, 바르지 않은 자세, 다른 사람에게서 냉대와 멸시를 받으면, 기는 나쁜 영향을 받는다. 장기와 연관된 미덕의 기가 붕괴되면, 부정적 감정으로 가는 문이 열리게 된다. 그래서 장기는 감정이 드나드는 문이라고 한다. 예를 들어 심장은 존경, 사랑, 기쁨 같은 긍정적 미덕을 내뿜지만, 미덕의 기가 방해를 받으면 심장은 잔인, 증오, 탐욕, 조급함이 들어오는 문이 되어 버린다.

부정적인 감정은 우리의 진정한 본성이 아니다. 왜냐하면 부정적인 감정은 우리를 불행으로 이끌기 때문이다. 부정적 감정이 만성적이 되면, 결국에는 병이 들고 죽기도 한다. 반면 미덕은 행복과 건강과 생명을 키운다. 부정적인 감정은 면역시스템을 약화시키고 에너지와 생명력을 고갈시킨다. 부정적인 감정이 반복해서 일어나면, 습관적이 된다. 그러면 화, 두려움, 걱정, 슬픔, 조급함이 쉽게 폭발된다.(제3장의 그림 3-29 참조)

우리는 어떻게 변해야 하는가? 부정적 감정의 습관, 비효율적이고 부정적인 반응을 어떻게 없애고, 어떻게 이를 긍정적이고 효과적이며 생명을 살리는 태도로 바꿀 것인가? 습관과 태도를 바꾸는 방법 중 가장 효과적인 것은 무엇인가?

기(氣): 몸과 마음의 다리

열쇠는 기다. 생명에너지인 기는 몸과 마음에 퍼져 있으며 몸과 마음을 활성화한다. 사실 기는 몸과 의식 사이의 다리다. 몸, 기, 의식 혹은 정신은 서로 연결되어 있기 때문에, 하나가 바뀌면 다른 두 가지에 쉽게 영향을 준다.

몸을 치유하기 위해 태도를 바꿔라.

지난 20여 년 동안 감정적인 스트레스가 면역시스템에 심각한 영향을 준다는 것을 밝힌 연구가 진행되었다. 감정적인 스트레스가 고혈압이나 당뇨병 같은 만성적인 신체 상태를 악화시킬 수 있다는 것이다. 또 암의 발생도 만성적인 걱정, 절망, 화 등 부정적인 감정 때문에 생긴다는 것을 보여 주는 연구도 있다. 스트레스 관리 연구는 태도를 바꾸면 신체적인 건강이 나아진다는 것을 알려 준다. 예를 들면 노만 커즌즈(Norman Cousins)는 병원을 떠나 호텔에 들어가서 오래 된 막스 브라더즈(Marx Brothers) 영화를 보면서 '웃음 치료법'으로 관절염을 치료했다. 이는 행복하고 긍정적인 마음을 가지면 몸이 치유된다는 것을 보여 주는 많은 사례 중 하나다.

마음을 치유하기 위해 몸의 긴장을 풀어라.

스트레스 관리와 긴장 완화 훈련을 전문으로 하는 의사와 심리학자들은, 신체의 긴장을 풀면 스트레스와 관련된 정신적 감정적 긴장이 풀린다는 것을 발견했다. 바이오피드백 기계의 발명자이자 '진보적 긴장 완화 훈련'의 아버지인 에드문드 야콥슨(Edmund Jacobson) 박사는 "긴장이 풀린 몸에는 걱정하는 마음이 존재할 수 없다"고 말했다.

몸과 마음을 치유하기 위해 기를 인도하라

도가 경전에는 "마음이 가는 곳에 기가 따라간다. 그리고 기가 가는 곳에 몸이 따라간다"고 쓰여 있다. 기는 몸과 마음의 중간에 있기 때문에, 우리는 기를 인도함으로써 몸과 마음을 변화시킬 수 있다. 명상, 기공, 중의학, 풍수, 무술은 모두 신체적인 건강과 정신적인 발전을 위해 기를 조절하고 순화하고 인도하는 것을 중요하게 생각한다. 예를 들어 침술에서는 기만을 사용해서 신체적인 질병과 고통뿐만 아니라 정신적 감정적인 부조화도 효과적으로 완화시킨다.

힐링타오 체계: 세 가지 접근방식

감정적 치유와 변형, 몸과 기와 마음의 구성에 대해 힐링타오에는 세 갈래의 접근 방식이 있다. 어떤 접근 방법이 좋은가는 개개인에 따라 다르다. 어떤 사람은 몸의 긴장과 감각은 잘 느끼지 못하지만 생각과 감정은 잘 느낀다. 이런 유형은 내면의 미소 명상 같은 마음, 감정, 정신 수련으로 몸과 기를 치유하는 것이 좋다. 또 어떤 사람은 신체적인 면은 매우 잘 느끼지만, 느낌, 생각, 에너지는 잘 느끼지 못한다. 이런 사람은 자신의 존재 전체를 열기 위해 먼저 소주천 회로, 태극권, 철삼기공, 여섯 가지 치유소리를 수련한다.

도교는 자연의 방식을 따른다. 우리는 수련자에게 하나의 방법만 따르라고 강요하지 않는다. 다양한 방법이 있으니 각자의 본성과 능력과 필요에 따라 하도록 한다. 궁극적인 목표는 진실이 무엇인지 알고, 우리 자신을 개선하는 것이다. 우리의 일부는 에너지체, 즉 기 네트워크이므로 어떤 도교 수련을 해도 기를 발견하고 기를 우리 존재의 일부분으로 느끼게 된다. 그리고 우리 몸 속의 기, 다른 사람의 기, 우리를 둘러싼 자연의 기가 하나의 연속체를 이룸을 깨닫게 된다.

도가는 수천 수백년을 지나며 몸, 기, 정신을 수련하는 방법을 고안해 냈다. 그러나 감정적인 에너지를 수련해야 함을 아는 것과 실제로 수련을 실천하는 것은 다르다. 아는 것만으로는 충분하지 않다. 직접 실행해야 한다! 실행해 보면 얼마 지나지 않아 자신의 삶을 변화시키는 성과를 보게 될 것이다.

이론에서 수련으로

감정에너지와 내면의 미소

힐링타오에서 몸, 기, 감정의 균형을 잡기 위한 수련은 내면의 미소 명상으로 시작한다. 우리는 몸과 감정에 너무 무감각해서 심각한 병이 나타나기 전에는 내적인 부조화를 알아차리지 못한다. 내면의 미소 명상을 수련하면, 정기적으로 내면을 살펴볼 수 있는 시간을 갖게 되어 우리의 내부 장기 및 기와 호흡과 감정의 상태를 느낄 수 있게 된다. 그래서 초기에 문제를 알아차리고 싹을 쉽게 제거할 수 있다.

우리 자신을 사랑하는 법을 배우지 못하고 격려를 받지 못하면, 다른 사람 혹은 땅과 건강하고 사랑스런 관계를 맺을 수 없다.

내면의 미소 명상은 우리의 부정성이 아니라 타고난 긍정적 자질을 인식하도록 가르쳐 준다. 정기적인 수련을 통해 우리는 자신의 진정한 모습이 무엇인지 알게 되고 우리의 미덕과 상처를 발견하게 된다. 이렇게 되면 좀더 실제와 가까운 건강한 자기 이미지를 갖게 된다. 또 내면의 미소는 사랑하는 능력을 키워 준다. 우리의 몸부터 사랑하는 법을 알려 준다. 우리 자신을 사랑하고 수용하도록 배우면, 이 사랑을 밖으로 확장하여 자연스럽게 다른 사람, 다른 피조물, 다른 물건을 사랑하고 수용하게 된다.

내면의 미소는 스트레스 관리와 자기 치유를 위한 최고의 수련법으로서 깊은 긴장 완화 상태를 만들어 준다. 깊은 이완은, 에너지를 정체시키고 불건강한 기가 생기도록 만든 신체적 정신적 긴장을 풀게 해 준다. 때문에 내면의 미소는 기를 다루는 명상과 기공 수련에서 항상 준비 과정으로 사용되고 있다.

소주천 명상을 하며 감정을 처리하기

중의학은 기의 흐름이 막힘으로써 부정적인 감정이 생길 수 있다는 것을 인식하고 있다. 장기나 통로가 상처, 좋지 못한 자세, 오염, 영양 불균형, 오래된 스트레스나 질병 등으로 인해 막히면, 장기에 기가 너무 많거나 너무 부족하게 된다. 그러면 장기의 좋은 속성이 뒤틀리고 부정적인 감정이 증가하게 된다.

또한 부정적인 감정이 장기간 발산되면, 장기 및 장기와 관련된 통로의 에너지가 막히게 된다. 걱정이 만성화되면 소화불량이나 위궤양이 생길 수 있다는 것은 서양의학에도 잘 알려져 있다. 동양의학에서도 만성적으로 화를 내고 절망에 빠지면 간의 기가 꽉 막히게 된다고 한다. 이와 같이 두 방향 모두 서로에게 영향을 끼친다. 즉, 부정적인 감정은 에너지의 불균형을 초래하고, 에너지가 막히면 부정적인 감정이 생겨난다.

소주천 회로는 임맥과 독맥을 통해 기를 순환시킨다. 임맥과 독맥은 일차적인 저장소이고 다른 음양 경락으로 가는 통로이다. 소주천 회로로 기를 순환시키면 저장고에 기를 잔뜩 쌓고 다른 통로와 장기로 흘러넘치게 한다. 이 과정에서 막힌 것을 제거하여 막힘 때문에 생긴 부정적 감정을 완화한다.

소주천 회로는 또한 오기조화신공이나 감(坎)과 리(離) 수련 같은 도가의 상급 명상법에도 중요한 부분이다.

가슴 열기

심장은 화로다. 부정적인 것을 담아서 긍정적인 에너지로 변화시키는 화로 말이다. 심장은 우리의 모든 미덕 에너지를 혼합해 높은 수준의 자비심 에너지를 창조하는 곳이다.(그림 9-2)

소주천 회로를 하면서 심장을 열 때, 다른 장기에서 부정적 에너지가 들어올 수 있다. 이 부정적 에너지를 조심해서 다뤄야 한다. 그렇지 않으면 부정적 에너지가 심장 안으로 섞여 들어와 부정적인 느낌을 만들어 낸다.

심장 열기의 첫 번째 과정에서는 심장이 아주 조금 열리기 때문에 부정적인 감정이 몰래 들어오면 내보내기가 힘들다. 그렇기 때문에 몰아내기와 배기 수련으로 부정적인 병의 기운을 땅으로 끌어내려야 한다.(상세한 수련은 7장 참조) 다른 사람에게 우리의 미덕을 보이는 것 또한 중요하다. 보답을 바라지 않고 성실한 사랑, 친절, 상냥함, 존경을 주면 줄수록, 심장

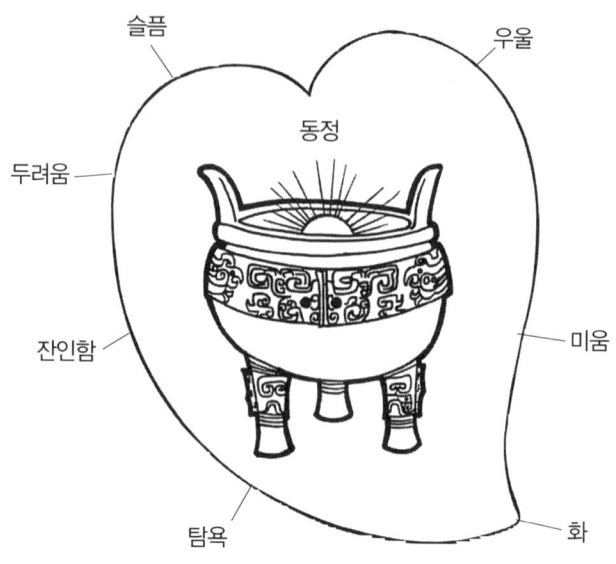

그림 9-2. 심장은 부정적인 에너지를 긍정적인 에너지로 바꾸는 능력이 있다.

을 더욱 많이 열고 부정적인 에너지를 긍정적인 에너지로 바꿀 수 있다. 흉골을 마사지하는 것도 부정적인 감정을 완화하고 림프의 흐름을 자극하고 흉선을 활성화하는 데 도움이 된다.

감정에너지와 여섯 가지 치유소리

소주천 명상, 내면의 미소 명상과 함께 여섯 가지 치유소리는 감정과 내부 장기의 조화를 회복하고 유지해 준다. 스트레스 및 다른 요소 때문에 장기의 항상성이 공격받으면 장기에 열이 너무 많아진다. 이 상태가 되면 부정적인 감정이 생기고 장기와 관련해 문제가 생길 수 있다.

여섯 가지 치유소리는 운동, 소리, 심상을 결합하여 수련하면서 장기의 열을 내려 주고 조화를 되찾아 준다. 내면의 미소 명상과 함께 하면, 내적인 상태를 관찰하고 어떤 부정적인 감정도 없앨 수 있다. 또 각 장기에 미덕의 에너지를 키울 수 있다. 내면의 미소 명상과 여섯 가지 치유소리 둘

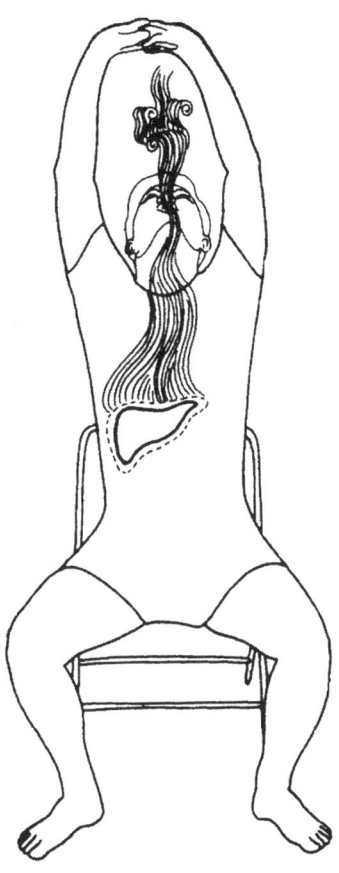

그림 9-3. 여섯 가지 치유소리는 장기의 부정적인 에너지를 깨끗하게 하고 긍정적인 에너지를 키워 준다.

다 우리의 내적 날씨를 변화시키는 데 마음의 힘을 사용하지만, 여섯 가지 치유소리는 운동과 소리라는 좀 더 물리적인 접근 방식을 사용한다. 어떤 사람 혹은 어떤 질병에는 마음의 힘만 사용하는 것보다 물리적 접근을 함께 하는 것이 더 효과가 있다.(그림 9-3)

내면의 미소는 긴장 완화에 중점을 두는 반면, 여섯 가지 치유소리는 장기의 열을 내리고 균형을 취하고 독소를 없애는 데 중점을 둔다. 몸과 마음의 건강과 균형을 회복하는 이 두 가지 수련은 완벽한 상호 보완 작용을 한다.

오기조화신공(五氣造化神功)

소주천 명상, 내면의 미소 명상, 여섯 가지 치유소리가 확고하게 기초가 잡히면, 상급 수련으로 갈 준비가 된 것이다. 이제 오기조화신공을 수련하기 시작하면, 정말 몸 안에서 오기의 에너지가 움직이는 것을 체험하게 된다. 이것이 도교 내면 연금술의 첫 단계이다.

오기조화신공(五氣造化神功) I: 부정적 감정을 정화하기

오기조화신공은 세 단계로 나뉘어져 있다. 첫 번째 두 단계는 감정의 변화에 초점을 맞춘다. 첫 번째 단계인 오기조화신공 I에서는 오기(五氣)가 감정, 계절, 감각, 장기, 색깔과 어떤 관계가 있는지 배우고 오기와 오기의 조화를 실제로 체험한다. 이 명상은 먼저 오기의 상극 관계를 적용해 부정적 감정의 기를 중화시킨다. 이렇게 하면 미덕의 에너지가 성장할 내면의 공간이 정화된다. 그 후 기를 '진주 혹은 기의 공 속으로 모으고 이를 소주천 회로로 순환하여 몸 안의 모든 혈자리를 강화하고 치유한다. (그림 9-4)

오기조화신공(五氣造化神功) II: 내면의 미덕의 기를 키우기

오기조화신공의 두 번째 단계에서는 신선하게 바뀐 부정적 감정에너지를 재활용해서 장기를 강화하고 장기와 연관된 미덕을 키운다. 이것은 오기의 상생 관계를 적용해서 달성한다. 모든 장기의 긍정적 감정에너지가 진주 속으로 흡수되고 소주천 회로(임독맥), 충맥, 대맥을 통해 순환한다. 충맥은 챠크라 센터를 연결하면서 몸의 중심선을 타고 흐른다. 대맥은 몸 주위에서 나선형으로 돌며 오라를 강화하고 심리적인 자기 방어막을 만들어 준다.

오기조화신공은 강력한 방법으로 부정적 에너지를 긍정적인 에너지로 변형시킨다.

오기조화신공(五氣造化神功) III: 에너지체 안에서 기를 조절하기

오기조화신공의 세 번째 단계에서는 진주가 기경팔맥(奇經八脈) 중 남은 네 통로, 즉 음유맥(陰維脈), 양유맥(陽維脈), 음교맥(陰交脈), 양교맥(陽交脈)을 열도록 한다. 다른 통로도 함께 열려 에너지체에 더 밀착되고 신체에 기가 더 투과할 수 있게 한다. 이 단계를 성공적으로 마치면, 에너지체를 느끼는 민감성이 크게 높아지고 몸 속 어떤 곳으로든 기를 움직일 수 있다.

고급 단계의 조화신공: 신체 위로 기 투사하기

오기조화신공의 또다른 중요한 부분은 일시적으로 에너지체와 육체를 분리하는 것이다. 일상 생활에서는 세 개의 신체 즉, 육체, 에너지체, 영체

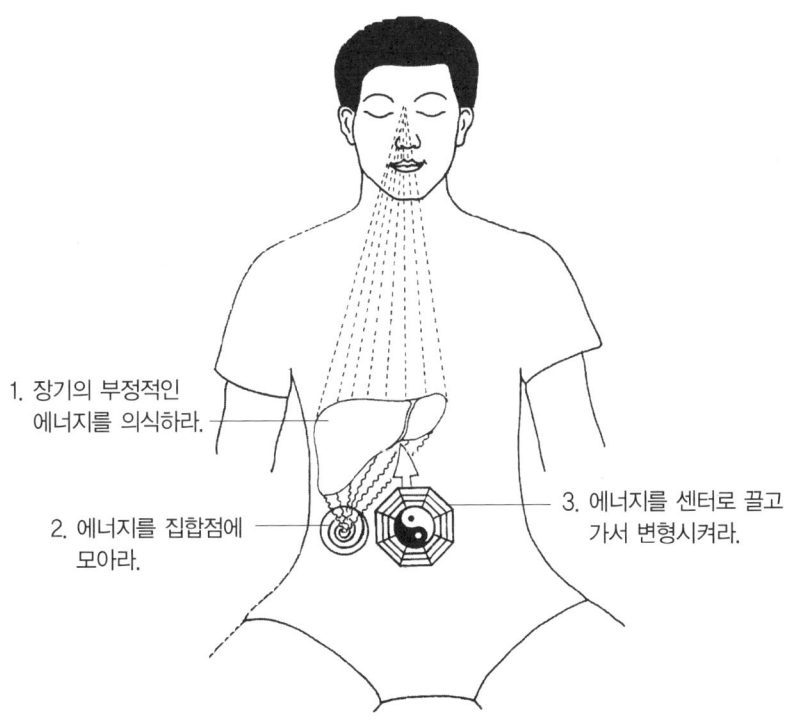

그림 9-4. 오기조화신공은 강력한 방법으로 부정적 에너지를
긍정적인 에너지로 변형시킨다.

(의식)가 서로 겹쳐 있으며 분리되어 있지 않다. 죽을 때 육체는 더 이상 오기를 담을 그릇이 되지 못하므로 기와 의식을 떠나야만 한다. 죽음에 임박해 원하지도 않는데 에너지의 정수와 의식이 육체에서 분리되어 미지의 영역으로 떨어지면, 정신적인 방황과 혼란을 느끼게 된다. 이를 피하기 위해, 육체에서 에너지체를 일시적으로 분리해서 육체 밖의 영역과 친숙해지도록 한다. 이는 죽음의 리허설이기도 하다.

의식은 항상 어떤 운반체가 필요하다. 육체는 조잡한 운반체이다. 더 발전된 운반체는 에너지체이다. 우리는 앞서 미덕이 장기의 진정한 에너지 정수라고 강조했다. 우리는 다른 무엇보다도 육체를 우리의 정체성으로 생각하지만, 죽음 후 살아남는 불멸의 능력을 가진 것은 육체가 아니라 우리의 에너지 정수이다. 정기적으로 오기조화신공을 수련하면, 내면을 보는 눈이 향상되어 우리가 자신의 얼굴, 팔, 다리를 알아보듯이 자신의 에너지 정수를 알아 보게 된다. 또, 이 정수를 '진주'로 모아 '우주셔틀'을 만들어 에너지 정수와 의식을 육체 밖으로 옮겨 가는 법을 알게 된다. 내면의 연금술을 따르는 도교인들은 이 방에서 저 방으로 가듯이 에너지체와 의식을 육체 안팎으로 이동시킨다.

내부의 불사약과 외부의 불사약

최적의 건강을 누리기 위해서는 육체가 튼튼해야 하는 것처럼, 의식의 운반체를 좋게 하려면 에너지체를 강화해야 한다. 기를 강화하면, 건강을 유지하고 정신적인 자질을 키워주는 한편, 다음 세상으로 이끌어 줄 강한 에너지체를 만들 수 있다. 도교의 내면 연금술에서 에너지체를 강화하기 위한 수련은 내부의 불사약(내단)과 함께 시작한다. 내부의 불사약이라 부르는 이유는 이미 우리의 몸 안에 있는 에너지를 불사의 약으로 변화시키기 때문이다. 이는 소주천 명상과 오기조화신공을 통해 육체, 에너지체, 감정을 정화하고 키우고 통합시켜 얻는다.

내부의 불사약으로 자신을 키우는 법을 배웠으면, 외부의 불사약을 끌어들일 준비가 된 것이다. 오기의 에너지는 몸 바깥에 있다. 지구의 에너지,

혹성의 에너지, 별의 에너지 등 말이다. 이것이 진정 최고의 외부의 불사약이다. 보통 외부에너지를 흡수하고 소화하지 못하지만 소주천 회로의 혈자리는 이 에너지들과 연결되어 있어서 소주천 회로를 열고 오기조화신공을 하면 외부의 오기(五氣) 에너지를 흡수하고 소화하는 능력을 계발할 수 있다.

장기의 부정적인 에너지를 정화해 유용한 생명에너지로 바꾸고(오기조화신공 I), 이 에너지를 장기의 좋은 기와 함께 진주로 만든 다음(오기조화신공 II), 모든 저장고와 기경팔맥을 열면, 오기의 외부 근원과 연결되어 외부의 기를 그에 상응하는 장기로 보내고 이로써 미덕에너지를 더욱 키울 수 있다. 진주를 육체 밖으로 움직이면, 진주가 에너지를 더 쉽게 흡수한다. 이때 진주는 외부의 기를 받아들여 이를 몸 안으로 끌어들이는 안테나와 같은 역할을 한다. 이렇게 해서 이 세상을 위해서는 건강을 튼튼히 하고 다음 세상을 위해서는 에너지체와 영혼을 강화시킨다.

오기조화신공을 배우고 나면, 소주천 회로 수련은 극적으로 변한다. 처음 소주천 회로를 수련할 때 몸의 경락을 통해 흐르는 에너지는 조잡한 수준이었다. 그러나 이제 오기조화신공 단계에 이르면 에너지는 더욱 정화되고 응축되어 강력해진다. 오기조화신공 수련은 소주천 회로를 포함한다. 오기조화신공은 소주천 수련의 고급 수련이라고 할 수 있다.

건강과 불멸의 길

내면의 미소 명상에서 감(坎)과 리(離)의 대각 수련에 이르는 단계는 건강과 불멸로 가는 단계이다. 사실 내면의 미소 명상, 소주천 명상, 여섯 가지 치유소리는 감(坎)과 리(離)의 수련의 중요한 부분이다. 그러므로 초급자와 중급자라면 너무 빨리 나아가려고 서두를 필요가 없다. 성공의 가장 중요한 요소는 매일 매일의 수련이다. 얼마 있지 않아 전체 체계를 끝마치는 날이 올 것이다. 기술은 자연스럽게 발전한다. 조금씩 새로운 수련을 추가하는 것이 쉽다. 한 단계 한 단계씩 밟아가는 길이 곧 불멸에 이르는 길을 여행하는 것이다.

소주천 수련: 가슴 열기

이 부분은 우주적 내면의 미소 명상을 수련하면서 심장을 열고 심장의 미덕을 사용해 우주의 기(또는 높은 자아에너지)를 장기로 보내는 수련이다. 내면의 미소 명상과 같지만, 더 상세하다는 점, 그리고 강조점이 우주에너지 속으로 들어가는 것이라는 점이 다르다.

A. 준비과정

기공 워밍업. 기공 워밍업인 척수 호흡, 황새목, 거북이목, 척수 흔들기, 척수 락킹으로 척추의 긴장을 푼다.

여섯 가지 치유소리. 각 소리를 2~3회 반복한다.

내면에 집중하기 위한 준비. 의자에 올바른 명상 자세로 앉는다. 좋은 자세를 찾아 앉았으면 몇 분간 집중하고 준비한다. 주위를 의식한다. 발이 바닥에 닿는 감각을 느껴 본다. 손이 겹쳐 있는 느낌을 느껴 본다. 의자의 감각을 느껴 본다. 방 안의 소리를 들어 본다. 방 밖의 소리를 들어 본다. 자기 몸의 소리를 들어 본다. 이렇게 의식을 하며 9회, 18회 내지 36회 호흡한다. 그리고 휴식한다.

척추가 열리고 긴장이 풀려 있음을 느낀다. 숨을 들이마실 때 땅에서부터 하얀 안개가 척추로 스며들어 척수를 깨끗하고 맑게 만드는 상상을 한다. 그리고 똑같은 방법으로 황금빛 우주의 안개를 골수로 빨아들인다. 숨을 내쉴 때는 척추에서부터 더러운 것이 회색 안개가 되어 빠져나가는 상상을 한다. 이를 9회 내지 18회 반복한다.

B. 난로 데우기

1. 풀무 호흡을 18회 내지 36회 한다. 그리고 신장을 활성화한다. 명문, 신장, 배꼽이 따뜻해지는 것을 느낀다. 손으로 신장과 명문 주위에 나선형을 그리며 마사지한다. 성기관을 활성화하고 마사지한다. 남성은 고환을 마사지하여 정자를 생명력으로 변형한다. 여성은 가슴을 마사

지하여 피(월경)를 생명력으로 변형한다. 성센터를 향해 숨을 들이마시고 그곳에 호흡의 정수를 모아 놓고 숨을 내쉰다. 잠시 멈춘다. 에너지가 확장되면서 바깥쪽으로 퍼져나가는 것을 느낀다. 이와 같이 18회 호흡한다.

2. 잠시 휴식을 취한다. 배꼽이 따뜻해지는 것을 느낀다. 신장과 명문이 따뜻해지는 것을 느낀다. 성센터가 따뜻해지는 것을 느낀다. 숨을 들이마시며 성기관, 회음, 항문이 단전에 있는 원기 쪽으로 끌어당겨짐을 느낀다. 숨을 내쉬면서 성기관, 회음, 항문을 가볍게 내린다. 원기의 발전소인 단전에 압력이 생기는 것을 느낀다. 원기를 그림으로 그려보면서 입과 코로 원기를 향해 호흡한다.

3. 이제 원기의 장소에 파동이 증폭되는 것을 느낀다. 그 흡입력으로 인해 성에너지가 위로 끌려올라와 원기과 결합되는 것을 느낀다. 자신의 몸 안에서 에너지가 확장됨을 느낀다. 이와 같이 난로를 따뜻하게 하는 데 최소한 10분을 보낸다. 호흡은 부드럽고 길고 유쾌하게 한다. 일정한 리듬으로 호흡한다. 호흡이 점차 가늘어지고 가벼워져서 코 안의 털도 움직이지 않게 된다.

다음 단계로 가기 전에 원기가 확실히 활성화되도록 한다.

C. 기본 소주천 회로 수련

1. 의식을 단전에서 배꼽으로 옮긴다. 그리고 기본 소주천 회로를 통해 에너지를 회전시킨다. 마음만 사용해도 에너지를 인도할 수 있다. 소주천 회로의 기감을 높이는 데 다른 방법을 선호한다면 그 방법을 사용해도 좋다. 나선형을 그리는 방법, 혈자리에 손을 대는 방법, 짧은 호흡법, 내적 호흡법 중 무엇이든 자신이 좋아하는 방법을 사용한다.

2. 에너지가 자체적으로 움직이면 에너지를 인도하려는 노력을 멈추고 에너지가 저절로 자체의 속도로 움직이게 내버려 둔다. 이것은 소주천 회로에 기의 흐름이 활성화되었음을 보여 주는 좋은 신호다.

항상 기본 소주천 회로를 확립하는 것이 가장 중요하다. 이것이 되면 상급 수련에서 생기는 에너지를 놓아 둘 기반이 마련되기 때문이다.
2. 머리, 눈, 가슴을 사용해 소주천 회로로 9회 내지 18회 에너지를 순환시킨다. 끝낼 때가 되었으면 에너지를 배꼽으로 가져와 배꼽에 모은다. 그 다음 에너지를 배꼽 뒤, 신장 앞의 원기의 장소로 돌아 가게 한다.

D. 우주 내면의 미소 명상

우주 내면의 미소 명상의 목적은 의식을 자연, 땅, 우주로 확장하고 무한의 도와 연결해 자신의 본질을 인식하게 함이다. 그러나 먼저 자신의 내면에 있는 기본적인 사랑에너지, 즉 자신의 심장이라는 소우주 안에 이미 존재하는 무조건적인 참사랑을 깨달아야 한다. 자기 안에 사랑이 있으면 우주와 연결되는 것은 쉽다.

머리 위와 주위에 풍부한 우주적 사랑이 있음을 의식하고 느껴라. 의념과 눈을 이용해 이 사랑에너지를 심장 혹은 몸의 다른 부분에 끌어당겨 저장한다. 자신이 우주적 사랑으로 넘치는 것을 느껴 본다. 자신이 풍족함을 느끼면 다른 사람에게도 자유롭게 줄 수 있다. 반대로 내면에 미움이 쌓여 있으면 외부에서 미움을 끌어와 스스로를 더 부정적인 사람으로 만든다.

1. 자기 앞에 우주에너지가 있음을 의식한다. 혀가 입천장에 닿아 있음을 확인한다. 자기 앞의 에너지에게 미소를 짓는다. 미간의 긴장을 푼다. 에너지가 자기에서 미소를 짓는 것을 바라본다. 호흡하며 미간과 입으로 미소 짓는 에너지를 끌어당겨 모은다. 숨을 내 쉬고 미소 짓는 에너지를 입 속에 모은다. 기의 공이 만들어져 전기가 통하듯이 진동하는 느낌이 올 때까지 계속한다. 이를 9회 내지 18회 한다.
2. 콧구멍 주위의 둥근 근육과 눈, 항문을 동시에 수축하여 미간에서 진동과 펌프질 감각이 더 강하게 느껴지게 한다. 수축할 때마다 황금빛 우주의 힘을 끌어당겨 오는 것을 느낀다. 이를 입으로 흡수한다.
3. 입 속에서 자신의 미소에너지와 황금빛 에너지를 하나로 합치고 확장시킨다.

4. 황금빛을 삼켜 심장으로 내려가도록 한다.

E. 심장 열기

1. 심장에너지를 활성화하기 위해 두 손을 합장하고 두 엄지손가락을 심장혈에 댄다.(그림 9-5) 미간을 통해 앞의 미소에너지를 계속 끌어온다. 그 에너지가 폭포와 같이 떨어지며 갑상선과 심장으로 흐르게 한다. 심장에게 미소를 지으며, 사랑, 기쁨, 행복의 미덕이 깨어나게 한다.(그림 9-6) 심장에서 필요한 만큼 시간을 보낸다. 꽃이 피어나듯이 심장의 긴장이 풀리면서 사랑의 에너지가 퍼져나오는 것을 느낀다. 감정적인 것이든 영적인 것이든 최고의 사랑의 경험을 기억하고 심장을 그 느낌으로 가득 채운다. 자신의 심장을 사랑하라.

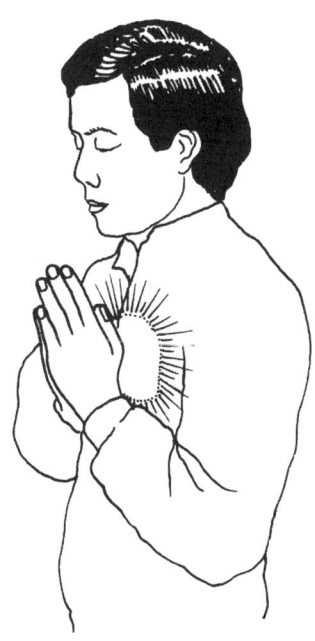

그림 9-5. 두 손을 합장하고 엄지손가락은 흉선 부위에 댄다.

심장은 조급, 탐욕, 참지 못함, 미움, 잔인함 같은 부정적인 감정에너지와 관련 있다. 심장에 미소를 지으면 이런 부정적인 에너지가 없어지고 사랑과 기쁨의 미덕에너지를 위한 공간이 커진다.

2. 심장의 소리 '하-'를 낸다. 숨을 내쉬며, 작은 불꽃이나 불길이 심장 속에서 타오름을 느낀다. 심장의 소리를 마치고 심장의 불길을 태우고 나면, 모든 장기에서 부정적인 에너지가 심장으로 와서 다 타버리고 정화된다. 심장의 소리를 6회 내지 9회 한다.(그림 9-7)(심장에서 불길이 타오르지 않으면 장기에서 심장으로 온 에너지가 막혀서 가슴이 답답하거나 고통스럽고 호흡이 곤란해질 수 있다. 이때 흉골을 마사지하면 에너지의 정체를 막는 데 도움이 된다. 심장 속에 강한 불이 일어나도록 충분한 시간을 보내야 한다는 것을 명심한다.)

3. 휴식을 취하고 사랑하는 심장을 의식한다. 숨을 내쉬며 어둡고 칙칙한 적색 에너지가 빠져나감을 느낀다. 호흡과 함께 심장에 있는 모든 부정적인 성향이 다 빠져나가게 한다. 그리고 루비빛의 빨간색 정수가 심장 속에 사랑스럽게 남게 한다.

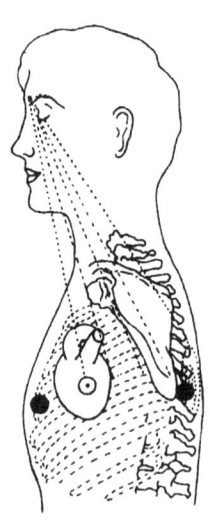

그림 9-6. 심장과 미덕에너지를 의식하라.

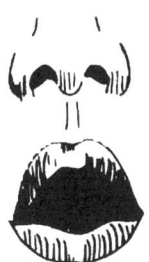

그림 9-7. 입을 열고 혀를 밑으로 내리고 '하—' 소리를 낸다.

4. 머리 위와 주위에 우주적 사랑이 붉은 안개처럼 둘러싸여 있음을 의식한다. 우주적 사랑은 심장의 긍정적 에너지와 통하는 우주의 힘이다. 이 사랑스런 치유의 정수를 심장 속으로 들이마신다. 심장이 루비처럼 깊은 빨간색으로 빛나고 촉촉하고 강해짐을 느낀다. 심장에게 미소를 짓는다. 심장이 열리며 붉은 장미처럼 순수하고 상쾌한 사랑의 향기를 내뿜는 것을 느낀다. 이와 함께 꽃이 피어나듯이 손바닥과 손가락을 연다. (그림 9-8)

5. 심장 속에 작은 불꽃이 있음을 의식한다. 그 열기와 빛을 느끼고 그 열기와 빛이 심장의 사랑스러운 기, 즉 기쁨, 행복, 존경, 겸손을 활성화하게 한다.

 입과 심장으로 머리 위의 우주적 사랑을 더 많이 들이마시고 끌어당긴다. 숨을 내쉬면서 이 에너지를 심장에 축적한다. 이를 9회 내지 18회 한다. 자기 안에서 사랑이 넘쳐 날 때까지 한다.

6. 심장 안의 사랑이 폐를 향해 퍼지도록 한다. 폐가 자신에게 미소를 되돌릴 때까지, 먼저 폐에게 미소를 짓는다. 주위의 우주적 사랑을 의식하고 그것을 계속 심장으로 끌어와 심장에 쌓아 놓고 폐로 퍼져나가게 한다. 폐가 사랑과 미소에너지로 가득차고 마침내 넘친다. 폐가 밝은 흰색으로 빛나고 용기가 가득참을 느낀다.

7. 계속해서 사랑의 미소에너지를 간과 담으로 보낸다. 머리 위와 주위에 친절함이 넘쳐 흐르는 것을 느낀다. 숨을 들이쉬면서 친철함이 밝

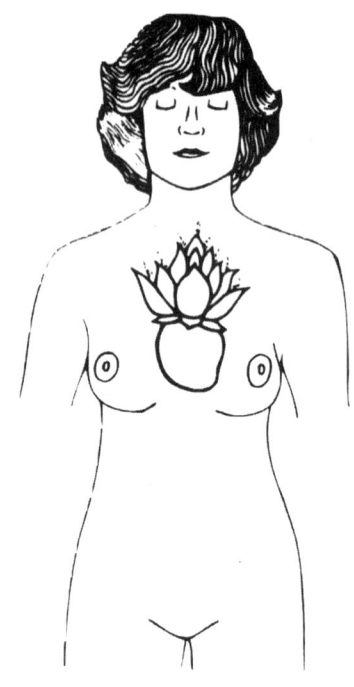

그림 9-8. 심장이 꽃처럼 피어남을 느껴라.

은 녹색 안개가 되어 간과 담으로 흘러가는 것을 느낀다. 이 치유의 빛 에너지를 간에 축적하고 퍼져나가게 한다.

8. 에너지를 비장과 췌장으로 내린다. 비장과 췌장의 개방성과 공정함을 활성화한다. 비장과 췌장이 사랑과 미소와 밝은 노란색 에너지로 가득 차게 한다.

9. 에너지를 신장과 방광으로 내린다. 부드러움이 커지는 것을 느낀다. 신장을 부드러움, 사랑과 미소, 밝은 파란색으로 가득 채운다.

10. 머리 위와 주위에 사랑, 친절, 부드러움의 무지개 빛이 둘러싸여 있음을 의식한다. 무지개 빛을 들이마시고 사랑, 평화, 축복의 상태를 끌어들여 심장과 장기 속으로 흡수하는 상상한다. 숨을 내쉬면서 이 에너지와 색깔을 흡수해 해당 장기에게 보낸다. 이제 몸의 모든 세포가

축복과 평화로 가득차 있다.

이 에너지를 증폭시키고 싶으면, 두 손을 겹쳐 심장 위에 놓는다. 이때 왼쪽 손바닥을 안으로 가게 한다. 이를 9회 내지 18회 한다.(그림 9-9)

11. 다음의 암시를 반복하며 심장을 강화한다.

존경. 나는 아무 것도 잃지 않는다. 결국 나는 모든 것을 얻을 것이다.
무시. 나는 아무 것도 얻지 못한다. 결국 나는 모든 것을 잃을 것이다.
겸손. 나는 아무 것도 잃지 않는다. 결국 나는 모든 것을 얻을 것이다.
교만. 나는 아무 것도 얻지 못한다. 결국 나는 모든 것을 잃을 것이다.

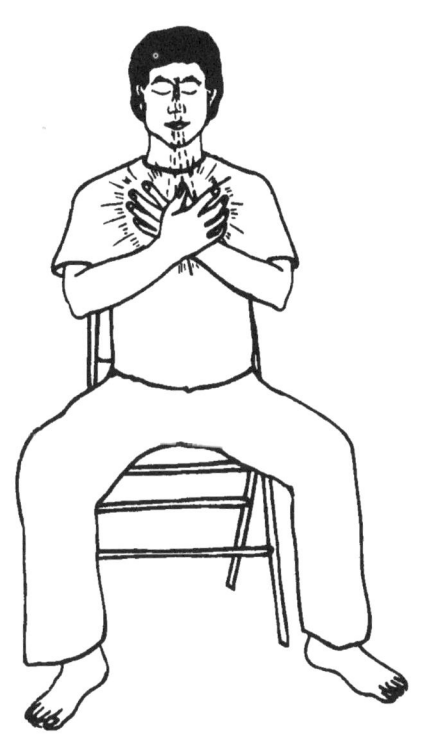

그림 9-9. 에너지를 증폭시키고 싶으면, 두 손을 겹쳐 심장 위에 놓는다.

F. 내면의 평화를 확장하기: 사랑하는 사람에게 사랑 보내기

1. 심장 혈 근처에 두 손바닥을 올려 놓는다. 해변의 아름다운 석양 같이 조용하고 평화로운 장면을 그려 본다. 그 장소의 에너지를 상상하고 이를 자기 앞에 모은다. 과거의 즐거운 경험이나 좋은 꿈을 꾸었을 때의 느낌을 회상한다.
2. 심장이 사랑과 평화로움으로 가득 차면 사랑하는 사람을 부른다. 자기 앞에 사랑하는 사람의 형체를 떠올린다. 사랑하는 사람에게 미소를 보낸다. 그 또는 그녀도 나에게 미소를 보내올 것이다. 심장에서 사랑하는 사람에게 무조건적인 사랑이 퍼져나가게 한다.

    호흡은 평화롭게 한다. 숨을 내쉬며 사랑하는 사람, 친구, 이웃에게 사랑을 보낸다. 숨을 들이마실 때마다 사랑과 평화로운 느낌을 키워서 숨을 내쉬며 사랑하는 사람이나 매일 만나는 사람에게 보낸다.
3. 사랑하는 사람이 내 사랑으로 가득 차는 것을 느낀다. 사랑하는 사람을 조금씩 하늘로 올린다. 마침내 하늘 높이 사라질 때까지 올린다.

G. 적을 사랑하기

자기 안에 사랑이 적으면 사랑하는 사람과 적을 모두 사랑하기는 힘들다. 하지만 우주의 사랑과 연결되어 심장과 우주의 사랑을 연결하면, 다른 사람에게 줄 만큼 풍부한 사랑을 가지게 된다. 사랑을 점점 확장해 마침내 자신이 싫어하는 사람이나 내 삶을 곤란하게 만든 사람에게까지 보낼 수 있다.

용서의 에너지를 만들어라. 사람을 용서하고 심장 속에 용서한 그 사람을 간직하라. 이렇게 하면 높은 심장인 중단전과 연결된다. 이 사랑이 자신의 몸 속으로 그리고 몸 위로 퍼져나감을 느껴라. 싫어하는 사람이 높은 심장에너지와 연결됨을 느낀다. (그림 9-10)

1. 갈등 관계에 있는 사람의 형체가 자기 앞에 있다고 상상한다. 그 사람에게 미소를 짓고 사랑과 평화를 보내라.
2. 그 사람에게 두 사람 사이의 균형을 잡기 위해 당신이 어떻게 하면 좋

은지 물어 본다. 머리 속에 떠오르는 첫 번째 색깔이나 생각을 들이마시고 그것을 그 사람에게 내보낸다. 당신과 그 사람 모두가 그 색깔로 가득 차고 그 색깔 속에서 진동을 느낀다. 바로 이 색깔이 두 사람이 갈등을 겪게 한 원인이었을 것이다.

3. 사랑의 에너지를 호흡하고 모으고 심장 속으로 끌어내린다. 그 사람에게 무조건적인 사랑을 보낸다. 숨을 들이마실 때마다 사랑스럽고 평화로운 느낌을 심장으로 끌어내리고, 숨을 내쉴 때마다 그것을 그 사람에게 보낸다. 점점 두 사람 사이의 갈등이 해소되는 것이 느껴지고 그 사람을 이해하는 기분이 들 것이다.

4. 그 사람이 당신의 사랑으로 가득참을 느낀다. 그가 우주 공간 속으로 사라질 때까지 높이 높이 올라가게 한다.

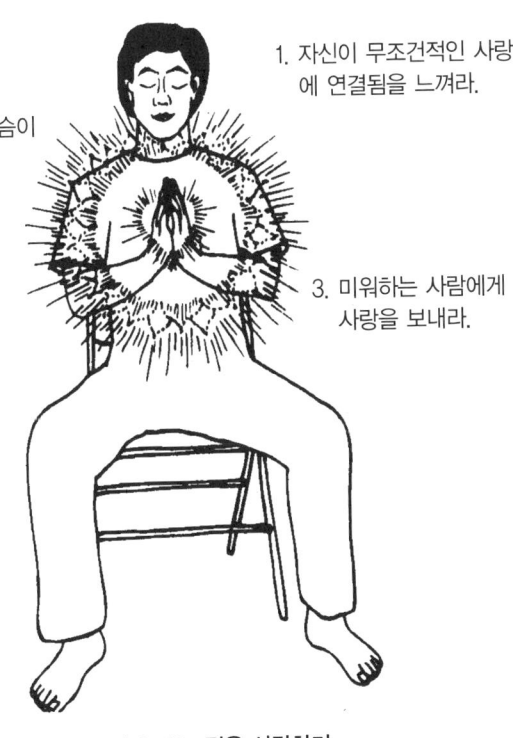

그림 9-10. 적을 사랑하기

5. 당신 안에서 매듭이 풀렸으면, 이제 실제 생활에서 그 사람을 관찰해 보라. 그 사람이 변하기 시작했다는 것이 눈에 띌 것이다. 당신 안에 있는, 혹은 둘 사이에 있는 매듭을 풀려면, 이 수련을 몇 번 더 해야 될 것이다. 상대방의 변화가 느껴지면, 둘이 앉아서 얘기하며 차이점을 극복하기가 훨씬 쉬워진다.

H. 중심선과 등

그 다음에는 미소와 사랑 에너지가 소화기 통로를 따라 흐르게 한다. 그리고 황금빛 우주 내면의 미소가 뇌를 거쳐 척추를 타고 내려오게 한다. 마지막으로 사랑과 미소 에너지를 치유가 필요한 곳으로 보낸다. 배꼽과 단전에게 미소를 짓는다.

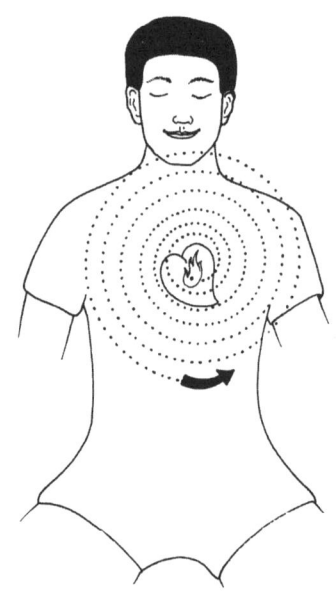

그림 9-11. 의념, 눈, 심장의 힘을 사용하여 심장에너지를 나선형으로 돌리고 심장을 연다.

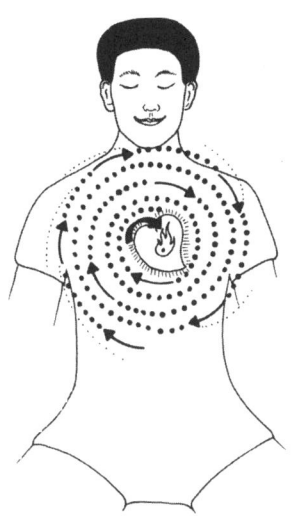

그림 9-12. 계속 의념, 눈, 심장의 힘을 사용하여 심장에너지를 나선형으로 돌리며 심장을 더 연다.

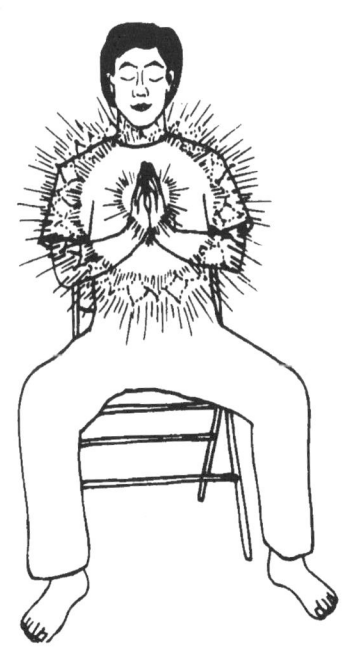

그림 9-13. 양손을 교차하여 심장에너지가 잘 퍼져나가도록 한다.

I. 심장에 있는 화로, 중단전을 안정시키기

1. 미소에너지를 사용해 황금빛 우주에너지를 활성화한다. 미간으로 호흡하고 황금빛이 심장으로 퍼져 내려가게 한다. 의념, 눈, 심장의 힘을 사용해 심장혈에서부터 시계 방향으로 안에서 바깥으로 사랑, 기쁨, 행복의 심장에너지를 36회 돌리고 반대 방향으로 바깥에서 안쪽으로 36회 돌린다.(그림 9-11, 그림 9-12)

   심장에너지가 쉽게 퍼져나가도록 양 손바닥을 바깥쪽으로 교차한다.(그림 9-13) 잠시 휴식을 취하고 심장이 커졌다가 작아지는 것을 느낀다.(그림 9-14) 우주의 황금빛이 입 속에서 섞이고 황금빛 줄이 입과 심장을 연결하고 있음을 상상한다.

2. 심장에서 나오는 사랑, 순수, 기쁨, 행복의 달콤한 향기를 맡는다.

J. 사랑과 성에너지를 하나로 결합하기

1. 심장과 성기관을 의식한다. 성기관에게 미소를 짓고 성에너지가 활성화되는 것을 느낀다. 오르가슴의 느낌을 주는 멋진 사랑과 섹스의 체험을 회상한다. 심장 속에 사랑을 느낀다.

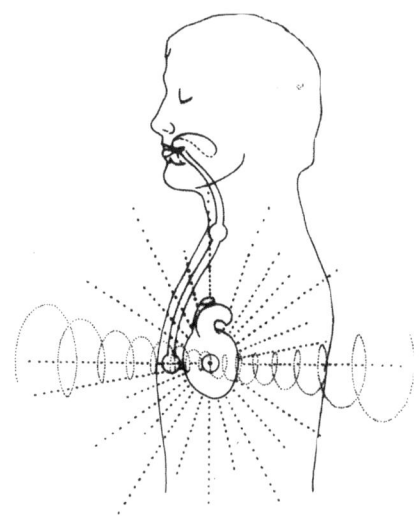

그림 9-14. 심장이 커졌다 작아지면서 사랑이 퍼져나감을 느껴라.

2. 숨을 들이쉬며 미간, 입, 심장으로 사랑, 기쁨, 행복을 들이마신다.
3. 성기관을 향해 숨을 내쉬고 성에너지와 사랑에너지를 함께 모은다. 긴장을 푼다. 성기관이 폭발하는 것 같은 정도로 에너지가 커진다. 사랑의 불과 깊고 촉촉한 성적 욕망이 결합되는 것을 느낀다. 불이 물을 마르게 하지도 않고 물이 가라앉거나 새게 하지도 않는다. 성에너지가 생명과 기쁨과 평화로운 오르가슴으로 변화되는 것을 느낀다.(그림 9-15)
4. 이를 9회 내지 18회 반복한다. 심장의 사랑에너지와 물같은 성에너지가 결합하면서 엄청난 양의 오르가슴과 행복의 느낌이 일어나는 것을 느낀다. 이 에너지가 시냇물처럼 온몸으로, 정수리까지 올라가게 한다.

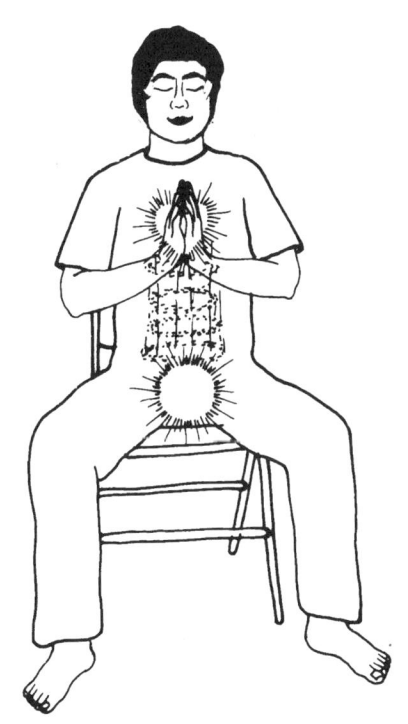

그림 9-15. 사랑에너지와 성에너지를 결합하라.

5. 자신에게서 나가서 높은 자아의 우주에너지와 연결되도록 한다. 주위와 머리 위에 우주의 오르가슴(사랑, 성에너지, 우주에너지의 결합)이 둘러싸고 있음을 의식한다. 지고한 행복의 느낌을 심장, 성기관, 온몸을 향해 불어넣는다. 모든 세포가 우주 오르가슴의 에너지로 가득 차게 한다. 사랑과 성은 가장 기본적인 생명에너지이다.
6. 이제 지고한 행복의 에너지를 입과 몸으로 들이마신다. 배꼽 뒤 하단전에 있는 원기을 향해 행복의 에너지를 내쉬고 거기에 모은다. 휴식한다. 그리고 에너지가 몸 안에서 퍼지게 한다. 에너지는 몸이 필요로 하는 곳으로 저절로 흘러갈 것이다.
7. 원기과 우주 오르가슴이 하나가 되어 퍼져나가는 것을 느낄 때까지 위의 수련을 9회 내지 18회 반복한다.

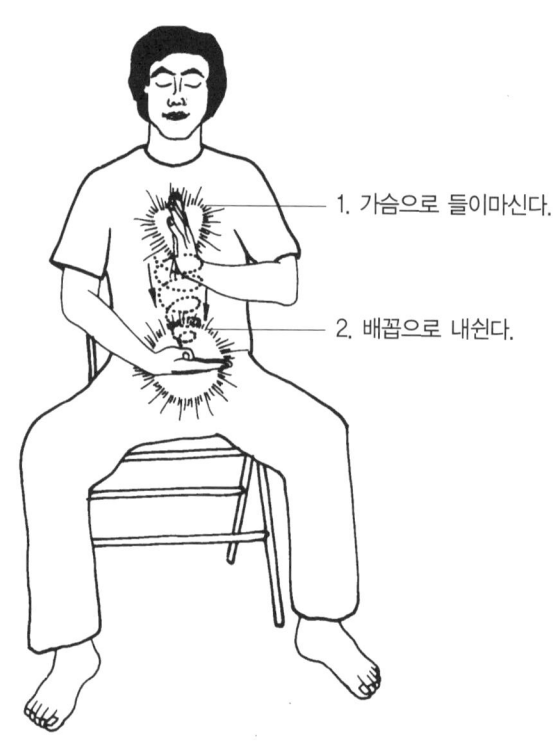

그림 9-16. 중단전과 하단전을 연결한다.

K. 중단전과 하단전 연결하기

1. 왼손은 심장혈에 두고 오른손은 배꼽 바로 아래에 둔다. 자연스럽게 숨을 들이마시며, 심장혈 속으로 숨이 들어가는 것을 느낀다. 숨을 내쉴 때는 호흡의 에너지가 단전으로 떨어지는 것을 느낀다.
2. 이제 황금빛 안개를 미간으로 들이마시고 심장으로 내린다. 숨을 내쉬고 에너지를 단전으로 내려보내 거기에 모은다. 호흡은 자연스럽게 한다. 에너지의 움직임이나 숨을 강제하지 말라. 숨을 들이마실 때마다 생명에너지의 정수를 모으고 저장한다. 이를 9회 내지 18회 한다.
3. 휴식을 취하고 중단전과 하단전이 열리고 연결됨을 느낀다. (그림 9-16)
4. 이제 숨을 들이 쉬면, 하복부에서 심장혈로 숨이 올라오는 것이 느껴질 것이다. 숨을 내쉬면서 숨을 심장혈에서 단전으로 보낸다. 숨을 이용해 이 두 공간 사이를 깨끗이 만든다. 강제하지 말고 자연스럽게 호흡을 따라가기만 한다. 의념, 눈, 심장의 힘을 사용해 생명력의 흐름을 인도한다. 이를 9회 내지 18회 한다.
5. 하단전에 있는 원기 안에서 휴식을 취한다. 퍼져나가는 느낌, 에너지, 가벼움, 평화, 균형의 감각을 느낀다.

L. 어머니인 땅에너지와 연결하기

1. 양쪽 손바닥을 땅을 향하게 하고, 발바닥은 바닥에 평평하게 붙인다. 회음혈을 의식한다. 얼마 있지 않아 손바닥과 발바닥이 스스로 호흡하는 것을 느끼게 된다. 이와 함께 질, 음낭, 회음혈이 호흡에 맞춰 자연스럽게 위로 끌려 올라갔다가 내려 오는 것이 느껴질 것이다. 이를 3회 내지 9회 한다. 그리고 숨을 내쉬고 휴식한다.
2. 배꼽 뒤 원기에 의식의 95% 정도를 집중하고 다섯 개의 문(회음, 양 손바닥, 양 발바닥)에 의식의 나머지 5%를 둔다. 자신이 땅과 연결됨을 느낀다. 그리고 그냥 가만히 있는다. 다시 진동이 느껴질 것이다. 진동이 몸 안으로 들어와 위로 가도록 내버려 둔다. 수축을 느낀다.

다섯 개의 문에서 배꼽으로 파란색의 부드러운 땅에너지가 출렁거리며 들어감을 느낀다.

3. 기의 공이 커지는 것을 느낀다. 드디어 기의 공이 배꼽, 신장, 성 센터 전지역에 가득 차게 된다. 이제 배꼽이 땅과 연결되었고 몸이 지구의 몸과 연결되었다. 땅에너지가 단전의 난로를 더욱 따뜻하게 하고 그곳의 원기를 강화함을 느낀다.

M. 우주(높은 자아)의 기를 활성하기

1. 미간의 점을 통해 호흡한다. 숨을 내쉬며 미간이 열리는 것을 느낀다. 이를 3회, 6회 또는 9회 반복한다. 다음 단계로 가기 전에 미간이 확실히 열렸음을 확인한다.

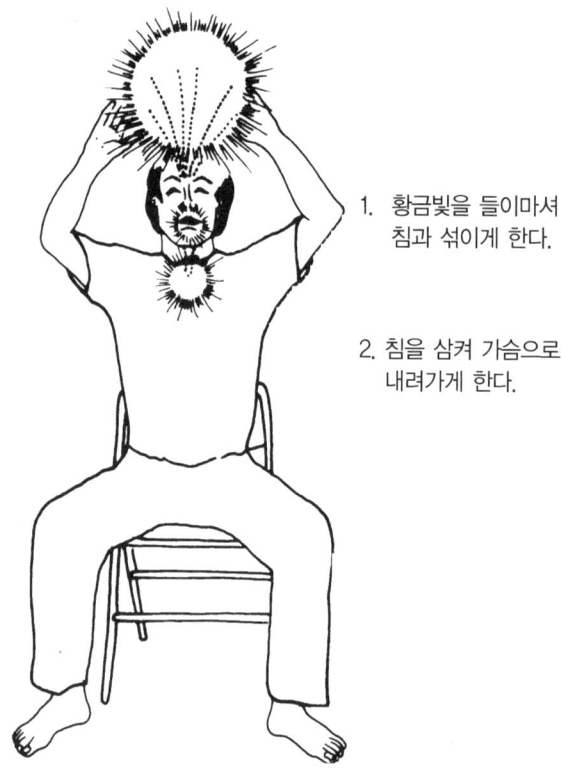

1. 황금빛을 들이마셔 침과 섞이게 한다.

2. 침을 삼켜 가슴으로 내려가게 한다.

그림 9-17. 황금빛과 침을 삼킨다.

2. 배꼽 뒤에 있는 원기를 의식한다. 원기가 활성화 되고 수축됨을 느낀다. 동시에 미간의 점이 출렁거리며 저절로 활성됨을 느낀다. 이제 좋아하는 자연의 장소, 호수, 바다, 숲, 폭포, 산 또는 굴 속으로 의식을 투사한다. 마음 속에서 그 장소를 그리고 있는 동안, 높은 자아의 힘이 축복의 황금빛 안개 같이 자기 속으로 들어옴을 느끼게 된다.
3. 황금빛을 입으로 들이마신다. 입 속에 황금빛의 기의 공을 만든다. 혀에 전기가 통하는 느낌이 들 때까지 계속한다. 황금빛과 침을 섞는다. 침이 어떻게 변해가는지 유심히 살펴본다. 침이 진하고 달콤하고 살아 있으며 생명력으로 가득 차게 된다.(그림 9-17)
4. 침을 삼킨다. 그리고 황금빛이 밑으로 내려가는 것을 따라가며 본다. 황금빛이 목에서 심장, 배꼽, 회음, 미골로 흘러가는 것을 따라가 본다. 그리고 척추를 타고 올라가 정수리까지 가고 정수리에서 미간으로 내려가는 것을 따라가 본다. 황금빛이 계속 소주천 회로를 따라 흐르게 한다. 빛의 공이 점점 커져 온 몸을 감싸는 것을 느낀다. 그 공이 자신에게 에너지를 주고 보호해 주는 것을 느낀다. 도인의 길은 세계를 걱정하는 것이 아니라 자신과 주위 사람, 주위 사물에 관심을 가지는 것이다. 얇고 넓게 사랑을 펼치면 아무도 느끼지 못한다. 그보다는 삶의 일부를 구성하는 주위 사람들이 당신의 사랑에너지를 확실히 느끼도록 해라.

N. 배꼽에 에너지를 모으고 명상을 끝내기

1. 배꼽 위에 두 손을 놓는다. 배꼽 뒤 원기에 계속 마음을 집중한다. 휴식을 취한다. 몸과 마음의 긴장이 풀리는 느낌을 즐겨라. 그리고 활기찬 에너지를 느껴라.
2. 배꼽에서 36회 바깥쪽으로 나선형을 그리고 24회 안쪽으로 나선형을 그리며 에너지를 모은다.
3. 자가 기마사지를 하고 끝낸다.

사랑으로 가득찬 상태

이 수련의 느낌을 기억하라. 울적하거나 초조하거나 걱정이 쌓일 때, 혹은 절망에 빠지거나 화가 날 때, 일상 생활 중 언제든지 이 심장 열기 수련의 느낌과 경험을 떠올려라. 심장을 의식하라. 그리고 불꽃이 초조함과 조급함을 태워 버리고 기쁨과 행복을 창조함을 느껴라. 몇 분 지나지 않아 많은 에너지와 기가 생기는 것을 느껴질 것이다. 이 방법이 성공하려면, 매일 매일 수련을 해야 한다. 수련을 반복하고 강화하고 기억할수록, 쉽게 사랑으로 가득찬 상태에 들 수 있다. 이는 기를 키우는 가장 쉬운 방법이다. 다음 단계로 가기 전 최소한 1주에서 2주 정도 수련하도록 한다.

제10장
성에너지와 소주천 회로

한왕조 초기(B.C. 206년~ AD 220년)부터 도교 수련자들은 성에너지, 즉 정기(精氣)에 굉장한 창조와 회춘의 힘이 있음을 알았다. 그들은 성에너지가 인간 생명의 기초라고 인식했을 뿐만 아니라 성에너지가 창조성, 추진력, 자가 치유의 힘의 원천임을 알고 있었다. 그들은 침실의 도를 마스터하는 것이 남녀의 행복, 건강과 장수를 약속하며 불멸에까지 이르게 한다고 믿었다.

한왕조와 그 후의 문헌에 따르면, 이 기술을 마스터한 사람들이 매우 건강하게 150세 이후까지 살았다고 한다. 장수는 많은 사람이 추구하는 것이다. 한 사람이 건강하게 살면서 나이를 먹으면, 그것은 큰 기쁨이 되고 그 개인 인생의 최고의 복이 된다. 중국인들은 전설적인 제왕 황제(黃帝)의 예에서 특히 영감을 많이 받는다. 황제는 의학과 생리학에 관한 심오한 관찰 덕분에 도교와 중의학의 창시자로 여겨져 왔다. 그는 수 천년 후에도 여전히 중의학의 기본 교과서로 존중 받는 유명한 황제내경(黃帝內經)을 저술했다. 그는 의학적인 추구에 더하여 성도인술에 관해서도 강렬한 흥미를 가지고 있었다. 한대의 유명한 사가 사마천에 따르면 황제는 100년간 왕위에 있었다고 한다. 이 기간 동안 그는 성교는 하되 사정은 하지 않는 성도인술을 수련했다. 그 결과로 "불멸의 신선이 되어 드넓은 햇빛처럼 하늘로 올라갔다." 초기 도교의 성도인술 문헌에서 팽조는 이렇게 말했다. "황제는 통제를 하면서 사랑의 행위를 했고... 불멸의 사람이 되어 하늘로 올라갔다. 반면 일반 사람들은 통제 없이 사랑을 하고 그 결과 생명을 단축시켰다. 남성이 여성의 아름다움을 사랑하여 자주 사정한다면, 결국 몸이 상하게 되고 모든 종류의 질병에 걸리게 된다. 그러므로 결국 그는 죽음을 자초하는 것이다."

　황제의 예를 따라 장수와 불멸을 추구하는 도교인들은 사정하지 않는 사랑을 수련했다. 그들은 고대의 성도인술 문헌인 소녀경을 연구했다. 소녀경에는 성도인술을 하는 세 명의 여성 스승과 황제와의 대화가 담겨 있다. 이 책을 비롯해 다른 성 안내서도 비밀이었고, 성에너지를 마스터하여 지혜, 사랑, 정의를 키우고자 하는 지배자와 선구자들만 볼 수 있었다.

　그 당시와 비교해 보면 성에 관한 우리의 태도는 많이 변했다. 1960년대 초부터 베이비 붐 세대에 속하는 사람들이 성적인 억압과 전통적인 가치에서 탈피해 성적 자유를 탐색해 왔다. 그런데 시간이 흐른 후에 보니 부족한 것은 새로운 성적 파트너가 아니라 생명, 사랑, 관계를 위한 정신적인 기반이었다. 이 기간 동안 동양에는 정신적인 발전을 위한 열망과 성적인 욕망을 조화시키는 방법이 있었다는 것을 많은 사람들이 의식하게 되었다.

　서양도 동양에 혜택을 주었다. 나의 스승인 이윤 사부는 서양 해부학과 생리학을 공부하여 고대 도교의 가르침을 현대의 발견으로 설명하라고 권했다. 자연 과학과 도는 서로 싸우지 않는다. 고대 도교인들은 자연을 자세하게 관찰하는 과학자이기도 했다. 그들은 천문학, 화학, 생물학 등에서 서양보다 수세기 전에 이미 위대한 발견을 했다. 천문학에서는 세계 최초로 정확한 달력을 만들었고 생물학에서는 피의 순환을 발견했다. 이제 세계는 더욱 더 열려있고 비밀의 때는 지나갔다. 동양과 서양은 지상의 모든 사람을 위해 지식을 공유해야 한다.

성에너지의 놀라운 비밀

　인체는 항시 새 생명을 만들 수 있도록 준비하고 있다. 보통 남성의 경우, 사정을 한 번 할 때 2억에서 5억 개의 정자를 내보내는데 모든 정자는 인간이 될 잠재력을 가지고 있다. 또 대부분 남성은 일생동안 수 천 번 사정한다. 그러니 인간이 될 잠재성은 천문학적인 숫자이다. 모든 정자가 모두 난자를 만나 수정이 된다면 한 번 사정으로 미국 전체 인구를 재생산할 수 있다. 20번만 사정하면 전 세계 인구의 아버지가 될 수 있다!

여성은 45만 개에서 70만 개의 난자를 가지고 태어난다. 이 중 월경이 가능한 시기에 360개에서 450개의 난자가 자궁 속으로 들어간다. 자궁으로 가는 길에 정자를 만나면 임신이 된다. 임신이 되지 않으면 난자는 월경 때 밖으로 빠져나간다.

보존의 중요성

수조 개의 정자와 수십만 개의 난자가 몸 안에 보존되어 있음에도 불구하고 12명의 자식을 낳는 남녀는 드물다. 재생산에 참여하지 않는 나머지는 그대로 버려진다. 어떤 사람들은 이것이 자연의 길이라고 한다. 하지만 몸 속의 풍부한 에너지를 변형해서 장수와 불멸에 이용하는 도교인들에게 정기의 저장소를 무분별하게 잃어버린다는 것은 대단한 낭비가 아닐 수 없다.

그래서 수 천년에 걸쳐 도교인들은 정기를 보존하는 방법을 계발하고 수련했다. 정기는 단순히 보존되는 것이 아니라 몸과 마음을 풍요롭게 하는 강력한 영양소로 재활용되어 되돌아온다. 이 재활 과정의 주요 통로가 소주천 회로이다.

성도인술

힐링타오에서는 심신의 건강을 증진하고 성관계를 조화롭게 만들며 정신적인 성장을 키우기 위해 정기를 활용한다. 이 수련을 성도인술, 혹은 성 쿵후라고 부른다. '쿵후'의 문자적 의미는 힘든 일과 훈련을 통해 얻어지는 기술이나 능력을 의미한다. 성도인술은 당신의 인생을 꿈 이상으로 바꿔 주지만, 이러한 경이로운 혜택을 얻기 위해서는 공부하고 배운 것을 이해하고 열심히 수련해야 한다.(그림 10-1)

성도인술을 시작하기 전에 먼저 소주천 회로로 기본적인 생명력을 순환시키는 법을 배워야 한다. 이는 절대적으로 필요하다. 성도인술은 소주천 회로로 정기를 순환시키는 수련이다. 소주천 회로 수련은 또한 내면의 미소 명상과 여섯 가지 치유소리와 병행해서 한다. 이 세 가지 명상은 도교에서 아주 강조하는 것인데, 성도인술의 성공적인 수련을 위해서는 이들을 마스터하는 것은 필수적이다. 성적인 욕망에만 불타서 심신의 에너지 통로를 정화하는 준비 수련을 하지 않고 성도인술을 급히 수련하면, 육체적 건강과 감정적 건강을 해칠 수도 있다.

성도인술의 두 기둥은 보존과 변형이다. 보존의 원칙은 남녀 모두에 해당되지만, 성에너지를 보존하는 실제 수련은 다르다. 성에너지를 잃는 주된 방법은 사정이다. 반면, 여성은 오르가슴을 통해서는 성에너지를 거의

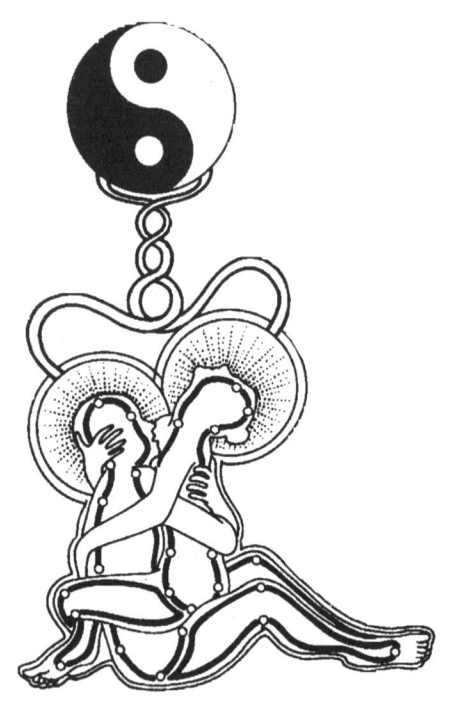

그림 10-1. 치유하는 사랑

잃지 않지만 대신 주로 월경과 임신을 통해 정기를 잃는다.

남녀 모두 정기를 주로 잃는 것은 정자나 난자가 실제로 몸을 떠날 때다. 그러므로 성에너지를 보존하기 위한 성도인술 수련은 아이를 생산할 때를 제외하고는 정자와 난자를 보존하고 재흡수와 변형을 배워 정자와 난자를 재활용하는 것을 강조한다. 이 과정의 성취를 위해 여러 수련 방법이 있다.

성에너지 보존의 중요성에 관해서는 서양의 대중적 지혜와 도교의 지혜가 일치한다. 예를 들어, 운동 코치들은 중요 대회나 게임 전에는 성활동을 자제하라고 주의를 준다. 비슷한 맥락에서 나폴레옹 힐은 유명한 책, 『생각하고 부자가 돼라(Think and Grow Rich)』에서 한 장에 걸쳐 인생에서 위대한 성공을 이루기 위해서는 성에너지 보존이 필요하다고 쓰고 있다.

그럼에도 불구하고 최근까지 서양의 생물학자들은 빈번한 사정으로도 건강이 크게 손상되지 않으며 정자가 상대적으로 몸에서 쉽고 값싸게 생산된다는 믿음을 견지해 왔다. 이 도그마는 1992. 12. 3일자 뉴욕 타임즈지에 실린 나탈리에 엔기어(Natalie Angier)의 과학적인 연구에 의해 강하게 도전을 받았다. 기생충을 연구하는 과학자들은 정자를 만드는 간단한 행동으로 기생충의 생명 주기가 상당히 축소된다는 사실을 발견했다. 애리조나 대학 석사 과정 연구자인 웨인 반 부히스(Wayne A. Van Voorhies)는 벌레 수컷은 암컷보다 수명이 훨씬 짧은데 이 불일치는 수컷의 정자 생산에 기인한다는 사실을 발견했다.

그는 벌레의 교미에 대한 욕구는 그대로 두되 정자를 생산하는 능력을 없앤 후 관찰하니, 정상적으로 정자를 생산하는 수컷보다 최소한 50%의 생명 주기가 늘어났다고 밝혔다. 이 연구 결과에서 보듯이 정자 생산은 과학자들이 생각하는 것보다 훨씬 어려우며 남성의 장기 건강을 위해서는 자원을 보존해야 함을 알 수 있다. 이 연구에 대한 논평에서 여성이 남성보다 평균 6년 더 사는 것은 정자 생산과 관련 있다는 주장도 제기되었다.

연구에서 짝짓기를 차단한 수컷 벌레는 11.1일 사는데, 계속 정자를 생산하면서 뜻대로 짝짓기를 하는 수컷은 8.1일 밖에 살지 못했다. 정자 생산을 하지 않고 짝짓기는 원하는 대로 하는 수컷은 약 14일을 살았다. 양성 벌레의 실험결과를 보면 정자와 난자를 모두 생산하는 양성 벌레는 교미를 얼마나 하든 상관없이 평균 11.8일을 살았고, 정자 생산은 없애고 난자만 생산하는 양성 기생충은 19일을 살았다.

　벌레에 대한 연구 결과를 인간에게 얼마나 적용할 수 있는가에 대해서는 확신할 수 없지만, 이미 과거 4천년 전에 도교 스승들은 사정 없는 성도인술의 방법을 고안해 냈다. 성을 억압하는 종교의 수도승, 신부, 수녀의 방법과 도교의 보존 방법은 매우 다르다. 도교 수도자들은 장수로 유명하지만 금욕하는 수도자들은 대체로 오래 살지 못한다. 최근 연구에서는 금욕하는 카톨릭 사제가 일반인보다 300% 이상 전립선암에 걸린 확률이 많다는 것이 밝혀졌는데, 도교의 의학 지식에 의하면 이는 기가 정체되는 부작용 때문이다.

고환 호흡과 난소 호흡

　고환 호흡과 난소 호흡은 월경이나 사정으로 기를 잃기 전에 기를 재생산 시스템으로 끌어들여 인체의 다른 부분에 영양을 주고 기를 재활용하는 방법을 가르쳐 준다. 이 에너지는 장기와 내분비선을 치유하고 두뇌, 뼈, 신경계를 강화하며 몸에 활기를 주고 소주천 회로를 더 많이 열게 한다. 난소 호흡을 한 여성들은 PMS(월경전 증후군)이 크게 감소되고 짧아지며 생리통도 적어졌다고 보고했다. 고환 호흡과 난소 호흡은 정자와 난자의 기를 재활용하기 때문에 임신을 원한다면 수련을 정지해야 한다. 이 수련을 높은 수준으로 마스터하면 자연스럽게 산아 제한을 할 수 있다. 남성은 『멀티 오르가즘 맨』, 여성은 『멀티 오르가즘 커플』을 보면, 상세한 성 테크닉을 배울 수 있다.

고환과 난소, 질 수축하기

　고환과 난소, 질 수축하기 수련은 특별한 호흡을 사용한다. 그리고 근육을 수축해 신선한 기를 생식기에 모아서 부위 전체를 강화하고 활성화하며 생기를 준다. 정기적으로 수련하면 정신적인 문제도 줄일 수 있다. 남성은 성기와 고환이 강화되고 여성은 난소와 자궁경부가 강화되고 질 근육의 힘이 증가된다.

여성을 위한 알 수련

오늘날 많은 여성이 오르가슴을 전혀 경험하지 못한다. 최근의 성 보고서에 따르면 질 근육의 강도, 특히 퓨보콕시지어스 근육(PC근육)의 강도가 오르가슴의 잠재력과 직접 연관이 있다고 한다. 어느 의사는 실험으로 PC근육의 죄는 힘을 측정해서 그것과 오르가슴 능력을 비교했다. 오르가슴을 전혀 느끼지 못하는 여성의 질 압력은 케겔 페리니오미터(Kegel Perineometer)로 평균 7.43 mmHg였고, 질 오르가슴은 아니지만 클리토리스(음핵) 오르가슴 여성의 경우 12.31mmHg 이었다. 클리토리스와 질 오르가슴을 모두 느끼는 여성은 17mmHg이 나왔다.

힐링타오에서는 여성이 알 수련을 통해 질 근육을 강화한다. 알 수련은 조그만 옥구슬을 질에 집어넣고 알 주위의 질 근육을 수축시키는 방법이다. 질 근육을 개발하는 것은 여성의 오르가슴 능력을 증진시킬 뿐 아니라 파트너의 쾌락을 증가시킨다. 고대 중국 황제의 왕후와 궁녀들은 도교 의

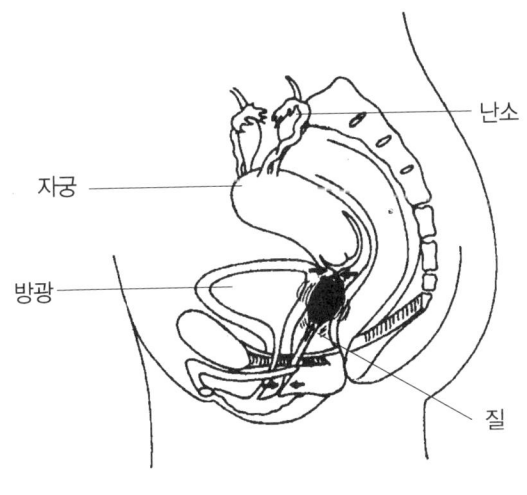

그림 10-2. 알 수련

사로부터 은밀히 알 수련을 배웠다. 황제를 기쁘게 해 줄 능력을 키우기 위해서 였다. 총애 받은 파트너가 되면 궁녀의 지위는 높아졌다. 다른 조건이 같다면, 알 수련(그림 10-2)를 마스터 한 여성이 경쟁에서 우위에 서게 되었다.

알 수련은 침실에서 혜택을 줄 뿐만 아니라 건강에도 경이로운 운동이다. 에너지를 끌어올리는 능력을 강화하면 치유에너지인 땅에너지와 성에너지를 끌어와 인체의 모든 시스템을 균형 있게 하고 강화시킨다. 알 수련은 또 난소호흡, 오르가슴 위로 끌어올리기, 골수 내공 수련에 보조 수련으로 활용된다.

오르가슴 위로 끌어올리기

데이비드 르벤 박사(David Reuben)는 『성에 대해 알고 싶었던 모든 것』에서 서양 성의학자들이 오르가슴을 이해하는 방식을 다음과 같이 묘사한다. "오르가슴이 일어나기 위해서는 인체의 모든 신경계의 힘이 성기관에 집중되어야 한다. 성공적인 오르가슴이 되려면 모든 미세한 전기적 힘이 페니스와 클리토리스, 질로 동원되고 집중되어야 한다."

이 설명은 성적 흥분의 본성이 인체의 기(전기 에너지)를 모아 집중시키는 것임을 확인시켜 준다. 그러나 르벤(Reuben)은 '성기 오르가슴' 이상으로 나아가지는 않았다. 도교는 오르가슴 에너지는 모든 장기, 내분비선, 세포에서 끌어온 인체 본질의 최대 정수이며, 이는 흥분하는 동안 일어나는 경이로운 전기 화학 과정에 의해 발생한다고 설명한다. 인체는 우리가 새 생명을 창조하려 한다고 생각하므로 새 생명을 시작할 수 있는 최고의 에너지를 보내 준다. 그러나 오늘날 대부분은 생명 창조가 아닌 레크리에이션이 성행위의 목적이다. 에너지는 밖으로 뿜어내는 오르가슴 속에서 잃어버리게 된다. 남녀 모두 오르가슴시에 에너지를 방출하는데 남성은 여성보다 성행위에서 에너지를 더 많이 잃는다.

성적 흥분은 내면의 연금술을 계발하기에 아주 좋은 기회다. 도교의 오르가슴은 성기관에서 품어져 나온 강력한 에너지를 몸 전체로 확산한다.

그리고 이 성적 전기로 몸 안의 다른 혈자리를 활성화하고 소생시킨다. 오르가슴을 위로 끌어올려 성취되는 이 오르가슴을 밖으로 뿜어내는 오르가슴에 대비해 '내부로 향하는 오르가슴'이라고 부른다.

오르가슴을 위로 끌어올리는 수련은 성적 흥분 동안 활성화된 기와 호르몬을 재활용해서 몸 전체로 순환하는 방법이다. 외부로 방출되는 성기 오르가슴 대신, 오르가슴을 내부로 끌어 올려 몸 전체의 오르가슴으로 변형하는 것이다. 내부 오르가슴은 강력하고 큰 축복을 주며 지속 기간도 길다. 또 몸의 모든 시스템 특히 뇌, 감각기관, 신경계, 내부장기, 내분비선을 활기차게 하고 이들에게 영양을 준다.(그림 10-3)

흥분된 성에너지를 조절하는 것은 일곱 마리 야생마를 조절하는 것과 같

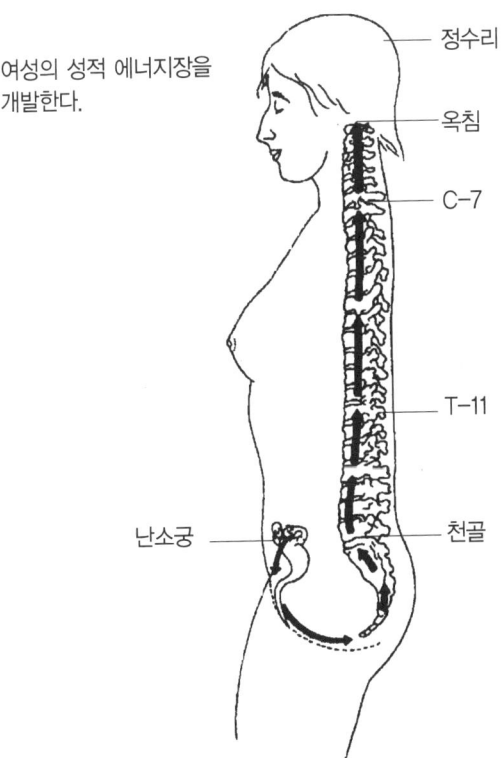

그림 10-3. 오르가슴 위로 끌어올리기

다. 따라서 먼저 혼자서 오르가슴을 위로 끌어올리는 방법을 연습한다. 강력한 성에너지를 조절하는 법을 혼자 터득하고 나면, 같은 테크닉을 파트너와 하는 사랑에 적용하면 된다.

파트너와 함께 하는 수련

성관계를 조화롭게 만들기

남성은 양에 속한다.
양의 특성은 빨리 흥분하고 빨리 식는다는 것이다.
여성은 음에 속한다.
음의 특성은 느리게 흥분하고 느리게 식는다는 것이다.

— 우쉬엔, 한왕조 시절의 도교인

성적 관계에서 감과 리(물과 불, 남성과 여성)의 균형 취하기. 남성은 자연적으로 양이고 불과 같아 빨리 더워지고 빨리 타버린다. 여성은 자연적으로 음이고 물과 같아 천천히 끓지만 한 번 더워지면 오랫동안 열을 유지한다. 성도인술은 이와 같은 음양의 균형을 잡아 남녀 양성이 완전히 만족하도록 하는 기술이다.

파트너와 함께 하는 수련의 첫 번째 목표는 남성의 사정을 조절하는 것이다. 남성이 자주 그리고 오랫동안 사랑할 능력이 있으면, 자신의 기쁨을 크게 하고 여성을 만족시키는 능력을 높여 준다. 두 번째 목표는 여성이 충분히 흥분하고 오르가슴을 느끼는 것이다. 남녀 모두 이 목표를 성취하기 위해 서로 도와야 한다.

남녀의 내밀함과 소주천 회로의 음양 교환. 남자는 양이 강하고 여자는 음이 강하기 때문에 사랑하는 동안 기를 서로 교환하면 상대가 균형을 잡도록 도와 줄 수 있다. 이를 위한 첫 번째 단계로 먼저 남녀 모두 척추에 있는 양의 통로와 몸 앞면에 있는 음의 통로의 균형을 위해 소주천 회로를 열어야 한다. 그 후 사랑을 나누는 동안 자신과 상대의 소주천 회로를 통해 흥분된 기를 순환한다.

남녀 파트너 모두가 소주천 회로를 열면, 남녀 사이의 자연스런 극성이 크게 증폭되어 에너지 흐름이 더 강력해진다. 이 통로를 통해 모든 주요 장기와 그에 상응하는 경락이 에너지를 받기 때문이다. 성도인술의 핵심은 음양에너지의 균형을 취하고 교환하는 것, 나아가 성적 쾌락을 넘어서 장수와 불멸에 이르는 데 있다.(그림 10-4)

당신이 파트너의 사랑에너지를 받아들이고 파트너 역시 당신의 에너지를 받아 들일 만큼 열려 있다면, 당신 둘은 전에 알고 있던 그 어떤 것과도 비교할 수 없는 합일의 친밀감을 경험하게 될 것이다. 둘이서 매일 서로에 대한 사랑을 키워가고, 이 사랑은 주위에 있는 사람들을 풍요롭게 할 것이다. 이렇게 해서 성적 사랑이 피어나고 나아가 깊은 영적 사랑으로 성숙하게 된다.

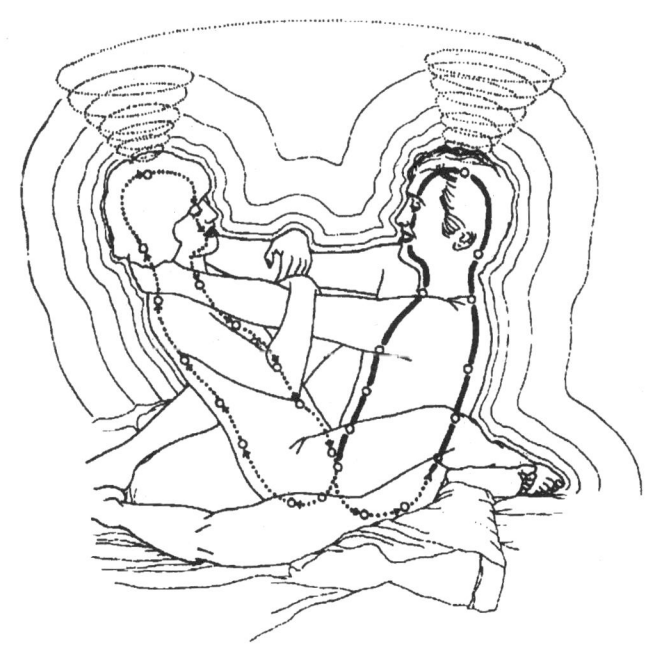

그림 10-4. 음양 성에너지 교환하기

파트너와 함께 하는 수련과 영적 발전

영적 발전은 감정 및 태도와 직접적인 관련이 있다. 앞서 언급했듯이 감정은 인체의 장기에 거주하고 있다. 우리는 내면의 미소 명상, 여섯 가지 치유소리, 오기조화신공으로 감정과 내부 장기에 접하는 방법을 배우고, 그 후에 부정적인 감정을 방출하고 변형하여 긍정적이고 건설적이고 현명한 감정을 키우는 수련을 한다.

파트너와 함께 하는 수련은 또한 옛 도교 경전에서는 한 사람이 혼자 자신의 음적 성에너지와 양적 성에너지 모두를 계발하는 것을 가리켜 사용한 말이기도 하다. 이러한 고급 내적 수련은 감(坎)과 리(離)의 장에서 다룬다.

성에너지의 여러 가지 힘. 건강한 성의 결합을 '사랑 만들기(making love)'라고 부르는데 도교 관점에서 보면 이는 정확한 표현이다. 성에너지는 창조적인 에너지로서 다른 에너지를 몇 배로 만드는 능력을 가지고 있다. 성에너지는 난자 하나와 정자 하나, 즉 두 개의 세포로 된 배아를 활성화하여 수십 조의 세포로 만들어 성숙한 인간으로 만든다.

성에너지가 단 두 개의 세포를 수십 조의 세포로 만들듯이, 성에너지는 또한 우리의 감정과 태도를 확장하고 강렬하게 만든다. 그렇기 때문에 성적 즐거움이 가장 큰 축복으로 간주되고, '사랑에 빠져있는 느낌'이 그렇게 강렬한 것이다. 반대로 부정적인 면에서 볼 때, 사랑 싸움이 왜 그토록 강렬한지, 성행위와 관련해 왜 그토록 큰 두려움, 절망, 화, 근심, 우울이 생기는지, 그 이유도 바로 이런 점에 있다. 강간, 질투, 외도 등과 관련해 살인까지 나아가기도 하고 성적 불만족에서 불만족스러운 결혼생활과 원한까지 생긴다.

그러므로 파트너와 함께 하는 수련을 할 때는 먼저 어떤 부정적인 감정도 모두 다 없애고 깨끗하게 한 뒤 해야 한다. 이때 내면의 미소 명상, 여섯 가지 치유소리, 오기조화신공을 통해 장기와 긍정적인 미덕을 연결하는 방법을 취할 수 있다. 그 후에 성에너지를 장기로 올려보내 미덕을 더욱 확장한다. 성에너지의 효과는 불에 기름을 붓는 것과 같다. 성에너지는 장기의 긍정적인 미덕을 여러 배 확장시킨다. 이렇게 커진 사랑은 개인의 사랑에서 모든 피조물을 사랑하는 사랑으로 변형될 수 있다. 수련을 통해 우리는 자신의 미덕을 평범한 수준에서 성인이나 신선과 같은 경지로 끌어올릴 수 있다. 우리가 성에너지를 인도하는 최고의 목적은 바로 이것, 즉 깨달음이다.

파트너와 함께 하는 수련과 성적 치유

도교의 의사들은 병을 치료하고 몸의 시스템을 강화하는 성교 자세와 테크닉을 처방했다. 어떤 자세는 남성에게 혜택이 있고 또 어떤 자세는 여성에게 좋으며, 어떤 것은 남녀 양쪽에 똑같이 좋다. 보통 한 파트너가 능동적일 때 다른 파트너는 수동적인데, 이때 능동적인 파트너는 수동적인 파트너에게 치유에너지를 준다.

이 자세는 소녀경에 상세히 설명되어 있다. 『멀티 오르가즘 맨』과 『멀티 오르가즘 커플』에 중요한 자세 몇 가지를 소개해 놓았다.

소녀경은 자세에서 에너지 순환을 어떻게 할 것인지에 대해서 상세하게 설명하지 않는다. 고환 호흡, 난소 호흡, 오르가슴 위로 끌어올리기를 통해 성에너지를 조절하고 인도하고 그것을 파트너와 순환하고 교환하는 방법을 배운다면, 자세는 그렇게 중요하지 않다. 에너지는 뜻대로 따라올 것이고 자세에 상관없이 마음의 힘만으로도 파트너나 당신의 몸에서 치유가 필요한 곳이면 어디든지 에너지를 보낼 수 있다.

성에너지, 태극권, 철삼기공

육체가 건강하지 않다면, 만족스러운 성생활을 하기는 어렵다. 육체의 건강을 위해 철삼기공과 태극권으로 근육을 강화하고 뼈, 소화기관, 혈관계, 배설기관, 피부, 신경계 또한 강화해야 한다. 철삼기공은 회음과 항문을 자주 수련하게 해서 골반에 있는 성 근육을 강화하고 오르가슴 위로 끌어올기를 쉽게 해 준다.

정기적으로 태극권과 철삼기공을 수련하면 기가 많이 생기고 잘 흡수,

순환된다. 그리고 나면 이제 신체적 약함에서 벗어나 스스로 튼튼하고 강하며 기가 가득 차 있음을 느끼게 된다. 또 정력과 민감성, 융통성이 생겨 다양한 변화를 육체적으로 실험하고 이제까지 알지 못했던 새로운 즐거움의 기회를 가질 수 있게 된다. 나아가 수련을 통해 여러 가지 독특한 에너지 즉 지기, 성에너지, 장기의 기를 소주천 회로에 끌어올 수 있다.

신체적인 장애도 수련에 방해가 되지 않는다. 신체적인 장애가 있어도 충분히 수련할 수 있다. 유명한 태극권 스승은 이렇게 말했다. "호흡할 수 있고 의식이 있으면 기공 수련의 혜택을 얻을 수 있다."

성에너지와 골수내공

골수내공은 성에너지와 골격 시스템의 관계에 초점을 맞춘다. 이것은 전통적인 중의학에서도 오랫동안 인정되어 온 것이다. 골수내공은 생식 기관을 강화하고 정기와 호르몬을 온몸에 퍼지게 한다. 그리고 이 에너지를 뼈에 가두고 저장한다.

성에너지 마사지

마사지를 하면 생식 기관을 포함한 몸 전체가 좋아진다. 성에너지 마사지도 마찬가지다. 정기적으로 성에너지 마사지를 하면 생식 기관이 신경 전달 물질을 자극하며 혈액순환을 원활하게 하고 성호르몬 생산을 증가시킨다. 성에너지 마사지 방법은 여성과 남성이 다르다. 여성의 성기는 주로 내부에 있고 남성의 성기는 주로 외부에 있다는 분명한 이유 때문이다. 남성은 신장, 고환, 페니스, 회음을 마사지하는 테크닉을 사용한다. 여성은 가슴, 신장, 난소, 자궁을 마사지하는 테크닉을 사용한다. 그리고 오르가슴 위로 끌어올리기와 똑같은 방법으로 마음과 감각을 사용해 장기와 내분비선을 활성화한다.

골수 호흡

성에너지 마사지는 성호르몬의 생산과 방출을 자극한다. 성호르몬은 중의학의 생리학에서 정기라고 부른다. 이 호르몬은 골격뿐만 아니라 노화 같은 여러 가지 신체 과정과 관련되어 있다. 그래서 도교인들은 노화를 억제하고 회춘과 장수를 위해 정기를 지키려고 노력한다.

풍부한 정기는 도교의 골수 재생법에 필수적이다. 인체의 적혈구와 백혈구는 골수에서 생산된다. 노화의 결과로 골수가 마르고 지방으로 대체되는데, 이는 남아 있는 골수가 새로운 혈액세포를 만드는 데 스트레스를 준다. 골수내공으로 골수를 재생하면 혈액 세포의 공급이 원활해진다. 이는 모든 인체 세포에 산소를 충분히 공급해 주고 면역체계를 강하게 만들어 준다.

정기적인 수련을 하면 모든 인체 시스템이 강하고 섬세하고 민감해진다. 생식 기관도 예외가 아니다. 우리는 학교에서 성기를 단련하는 법을 배운 적이 없다. 성기 훈련이 처음에는 이상하게 들리지만, 이 수련을 하면 장기가 강건해지고 호르몬이 균형잡히며 성적 능력이 높아지는 보상이 따를 것이다.

성에너지의 힘

성에너지는 가장 강력한 힘 중 하나이다. 대부분은 아이를 낳는 것 외에는 어떻게 활용해야 할지 모르고 있기에 이 풍부한 에너지를 잃어버리고 만다. 여기에 도교인들의 지혜가 빛난다. 도교인들은 수 천년 동안 심신의 건강, 행복하고 만족을 주는 관계, 빠른 정신적 성장을 위해 성에너지를 보존하고 균형 잡고 변형하는 방법을 개발해 왔다.

소주천 회로와 성도인술 수업에서 배운 보존과 변형의 기술을 기초로 해야 여러 가지 고급 수련으로 수월하게 나갈 수 있다.

소주천 수련: 사랑에너지를 성욕과 연결하기

이 수련에서는 임맥을 여는 데 특히 집중한다. 또 심장과 성센터를 연결하고 중단전과 하단전을 연결하는 데 집중한다. 거의 모든 영적 수련법이 성에너지와 심장을 활성화해야 함을 인정하고 있다. 그러나 영적 계발을 위해 이 두 힘, 즉 사랑과 성적 욕망을 어떻게 결합할 것인지 설명하는 곳은 별로 없다.

심장을 열고 원기로 성에너지를 활성화하여 심장과 연결하면, 원기이 변하는 것이 느껴진다. 질적, 양적 변화가 동시에 일어나 평화, 기쁨, 안정감, 안락감이 생긴다. 심장의 자비심은 오기조화신공 두 번째 단계를 거쳐 깊은 수준으로 계발된다. 또 성에너지를 완전히 일깨우고 조절하기 위해서는 성도인술을 익혀야 한다. 이 책은 고급 단계의 소주천 회로 수련을 소개한다. 이미 성도인술과 오기조화신공을 마친 독자는 쉽게 에너지를 합일하는 수련을 할 수 있을 것이다. 아직 초심자라도 이 책을 보고 잘 수련하면 많은 혜택을 얻을 것이다.

성에너지를 계발하여 소주천 회로로 순환시키는 수련은 다음과 같은 과정으로 한다.

1. **기공 워밍업.** 척수 호흡, 철다리, 황새목, 거북이목, 척추 흔들기, 척추 락킹 등 기초적인 기공 수련으로 척추를 느슨하게 한다. 그리고 휴식을 취한다. 척추가 열리고 긴장이 풀림을 느낀다. 숨을 들이마실 때 땅에서 하얀 안개를 흡입하여 그것으로 척추를 깨끗이 정화하고 밝게 만든다고 상상한다. 내쉴 때는 회색 구름 같은 탁한 기운이 척추에서 빠져나감을 느껴 본다. 이것을 9회 내지 18회 행한다.
2. **여섯 가지 치유소리.** 여섯 가지 치유소리를 수련한다.
3. **내면에 집중하기.** 의자에 올바른 자세로 앉는다. 주위를 의식한다. 발이 바닥에 닿는 감각, 손이 겹쳐지는 감각, 등 뒤의 의자의 감각을 느낀다. 방 안, 방 밖, 몸 안의 소리를 의식한다. 호흡을 의식한다. 들이마실 때 몸이 확장되고 내쉴 때 몸이 수축함을 느낀다. 호흡을 의식적

으로 9회, 18회, 또는 36회 한다.
4. 난로를 데운다.
5. 기본 소주천 회로를 연다.
6. 높은 자아와 연결하기 위해 우주 내면의 미소 명상을 수련한다.
7. 심장을 연다.

성센터를 활성시켜라

여성: 혈(血)을 기(氣)로 바꾼다.

1. 따뜻해질 때까지 양손을 문지른다. 손바닥을 가슴 위에 놓고 누르면서 바깥쪽으로 마사지한다.(그림 10-5) 질, 송과선, 뇌하수체를 의식한다. 안쪽에서 바깥쪽으로 18회 회전한다. 손가락으로 젖꼭지를 가볍게 만지면서 가슴, 성기, 송과선, 뇌하수체에서 심장 센터로 에너지를 모은다. 전체를 2회 내지 4회 한다.

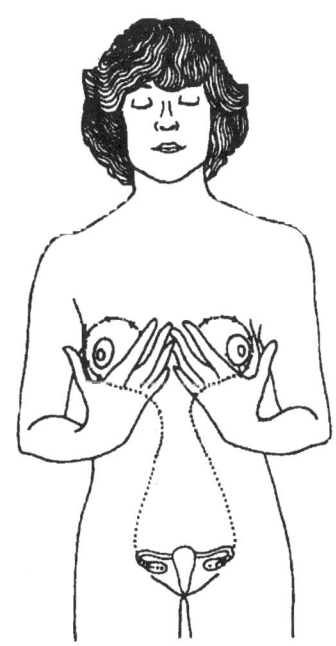

그림 10-5. 가슴을 바깥쪽으로 마사지한다.

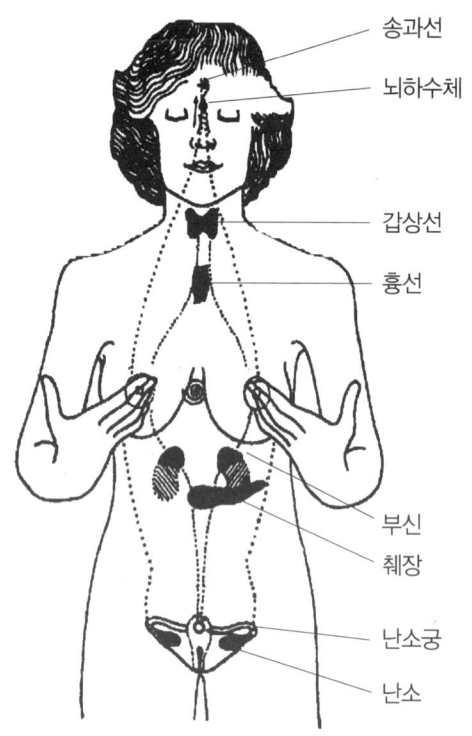

그림 10-6. 손가락으로 젖꼭지를 만지며 가슴과 성기관의 에너지를
심장 센터에 모은다.

2. 반대 방향으로 가슴을 마사지하고 젖꼭지 안쪽으로 힘을 모은다. 이 힘을 척추의 T-5와 T-6와 연결하고 더 내려가 신장과 연결한다. 전체를 2회 내지 4회 한다. (제5장 그림 5-34, 5-15 참조)

3. 손으로 신장을 마사지하고 9회 내지 18회 가볍게 흔든다. 휴식을 취하고 신장이 따뜻해짐을 느낀다. 마사지하고 흔들고 휴식하고 하는 전체 과정을 2회 내지 3회 한다.

4. 손바닥을 하복부로 움직여 서혜부에서 난소까지 마사지한다. 그리고 간, 담, 비장을 마사지하고 다시 서혜부를 마사지한다. 낮은 부위에서 시작하여 바깥쪽으로 나선형을 그리며 마사지한다. 이를 36회 한다. 그 다음 방향을 바꿔 36회 마사지한다. (그림 10-7)

5. 손바닥을 아래로 내려 성센터(난소궁)를 덮는다. (그림 10-8) 마음과

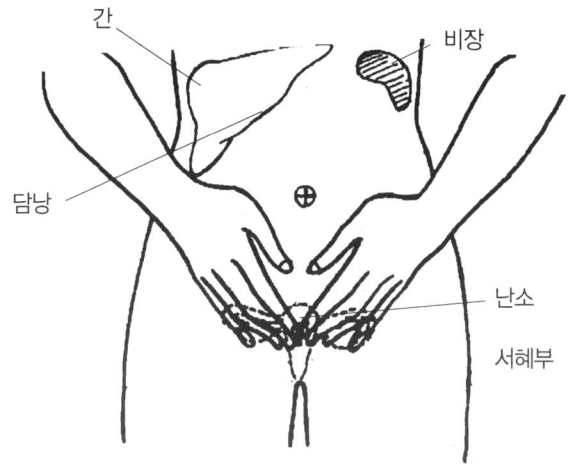

그림 10-7. 서혜부와 하복부를 마사지한다.

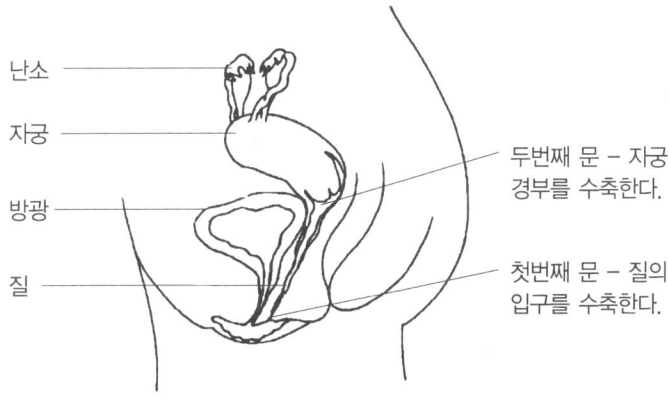

그림 10-8. 두 개 성적 문을 닫는다.

눈의 힘을 사용하여 홍채 근육과 눈 근육을 가볍게 수축한다. 이와 동시에 질 근육(첫 번째 성에너지 문)이 자극받고 자궁 경부(두 번째 성에너지 문)가 열리며 항문 근육이 가볍게 수축되는 것을 느낀다. 이렇게 하면 활성화된 성에너지가 모인다.

6. 잠시 휴식을 취한다. 성센터에서 에너지가 확장됨을 느낀다.

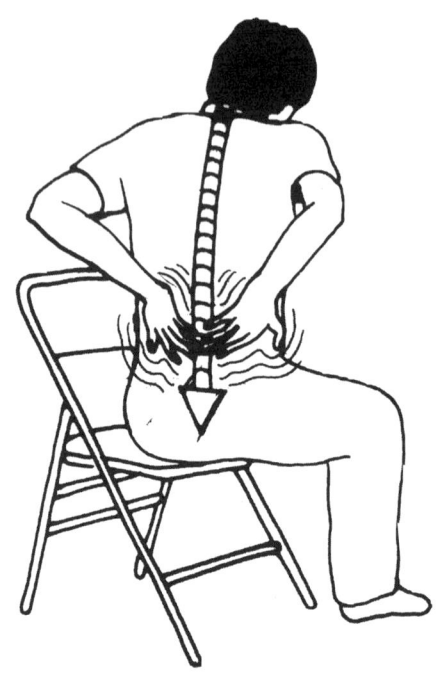

그림 10-9. 신장을 마사지하고 가볍게 흔든다.

남성: 정(정자)을 기로 변형한다.

1. 따뜻해질 때까지 손바닥을 문지른다. 신장을 9회 내지 18회 마사지하고 가볍게 흔든다. 휴식을 취하고 신장이 따뜻해짐을 느낀다. 마음과 눈의 힘을 사용하여 신장으로부터 에너지를 모은다. 신장을 향해 숨을 깊이 들이마시고, 내쉬면서 명문을 향해 숨과 에너지를 모은다. 이 전체를 1회로 해서, 2회 내지 4회 한다.(그림 10-9)

2. 신장과 성기관을 연결한다.

3. 손을 문질러 따뜻하게 한 다음 고환을 18회 내지 36회 마사지한다. 다음 휴식을 취한다. 고환 센터에 에너지가 모이는 것을 느낀다. 전체를 2회 내지 4회 한다.(그림 10-10)

4. 왼쪽 손바닥으로 고환을 잡고 오른쪽 손바닥으로 배꼽 주위를 시계방향으로 36회 내지 81회 마사지한다. 손을 바꾼다. 이제 오른쪽 손바닥

으로 고환을 잡고 왼쪽 손바닥으로 배꼽 주위를 시계 반대 방향으로 36회 내지 81회 마사지한다. (그림 10-11)

5. 손바닥을 내려 성기관을 감싼다. 마음과 눈의 힘을 사용하여 가볍게 홍채 근육과 눈 근육을 수축한다. 이와 동시에 회음과 페니스 끝이 자

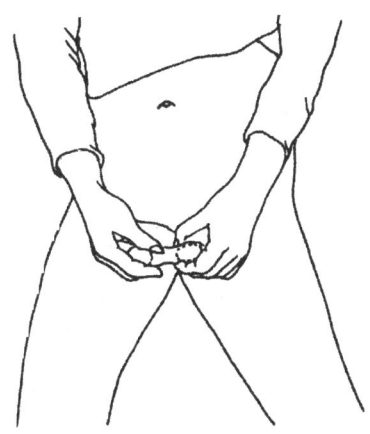

그림 10-10. 손가락으로 고환을 마사지한다.

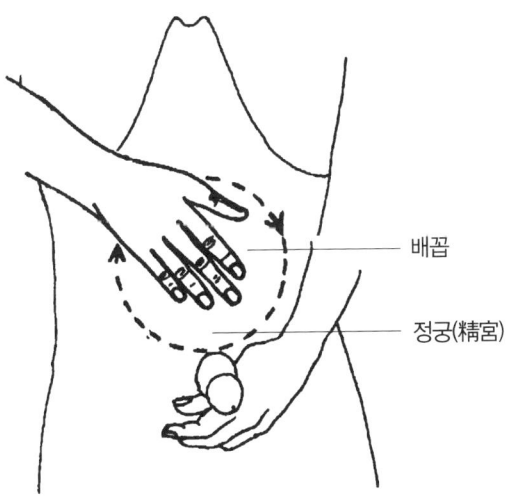

그림 10- 11. 왼손으로 고환을 잡고 오른손으로 하복부를 마사지한다.

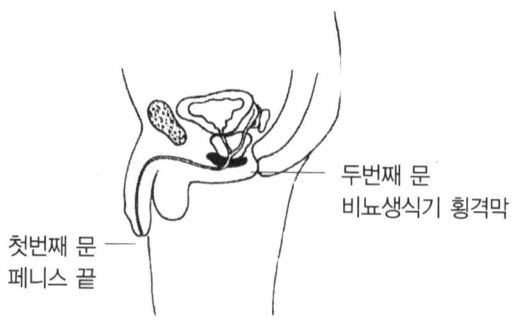

그림 10-12. 마음과 눈의 힘으로 두 성적 문을 닫는다.

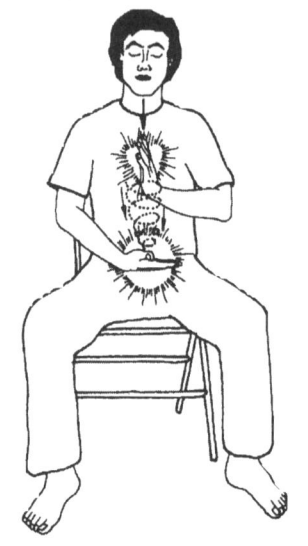

그림 10-13. 가슴과 성기관을 연결한다.

극받고 비뇨생식기 횡격막이 자극받으며 항문 괄약근이 가볍게 수축됨을 느낀다. 이렇게 하면 활성화된 성에너지가 모인다. (그림 10-12)
6. 잠시 휴식을 취한다. 성센터에 에너지가 확장됨을 느낀다.

남성과 여성: 각각 수련한 다음 계속해서 다음 과정을 함께 수련한다.
7. 가슴 속에 기쁨, 사랑, 행복을 느낀다. 이와 함께 성센터에 있는 성에

너지에 집중한다. 성에너지가 증폭됨을 느끼고, 그와 함께 다른 에너지를 확장하고 높이는 능력이 커짐을 의식한다.

8. 왼손을 가슴에 올려 놓고 오른손을 손바닥은 위로 하여 성센터 위에 올려 놓는다.(그림 10-13)
9. 당신 위에 우주의 사랑이 둘러싸고 있음을 의식한다. 숨을 들이마시면서 이 사랑을 심장으로 끌어와서 심장을 사랑으로 가득 채운다. 심장이 사랑으로 넘쳐흐르는 것을 느낀다. 성기관을 향해 숨을 내쉰다. 심장에서 나온 사랑에너지와 성에너지가 결합하여 오르가슴과 같은 느낌을 줄 것이다. 이를 6회 내지 9회 반복한다. 혹은 오르가슴과 축복이 몸 속으로 퍼지는 것을 느낄 때까지 한다.
10. 성센터와 가슴이 관 같은 것으로 연결되어 있음을 느낀다. 그 관을 통해 성에너지를 가슴으로 끌어올리고 기쁨, 사랑, 행복이 온 천지에 가득 차는 것을 느낀다.(그림 10-14)
11. 사랑과 성에너지가 오르가슴으로 하나가 되는 것을 느낀다. 그리고 점차 척추를 타고 정수리에 이르게 한다. 그 후 에너지가 확장되며 우주의 오르가슴과 연결됨을 느낀다.
12. 숨을 들이마시면서 우주의 오르가슴을 입과 원기(배꼽부위)에 모은다. 숨을 내쉬면서 이를 배꼽 부위에 압축한다. 심장의 에너지와 성에너지 또한 끌려들어옴을 느낀다. 휴식을 취하고 에너지가 온몸으로 확장되게 한다. 모든 세포가 이 축복 받은 에너지로 가득 참을 느낀다. 우주의 오르가슴(축복의 느낌)을 흡수하고 모으는 데 5분 내지 10분을 보낸다.

어머니인 땅에너지와 연결한다. 땅에너지를 끌어 올려서 소주천 회로 안에서 순환시킨다.

오라를 보호한다. 몸 주위에 황금빛 알을 만들어 보호한다. 높은 자아의 황금색 치유의 빛을 소주천 회로를 통해 순환시킨다.

임맥 확장하기

1. 의식을 미간으로 돌린다. 높은 자아의 힘에서 황금빛을 더 많이 끌어온다. 마음을 사용하여 미간에서 나선형을 그리며 돌린다. 미간이 확장되고 에너지로 가득 참을 느낀다.
2. 혀끝을 움직여서 입천장을 마사지한다. 휴식을 취하고 혀와 입천장을 의식한다.
3. 숨을 들이마시면서 혀로 입천장을 누르고 기를 입으로 끌어온다. 숨을 내쉬면서 기를 입 안에 모은 후 휴식을 취하며 입 안에서 기가 확장되게 한다. 혀와 입천장이 강하게 연결됨을 느낀다. 이를 9회 내지 18회 한다.

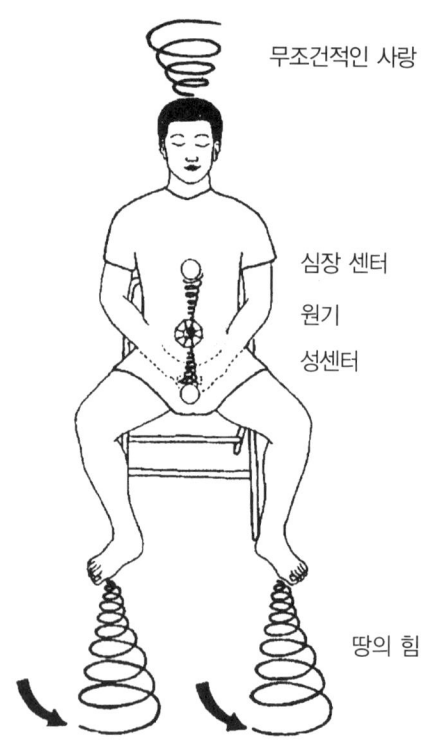

그림 10-14. 천기, 지기, 심장에너지, 성에너지를 원기가 있는 곳으로 끌어 온다.

4. 휴식을 취하고, 치아 바로 뒤 입천장에 혀끝을 대고 거기에서 목 안쪽을 향해 혀를 천천히 움직이기 시작한다. 혀와 입천장이 닿는 곳에서 멍멍하거나 금속적인 혹은 전기적인 감각이 느껴질 때까지 계속한다. 그런 감각이 느껴지는 곳을 찾았으면, '기의 다리'가 만들어져 임맥과 독맥이 성공적으로 연결되었다는 뜻이다.
5. 치아를 맞대고 18회 내지 36회 두드린 다음 가볍게 푼다. 이는 뼈를 진동시키고 골수를 활성화하여 기가 뼈의 밀도 속을 통과해 나갈 수 있게 한다. 에너지가 입천장으로 퍼져 나가게 한다. 마음과 눈으로 에너지를 각 방향으로 36회 나선형을 그리며 돌린다. 3회 내지 9회 입천장을 향해 숨을 들이마시고 내쉰다. 이때 에너지를 높이기 위해 '기'라는 말을 한다.
6. 입 안에 침이 약간 고이게 해서 삼키고 부드럽게 호흡하여 에너지가 밑으로 내려가게 한다. 목 부위에서 에너지를 나선형으로 돌린다. 이를 3회 내지 9회 반복한다.
7. 부드럽게 호흡하며 에너지가 내려가게 한다. 심장에서 기의 공을 회전시킨다. 심장에 에너지가 넘쳐흐르고 확장됨을 느낀다. 미간과 심장 사이를 상상의 관으로 연결하고 그 연결을 느낀다. 이를 3회 내지 9회 반복한다.
8. 부드럽게 호흡하며 에너지가 내려가게 한다. 태양신경총에 이르면 그곳에서 에너지를 회전시킨다. 태양신경총에 에너지가 넘쳐흐르고 확장됨을 느낀다. 이를 3회 내지 9회 반복한다.
9. 부드럽게 호흡하며 에너지가 내려가게 한다. 배꼽 센터에 이르면 그곳에서 에너지를 회전시킨다. 배꼽에 에너지가 넘쳐흐르고 확장됨을 느낀다. 이를 3회 내지 9회 반복한다.
10. 부드럽게 호흡하며 에너지가 내려가게 한다. 성센터에 이르면 그곳에서 에너지를 회전시킨다. 성센터에 에너지가 넘쳐흐르고 확장됨을 느낀다. 성에너지가 활성화되고 에너지를 추가로 끌어와서 힘이 넘쳐나는 것을 느낀다. 이를 3회 내지 9회 반복한다.

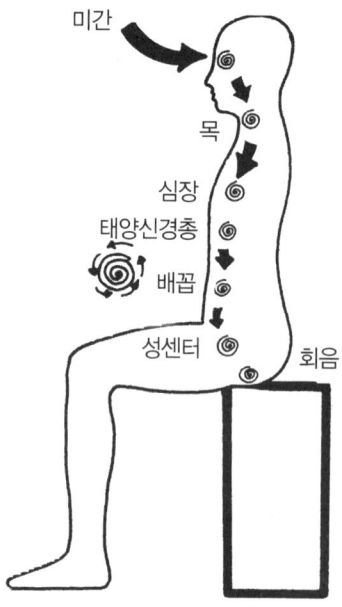

그림 10-15. 임맥 확장하기

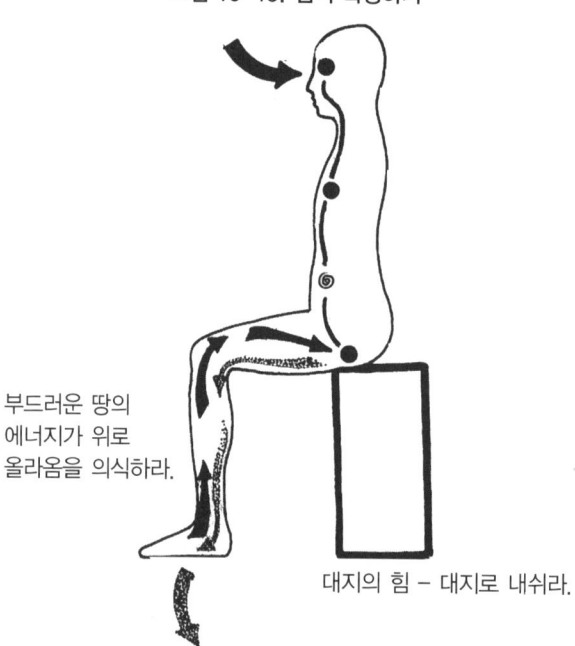

그림 10-16. 심장과 지기 연결하기

11. 부드럽게 호흡하며 에너지가 내려가게 한다. 회음혈에 이르면 그곳에서 에너지를 회전시킨다. 회음에 에너지가 넘쳐흐르고 확장됨을 느낀다. 이를 3회 내지 9회 반복한다.(그림 10-15)
12. 회음에 계속 집중한다. 숨을 깊이 들이 마신 후 내쉬면서 회음을 통해 에너지를 내보내고 계속해서 다리, 발바닥으로 내려보내 땅 속으로 들어가게 한다.(그림 10-16) 이를 2회 내지 3회 반복한다. 에너지를 지구 중심으로 내려보낸다. 이제 부드러운 푸른색 지구에너지가 치유하는 신성한 푸른 색 안개처럼 발바닥과 다리를 통해 올라옴을 의식한다. 올라온 지구에너지를 배꼽 뒤에 있는 원기와 합쳐지게 한다. 마음을 사용하여 배꼽, 신장, 성기관을 따뜻하게 한다. 이렇게 원기를 활성화하고 지기를 소화 흡수한다. 몇 분간 휴식을 취하며 평화로우면서 힘이 가득 찬 느낌을 즐겨라.

명상 끝내기: 배꼽에 에너지를 모아라.
1. 배꼽 위에 양손을 얹는다. 배꼽 뒤 원기에 계속 마음을 집중한다. 휴식을 취하며, 심신의 긴장이 풀리고 평온해졌지만 동시에 힘으로 가득한 느낌을 즐긴다.
2. 배꼽에서 36회 바깥쪽으로 회전하고 안쪽으로 24회 회전하면서 에너지를 모은다.
3. 자가 기마사지로 마무리한다.

요 약

　다음 장으로 넘어가기 전에 최소한 몇 주일 동안 이 단계를 계속 수련하라.
　성에너지 수련에서는 성에너지와 심장에너지를 연결하는 데 집중했다. 오기조화신공과 성도인술을 끝마치고 나면 고급 단계로 올라가게 된다.
　이번 장에서는 또한 미간에서 회음까지 임맥을 열고 강화하는 데 집중했다. 임맥을 연다는 것은, 척추를 타고 끌어올린 에너지와 하늘에서 끌어내린 에너지(다음 장에서 언급)를 배출하는 중요한 수단을 갖게 됨을 의미한다. 에너지가 미간에서 배꼽과 회음으로 내려가는 것을 진정으로 느끼기까지 수련을 확실하게 하라. 에너지를 미간에서 가슴으로 내리는 법을 마스터하는 데 최소 1주일을 보내라. 그후 가슴에서 배꼽과 성센터로 에너지를 내리는 데 1주일을 보내라. 마지막으로 성센터와 회음을 확고하게 연결하기 위해 며칠을 더 보내라.
　에너지를 정수리로 끌어올리는 것을 가르치는 수련법은 많지만, 대부분 머리의 과도한 기를 배출하는 방법은 말하지 않으며 에너지를 밑으로 내리는 것도 강조하지 않는다. 힐링타오의 경험에 의하면 이는 부작용을 초래하는 수련법이다. 그리하여 쿤달리니 정신병처럼 머리에 양기가 너무 많이 쌓이게 되는데, 이는 양기가 갈 곳이 없어 뇌가 그야말로 과열되는 현상이다. 그러므로 에너지를 정수리로 끌어올리기 전에 준비 단계로서 임맥이 완전히 열려야 한다는 것은 아무리 강조해도 지나치지 않다. 다음 과정으로 가기 전에 임맥을 확실히 여는 데 충분한 시간을 보내도록 하라.

제11장
천기(天氣)와 소주천 회로

천기와 연결하기

하늘의 힘, 천기(天氣)란 무엇인가?

세상이 있은 후부터 중국인을 포함한 전세계인은 태양, 달, 별, 혹성, 혜성, 운석의 움직임과 신비 등 하늘에 매혹되어 왔다. 사람들은 하늘에서 일어난 일이 지상의 삶과 연관되어 있음을 본능적으로 느꼈고, 하늘을 잘 이해하면 자신을 더 잘 이해할 수 있음을 알았다. 이러한 신념을 토대로 대를 이은 연구를 통해 점성술, 천문학, 연금술, 물리학이 탄생하게 되었다.

도교를 포함한 많은 종교와 철학은 인간이 사실상 별에서 왔으며 인간 생명의 기원은 지상이 아니라 우주 어딘가라고 믿었다. 이 믿음을 뒷받침하는 신화와 전설이 많이 있지만, 현대 과학으로는 아직 그것을 증명하거나 반증할 만한 방법이 없다. 그러나 흥미롭게도 오늘날의 천문학자와 물리학자들은 지상의 생명이 다른 별에서 온 씨앗으로부터 나왔으며 무기물을 생명으로 만드는 힘이 우주 어딘가에서 왔다는 이론을 만들고 있다.

하늘의 힘은 우리의 정신과 관련이 있다.

어쨌든 인류의 오래된 믿음에 따르면 우주의 높은 정신적 힘은 하늘에 있다는 것이었다. 기독교, 불교, 도교, 고대의 이집트에서는 사람이 이 세상을 사는 동안 덕을 쌓으면 나중에 깨끗하고 신성한 장소인 하늘에서 다시 태어날 수 있다고 한다. 그곳은 아주 멀리 떨어진 공간 혹은 다른 차원에 있는 공간으로서 신성 불가침의 곳이다. 하늘의 신성한 영적 분위기에서는 지상에서보다 미덕과 영적 계발에 집중하기가 쉽다.

하늘은 불멸과 연결되어 있다.

도교는 불멸을 궁극적인 목표로 삼고 있다. 도교 문헌에는 황제(黃帝)와 같은 이들이 "드넓은 햇빛 속에서 하늘로 올라갔다."고 묘사되어 있다. 중국 그림에 보면 도인이 학이나 용을 타고 구름 위로 올라가는 장면이 있다. 이를 바탕으로 생각해 보면 불멸은 순수한 하늘의 영역에 도달하거나 실제로 어떤 형태로든 하늘로 가는 능력과 관련되어 있다. 어떤 이들은 하늘로 올라가는 것은 일방통행이고 다시는 돌아오지 않는다고 생각한다. 그러나 도교에서는 도인이 불멸에 도달하고서도 인간과 끊임없이 교류하며 하늘과 지상 사이를 오고 간다고 보았다. 신선은 수천 가지 다른 형상을 가지면서 인간이 필요로 할 때 나타난다.(그림 11-1)

이러한 불멸에 도달하기 위해서는 인간의 전존재가 정화되어야 한다. 육체, 기, 의식에서 깨끗하지 못한 부분이 순수한 형태로 변형되어야 한다. 영적 완성이란 인간의 진정한 본성, 혹은 근본 정신이 깨어나서 하늘과 연결됨을 의미한다. 우리가 우주와 연결되어 있음을 인식할 때 우리 안의 근본 정신이 깨어나 우리의 개성, 즉 생각, 느낌, 의지의 지배자가 된다. 그리하여 우리는 도와 하나가 되고 그 결과 노력하지 않고도 자연스럽게 우리 자신, 가족, 사회, 자연 등 모든 것과 조화를 이루게 된다.

불멸의 도 계발하기

무극이 열려 정신이 되고 정신이 기가 되고 기가 형상이 되면, 도는 사라진다. 형상이 생겨나면 모든 것이 무의미하게 된다. 형상이 에너지가 되고 에너지가 정신이 되고 정신이 무극이 되면, 도는 회복된다. 확실하게 무가 되면, 그때부터는 모든 것이 자유롭게 흐른다.

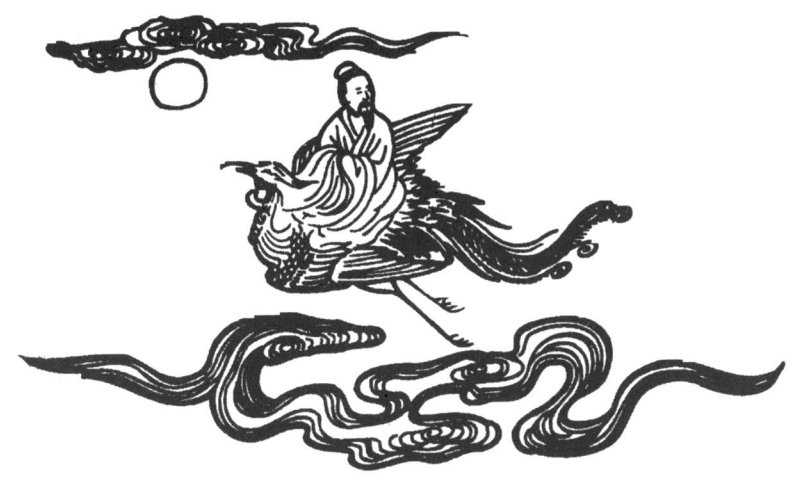

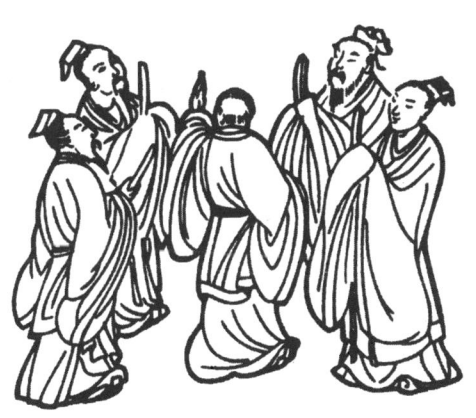

그림 11-1. 도교 신선이 학을 타고 구름 위로 날아 올라가고 있다.

그러므로 고대 도인들은 흐름과 정체가 어디서 시작되는지 탐구하고 진화의 근원을 발견하려고 노력했으며, 에너지를 개발하기 위해 형상을 잊고, 정신을 계발하기 위해 에너지를 잊으며, 무극을 개발하기 위해 정신을 잊었다.
- 탄징셍(Tan Jing-sheng), 『변화의 경전』, 10세기경 문헌(토마스 클리어리 번역, 『불멸의 자매(Immortal Sisters)』)

하늘, 땅, 사람의 삼태극은 인체 안의 세 가지 보물인 정(성에너지), 기(생명력), 신(정신)과 서로 상응한다.

천기(天氣)는 대우주의 질서를 유지하는 힘이다.
하늘의 힘은 삼태극 중에서 가장 영묘하다. 하늘의 힘은 우리의 정신 혹은 신(神)과 상통하고 연결되어 있다.

고대 도교 경전에서 하늘(天)이란 용어는 보통 우주에 질서를 주는 힘, 또는 우주의 법칙, 만물이 따르는 이치를 의미한다. 가끔 하늘과 도가 동의어로 쓰인 곳도 있다. 하늘은 우주의 양의 원리이고 역경(易經)의 첫 번째 팔괘에서 창조의 원리를 대표하며 무극(無極)에서 현시되어 나온 삼태극 중 첫 번째이다. 그러므로 하늘은 모든 것을 창조하는 힘이다.(그림 8-1)

정신은 우리 내적 우주의 질서를 유지하는 힘이다.
하늘의 힘(천기)이 대우주 삼태극에 질서를 부여하고 유지하는 힘이듯이, 우리의 정신 또는 의식은 몸의 소우주에 질서를 부여하고 유지하는 힘이다. 앞장에서 언급했듯이 우리의 개체 의식은 우주 의식의 한 줄기다. 몸의 형태와 기는 죽으면 없어지지만 정신은 계발하면 불멸하게 된다. 정신은 음양의 영역을 초월하고 무극(無極)과 하나가 된다. 그러므로 정신 또는 의식이 몸과 기의 지배자가 되어야 한다. 세 가지 보물의 관계가 어떠한가는 도가의 수련에 반영되어 있다. 예를 들어 태극권 고전에는 "마음이 인도하면 기가 따라가고, 기가 인도하면 몸이 따라간다."고 쓰여 있다.

이 세 가지(정, 기, 신)가 상호 영향을 주지 않는 것은 아니다. 현명한 지배자는 신하들의 요구를 듣고 적절하게 반응해야 한다. 이런 지배자가 참으로 현명한 지배자이다. 감각적인 쾌락 그 자체는 악하지 않다. 도교는 항상 중용을 강조한다. 중독되지 않고 지배되지 않으면서 쾌락을 즐길 수 있다면, 쾌락은 기쁨을 늘리고 삶을 풍요롭게 한다. 그러나 종이 주인이 되지 않도록 해야 한다. 질적으로 낮은 영적 수련에서는 종이 주인이 되는 예가 종종 있다. 감각적 쾌락과 욕망(탐욕, 미움, 부주의)이 삶의 지배적인 동기가 되면, 정신적인 품위를 잃고 영적 통일성과 자신, 주위 사람, 나아가 도와의 조화를 깨게 된다.

신(神, 정신)의 여러 가지 측면

프로이트나 융을 비롯한 현대 심리학자들의 생각처럼 도교는 우리의 의식에 여러 가지 부분이 있다고 생각했다. '신'이라는 말은 맥락에 따라 여러 가지 다른 의미를 가질 수 있다. 특히 내적 연금술을 이해하는 데는 두 가지 의미를 알아야 한다.

첫 번째는 신은 우리의 마음이고, 뇌가 아니라 심장에 거주한다는 것이다. 신은 우리의 모든 정신적 행위, 감정, 영적인 면과 관련되어 있다. 즉 신은 심장과 관련된 감정이나 정신적 행위뿐만 아니라 다른 장기, 내분비선, 인체 시스템과도 모두 관련되어 있다는 것이다.

두 번째는 신은 우리의 근원적, 무조건적 정신으로서 빛이 태양에 연결되어 있듯이 무극에 연결되어 있다는 것이다.

신(神)은 우리의 마음이고 심장에 거주한다.

중의학 서적과 도교 경전에 보면 신은 심장에 거주한다고 되어 있다. 이 맥락에서는 신이 일상적인 마음, 통상적인 정신작용 및 의식과 관련이 있다. 심장을 뜻하는 한자 심(心)은 마음과 동의어로 쓰일 때가 많다. 심장은 정신작용, 감정, 기억, 깨어있음, 생각, 의식, 잠에 영향을 미친다. 심장의 기가 강하고 균형 잡혀 있으면, 마음이 강해지고 행복한 사람이 된다.

심장은 피를 지배하고, 피는 몸 안의 모든 세포로 흐른다. 마음 자체가 피와 관련되어 있다. 피는 몸에 퍼져 흐르면서 모든 세포와 대화하고 생명을 유지하고 장기의 신진대사를 지원한다.

심장이 약하고 균형을 잃으면, 마음이 흩어지고 집중력이 떨어지며 감정적인 상태가 불안정해진다. 다른 사람에게 '마음을 열기'가 힘들어지고 건강과 대인관계가 나빠진다. 실제로 딘 오니쉬 박사(Dean Ornish)는 최근 연구에서 다른 사람에게 마음을 닫으면 심장병 발생 위험이 높아진다는 것을 지적했다.

넓은 의미의 신(神)은 우리의 정신적, 감정적, 지적 의식 전반을 말한다. 그러므로 넓은 의미의 신은 심장만 관련 것이 아니라 내부 장기, 내분비선, 두뇌, 기억, 신경계, 감각, 감정 및 의식적 혹은 무의식적인 인성 모두와 관련이 있다.

앞서 언급했듯이 각각의 장기는 의식의 일부분이 사는 집이다. 다섯 개의 장기는 각각 긍정적 부정적인 감정의 집일 뿐 아니라 이에 더하여 정신의 일면을 관장한다.(그림 11-2)

간은 높은 수준의 영묘한 영혼인 혼(魂)을 관장한다.

폐는 낮은 수준의 물질적인 영혼인 백(魄)을 관장 한다.

비장은 사고와 지성인 의(意)를 관장한다.

신장은 의지의 힘인 지(志)를 관장한다.

심장은 정신과 의식인 신(神)을 관장한다.

간과 혼(魂). 간은 높은 수준의 영묘한 영혼인 혼(魂)을 관장한다. 혼(魂)은 다시 세 부분으로 나누어진다. 혼은 우리에게 긍정적인 양의 인간 본성을 부여한다. 그러므로 혼(魂)은 다섯 가지 미덕의 정수로 간주된다. 혼(魂)은 미묘하지만 높은 의식의 실재적 표현이고 불멸의 영체의 씨앗이다. 혼은 정신의 기(氣)라고 할 수 있다. 혼(魂)은 내적 연금술의 정화를 통해 영을 운반하는 강하고 안정적인 운반체가 된다. 혼은 불멸의 영체의 기초이다.

폐와 백(魄). 낮은 수준의 물질적인 영혼인 백(魄)은 일곱 부분으로 나뉘어지며 폐에 거주한다. 백(魄)은 땅에 가장 가깝고 최고의 음이며 영혼의 육체적, 물질적인 부분이다. 백(魄)은 사물을 단단하고 물질적이며 구분 가능하게 고정시킨다. 백(魄)은 만물이 거대한 설계 속에서 서로 연결되어 있다는 것을 보려 하지 않고 이기적이 되려는 경향이 있으며, 열정 또는 부정적 감정과 관련되어 있다. 백(魄)은 육체와 연결되어 있고 임종시에도 지상을 떠날 수 없어 무덤의 뼈와 함께 남는다. 그러므로 가끔 하얀 유령이라고 불리기도 한다. 백(魄)은 신경계, 팔과 다리, 감각기관, 느낌, 정(精)과 관련 되어 있다. 백은 슬픔에 큰 영향을 받는다. 옛 중의학에서는 슬픔과 절망을 치유하려면 폐와 백(魄)에 상응하는 혈을 치료해야 한다고 했다. 백(魄)의 에너지는 승화되어 혼(魂)으로 변형될 수 있다.

비장과 의(意). 비장은 우리의 생각 또는 의도인 의(意)를 관장한다. 그

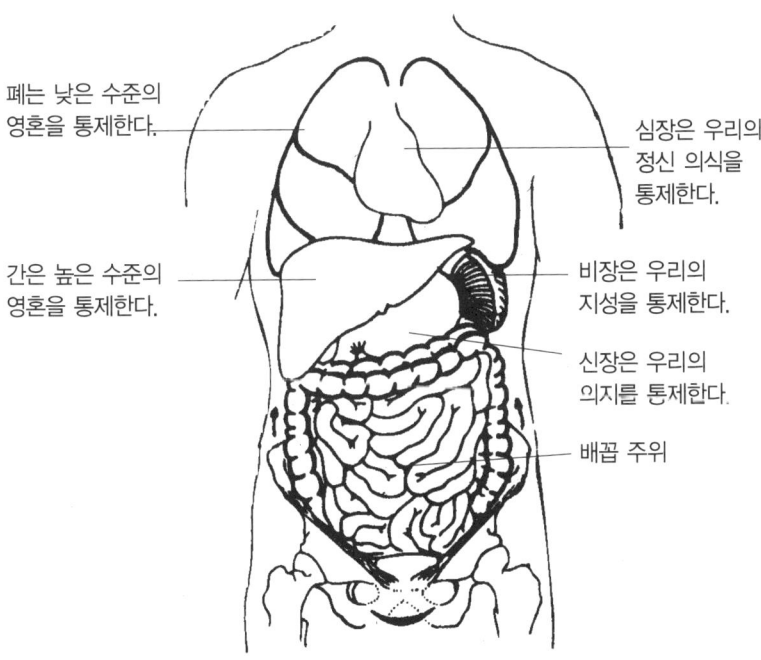

그림 11-2. 내부 장기는 각각 의식의 한 부분을 관장한다.

래서 의는 특히 우리의 지적, 학자적 생각, 아이디어와 의도를 구체화하는 능력, 기억, 공부, 집중과 관련이 있다. 비장의 기가 강할 때는, 마음이 명료하게 생각하고 기억도 빠르고 쉽다. 공부를 너무 많이 하거나 머리를 짜내거나 과도하게 생각이 잠기거나 걱정에 쌓이면, 비장이 약해진다. 또 반대로 비장의 기가 약하면 마음과 집중과 기억을 멍하게 한다.

최근 몇몇 태극권 저자가 비장의 의(意)를 '의도' 대신 '마음'이나 '의지'로 잘못 해석했다. 모든 장기가 마음의 한 부분이기 때문에 마음은 너무 넓은 개념이다. 비장은 '의도'라는 마음의 한 부분하고만 관련이 있다. '의지' 또한 의도와는 매우 다르다. 의도와 의지의 차이점은 "지옥으로 가는 길에는 좋은 의도가 깔려 있다"는 옛 속담을 보면 잘 알 수 있다. 좋은 의도를 가지기는 쉽지만, 즉 살을 빼고 담배를 끊고 매일 아침 명상하겠다는 의도를 가지기는 하지만 의도만으로는 성공할 수 없다. 의도를 실행하기 위해서는 의지가 있어야 한다. 의지는 비장이 아닌 신장과 관련있다.

신장과 지(志). 신장은 의지 또는 지(志)를 관장한다. 신장은 뇌에 영양을 주고, 뇌의 기능과 단기 기억에 관련한다. 신장은 또한 정기(精氣)의 자리이며 목표를 이루려는 힘이다. 목표를 이루는 힘은 성적 욕망을 동반할 때가 많다. 목표에 집중하는 단기 기억과 목표를 성취하려는 욕망과 야망(精의 한 면)은 신장과 관련되어 있다. 신장이 강하면, 의지도 강하다. 신장이 약하면 단기 기억도 안 좋고 의지가 부족하며 목표에서 쉽게 멀어진다.

심장과 신(神). 심장은 마음, 의식, 정신의 모든 면을 지배하고 조정한다. 이러한 이유로 옛 중국에서는 심장을 황제나 최고 지배자와 연관시켰다. 심장은 다섯 가지 장기에서 나온 의식의 모든 면을 조정한다. 심장은 우리의 의도, 의지, 생각, 기억, 신경을 이끈다.

모든 장기가 높은 의미의 신(神)에 기여하는 것이지 심장에만 기여하는 것이 아님을 반드시 강조해야 한다. 신경계와 혈관 등 몸의 모든 세포는 신(神)과 연결되어 있다. 최신 과학적 연구를 보면 의식과 관련된 화학적 요소가 뇌뿐만 아니라 전신의 세포에 있음을 알게 된다. 이는 몸의 모든 곳에 의식을 만드는 생화학적 잠재력이 있음을 의미한다.

심장은 또 기억과 관련이 있다. 하지만 신장과는 달리 심장은 장기 기억과 관련이 있다. 이 차이점은 알츠하이머병에 걸린 사람에게서 볼 수 있다. 알츠하이머 환자 중 많은 이가 장기적인 기억은 훌륭해서(심장 기능이 강함) 어렸을 때의 일도 상세하게 기억하지만 단기 기억이 나쁘다(신장과 골수가 나쁨).

우리의 진정한 본성은 우리의 근원적인 신(神, 元神)이다.

신의 두 번째 의미는 우리의 근원적인 신(神, 元神), 근원적인 마음 또는 근원적인 정신이다. 이는 상대적인 경험과 상황에 따라 좌우되는 일상적인 마음으로서의 신(神)과는 의미가 다르다. 서양 종교에서 쓰는 용어로 설명하자면, 우리의 개인적인 영혼과 우주 정신의 일부로서의 영혼이 다른 것과 같다. 우리의 근원적인 신은 무조건적이고 제한이 없다. 이는 전 세계를 비추는 거울이나 수정구에 비유되어 왔다. 깨끗하고 비워져 있는 거울말이다. 도교인들은 이를 '손대지 않은 덩어리'라고 말하기도 하는데, 그것은 세상의 영향을 받지 않고 잠재력으로 가득 차 있기 때문이다. 신(神)은 우리의 참되고 참된 최고의 정신이고 무극의 빛줄기이며, 태어나지 않고 죽지 않는 것이다. 따라서 이는 또한 불멸의 영이다.(그림 11-3)

우리의 근원적인 정신과 연결되거나 우리 안의 근원적 정신을 깨우면, 이는 불멸의 문을 여는 것이다. 처음에는 단지 번쩍이는 한줄기 빛을 볼 뿐이지만 수련이 진행되면서 우리의 근원적인 정신을 점차 길게 그리고 분명하게 유지하게 된다. 나중에는 오랫동안 근원적인 정신을 유지할 수 있다.

처음에는 명상의 자리에서 일어나자마자 일상적이고 습관적인 사고 방식을 떠올리고 근원적인 정신과 접한 것을 빨리 잊어버린다.

그러나 수련을 더 하다 보면, 하루 종일 근원적인 정신의 빛을 유지할 수 있게 된다. 무극의 빛에서 온 높은 마음이 우리 존재를 장악한다. 우리 몸과 마음의 모든 면이 우주의 마음의 종이 된다. 그러면 무엇을 하든, 어디

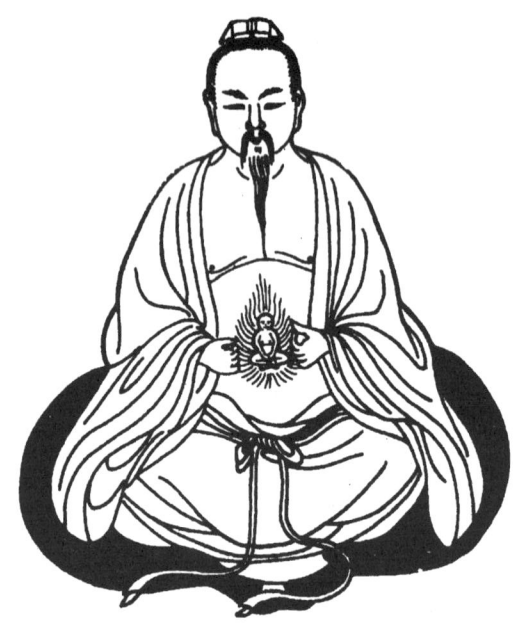

그림 11-3. 우리의 근원적 정신[元神]

를 가든, 도(道)와 연결될 수 있다. 일상생활의 모든 순간에 틈 없이 의식하며 존재하게 되면, 이는 불멸의 최고 단계에 도달한 것이고, 근원, 즉 우리의 진정한 원천인 무극으로 돌아가는 것이다.

천계(天界) 여행하기

우리는 정기적 수련으로 일상적인 상태에서 불멸의 상태로 변하도록 노력해야 한다. 아주 중요한 요소 중 하나는 수련하는 장소이다. 어떤 장소, 어떤 상황에서든 수련할 수 있을 정도가 되는 것도 좋지만, 역시 어떤 장소는 다른 장소보다 수련하기가 좋고 수련의 혜택을 더 누릴 수 있다. 대체로 이런 장소는 조용하고 위험이 없으며 공기가 좋고 경치가 아름다우며 영감이 넘치게 한다. 전에 도인이나 요기가 명상했던 장소, 또는 축복받은 성스러운 장소라면 더욱 좋을 것이다. (장기간 명상을 계획한다면 도

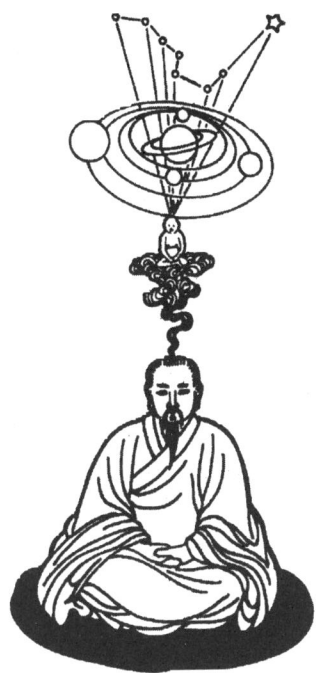

그림 11-4. 천계 여행하기

시나 마을이 너무 멀리 떨어져 있지 않은 곳을 택한다. 그래야 사람들이 필수품을 가져올 수 있다.) 그런 장소를 잘 안다면 육체적으로 그곳에 갈 필요는 없다. 마음을 통해 그곳과 연결하면 된다.

지상에서 수련에 좋은 장소를 찾아가듯이, 도교인들은 불멸의 도인들이 사는 천계(天界)를 찾아가고자 했다.(그림 11-4) 그곳에 가면 도인들이 수련을 인도해 주고, 천상의 성스런 분위기 덕분에 머지 않아 정신적 깨달음의 최고 열매를 얻을 수 있다고 생각했기 때문이다. 이런 이유로 도교인들은 세 가지 보물을 강화하고 정화하려는 것이다. 그렇게 하면 불멸의 최고 단계에 도달할 수 있고 이승에 살면서도 천계를 방문하여 영혼과 영체로 여행한 후 육체로 되돌아 올 수 있기 때문이다. 그리고 이번 삶 동안 불멸을 성취하지 못했다 하더라도, 임종시에 천계로 옮겨 줄 의식의 운반체를 준비해 두는 셈이 되기 때문이다.

육체는 없어지고 말기 때문에 육체적 정수를 기로 바꾸고 기를 신으로 바꿔 궁극적으로는 무극과 하나가 되려고 했던 것이다. 또 이렇게 하는 한 과정으로 자연에서 에너지를 흡수, 소화, 변형시키는 법을 배웠다. 앞에서 이미 지기(地氣)와 우주(높은 자아)의 힘에 대해서는 언급했다. 이제는 천기에 대하여 그것이 무엇이고 어떻게 활용할 수 있는지 자세히 살펴보기로 한다.

여러 가지 천기(天氣)

하늘의 힘 또는 천기(天氣)는 간단히 태양, 달, 별, 혹성의 기라고 생각할 수 있다. 천기(天氣)에는 여러 가지 유형이 있다. 여러 유형이 각각 우리의 소우주와 상응하는 점이 있으며, 활용되는 방법도 서로 다르다.

태양과 달의 기

태양은 매우 강한 기를 가지고 있다. 태양은 지구에 사는 생명체에게 큰 영향을 미친다. 태양은 커다란 양의 정수이고, 심장과 불과 관련이 있다. 지구는 태양 주위를 1년에 360도 나선형을 그리며 돈다. 황도라고 부르는 이 주기는 춘분점에서 시작된다. 각 절기는 15일이다. 각 절기는 그때의 기후를 묘사하는 특별한 이름을 가지고 있다.(그림 1-11 참조)

이 절기는 우리 몸의 소우주 안에서 요추 5개, 흉추 12개, 경추 7개 등 척추의 24개 뼈에 상응한다. 또 신체의 24 경락에도 상응한다.

도교에는 24절기에 상응하는 24개의 기공수련이 있어서 각 절기의 독특한 기에 맞춰 수련을 하도록 했다.

이런 태양력이 있음에도 불구하고 중국에서는 달에 바탕을 둔 달력을 사용해 왔다. 태음력은 4681년 전, 황제 치세하에서 시작되었다. 달은 음의 정수이고 신장과 수(水)와 관련된다. 달의 에너지를 흡수하는 것은 강한 음의 정기를 계발하게 해 준다.

황도에는 태양과 달의 에너지가 특히 강해져서 접근하기 쉬운 날들이 있다. 고대 도교인들의 관찰에 따르면 계절의 변화를 표시하는 춘분, 추분,

하지, 동지 때에는 태양의 운동이 정지된 것처럼 보인다. 그들은 이 정지의 상태를 '문(門)'이라고 불렀다. 고대 전승(傳承)에 따르면 불멸의 열매를 주는 신들에 의해 받아들여지려면 이 문을 통과해야 한다.

춘분은 황금의 문이라고 하여 태양에 접근하는 가장 중요한 문이다. 하지는 우주의 양궁(陽宮)이라며 태양의 최고 에너지를 표시한다. 이 날은 일년 중 해가 제일 긴 날이다. 추분은 동쪽의 우물이라 불렀고 달에 접근하는 가장 중요한 문이다. 동지는 대설 또는 영원한 서리의 궁이라고 불렀으며 달의 에너지가 정점에 달하는 날이다. 동지는 일년 중 밤이 가장 긴 날이다.

태양의 정수는 춘분이 있는 달의 3일, 9일, 17일, 25일, 태양이 황금 문으로 들어갈 때 모아진다. 달의 정기를 모으기 위해서는 추분이 있는 달의 3일, 15일, 25일, 달이 동쪽 우물로 들어갈 때 수련한다. 태양과 달의 숨길을 끌어들이는 기공 수련에 최적인 날은, 태양의 정기를 모으는 날로는 춘분, 추분, 하지, 동지이고, 달의 정기를 모으는 최적의 날은 초생달과 보름달이 뜰 때이다. 그러나 다른 날에도 태양과 달의 에너지를 끌어모을 수 있다. 다만 최적의 날처럼 에너지가 강력하지는 않을 뿐이다.

이 수련은 감(坎)과 리(離)의 대각 단계에서 하는 상급 수련으로서 소주천 회로와 오기조화신공, 감(坎)과 리(離)의 소각 단계, 성도인술, 철삼기공을 끝낼 때까지는 실행해서는 안 된다. (이 수련의 간단한 소개는 제4장 마음과 눈의 훈련을 보라.)

이 단계에 이를 때 쯤이면 소주천 회로에 흐르는 기가 아주 정화되어 있고 기경팔맥 또한 열려있을 것이다. 이 단계에 이르면 좀 너 의식직으로 수련을 하게 된다. 그리고 자신을 더욱더 잘 활용하게 된다. 즉 에너지 배출과 저장을 효과적으로 하고, 에너지 정체와 열, 소화불량과 같은 부작용은 없어질 것이다.

행성의 기

오기조화신공 고급 수련에는 가까운 혹성의 기와 연결해서 그 기로 내부 장기를 직접 강화시키는 수련이 있다. 목성은 목(木)과 간에 상응하고, 화성은 화(火)와 심장, 토성은 토(土)와 비장, 금성은 금(金)과 폐, 수성은 수(水)와 신장에 상응한다. 이 다섯 개 행성은 다시 삼태극에서 나오는 다섯 개의 원초적 요소인 오행(五行)에서 에너지를 받는다. 인체의 장기는 행성의 에너지와 관련이 있기 때문에, 감(坎)과 리(離)의 명상으로 행성에 연결될 때 장기의 본질적인 에너지를 형성할 수 있다. 행성의 에너지를 끌어들이면, 신체와 에너지체를 강화하고 보호할 수 있다.(그림 5-3 참조)

우리는 내면의 미소 명상과 여섯 가지 치유소리로 오기조화신공과 감(坎)과 리(離)의 수련을 준비했다. 내면의 미소 명상과 여섯 가지 치유소리를 통해 우리는 장기를 느끼고 그 색깔과 속성을 알고 특별한 기운과 연결하는 법을 배웠다. 이와 더불어 소주천 회로 수련을 통해 행성의 기가 몸을 통과하도록 길을 열었다. 이 기본 수련을 무시하면 실망하고 어려움을 겪게 된다. 소주천 회로, 내면의 미소 명상, 여섯 가지 치유소리를 잘 마치면, 상급단계 수련을 안전하게 성취할 수 있는 기반이 된다.

별과 별자리의 천기(天氣)

무극에서 나온 첫 번째 힘은 삼태극이고, 이 삼태극에서 다섯 개의 큰 별 또는 다섯 가지 힘이 나왔다. 이 다섯 가지 힘에서 수많은 별과 우주가 나왔다. 이 다섯 가지 힘은 북극성을 만들었고, 북극성은 다시 작은 별들을 만들었다. 그리고 별들은 28개의 주요 별자리를 만들었다. 별자리들은 네 방향과 중심에서 그룹을 이루어 왔는데, 바로 이 다섯 개의 그룹이 다섯 개의 궁(宮)이다.

별과 별자리는 자신만의 독특한 기운을 가지고 있는데, 이는 우리의 몸과 기에 상응하기도 한다. 예를 들어 북극성은 하늘로 가는 문이고 북극성을 중심축으로 하늘이 돌고 있는데, 우리 몸에서는 하단전이 우리의 중심축이고 우리 몸의 핵심으로 들어가는 문이다. 또 두개골의 여러 가지 뼈는 북극성과 북두칠성에 연결되어 있어 두개골을 통해 이 기운을 끌어들일 수 있다. 하늘의 네 방향에 있는 28개 별자리는 다섯 가지 요소, 즉 오기(五氣), 5계절, 5방향, 인체의 다섯 장기와 상응한다.

소주천 명상과 별의 천기(天氣). 별의 기운을 여는 첫 번째 단계는 소주천 회로에 있다. 소주천 회로 수련을 하며 북극성과 북두칠성의 에너지에 집중함으로써 천기로 가는 문을 연다. 이때 천기로 가는 주요 문은 정수리의 백회혈이다. 내부적으로는 시상하부가 백회에 상응하는 점이다. 정수리 뒤쪽은 인간과 하늘의 최고 봉우리라는 곤륜산으로 알려져 있다. 송과선은 하늘의 빛에 가장 민감한 부위이다.

북극성과 북두칠성의 외부에너지에 연결하면, 마치 목욕탕에서 따뜻한 물과 차가운 물을 받아가며 물이 최적의 온도가 되도록 조정하듯이 북극성과 북두칠성의 기운을 흡수하고 혼합하여 우리를 균형잡을 수 있다. 자신이 너무 음적이라고 생각하면 하늘의 기를 더 끌어들이고, 너무 양적이라고 생각하면 땅의 기운을 더 끌어들인다. 이렇게 소주천 회로 수련을 통해 음양의 기운을 조화롭게 할 수 있다.

감(坎)과 리(離) 명상과 별의 천기(天氣). 감(坎)과 리(離) 수련과 그 윗 단계의 고급 수련에서는 하늘의 대우주와 인체의 소우주 사이에 많은 별이 연결되어 있음을 밝힌다. 예를 들어 유대교 신비주의에서 하느님이 아담을 창조할 때 아담은 우주 전체만큼 컸다. 하느님이 아담의 머리에 손을 얹자 그때 아담은 작아진다. 이와 비슷하게 도교의 고급명상에서는 당신이 전설 속의 첫 번째 사람인 '반고'이고 머리에서 발까지 수십 억 광년이 걸리는 거대한 사람이라고 상상한다.

이를 적절하게 수련하면 당신은 우주적인 존재가 되어, 수정궁은 북극성, 심장은 태양, 신장은 달, 단전은 지구, 장기는 별과 행성이 된다. 이 우주적인 존재가 지구에 앉아 도의 마음으로 별을 명상하면서 그 찬란한 빛을 세포 하나 하나에 비춘다. 이 수련은 참된 지식을 주고 진정한 감각을 깨운다. 또 우주 의식을 계발하고, 세 개의 단전을 열어 하늘의 별에서 에너지를 받아들이도록 한다. 감(坎)과 리(離)의 수련을 통해 별과 지구에서 온 여러 가지 기운에 동조하고 그에 상응하는 다양한 수준의 의식을 계발한다. 결국 우리는 근원으로 돌아감으로서 진정한 나가 된다.

근원으로 돌아가기

나는 하늘과 땅과 함께 산다.
만물과 나는 떨어질 수 없는 하나를 이루고 있다.

-장자

뉴욕 타임즈 최근호 과학 면에는 지구상의 생명이 다른 별에서 온 씨앗에서 나왔다는 어느 천문학자의 말을 실었다. 우리는 몸을 통해 별들과 연결되어 있다. 인간의 형태 그 자체가 별의 에너지와 물질의 산물이다. 도교는 우리의 본질이 별에서 온 것임을 인식하고 삼태극, 오기(五氣), 북극성, 북두칠성, 28개 별자리, 행성 등이 있는 대우주의 기운과 우리를 연결하는 방법을 개발했다. 목표는 우리 몸의 소우주 안으로 이 에너지를 끌어와서 몸을 건강하게 하고 정신을 깨끗하게 하며 마침내 우리의 근원인 무극과 재결합하는 것이다.

우리는 잠재의식 깊은 곳에 여전히 지구의 빽빽한 파동 속으로 들어올 때의 축복의 기억을 가지고 있다. 이 땅에서는 에너지체나 영체로 있을 때보다 각자의 개성을 알아보기는 쉽지만, 우리가 우주와 상호 연결되어 있다는 것을 이해하기는 어렵다. 에너지체와 영체는 보이지 않기 때문에 많은 사람들이 기를 느끼지 못하고 생명에 영적인 면이 있다는 것을 잊어버리고 산다.

무극(無極)이 신(神)이 되고, 신(神)이 기(氣)가 되며, 기(氣)가 상(相)이 되고, 상(相)이 정(精)이 되며, 정(精)이 주의력이 된다. 주의력은 사회적 행위가 되고, 사회적 행위는 상승과 하강이 되고, 상승과 하강은 지위의 고하가 되며, 지위의 고하는 차별이 된다.

차별은 사회적 신분이 되고, 사회적 신분은 마차가 된다. 마차는 저택이 되고, 저택은 궁전이 된다. 궁전은 연회장이 되고, 연회장은 사치가 되고, 사치는 탐욕이 되며, 탐욕은 기만이 된다. 기만은 벌이 되고, 벌은 반역이 된다. 반역은 군비가 되고, 군비는 약탈과 투쟁이 되며, 약탈과 투쟁은 패배와 파괴가 된다.

― 탄진셍, 10세기, 『변화의 경전』

도교 수행의 궁극적인 목표는 우리의 근본적인 상태, 즉 무극(無極)으로 되돌아가는 것이다. 무극으로 돌아가는 방법 중 하나는 내면의 연금술이다. 내면의 연금술은 소주천 명상, 철삼기공, 성도인술을 통해 몸의 에너지 통로를 열고 깨끗하게 하는 것부터 시작한다. 내면의 연금술의 두 번째 단계에서는 오기조화신공 I, II, III, 태극권, 오행 식이요법, 장기 기마사지 수련이고, 이를 통해 지상의 우리 몸에서 오기(五氣)와 직접 만난다. 이 수련법은 에너지체와 영체를 수련하기 위한 통로를 깨끗하게 만든다.

내면의 연금술의 마지막 단계는 우리의 의식을 육체를 넘어 내면과 외부의 무한한 공간으로 계속 확장해 나간다. 이때는 우주에서 퍼져 나온 오기(五氣)와 더 의식적으로 상호작용한다. 또 에너지체와 영체로 여행하면서 우주의 근원에서 기운을 모으고 흡수한다. 한편 감(坎)과 리(離)의 대각 수련 같은 고급 수련을 하려면, 수(水)와 화(火)를 사용하며 내면 세계와 외부 우주 사이의 자의적인 마음의 경계를 없앤다는 것, 먼 우주를 여행하고 마지막에는 우리의 단전으로 되돌아온다는 것을 이해해야 한다.

무극(無極)은 시간과 공간의 경계를 넘어서 있다. 그러므로 '무극으로 돌아가기'를 수행하는 도교 수행자는 마음을 넓히고 자신을 비우고 뉴턴 물리학의 고정된 개념을 버리고 우리가 바로 우주라는 것을 인식해야 한다. 이런 비약은 물론 쉽지 않다. 수많은 도교 스승들이 대를 이어 가며 가장 간단하고 안전한 방법을 만들어내느라 연구에 연구를 거듭했다. 무극

(無極)을 한번에 인식한다는 것은 불가능하기 때문에 여행은 여러 단계로 나눠서 한다.

힐링타오에서 천기(天氣)를 개발하는 5단계

첫 단계: 북극성

첫 단계에서는 육체의 물질적인 면이 정화되고 강화되어 에너지가 영체라는 비물질적인 형태로 변형되도록 한다. 이것에 성공하면 수련자는 북극성으로 가게 된다. 북극성은 첫 번째 정류장이요, 지상에서 볼 수 있는 모든 별자리의 중심이다. 또 북극에서 볼 수 있는 모든 별자리가 북극성을 중심으로 도는 것처럼 보이기 때문에 '극의 별'로 알려져 있기도 하다. 어떤 별이 별자리의 중심인지는 남극과 북극으로 표시되는 지구의 축이 어떤 위치에 있는가에 따라 달라진다. 지구의 축은 수 천년에 걸쳐 조금씩 이동하면서 그때마다 다른 별을 중심으로 가리켰다. 기원전 3천년에는 중심축에 용성이 있었고, 지금으로부터 수 천년 후에는 직녀성이 중심축에 올 것이다.

도교 수행자는 에너지와 영체를 확장함으로써 지상의 영역을 넘어 북극성에 도달한다. 이렇게 하기 위해서는 별과 우주의 에너지를 효과적으로 끌어당기는 법을 배워 에너지체와 영체를 강화시켜야 한다. 이때 북극성과 북두칠성이 가장 중요하다. 수련을 함에 따라 북극성과 북두칠성의 에너지가 인식될 것이다. 북두칠성은 붉은 빛을 방사하고 북극성은 보라빛을 방사한다. 이 보라빛의 힘은 별과 행성을 포함해 모든 물체에 침투되어 있다. 북극성에서 나온 보라빛이 하늘의 문을 가리키기는 하지만, 이 보라빛이 하늘의 최고의 힘은 아니다. 최고의 하늘 빛은 투명하다.

첫 단계를 완성하기 위해서는 세 개의 계단을 밟게 된다.

도교 수행은 몸에서 시작된다. 첫 단계의 첫 계단은 자신의 경제적 사회적 조건을 안정시키고 육체적 건강을 강화, 유지하는 것이다. 몸은 에너지를 담아가는 운반체이다. 건강하면 건강할수록 에너지를 더 많이, 더 빨리 순환시킬 수 있다. 건강과 순환 능력은 소주천 회로, 여섯 가지 치유소리, 내면의 미소 명상, 성도인술, 철삼기공 수련을 통해 크게 높아진다. 한편 경제적 사회적 관계가 안정되어야만 삶 속에 수련을 위한 공간을 창조할 수 있다. (다음 끼니를 어떻게 해결해야 할지도 모른다면 집중하기 힘들다.)

몸과 지상을 초월해 여행하기. 다음 계단은 지상을 벗어나 달, 태양, 행성을 여행하기 위해 축적된 에너지를 사용하는 법을 배운다. 이는 우주선이 로케트를 발사하면서 지구 중력을 벗어나는 것과 비슷한 방법이다. 소주천 회로와 오기조화신공을 통해 에너지체를 창조하는 과정을 시작한다. 이는 이 세상에 있으면서 이 세상을 벗어나는 불멸의 영체를 강화하기 위함이다. 내적으로 건강할수록 육체와 지구의 제한에서 벗어나 의식을 확장하는 힘을 더 가지게 된다. 실체를 벗어나 나갔다가 되돌아올 수 있으면, 긴 여행을 버티는 강력한 에너지체와 영체를 만드는 데 필요한 물질을 확보한 것이 된다.(그림 1-14)

별로 여행하기. 세 번째 계단은 에너지체와 영체를 사용해 별과 별자리, 특히 북극성과 북두칠성으로 여행하는 과정이다. 이 여행 동안 육체는 지상을 떠나지 않는다. 오히려 의식이 지구와 하나가 되고 땅과 접지해서, 별에서 오는 높은 파동과 빛을 안전하게 흡수할 수 있도록 해 준다.

두 번째 단계: 오기(五氣)의 힘

북극성 다음의 두 번째 단계는 오기(五氣)의 힘(다섯 가지 힘의 근원)이다. 오기는 우리에게는 보이지 않는 다섯 개의 별로 대표된다. 오기의 수준에 도달한 수련자는 우주에서 나오는 그 힘들과 하나가 된다. 오기를 초월하면, 대삼합(大三合)의 영역에 들어간다. 이 단계는 세 단계의 감(坎)과 리(離) 깨달음 수련을 통해 성취된다.

세 번째 단계: 삼태극

삼태극은 오기의 힘을 넘는 세 개의 큰 별이다. 실제 수련에서는 정(精), 기(氣), 신(神)의 세 힘이 하나가 되는 단계이다. 우주는 무극(無極)에서 별, 행성, 생명으로 분화되었다. 도교에서는 다섯 가지 감각의 봉인 수련을 통해 원기의 전개 과정을 역으로 추적한다.

네 번째 단계: 원초적 음양

삼태극을 넘어선 다음 단계는 음양의 재결합이다. 모든 다양성은 원초적 음양으로 되돌아가고 그리하여 무극으로 완전 재흡수되는 길을 준비한다. 이 단계는 천지합일(天地合一) 수련을 통해 이루어진다.

다섯 번째 단계: 무극(無極)

무극(無極)에 도달하는 것을 육체의 여행으로 상징화하는 경우도 있지만, 무극은 모든 에너지 현상을 넘어서 항상 각 개인 안에 현존하고 있다. 에너지가 시간과 공간의 필터를 통과할 때는 두 개의 극으로 갈라져 있는 것처럼 보인다. 원초적 음양에너지가 근원으로 돌아가 융해되면 분리의 환상은 끝나게 된다. 깨달음의 과정은 모든 우주에너지의 본래면목을 의식하는 것이다. 이 단계는 천인합일(天人合一) 수련을 통해 이루어진다.

소주천 수련: 독맥을 열고 천기와 연결하기

1. 준비

기공 워밍업: 기공 워밍업으로 척추를 부드럽게 푼다. 척수 호흡, 철의 다리(Iron Bridge), 황새목(Crane Neck), 거북이목, 척수 흔들기, 척수 락킹을 하고 휴식을 취한다. 척추가 열리고 긴장이 풀리는 것을 상상한다. 숨을 들이마시면서 땅에서 하얀 안개가 올라와 척추를 깨끗하고 밝게 만드는 상상을 한다. 숨을 내쉴 때는 척추에서 탁기가 어둡고 칙칙한 회색 안

개처럼 빠져나간다고 상상한다. 이것을 9회 내지 18회 한다.

여섯 가지 치유소리를 수련한다.
명상을 준비한다. 의자에 올바른 명상 자세로 앉는다. 좋은 자세를 취했으면 집중하고 몇 분 동안 자신을 준비하는 시간을 갖는다.
1. 자신의 주위를 의식한다. 발이 바닥에 닿는 감각, 손이 겹쳐지는 감각, 등 뒤 의자의 감각을 느낀다.
2. 방 안의 소리와 방 밖의 소리, 자기 몸 안의 소리를 들어본다.
3. 호흡을 의식하고 혀가 입천장에 닿는 것을 의식한다. 숨을 들이마실 때 몸이 자연스럽게 확대되고 내쉴 때 축소되는 것을 느낀다. 이와 같이 최소한 9회 내지 36회 의식을 하며 호흡한다.

2. 소주천 명상: 백회 열기

A. 에너지를 활성화하고 연결하기
1. 우주 내면의 미소 명상을 한다.
2. 심장에 우주 내면의 미소를 보낸다. 심장을 열고 우주 내면의 미소를 계속한다. 성기관에 닿으면, 심장의 사랑에너지와 욕망의 성에너지가 연결되도록 많은 시간을 보낸다. 중심에서 원기와 그 에너지를 하나로 섞는다.
3. 원기를 활성화한다. (난로 데우기)
4. 기본 소주천 회로에 따라 에너지를 순환한다.
5. 어머니인 땅에너지를 활성화하고 땅에 연결한다.
6. 높은 자아(우주)에너지를 활성화하고 이에 연결한다.
7. 황금빛을 확장해서 몸을 감싸게 한다.
8. 각 혈자리에 나선형을 그리며 임맥을 활성화한다. 의식을 미간으로 가져오고 각 혈자리를 연결함으로써 임맥을 연다. 에너지를 끌어당겨 나선형으로 돌리고 다음 혈자리로 가져간다. 미간, 입천장, 목, 심장,

태양신경총, 배꼽, 성센터, 회음, 발바닥, 다시 회음으로 에너지를 가져간다.

B. 독맥을 정수리까지 확장하기

이제 에너지를 척추의 혈자리 하나 하나로 끌어올린다. 에너지를 활성화하기 위해 짧고 강한 호흡을 사용하거나 마음과 눈으로 나선형으로 돌려도 좋다. 혹은 소리, 색, 마사지 등 좋아하는 방법을 사용한다. 어떤 방법을 사용하는지가 중요한 것이 아니라, 당신의 존재와 에너지에 의식을 집중하고 기가 척추를 타고 올라가는 느낌을 갖는 것이 중요하다.

주의: 고혈압이나 녹내장 또는 호흡을 멈추면 건강상 문제가 생기는 사람은 짧고 강한 호흡을 사용하지 말라. 대신 부드러운 내적 호흡이나 마음을 사용해서 기를 인도한다.

1. 천골 열기

미골과 천골을 마사지하고 흔든다. 특히 천골의 여덟 개 구멍이 따뜻하게 느껴질 때까지 나선형을 그리며 마사지한다. 한 방향으로 9회, 다른 방향으로 9회 마사지한다.(그림 11-5)

미간을 향해 짧고 강하게 숨을 들이마시고 눈과 회음을 가볍게 수축한다. 숨을 짧고 강하게 들이마시고 항문을 살짝 끌어당긴다. 다시 한번 숨을 짧고 강하게 들이마시고 항문 뒷부분을 끌어당긴다. 천골 끝부분을 약간 기울이면서 천골을 향해 숨을 5번 짧고 강하게 들이마신다. 숨을 내쉬면서 에너지를 미골에 모으고 천골이 흔들리는 것을 느낀다.

숨을 내쉬고 에너지를 미골에 모은다. 마음은 계속 미골 끝에 집중한다. 천골 안에서 기의 공을 각 방향으로 9회 내지 18회 회전시킨다. 어떤 사람은 이것만으로 기가 척추를 타고 정수리까지 가게 할 수 있다.

짧고 강한 호흡을 하면서 회음, 항문, 항문 뒤부분을 끌어당기면, 에너지를 한 곳에서 다른 곳으로 가게 하여 마침내 모든 독맥혈을 통과해 정수리에 이르게 할 수 있다. 모든 독맥 혈에서 에너지를 각 방향으로 9회 내지 18회 돌리는 것을 잊지 말라.

2. **명문(생명의 문) 열기**

숨을 짧게 들이마시고 에너지를 회음에서 천골을 통과하여 신장 사이의 명문으로 끌어올린다. 마음과 눈의 힘을 사용해 명문에서 에너지를 나선형으로 돌린다. 3회 내지 9회 짧게 호흡하면서 에너지를 천골에서 명문으로 9회 내지 18회 끌어올린다.(그림 5-32 참조)

숨을 내쉬면서 명문에 에너지를 모은다. 자연스럽게 호흡하고 휴식하면서 에너지가 퍼져나가게 한다. 쉬면서 회음, 미골, 천골, 명문으로 에너지가 선을 그리며 퍼져 올라가는 것을 느낀다.

3. **척중(T-11) 열기**

척중혈에 의식을 집중하거나 만진다. 숨을 짧게 들이마시고 에너지를

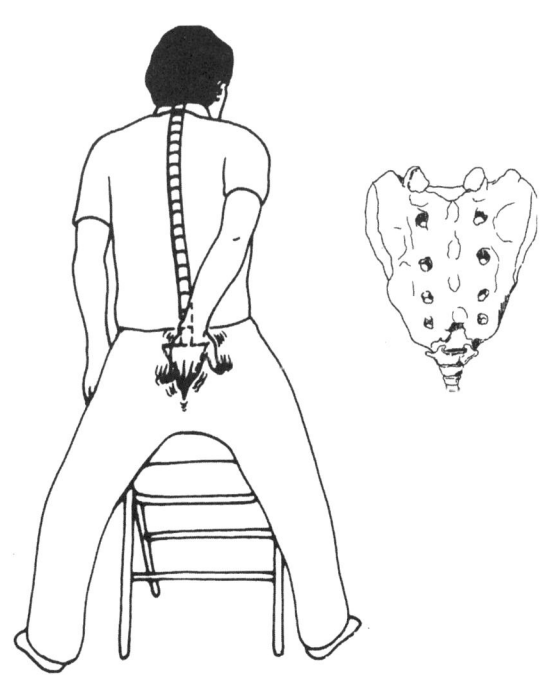

그림 11-5. 미골과 천골을 마사지하라.

회음에서 명문과 척중(T-11)으로 끌어올린다. T-11에서 에너지를 나선형으로 돌린다. 3회 내지 9회 숨을 짧게 들이마시면서 T-11로 에너지를 끌어올린다. 숨을 한 번 들이마실 때마다 T-11에서 에너지를 나선형으로 돌린다.

숨을 내쉬고 휴식을 취한다. 회음, 명문, T-11이 선으로 연결되고 에너지가 흘러 올라가는 것을 느낀다. T-11에서 마음과 눈으로 원을 그린다.

4. 신도(T-5) 열기

심장 뒷쪽에 있는 신도(T-5)에 집중한다. 숨을 짧게 들이마시고 회음에서 T-11과 신주로 에너지를 끌어올린다. 3회 내지 9회 숨을 짧게 들이마실 때마다 신도에서 마음과 눈의 힘을 사용해 에너지를 나선형으로 돌린다.(그림 5-35 참조)

그 다음 숨을 내쉬고 에너지를 모으고 휴식하면서 에너지가 퍼져가게 내버려 둔다. 에너지가 저절로 신도로 흘러감을 느낀다. 그 지점이 확장되고 점점 더 힘이 생김을 느낀다.

5. 대추(C-7) 열기

C-7혈에 집중한다. 숨을 짧게 들이마시고 에너지를 회음에서 신도와 C-7로 끌어 올린다. C-7혈을 향해 숨을 3회 내지 9회 짧게 들이마시고 마음과 눈의 힘을 사용하여 숨을 들이마실 때마다 에너지를 나선형으로 돌린다.(그림 5-36 참조)

숨을 내쉬고 휴식을 취한다. 에너지가 저절로 C-7혈로 계속 흐르는 것을 느낀다.

6. 옥침 열기

옥침혈에 집중한다. 머리 뒤쪽 오목한 부위를 만지고 마사지한다. 숨을 짧게 들이마시고 에너지를 C-7에서 옥침혈로 끌어올린다. 숨을 3회 내지 9회 짧게 들이마시고 에너지를 회음에서 대추와 옥침으로 끌어올린다. 숨을 들이마실 때마다 옥침혈에서 에너지를 나선형으로 돌린다. 원한다면 마음과 눈의 힘을 사용해 기의 공을 양쪽으로 회전시

킨다. (그림 5-38 참조)

숨을 내쉬고 휴식을 취한다. 에너지가 옥침혈로 스스로 흘러가는 것을 느낀다.

7. 정수리(백회) 열기

백회에 집중한다. 숨을 짧게 들이마시고 회음에서 옥침, 정수리 뒤쪽, 백회로 에너지를 끌어올린다. 숨을 3회 내지 9회 짧게 들이마시며 에너지를 백회로 끌어올린다. 숨을 들이마실 때마다 백회혈에서 에너지를 나선형으로 돌린다. 에너지가 넘쳐흘러 저절로 백회혈로 퍼져나감을 느낀다. 마음과 눈의 힘을 사용해 빛나는 기의 공을 9회 내지 18회 양쪽 방향으로 회전시킨다.

C. 하늘의 힘과 연결되기

우리는 정수리를 통해 천기(天氣)를 끌어들일 뿐만 아니라 임종시 영혼이 떠나는 문으로 사용하기도 한다. 태어날 때부터 정수리가 닫히지 않는 사람도 있지만, 대부분은 이 문을 깨끗하게 열도록 수련해야 한다.

임종시 당신이 정수리를 통해 빠져나가면, 죽음 후에 다시 지상에 다시 내려오지 않고 계속 하늘의 영역으로 갈 수 있다. 그러자면 죽기 전에 정수리가 잘 열려 있도록 수련해야 한다.

D. 곤륜산(정수리 뒤)

정수리 뒤쪽은 뇌의 송과선과 연결되어 있고, 임종시 영혼이 북극성으로 떠나는 문이다. 북극성은 지구의 축과 일직선에 있으므로 하늘로 들어가기 가장 쉬운 문이다 . 이 축과 우리 몸을 일직선에 있게 하면, 북극성의 보라빛, 무조건적인 사랑의 보라빛과 일직선에 있게 된다. (그림 5-42 참조)

E. 정수리

정수리의 중심은 시상하부와 연결되어 있고 북두칠성으로 가는 길이다. 북두칠성의 빛은 밝은 빨간색이며 생명력을 반영한다.

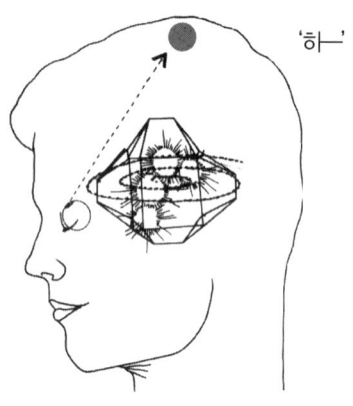

그림 11-6. 정수리 뒤쪽을 활성화하기

미간은 뇌하수체와 연결되어 있고 높은 자아(우주)에너지로 가는 문이다. 미간은 앞에서 언급했듯이 황금빛을 끌어들인다. 도인들은 송과선, 시상하부, 뇌하수체가 있는 곳을 수정궁이라고 불렀다.(그림 5-46 참조)

1. 턱을 앞으로 가볍게 기울이면 정수리 뒤쪽이 활성화된다. 이렇게 턱을 기울이면 송과선과 정수리 뒤쪽이 일직선에 오게 된다. 그리고 정수리 뒤쪽이 몸에서 가장 높은 곳이 된다. 이와 함께 손가락으로 정수리의 뒤쪽을 만지고 누른다. 다시 한 번 턱을 기울이고 가볍게 정수리 뒤쪽을 누른다.

2. 이제 정수리의 가운데를 만지고, 정수리를 쳐다 보려는 듯이 올려다 본다. 부드럽게 누르고 올려다 보면 정수리가 열리는 것이 느껴진다.(그림 11-6)

2. 숨을 깊이 들이마시고 내쉰다. 부드럽게 삼초의 소리 '히-'를 낸다. 소리가 정수리 뒤쪽을 향하여 깊이 진동해야 한다. 동시에 손바닥을 위로 해서 머리 위로 팔을 올린다. 정수리를 통해 기가 퍼져나가게 한

다. 마치 파이프라인을 북극성까지 연결하는 느낌으로 한다. 에너지가 하늘을 통과하여 위로 올라가 지구의 대기를 뚫고 우주 공간으로 간 다음 북극성과 닿게 한다. 북극성의 보라빛이 의식되거나 정수리에 다른 감각이나 압박이 느껴지면 북극성에 연결되었다는 징후다. 이를 9회 내지 18회 한다. 휴식을 취한다. 그리고 정수리 속으로 에너지가 흡수되는 감각 혹은 압력을 느낀다.(그림 11-7)

정수리의 중심과 북두칠성을 의식한다. 삼초의 소리를 내서 북두칠성 일곱 개 별의 에너지를 활성화하고, 북두칠성의 빨간 정수를 끌어당긴다. 이를 9회 내지 18회 한다.(그림 11-8)

4. 눈을 올려다 보고 몸통이 나선형을 그리며 회전하도록 한다. 머리 위에 에너지의 소용돌이가 만들어지고 있음을 느낀다. 손바닥을 밑으로 가게 해고 정수리 뒤쪽을 향하도록 손의 각도를 조정한다. 몸을 회전하면서 긴장이 풀리고 몸이 열리는 것을 느낀다. 북극성을 상상한다. 무조건적인 사랑의 보라빛이 당신에게 오게 하라. 그 빛이 정수리 뒤쪽으로 들어가 안으로 들어간 다음 송과선까지 가게 한다. 송과선이 깨끗해지고 힘이 생기며 머리가 신선해지는 것을 느낀다.

5. 북두칠성의 빨간빛을 의식한다. 그것은 지구의 불이다. 북두칠성을 그려보고 붉은 빛이 내려오게 한다. 정수리 중심을 통해 들어와서 머리 속을 흘러내려 온 몸으로 내려가게 한다. 그 빛을 받고 피가 힘차게 되는 것을 느낀다. 이 불의 반대는 지구의 파란 수기(水氣)이다. 파란빛을 호흡하고, 그 빛이 붉은 빛을 중화하게 만든다. 이 근원적 에너지를 단전에 모은다.

6. 북극성의 보라빛을 의식하고 정수리를 통해 흘러와 몸으로 내려옴을 의식한다. 정수리에서 보라빛 진주가 있다고 상상하고 이 진주를 양방향으로 회전시키는 그림을 떠올리면 도움이 된다. 이제 보라빛이 나선형을 그리며 뇌로 내려가게 한다. 먼저 9번은 시계방향으로, 다음 9번은 시계 반대 방향으로 회전시킨다. 이 우주 보라빛의 반대는 개인 영혼의 하얀빛이다. 태양신경총에서 이 두 가지가 섞이게 한다. 잠시

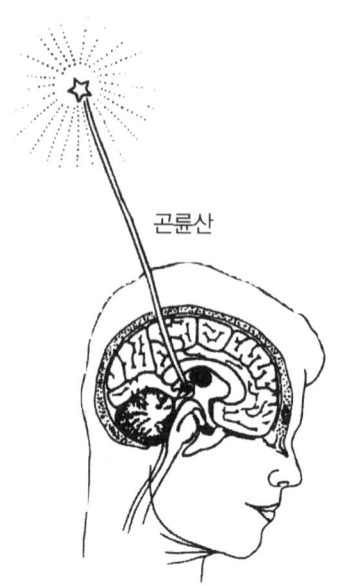

그림 11-7. 송과선은 북극 및 북극성에 긴밀하게 연결되어 있다.

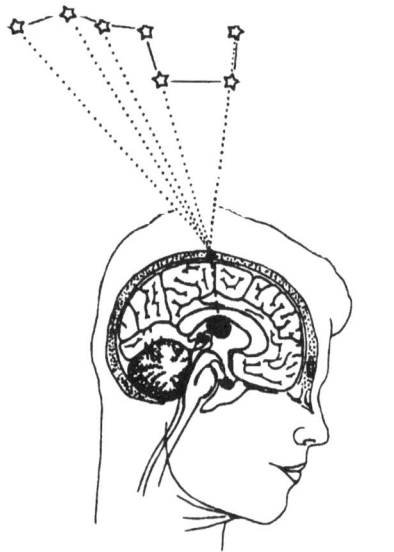

그림 11-8. 시상과 시상하부는 북두칠성과 연결되어 있다.

휴식한다. 평화롭고 행복한 느낌을 즐긴다. 몸 안 어디든 치유가 필요한 곳으로 빛이 흘러가게 내버려 둔다.(그림 11-9)

F. 정수리와 미간 연결하기

1. 정수리와 미간을 의식한다.

2. 정수리 백회혈로 호흡을 하듯이 숨을 들이마신다. 호흡과 함께 북극성의 보라빛을 수정궁으로 끌어들인다. 그리고 미간을 통해 숨을 내쉰다.

4. 당신 앞에 황금빛을 상상한다. 산, 바다, 호수, 폭포, 숲의 에너지를 상상한다. 미간을 통해 에너지를 호흡하고 수정궁으로 보낸다. 정수리를 통해 숨을 내쉰다. 마지막 두 단계를 3회 내지 9회 반복해서 한다.(그림 11-10)

그리고 휴식을 취한다. 정수리와 미간이 일직선으로 연결된 것을 느낀다.

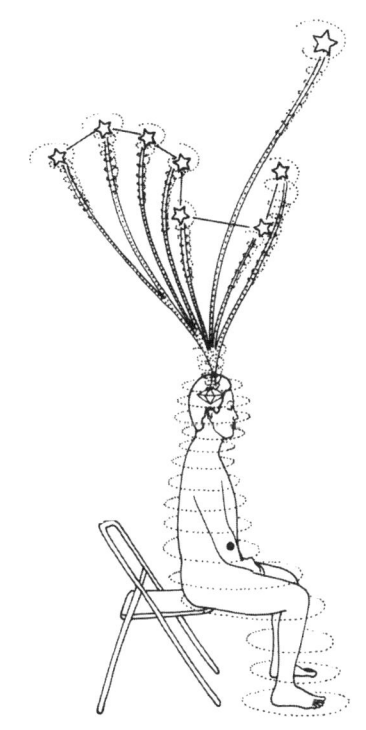

그림 11-9 온몸으로 보라빛과 붉은빛 에너지를 돌린다.

G. 에너지를 임맥에서 배꼽으로 내리기

하늘의 에너지는 양의 에너지다. 뇌는 자연적으로 양이다. 왜냐하면 몸에서 하늘에 가장 가까운 곳이기 때문이다. 뇌에 천기(天氣)를 가져온 후에는 이 에너지를 순환시키고 배꼽과 땅으로 내리며 몸 안에서 음기와 균형을 맞춰주어야 한다. 그러면 이 에너지는 혜택을 준다.

머리에 양기가 남아 있으면 머리가 너무 양적으로 된다. 그러면 머리가 어지럽고 띵하고 멍하며 흔들리기도 하고 열기와 압박을 느낄 수도 있다. 다음에는 에너지를 밑으로 내리고 남은 기운을 처리하는 방법을 배운다.

1. 혀끝이 입천장에 닿게 한다. 숨을 가볍고 들이마시고 입천장을 혀로 누른다.(그림 11-11) 숨을 내쉬고 휴식을 취한다. 혀에 에너지를 모은다. 이를 18회 내지 36회 반복한다. 혀를 가볍게 입천장에 댄다. 입

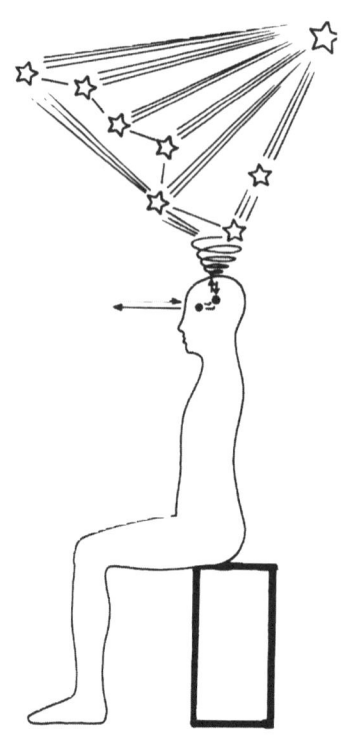

그림 11-10. 정수리에서 미간으로 연결하라.

천장 앞에서 혀끝을 천천히 움직이면서 기의 감각, 진동, 금속의 맛, 전기자극, 얼얼함, 또는 가벼운 통증을 느껴 본다. 혀가 열리고 기가 밑으로 내려갈 것이다.

2. 혀로 잇몸을 비비며 돌린다. 그러면 액체가 많이 나온다. 이 액체를 감로수라고 하는데 몸의 높은 음기를 함유하고 있다. 이 액체를 천기(天氣)와 합한다. 음의 액체 속에 양기를 넣고 휘젓는 것이다. 그리고 삼킨다. 에너지가 목, 심장, 태양신경총을 통해 임맥으로 내려가게 한다. 혈자리가 열리고 서로 연결될 때까지 마음과 눈으로 혈자리마다 원을 그린다.

3. 태양신경총에서 하얀 기의 공을 돌린다. 그곳에서 밝은 태양빛이 퍼져나오는 것을 의식한다.(그림 11-12) 그 빛이 머리 위에 있는 더 큰

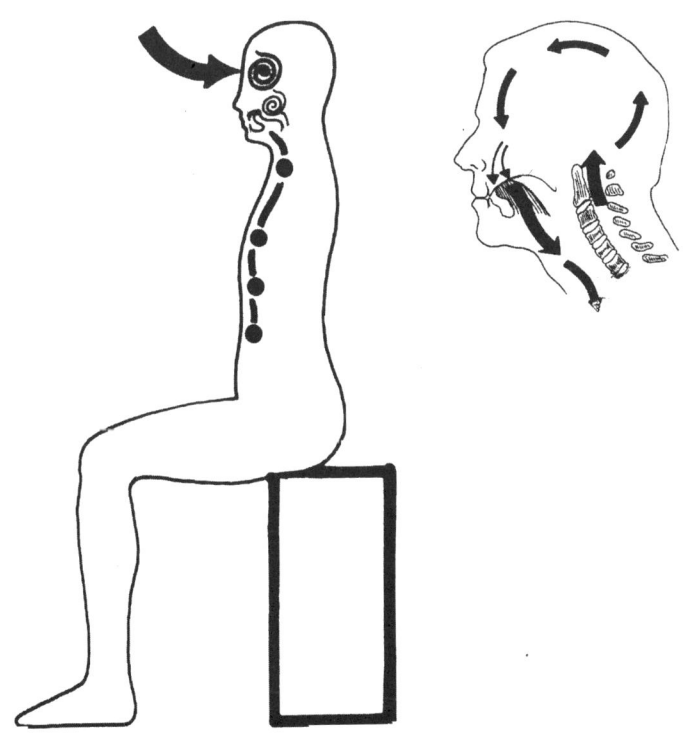

그림 11-11. 혀끝을 입천장에 댄다.

태양과 연결됨을 느낀다. 태양신경총에서 밝은 빛이 퍼져나오게 한다.

4. 태양신경총 앞에 오른손을 놓고 손으로 빛의 방사를 느낀다. 이때 손바닥을 안으로 향하게 한다. 숨을 들이마신다. 땅의 흰빛을 미간과 태양신경총으로 끌어올린다. 숨을 내쉬면서 미간과 태양신경총에 에너지를 모은다. 휴식한다. 에너지가 퍼져나가고 태양신경총에서 손바닥으로 빛이 방사된다. 조금씩 손을 밖으로 움직여도 여전히 빛이 느껴진다. 이를 9회 내지 18회 한다.

태양신경총이 강하면 정신적 의지가 강해서 다른 사람의 부정적인 에너지로부터 자신을 보호할 수 있다. 무한한 빛의 근원과 연결되면, 당신의 빛을 다른 사람에게 보낼 수 있다. 이렇게 하면 다른 사람이 당

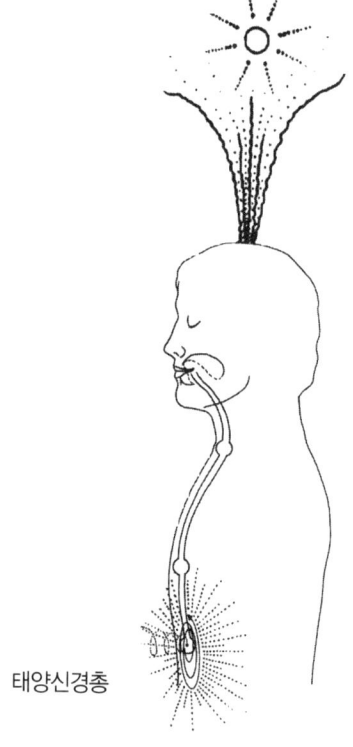

태양신경총

그림 11-12. 태양신경총이 흰색빛과 연결되어 있고 빛을 방사한다.

신에게 보내는 부정적인 에너지를 변화시킬 수 있다. 태양신경총에서 나오는 흰빛은 당신이 높은 힘을 알아보게 하고, 또 높은 스승이 당신을 알아보고 보호할 수 있게 해 준다.

5. 천천히 한다. 열린 느낌이 들 때까지 각 지점에서 충분한 시간을 보낸다.(그림 11-13) 이전 지점에서 에너지를 강하게 끌어내릴 때까지 충분한 시간을 가진다. 각 지점을 빛나는 무한의 에너지로 가득 채우면서 따뜻한 벌꿀 같이 기가 넘쳐흐르는 것을 느낀다. 상쾌하게 퍼져나가는 느낌을 느낀다. 원한다면 내면의 미소의 힘을 사용해 긴장을 풀고 혈자리를 열어 더 활성화한다.

6. 마지막으로 에너지를 배꼽으로 되돌린다.

7. 이제 원기만을 의식하고, 휴식을 취한다. 원기의 장소에 파동이 치는

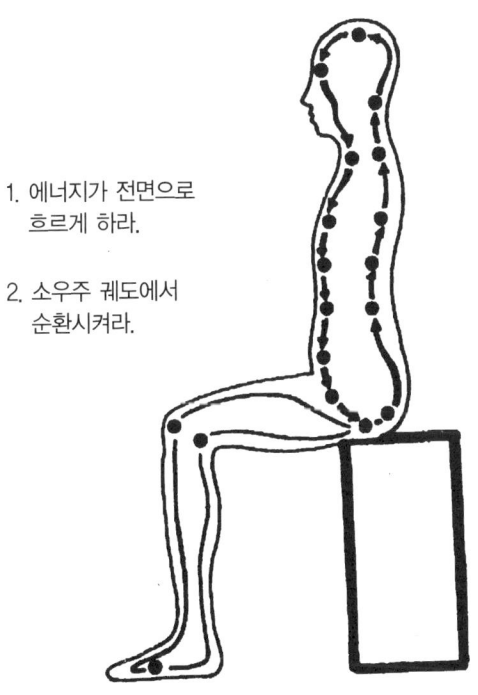

그림 11-13. 회로 안에서 기가 흐른다.

것을 느낀다. 의식의 95%는 원기에 두고 5%는 양 발바닥, 정수리, 미간에 둔다. 파도를 느낀다. 원기이 에너지를 끌어들이고 흡수해 하나가 되는 것을 느낀다.(그림 2-9 참조)
8. 위의 과정을 끝내고도 여전히 머리에 많은 양의 에너지가 있다면, 위의 과정을 필요한 만큼 반복한다. 또 손을 사용해 에너지가 밑으로 내려가도록 인도한다. 왼손은 에너지를 끌어당기고 오른손은 에너지를 밀어낸다는 것을 기억하라. 따라서 에너지가 정체되어 있는 장소에는 오른손을 두고, 에너지를 끌어오려는 장소에는 왼손을 둔다. 이렇게 하면 과도한 에너지를 배꼽으로 내려가게 할 수 있다.

H. 음의 단계: 무극 속에서 휴식하기

휴식을 취한다. 완전한 어둠 속에 평화롭게 앉아서 자신을 열고 원기의 밝은 빛을 받는다. 무슨 일이 일어나든 그대로 내버려 둔다. 에너지가 스스로 흐르게 내버려 둔다. 에너지가 몸의 다른 부분으로 움직일 것이다. 에너지를 인도하려고 노력하지 말라. 내 몸 속의 생명의 지혜가 몸에 영양분을 주고 치유하도록 그대로 내버려 두라. 다만 잠들지 않도록 주의한다. 눈을 가볍게 뜨고 있어도 좋다. 긴장을 풀고 중립적이 되어 자신을 열고 수련의 열매를 흡수하라. 깊은 평화의 느낌, 확장된 의식, 지복의 느낌을 즐겨라. 최소한 5분 내지 10분을 그렇게 있어라.

명상 끝내기

손을 배꼽 위에 놓고 에너지를 모으면서 수련을 끝낸다. 배꼽에서 바깥쪽으로 36회 나선형을 그리고 안쪽으로 24회 나선형을 그리며 에너지를 모은다.

자가 기마사지를 하고 끝낸다. 기가 손끝에서 피부와 장기로 흐르게 한다. 이렇게 하면 오랫동안 앉아 있어서 생긴 뻣뻣함을 풀 수 있다.

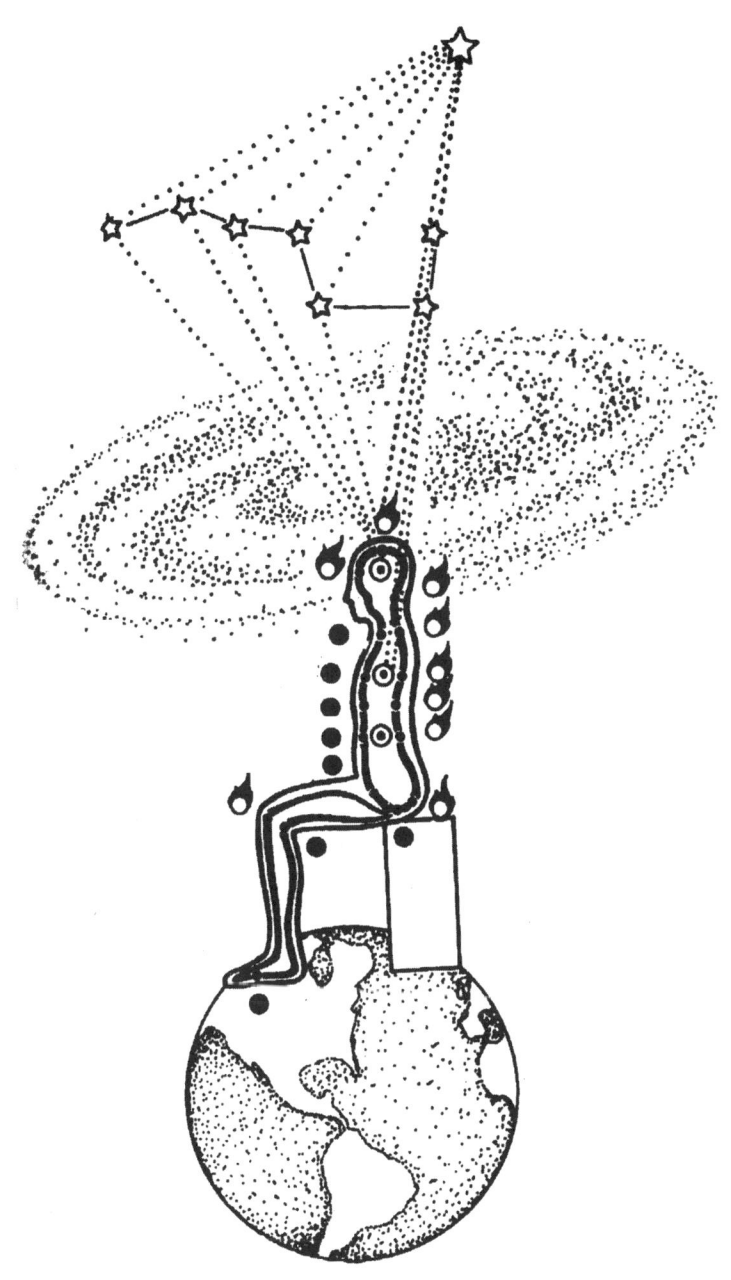

그림 11-14. 자신이 하늘, 우주, 땅의 힘과 연결됨을 느낀다.

규칙적으로 수련하기

하루에 최소한 20분 정도 수련을 해라. 수련에서 가장 중요한 것은 지속적으로 해야 한다는 것이다. 매일 조금씩 수련하는 것이 하루 종일 수련하고 다음날 아무 것도 안 하는 것보다 좋다. 극단을 피하라. 한쪽 극으로 가면 다른 쪽 극으로 가게 된다. 매일 조금씩 수련을 하라. 그러면 수련의 깊이가 자신도 모르는 사이에 깊어질 것이다.

치유의 빛을 이용한 고급 소주천 수련의 요약

준비
1. 기공 워밍업
2. 여섯 가지 치유소리, 각 장기의 색깔 보기
3. 내면의 미소 명상으로 내면에 집중하기
4. 하얀 안개를 흡입하여 골수와 뇌 청소하기
5. 난로 데우기로 원기를 활성화하기
   a) 풀무호흡으로 시작
   b) 신장을 활성화하고 마사지하기, 명문 열기
   c) 성기관을 활성화하고 마사지하기
   d) 하단전에 원기 모으기

소주천 명상
1. 소주천 회로의 모든 혈로 에너지 순환하기
2. 어머니 지구의 파란빛 끌어들이기
3. 미간을 활성화하여 높은 자아의 황금빛 끌어들이기
4. 우주 내면의 미소 명상으로 심장 열기
5. 핑크빛 사랑에너지와 성적 욕망을 융합하기
6. 미간에서 회음까지 임맥을 활성화하기

7. 회음에서 정수리까지 독맥을 활성화하기
8. 북극성의 보라빛 천기와 북두칠성의 빨간빛을 끌어오기
9. 에너지를 미간, 태양신경총으로 내리고 배꼽에서 원기와 섞기

음의 단계
어둠 속에서 휴식하고 원기의 밝은 빛을 의식하기

배꼽에 에너지 모으기

제12장
요약

제6장에서 제11장까지 소주천 수련에 대해 기본 수련에서 고급 수련까지 설명했다. 이 장에서는 전체 수련을 요약해 보겠다.

소주천 수련을 위한 지침

소주천의 7단계

소주천 명상을 시작하는 첫 몇주 동안 수련을 부지런히 해야 한다. 수련은 여러 단계로 나누어진다. 수련은 한 단계를 마친 다음, 다음 단계로 나아가도록 한다. 다음 단계로 나아가기 전에 각 부분을 철저히 마무리 짓도록 최소한 1주 내지 2주 동안 확실히 수련한다. 명상을 시작하기 전에는 항상 기공 워밍업을 하는 것을 잊지 말라. 명상 전에 척추를 느슨하게 푸는 것은 아주 중요하다.

우리는 소주천 회로 수련을 일곱 단계로 나누었다.

1. 난로 데우기: 하단전의 원기 활성화하기

첫 단계는 원기을 활성화하는 수련이다. 이 단계에서 1주일, 필요하다면 3주일 정도 실제로 원기를 느낄 때까지 수련해야 한다. 원기를 느꼈으면 이를 소주천 회로로 순환하는 수련을 한다.

기본 회로를 열고 나면, 피부 바깥 혹은 오라를 통해 기를 순환할 수도 있다. 이제 막 시작했든 몇 년 동안 수련했든 상관없이 회로 안에서 기를 순환해 기가 장기, 골수, 뇌로 깊이 들어가도록 할 수 있다. 더 깊이 들어가면, 당신의 오라가 퍼져나가 빛을 발하게 된다. 동시에 천기(天氣)와 지기(地氣)를 비롯해 여러 가지 에너지를 흡수하는 능력이 커진다.

시간이 가면서 수련은 단순해진다. 소주천 회로로 기를 순환하는 경험을 한 번 했으면, 두 번의 숨 안에 소주천 회로 한 바퀴를 돌 수 있다. 즉 숨을 들이마시면서 기를 척추로 올리고, 내쉬면서 몸의 앞면으로 내린다. 많은 초심자들이 내면의 미소 명상과 여섯 가지 치유소리 수련을 한 후 소주천 회로를 연다. 그리고 두 번의 호흡을 사용해 소주천 회로를 열고 임맥과 독맥을 활성화한다. 락킹(rocking)을 앞뒤로 하면 수련의 효과가 빨라진다. 숨을 들이마시면서 기를 척추로 올릴 때 락킹을 뒤로 하고, 내쉬면서 기를 내릴 때 앞으로 락킹을 한다. 락킹은 앉아서도 서서도 할 수 있다.

두 번 호흡하며 소주천 회로를 돌리는 방법은 우주의 에너지 우물에 연결할 때도 사용할 수 있다. 이 장의 마지막 부분에서는 고급 방법인 아홉 호흡과 다섯 호흡에 대해 설명한다.

2. 어머니인 땅의 힘과 연결하기

두번째 단계는 기공 워밍업, 난로 데우기, 내면의 미소, 원기 활성화로 시작해 어머니인 땅의 힘과 연결한다. 이 단계에서 배우는 접지 기술은 다음 단계의 소주천 수련에 필수적이다. 땅에너지는 수련자가 연결해야 할 세 힘 중 첫번째 힘이다. 땅에너지를 강하게 느끼고 흡수할 때까지 이 단계에서 1주 내지 3주 동안 수련한다. 전신으로 완전히 땅에 뿌리를 내리는 것은 철삼기공과 태극권에서 배우는데, 이를 마치려면 수년이 걸린다.

원기를 성공적으로 활성화하고 땅에너지와 연결되었으면, 최소 1주일 동안 기를 소주천 회로로 순환시켜 보라. 아직 전체적으로는 느낌이 미약하고 배꼽, 제3의 눈, 성 센터 등 몇 군데에만 느낌이 있을 수도 있다. 그래도 실망하지 말라. 에너지는 순환하고 있는데 모든 혈에서 느끼지 못하는 경우도 있다. 목표는 기의 조그만 시냇물을 넓은 강이 되도록 흐름을 변화시키는 것이다. 정기적인 수련으로 이 목표는 이루어질 것이고, 수련 자체도 점차 자연스럽게 될 것이다.

3. 높은 자아(우주)에너지와 황금빛 공을 활성화하기

세번째 단계에서는 제3의 눈을 통해 높은 자아의 파장을 끌어옴으로써 소주천 회로를 확장하고 충전시킨다. 높은 자아의 에너지를 흡수, 소화한 뒤 이를 배꼽과 발에서 지기와 연결시키고 단전에서 원기와 섞은 다음 섞은 에너지를 소주천 회로로 순환시킨다.

4. 우주 내면의 미소로 심장 열기

네번째 단계에서는 우주(높은 자아)에너지의 힘을 사용해서 심장을 연다. 또 이 에너지로 내면의 미소를 크게 만들 수도 있다. 이렇게 해서 감정에너지를 더 깊이 정화, 변형한다. 이는 회로 안을 흐르는 에너지의 질을 변화시킨다.

5. 임맥을 깨끗하게 하고 삼단전 연결하기

다섯번째 단계에서는 임맥의 기의 흐름을 깊게 하고 심장을 열고 심장과 성에너지를 연결한다. 임맥은 음기가 흐르는 통로로서 소주천 회로의 막힘을 부드럽게 녹인다.

6. 독맥을 깨끗하게 하고 천기에 연결하기

여섯 번째 단계에서는 독맥을 확실히 열고 에너지를 정수리로 가게 해서 하늘의 힘과 연결한다. 이렇게 하면 강력한 빛이 소주천 회로로 들어와 탁한 기운을 태워버린다.

7. **정수리와 미간을 연결하고 임맥과 독맥을 하나로 연결하기**
　일곱 번째 단계에서는 임맥과 독맥을 연결하고 에너지를 배꼽에 내려 수화(水火), 음양의 균형을 맞춘다. 이 일곱 단계를 마치면 모든 단계를 함께 수련한다.

소주천 100일 수련 프로그램: 소주천 수련 심화하기

　소주천 수련 일곱 단계를 마치기 위해 100일 수련을 권장한다. 한 단계마다 약 2주 동안 수련하면 약 100일 만에 일곱 단계를 끝낼 수 있다. 이 프로그램를 실행하면 생명과 건강을 높이기 원하는 사람이나 더 깊은 수준으로 기를 순환하기 원하는 사람 모두 혜택을 얻을 것이다. 모든 사람이 수준이 다르다. 명상 경험이 아주 많은 사람은 몇 시간 혹은 몇 일 수련하면 회로를 열 수 있다. 결과를 체험하기까지 100일이 걸리지 않을 수도 있지만, 프로그램을 따라 하면 수련에 대한 이해와 능력이 심화, 강화될 것이다.

　식사. 100일 프로그램 동안 식이섬유와 곡류, 신선한 야채, 과일이 많이 포함된 식사를 해야 한다. 고기, 닭, 지방, 카페인, 유제품의 섭취를 제한하라. 이렇게 하면 신체가 깨끗해져 에너지가 더 많이 생기고 에너지를 정화하는 데도 도움이 된다.

　섹스. 최선의 결과를 위해서는 100일 동안 성에너지를 보존해야 한다. 성에너지를 약화시키면 기로 바꿀 충분한 에너지를 갖지 못하게 된다. 성도인술은 매우 중요하다.

　휴식. 일을 적게 하고 휴식을 많이 취하라. 스트레스를 줄이기 위해 하루 몇 번이라도 내면의 미소 명상을 수련하라. 이렇게 하면 에너지를 보존해 수련을 효과적으로 할 수 있다.

수련이 성숙해지면, 에너지는 더 빠르고 쉽게 움직인다.

　소주천 명상을 처음 시작할 때는 명상의 모든 단계를 이 책이나 워크샵에서 배운 대로 천천히 주의 깊게 해야 한다. 그러나 수련이 성숙해지면,

스스로 변화를 깨닫게 된다. 첫 번째 변화는 수련을 더 빠르게 진행시킬 수 있게 된다는 것이다. 이는 당신의 중립적인 통로가 훈련된 결과이다. 수련을 많이 하면 할수록 명상에 익숙해지고 그러면 통로가 쉽고 빠르게 활성화된다.

또다른 변화는 에너지가 전보다 자연스럽게 흐른다는 것이다. 마음의 힘만으로도 에너지를 움직일 수 있는 자신을 발견하고 놀랄 것이다. 이렇게 되면, 불필요한 방법을 줄일 수 있다. 더 이상 손이나 짧은 호흡을 사용하거나 나선형으로 돌리기도 필요 없어진다. 원한다면 이런 방법을 계속 사용해도 좋다. 그러나 마음의 힘만으로 기를 움직이는 단계에 일단 도달하면, 다른 방법은 더 이상 중요하지 않게 된다.

에너지가 혈자리에 멈추지 않고 계속 흐른다.

또 의식적인 노력을 전혀 하지 않아도 기가 소주천 회로를 통해 흐르고 어떤 혈자리에 멈추지 않고 매끈하게 흘러가는 것을 깨닫게 된다. 이것은 좋은 징조이다. 수련의 기술을 터득했다는 가장 중요한 징조는 노력을 하지 않아도 에너지가 통로를 타고 매끈하게 흘러가는 것이다. 이 단계를 마친 후에는 수련을 하면서 혈자리에 집중할 필요가 없다. 그냥 기가 흐르게 내버려두기만 하면 한다. 다만, 치유를 원하는 곳에 시간을 더 쓰면 된다.

기본 소주천 회로 열기 요약: 마음과 눈 회전, 접촉, 호흡, 색깔

자신에게 가장 잘 맞는 방법을 찾기 위해 먼저 모든 방법을 다 사용해 보라.

1. 마음과 눈으로 혈자리에서 기의 공을 나선형으로 돌리거나 회전시킨다.
2. 몸 속으로 기를 끌어오기 위해 혈자리를 손가락으로 만진다.
3. 오라의 에너지 흐름을 증진시키고 외부 에너지를 끌어들이기 위해 몸에서 10cm정도 떨어진 곳에 손을 놓는다.

4. 호흡에 집중하며 소주천 회로로 기를 순환한다.
5. 에너지체를 자극하고 소주천 회로를 열기 위해 여러 가지 색을 떠올린다.

모든 방법을 다 사용할 필요는 없다. 이는 당신의 몸과 마음을 훈련하기 위한 것이고, 한번 기의 흐름을 확고히 느꼈으면 사용하지 않아도 된다. 한 가지 방법에만 고정되면, 후에 성장이 제한되어 기 흐름의 질을 높이는 데 방해가 될 수도 있다. 이 방법들로 얻고자 하는 느낌이 나중에는 아무 노력없이 저절로 이루어질 것이다.

기공 워밍업

최소 9회 내지 18회 척수 호흡을 한다. 황새목 수련을 하고 좌우로 척추 흔들기와 척추 락킹을 한다.

휴식을 취한다. 척추가 열려있고 긴장이 풀려 있는 상상을 한다. 하얀색 안개를 뼈로 흡입하여 척수와 뼈를 맑게 하고 씻어 낸다. 숨을 내쉴 때 구름 낀 회색 빛 안개가 빠져나가면서 탁기와 질병과 모든 부정성이 빠져나가게 한다.

의자에 바른 명상자세로 앉는다. 몇 분간 집중하며 스스로를 준비한다.

주위를 의식한다. 방바닥에 발이 닿는 감각, 손이 겹친 감각, 등 뒤에 있는 의자의 감각을 의식한다. 방 안과 방 밖의 소리, 그리고 몸 안의 소리를 들어본다.

호흡을 의식한다. 숨을 들이마실 때 자연스럽게 몸이 확장되고 내쉴 때는 축소됨을 느낀다. 이는 기와 혈의 순환을 촉진한다. 의식적으로 호흡을 한다. 동맥과 정맥이 확장되고 수축됨을 느낀다. 동맥과 정맥 수련을 18회 내지 36회 한다.

원기 활성화하기: 난로 데우기

배꼽의 기를 활성화한다.

풀무호흡을 18회 내지 36회 행한다. 이는 에너지를 활성화한다. 휴식을 취하고 마음, 눈의 힘을 사용해 에너지를 공으로 만든다. 배꼽에서 에너지의 공을 하나의 점이나 진주로 만들어 압축한 후 저장한다.

신장 사이의 명문을 열어라.

숨을 들이마시면서 위장을 오른쪽 신장 쪽으로 끌어당긴다. 온몸이 신장 속으로 소용돌이치며 들어가게 한다. 오른쪽 신장과 명문에서 에너지가 활성화되는 것을 느낀다. 왼쪽 신장도 똑같이 한다. 이를 각 신장에서 18회 내지 36회 반복한다. 양 손바닥으로 신장을 덮고 신장에 기를 모은다. 기를 명문에 응축시킨다. 명문이 열리고 따뜻해짐을 느낀다.

오른손은 배꼽 위에 두고 왼손은 명문 위에 둔다. 명문, 신장, 배꼽이 따뜻해짐을 느낀다. 숨을 들이마시면서 마음과 눈의 힘으로 두 개의 기의 공에 에너지를 모은다. 숨을 내쉬면서 신장에서 에너지를 두 개의 진주 속에 응축시킨다.

성 센터를 활성화하라.

여성: 혈(血)을 기(氣)로 바꾼다.

(1) 따뜻해질 때까지 양손을 문지른다. 양 손바닥으로 각각 가슴을 덮고 누른다. 마사지를 시작한다. 안쪽에서 바깥쪽으로 18번 나선형을 그리며 마사지한다. 휴식을 하고, 가슴, 성기관, 내분비선의 에너지를 가슴 센터에 모은다. 전체를 2회 내지 3회 한다.

(2) 방향을 바꿔 바깥쪽에서 안쪽으로 18번 마사지하고 다시 심장 센터에 힘을 모은다. 심장을 척추와 연결한다. 등의 T-5와 T-6의 사이 신도와 연결한다. 그 다음 척추 밑의 신장과 명문에 연결한다. 이를 2회 내지 3회 한다.

(3) 신장을 9회 내지 18회 마사지하고 가볍게 흔든다. 휴식한다. 신장에 손을 덮고 따뜻해짐을 느낀다. 마사지하고, 흔들고, 휴식하는 전체 과정을 3회 반복한다.

(4) 손바닥을 하복부로 내려와 난소와 허리(간과 비장 지역)를 마사지 한

다. 밑에서 시작해 바깥쪽, 위쪽, 안쪽의 순서로 36회 나선형을 그리고 다음에는 반대 방향으로 36회 마사지한다.
(5) 손바닥을 옮겨와 성기관을 덮는다. 마음과 눈의 힘을 사용하여 홍채 근육과 눈 근육을 가볍게 수축한다. 이와 함께 질과 항문이 자극받고 가볍게 수축함을 느낀다. 이렇게 하면 활성화된 성에너지가 난소궁에 모인다.
(6) 잠시 멈춘다. 성센터에서 에너지가 퍼져나옴을 느낀다.

남성: 정(精)을 기(氣)로 바꾼다.
(1) 따뜻해질 때까지 양손바닥을 문지른다. 신장을 9회 내지 18회 마사지하고 가볍게 흔든다. 휴식하고 신장이 따뜻해짐을 느낀다. 전체를 3회 한다.
(2) 신장과 성기관을 연결한다.
(3) 양손바닥을 따뜻해지도록 문지르고 고환을 18회 내지 36회 마사지한다. 휴식한다. 고환 센터에 에너지를 모아서 응축한다. 전체를 2회 내지 3회 한다.
(4) 왼쪽 손바닥으로 고환을 잡고 오른쪽 손바닥으로 하복부에서 배꼽까지 시계방향으로 36회 내지 81회 나선형을 그리며 마사지한다. 휴식하고 에너지를 느낀다. 손 위치와 마사지의 방향을 바꾼다. 이제 오른쪽 손바닥으로 고환을 잡고 왼손으로 시계 반대 방향으로 하복부에서 배꼽까지 36회 내지 81회 마사지한다.
(5) 손바닥을 옮겨서 성센터를 덮는다. 마음과 눈의 힘을 사용하여 홍채 근육과 눈 근육을 가볍게 수축한다. 회음, 성기관, 항문이 자극을 받아 가볍게 수축되는 것을 느낀다. 이는 활성화된 성에너지를 모아 준다.
(6) 잠시 멈춘다. 성 센터, 정궁(精宮)에서 에너지가 퍼져나감을 느낀다.

하단전에 힘을 모아라.
오른손으로 배꼽을 덮고 왼손은 성센터에 둔다. 배꼽과 성센터, 명문이 따뜻해짐을 느낀다. 배꼽을 향해 짧은 호흡을 하고 명문과 성센터로도 호흡한다. 호흡하면서 각 장소에 호흡의 정기를 남겨둔다. 기의 공을 배꼽, 명문, 성센터에 모은다. 세 개의 공을 각각 점 또는 진주로 압축해서 하단전으로 끌어들인 후 하나의 공으로 모은다. 세 개의 공이 하나로 응축됨을 느낀다.

에너지가 새는 곳을 막아 기를 보존한다. 단전에 의식의 95%와 기의 공을 두고 나머지 5%는 배꼽, 명문, 성센터에 둔다. 마음과 눈의 힘을 사용해 홍채 근육과 눈 근육을 가볍게 수축한다. 성기관과 항문의 문을 가볍게 막는다. 숨을 밑으로 내쉬면서 단전에 만들어진 압력을 느껴 본다. 숨을 내쉬고, 단전에 호흡의 정수를 응축하고 보존함을 느낀다.

마음과 눈을 그대로 유지하고 원기를 향한 모든 문이 닫혀 있음을 느낀다. 기가 새는 것을 막고 기를 보존하고 있음이 느껴진다.

일상 생활 중 언제든지 이 수련을 할 수 있다. 피곤을 느낄 때마다 마음과 눈을 내부의 하단전으로 향하고 가볍게 성기관과 항문을 닫아라. 즉시 기 에너지가 많아짐이 느껴진다.

원기이 단전에 자리잡을 때까지 이 단계에서 최소한 10분 내지 15분을 보낸다. 원기이 진동하는 것을 느낀다. 끝내고자 하면 배꼽에 에너지를 모은다.

어머니인 땅에너지와 연결하기

1. 먼저 마음과 눈을 원기에 집중하여 원기를 키운다. 원기가 입과 코를 가지고 있어 당신과 함께 호흡하는 것을 상상하고 원기의 진동을 느껴본다. 진동이 시작되면 미간, 정수리, 손바닥, 발바닥으로 퍼져간다.
2. 땅을 향해 손바닥을 든다. 숨을 들이마시면서 눈 근육, 성 기관, 회음, 항문을 끌어당기고 가볍게 수축한다. 숨을 내쉬면서 성기관, 회음, 항문의 긴장을 완전히 푼다. 이를 9회 내지 18회 반복한다. 손바닥과 발바닥에 빨려드는 느낌이 생긴다.
3. 마지막으로 내쉴 때는 손가락과 발가락으로 숨을 내쉰다. 병기나 부

정적인 감정이 있으면 손가락과 발가락 끝으로 뽑아내서 안을 깨끗하게 한다. 병기가 땅 속으로 들어가게 하라.

4. 땅에너지의 속성을 느낀다. 기분 좋고 부드럽고 친절한 파란색 에너지가 땅에서 다리를 통해 단전에 있는 원기 쪽으로 안개처럼 올라감을 느낀다.

5. 심장의 열을 내리고 신장의 탁한 기운을 제거하기 위해 심장의 소리 '하 –'를 낸다. 심장에서 병기나 과도한 열기가 양쪽 팔로 내려가서 손가락과 발가락 끝으로 빠져나간다. 이를 6회 내지 9회 한다. 심장이 진정됨을 느낀다. 휴식하고, 발바닥을 의식한다. 땅의 음기를 느껴라. 기분 좋고 부드럽고 친절한 파란색 에너지가 안개와 같이 다리를 통해 신장과 단전에 있는 원기 쪽으로 올라감을 느낀다. 원기가 자리를 잡을 때까지 이 단계에서 최소한 5분 내지 10분 머무른다. 원기가 진동하고 호흡하는 것을 느낀다. 그리고 땅의 힘을 원기 속으로 끌어올린다.

미간을 활성화하고 높은 자아(우주)에너지 끌어들이기

1. 단전에서 원기가 퍼져나와 미간을 활성화하는 것을 느낀다. 손을 가볍게 올려 얼굴 앞으로 놓는다. 원한다면 손가락 끝을 미간에 대고 미간에서 나선형을 그리며 돌린다. 마음과 눈도 같이 돌린다.

2. 에너지를 밖으로 확장하여 바다, 일몰, 보름달, 숲, 폭포, 산, 호수, 구름, 번개 등 자연의 힘과 연결한다. 자신이 이온으로 가득 찬 자연의 에너지와 연결됨을 느낀다. 그리고 이 불타는 황금빛 에너시를 마음의 눈을 향해 끌어들인다. 미간, 눈, 입으로 그 황금빛을 흡입한다. 에너지가 자리 잡음을 느낀다. 에너지가 침 속으로 응축됨을 느낀다.

3. 에너지로 가득한 침을 삼킨다. 에너지가 황금빛 액체의 형태로 밑으로 내려가서 원기와 하나가 되는 것을 느낀다.

4. 미골에 황금빛이 모이는 것을 상상한다. 황금빛이 퍼져나가 온몸을 감싸는 것을 느낀다. 온몸이 황금빛 기의 공 속에 둘러싸여 보호받고

있음을 느낀다. 심장에서 조금 떨어진 공중에 손을 둔다. 황금빛 속에 안전하게 앉아 있음을 느낀다. 당신에게 다가오는 어떤 부정적인 느낌이나 심리적인 공격도 황금빛에 부딪쳐 물러선다.

가슴 열기: 우주 내면의 미소

1. 이제 모든 부정적인 감정을 깨끗하게 하기 위해 심장의 소리를 낸다. 숨을 들이마시고 내쉬면서 심장의 소리 '하-'를 낸다. 그 소리는 심장에 불꽃을 피워 모든 부정성을 태워 버린다. 그 다음 휴식을 하고 심장이 열림을 느낀다. 심장의 소리를 최소한 여섯 차례 반복한다.

2. 기도하는 자세로 손을 모아 합장한다. 사랑, 기쁨, 부드러움, 친절이 폐로 퍼져나감을 느낀다. 자신과 다른 사람을 사랑하게 만드는 문구가 있으면 그것을 사용한다.

3. 유쾌하고 향기 나는 명상을 한다. 꽃이 피어나듯이 손을 열면서 심장에서 사랑의 에너지가 내뿜는 향기를 느낀다. 기쁨과 행복의 향기를 맡는다. 부드럽고 친절한 향기를 마신다. 그 향기가 폐로 퍼져나가게 한다. 폐가 활성화하면서 용기가 솟아남을 느낀다.

4. 사랑에너지가 심장에서 간, 비장, 췌장, 신장, 성기관 순서로 퍼져나가게 한다. 장기의 긴장이 풀리고 열림을 느끼고 장기가 당신에게 미소로 답하는 것을 느낀다. 심장이 각 장기의 에너지를 받아들이고 흡수하게 하라. 심장이 더 강하게 타오름을 느껴라.

5. 앞면의 중간선: 미소를 지으며 황금빛이 소화기관으로 내려가도록 한다. 입 안에 침이 고이게 하고 우주의 미소에너지가 침 속으로 들어가 치유의 감로수로 변한다. 침을 삼키고, 미소를 지으며 침이 위로 내려가는 길을 따라 내려간다. 식도가 진정되고 다시 살아나는 것을 느낀다. 마지막으로 미소가 장과 항문으로 내려가게 한다. 건강을 유지하기 위해 노력해 왔던 장과 항문에게 감사를 표현하라.

6. 등의 선: 우주의 황금빛과 미소를 뇌로 끌어들인다. 뇌 속 뒤쪽을 보듯이 눈을 움직인다. 마음과 눈의 힘으로 뇌 속에서 기를 나선형으로

돌린다. 미소를 짓고 미소가 경추에서 미골까지 척추를 타고 내려가게 한다. 척추가 열리고 느슨해지고, 빛으로 가득 참을 느낀다.

성적 욕망과 사랑에너지를 결합하기

(1) 다시 심장에게 미소를 짓는다. 심장에서 사랑에너지가 성기관으로 나가는 것을 느낀다.

(2) 심장을 향해 숨을 들이마신다. 심장이 열리고 더 많은 사랑, 기쁨, 행복이 퍼져나옴을 느낀다. 잠시 멈추고 침을 삼켜 심장으로 내려가게 한다. 숨을 내쉬면서 성센터로 내려보낸다. 심장의 사랑에너지의 불길이 밑으로 내려와 성에너지를 활성화하고 서늘한 수기와 합쳐져서 지고의 오르가슴 에너지로 변형됨을 느낀다. 이와 함께 빛이 팽창하는 느낌, 에너지가 높아지는 느낌 혹은 따뜻한 안개가 올라오는 느낌을 느끼게 된다. 이를 6회 내지 9회 한다.

(3) 성기관을 의식하라. 여성은 숨을 들이마시면서 가볍게 질을 수축한다. 남성은 숨을 들이마시면서 고환을 가볍게 끌어올린다. 사랑에너지가 심장에서 내려와 성에너지와 하나가 되는 것을 느낀다. 힘을 성센터에 모은다.

(4) 성센터에 에너지가 충분히 모아졌다고 느끼면, 마음의 눈을 사용해 성센터에서 심장으로 올라가는 핑크빛 관을 만든다. 다시 심장을 향해 숨을 들이쉬면서 사랑이 핑크빛 관을 타고 성센터로 내려가게 한다. 잠시 멈추고 관을 타고 심장 센터로 숨을 내쉰다. 이를 6회 내지 9회 한다. 휴식을 취하고 자연스럽게 호흡한다. 성기관에서 심장까지 연결되어 있는 관을 느낀다. 성적 열정이 심장의 사랑에너지를 확장함을 느낀다.

(5) 심장의 에너지와 성에너지가 부드러운 오르가슴 에너지가 되어 함께 파도침을 느낀다. 두 에너지에서 핑크빛이 나오는 것을 느낀다. 이들을 원기 속으로 들어가게 한다.

(6) 이 단계를 깊이 계발하려면 성도인술의 고환 호흡과 난소 호흡, 강한

잠금 수련을 참조하라.

임맥 열기: 삼단전 연결하기

이 수련에서는 제3의 눈, 가슴, 배꼽 사이의 공간을 깨끗이 하고 임맥을 통해 미간과 회음을 연결한다. 최고의 결과를 얻기 위해서는 미간에서 심장을 연결하는 데 1주일 보내고, 그 다음 주에 미간에서 배꼽, 성 센터, 회음을 연결한다. 에너지가 혈자리와 연결되자마자 다음 혈자리로 계속 흐르려는 기세가 있으니 이를 허용하라. 고혈압이나 불면증이 있는 사람은 배꼽과 발바닥에만 집중해야 한다.

1. 배꼽과 신장 사이에 파도와 호흡을 느낀다. 미간에서 에너지를 끌어들인다.
2. 미간으로 숨을 들이마시고 회전시킨다. 입 안 가득 침이 고이게 하고 황금빛을 침과 섞는다. 숨을 내쉬면서 침을 삼켜 심장으로 내려가게 한다. 휴식을 취하고 미간과 심장이 연결됨을 느낀다. 이를 6회 내지 9회 반복한다.
3. 미간으로 숨을 들이마시고 잠시 멈춘 후 나선형을 그리며 회전시킨다. 심장으로 짧고 강한 숨을 들이마시고 잠시 멈춘다. 미간으로 내쉰다. 휴식을 취하고 공간이 깨끗하게 된 것을 느낀다. 이를 6회 내지 9회 반복한다.
4. 미간으로 숨을 들이마시고 심장으로 내린 다음 배꼽으로 숨을 내쉰다. 이를 6회 내지 9회 반복한다. 이 과정을 반대 순서로 한다. 즉 미간으로 숨을 들이마시고 배꼽으로 내린 다음 미간으로 내쉰다. 휴식을 취하고 공간이 깨끗하고 열려 있음을 느낀다. 마음과 눈의 힘을 사용해 삼단전에 에너지를 모으고 삼단전이 함께 진동하고 호흡함을 느낀다.
5. 이 과정을 성센터와 함께 반복한다. 미간, 가슴, 배꼽으로 숨을 들이마시고 성센터로 내쉰다. 다음에는 반대로 미간, 가슴, 배꼽, 성센터로 숨을 들이마시고 미간으로 내쉰다. 이를 6회 내지 9회 반복한다.

6. 이 과정을 회음과 함께 반복한다.
7. 이 과정을 발가락과 함께 반복한다. 회음으로 숨을 들이마시고 발가락으로 내쉰다. 회음은 가동되면 강력한 펌프처럼 작동한다. 그러면 저절로 미간에서 우주에너지를 끌어내려 땅으로 빠져나가게 할 수 있다.

소주천 회로를 열어 모든 혈자리 연결하기
하단전의 원기를 활성화하라.
단전에 있는 원기를 다시 의식한다. 원기가 진동하고 호흡함을 느낀다. 기가 단전에서 미간으로 진동하며 움직일 때까지 단전에 집중한다.

독맥 열기
이 단계는 회음과 정수리와 미간을 연결한다. 스스로 회음, 미골, 명문, T-11, C-7이 연결된 느낌과 열림을 느낄 때까지, 며칠 동안 하나의 혈자리에서 에너지를 움직이는 연습을 한다. 시간이 더 필요한 사람도 있을 것이다. 에너지를 회음에서 옥침, 정수리 뒤쪽까지 올리는 데 일주일을 보내고, 정수리에서 미간으로 보내는 데 며칠을 할애한다. 명상 경험이 있는 수련자는 빠르게 앞으로 나아갈 것이다.

1. 숨을 들이마시면서 회음을 가볍게 끌어올리고, 이와 함께 미간에서 에너지가 내려가는 것을 느낀다. 다시 숨을 들이마시면서 땅에서 지기를 끌어올려 회음에서 미간에너지와 만나게 한다. 잠시 멈춘다. 짧게 숨을 들이마시면서 항문, 성기관, 미골, 천골을 수축한다. 잠시 멈춘다. 천골에서 기의 공을 회전시키고 발가락으로 숨을 내쉰다.
2. 혈자리마다 짧은 호흡을 해서 에너지 운동을 자극해 에너지가 독맥을 타고 올라가게 한다. 명문을 향해 숨을 들이마시고 잠시 멈춘다. 손가락과 발가락으로 숨을 내쉬고 배꼽, 성센터, 회음, 발바닥, 천골, 명문이 진동하면서 연결됨을 느낀다.
3. T-11 센터에서도 똑 같은 것을 6회 내지 9회 반복한다.

4. C-7 센터에서도 똑같이 하고 혈자리를 만지고 돌리며 옥침혈로 올라간다.

5. 잠시 휴식하고 정수리 뒤쪽을 향해 숨을 들이쉰다. 머리 위로 손을 올린다. 이때 손바닥이 얼굴을 향하도록 한다. 척추와 목을 펴고 눈은 위를 보고 '옴—' 소리나 '히—' 소리를 낸다. 북두칠성의 에너지가 정수리 중앙과 연결됨을 느낀다. 당신에게 내려오는 보라빛과 붉은빛은 아버지 하늘의 사랑이다. 아버지의 사랑에 다시 돌아가서 휴식하는 어린이가 된 것 같은 기분을 느낀다.

6. 손바닥을 뒤집어 손바닥이 정수리를 향하게 한다. 손바닥에서 정수리 안으로 에너지가 투사됨을 느낀다. 머리, 눈, 손바닥을 사용해 에너지를 회전시켜 정수리 안으로 넣는다. 정수리가 열림을 느낀다. 정수리 뒤쪽과 북극성, 정수리와 북두칠성을 연결하는 관이 생겼음을 느낀다.

7. 손바닥을 미간을 향하여 돌린다. 손바닥에서 더 많은 기가 미간으로 퍼지고 이와 함께 미간이 열리고 정수리와 연결됨을 느낀다.

기가 임맥으로 내려가도록 하라.

1. 이제 양손바닥 중심에 있는 노궁혈을 얼굴 쪽으로 향하게 하고 에너지가 입천장으로 내려옴을 느낀다. 마음, 눈, 손을 사용하여 입천장에서 에너지를 회전시킨다. 치아를 맞부딪치고 혀로 입천장을 9회 내지 36회 누른다.

2. 손을 내린다. 양손의 노궁혈이 목을 향하도록 한다. 코로 숨을 들이마시고 목으로 내쉰다. 손바닥에서 목으로 에너지가 투사되어 목이 열리는 것을 느끼고 마음, 눈, 손을 사용하여 목에서 에너지를 나선형으로 돌린다.

3. 이와 같은 방법으로 계속 임맥을 타고 내려간다. 손바닥의 에너지와 마음과 눈의 힘을 합쳐 심장을 연다. 목으로 숨을 들이마시고 심장으로 내쉰다. 심장으로 흐르는 기를 활성화하기 위해 손을 교차하고 손

가락을 심장에 대거나 두 손을 심장에서 10cm 정도 떨어진 곳에 둔다. 심장의 붉은색을 의식한다.
4. 태양신경총으로 손을 내린다. 손가락 열 개로 태양신경총을 만진다. 천천히 몸에서 손을 떼고 마음만으로 에너지를 회전시킨다. 심장으로 숨을 들이마시고 태양신경총으로 내쉰다. 내면에 밝은 태양을 느끼고, 태양이 빛을 내어 나와 내 오라를 보호하게 한다.
5. 다섯 개의 주요 맥을 활성화한다. 손바닥을 펴서 배꼽에 놓는다. 손바닥에서 배꼽 안으로 기가 들어감을 느낀다. 태양신경총으로 숨을 들이마시고 배꼽으로 내쉰다. 원기(하단전)에 의식의 95%를 두고 눈, 마음, 심장도 하단전을 향하게 한다. 성기관, 회음, 항문을 가볍게 수축한다. 기의 공이 배꼽에서부터 퍼져나가 정수리, 미간, 회음, 손바닥, 발바닥을 진동시키는 것을 느낀다.

시간이 있으면 이 단계에서 10분 내지 15분을 보낸다. 원기가 활성화되면 될수록 치유의 효과가 높고 건강도 강해진다.
6. 마음을 사용해 소주천 회로의 흐름을 유도하면서 회음으로 내려간 다음 천골, 정수리까지 이르게 한다. 천기를 입천장으로 부드럽게 끌어내린다. 입천장에 혀를 댔다가 떼면서 에너지가 목, 심장, 태양신경총, 배꼽으로 내려가게 한다. 소주천 회로 전체로 에너지를 18회 내지 36회 순환시킨다.
7. 소주천 회로로 에너지를 계속 순환한다. 18회 내지 36회 순환한다. 수련을 끝내려면 에너지를 부드럽게 배꼽으로 되돌아가게 한다.

음의 단계: 원기 속에서 휴식하기

휴식한다. 마음과 몸을 휴식한다. 몸의 중심에서 중성의 점을 찾는다. 배꼽, 심장, 머리, 어디든 가장 중성적이라고 느끼는 곳을 찾는다. 어디든 상관없다. 거기에 머무른다. 소주천 회로로 에너지를 순환하고 난 후의 열매를 흡수하라. 에너지가 원하는 대로 가도록 놔 둔다. 방향을 바꿀 수도 있고 몸의 다른 부분으로 흐를 수도 있다. 몸이 흔들리거나 높은 음이 들릴 수도 있다. 이 단계에서 최소한 10분을 보낸다. 소주천 회로 수련의 열매를 즐기고 내면의 평화, 평온함, 투명한 감각을 느낀다. 어떤 노력도 하지 말고 허공의 상태에서 휴식하면서 육체가 원기 속으로 용해되도록 한다.

마침

하복부에 나선형을 그리며 36회 바깥쪽으로 돌린다. 작은 원에서 시작해 점점 커지게 한다.(남자는 시계 방향, 여성은 시계 반대 방향으로 돌린다.) 그리고 반대 방향으로 24회 안쪽으로 돌린다. 휴식을 취한다. 손을 따뜻해질 때까지 비비고, 손으로 얼굴을 문지른다. 이것은 최고의 화장품이다. 명상을 통해 손은 기로 따뜻해져 있다. 그래서 얼굴을 문지르면서 피부에 기와 혈의 흐름을 활성화하는 신선한 에너지를 준다. 자가 기마사지를 하고 수련을 끝낸다.

소주천 명상의 중급과 고급 단계

한번 모든 혈자리를 열고 연결하고 나면, 정신적 힘이 대단히 증가한다. 더 수련하면 소주천 회로를 통해 기가 더 빠르고 쉽게 흐른다. 중급과 고급 단계가 되면 수련이 시냇물처럼 흘러가기 시작한다. 이 단계에서는 혈자리를 여는 데 집중하는 대신, 의식을 움직여 기가 회로를 부드럽게 흐르도록 한다. 다음 요약은 간단한 안내이다.

아홉 번의 짧은 호흡: 내호흡을 활성화하기

기공 워밍업과 난로 데우기로 시작한다. 그 후 우주 내면의 미소와 심장 열기를 한다. 단전에 에너지를 모은다.

1. 숨을 들이마시면서 단전으로 에너지를 끌어온다. 긴장하지 말고 몇 초 동안 호흡을 멈추고 원기가 배꼽, 신장, 성기관으로 확장됨을 느낀다.
2. 숨을 내쉬면서 에너지가 배꼽, 성센터, 회음, 다리, 발가락에서 어머니인 땅으로 빠져나가게 한다. 몇 초 동안 숨을 내쉬면서 발바닥이 진

동하는 것을 느낀다.
3. 서늘한 파란색 지기를 발바닥, 다리, 회음, 천골, 척추를 타고 정수리까지 들이마신다.
4. 정수리에서 숨을 내쉬고 북극성과 북두칠성으로 가게 한다. 정수리가 진동함을 느낀다.
5. 정수리를 통해 보라빛과 빨간빛을 들이마시고 머리와 뇌 끝에서 나선형을 그리며 돌린다.
6. 미간으로 숨을 내쉬면서 높은 자아에너지와 연결한다.
7. 미간을 통해 황금빛을 들이마신다.
8. 황금빛을 임맥으로 내쉬고 배꼽으로 가게 한다.
8. 배꼽을 향해 숨을 들이마시고 에너지가 원기와 하나가 되는 것을 느낀다. 전체 과정을 반복한다. 수련이 진전될수록 육체적 호흡은 적어지고 내적 호흡과 마음을 많이 쓰게 된다. 이를 위해서는 들이마시고 내쉬는 사이 혹은 중립의 상태에서 긴장을 풀고 시간을 많이 보내도록 한다. 위의 과정을 9회, 18회, 또는 그 이상 계속할 수 있다. 원하다면 다음과 같이 수련을 단순화해도 좋다.

다섯 번의 짧은 호흡: 하늘과 땅을 연결하기
1. 숨을 들이마시면서 배꼽에 있는 원기를 회음, 성기관, 신장으로 확장한다.
2. 배꼽으로 숨을 내쉬면서 에너지가 회음, 다리를 통해 땅으로 빠져나가게 한다.
3. 발바닥으로 땅에너지를 들이마시고 회음과 독맥을 타고 올라가 정수리에 이르게 한다.
4. 정수리로 숨을 내쉬며 하늘의 에너지와 연결한다.
5. 숨을 들이마시면서 하늘의 에너지를 정수리, 제3의 눈으로 내리고 계속 내려 입천장, 목, 태양신경총, 배꼽에 이르게 한다. 에너지가 원기와 하나가 되는 것을 느낀다.

6. 배꼽으로 숨을 내쉬고 에너지가 다리를 통해 땅으로 빠져나가는 것을 반복한다. 하늘과 땅의 음양 에너지와 자신의 에너지가 균형을 이루도록 하면서 이 과정을 계속한다. 점차 외부 호흡은 조용해지고 중요하지 않게 된다. 호흡이 조용하게 되면 마음도 조용해진다. 마음이 정지 상태에 들면 에너지가 순환하는 것을 더 잘 의식하게 된다. 음의 상태에 들어가 무극 속에서 휴식을 취한다. 배꼽에 에너지를 모으고 명상을 끝낸다. 자가 기마시지로 마무리한다.

회로 안에서 빛을 순환하기

이제 당신은 마음과 내면의 눈만으로 소주천 회로로 기를 안내할 수 있다. 어떤 호흡 패턴도 따르지 말고 몸 스스로 자연스런 리듬에 따라 호흡하도록 내버려 둔다.

1. 기공 워밍업, 내면의 미소 명상 등 모든 준비 수련을 한다. 흰 안개를 뼈로 들이마시고 척추, 뼈, 골수를 깨끗이 하고 강화시킨다. 내쉴 때는 구름 낀 회색 안개가 빠져나가면서 모든 탁기와 병기와 부정의 감정이 빠져나가는 것을 느낀다.
2. 단전에 있는 원기를 활성화한다. 이 수준에 이르면 단순히 단전에 있는 원기에 의식을 집중함으로써 원기를 활성화할 수 있다. 난로를 데우는 데 될 수 있는 한 많은 시간을 보내라. 난로가 불타오르거나 흰색 혹은 황금빛을 방사하는 것을 지켜본다.
3. 마음을 사용해 심장과 성센터 사이에 핑크빛 관을 설치한다. 심장의 사랑에너지와 성에너지가 핑크빛 관 속에서 함께 진동하는 것을 느낀다. 마음을 사용해 이 에너지를 회음으로 내리고 다리 뒤쪽을 통해 발바닥으로 빠져나가 어머니인 땅과 연결되게 한다.
4. 땅의 부드러운 푸른빛을 발바닥으로 끌어들여 다리, 회음, 미골, 명문, T-11, T-5, C-7, 옥침, 정수리로 올라가게 한다.
5. 정수리를 통해 나가 북극성과 북두칠성의 빛과 연결한다. 북두칠성의 붉은 빛줄기를 정수리로 흡수하고 이 붉은빛을 소주천 회로로 들여와

순환시킨다. 붉은빛이 회로 안에서 순환하는 것을 느끼면 그 빛으로 온몸을 채우고 오라까지 확장시킨다. 그 다음 땅의 서늘한 푸른빛과 만나게 하고, 두 가지 빛이 배꼽에 있는 원기 속으로 용해되게 한다.

6. 북극성의 보라빛을 정수리로 끌어내린다. 이를 뇌 안에서 나선형으로 돌리고 수정궁으로 흡수한다. 소주천 회로로 보라빛을 순환시키고 온몸에 가득 차도록 확장시킨다. 보라빛이 땅의 하얀빛과 하나가 되어 삼단전에서 원기 속으로 용해됨을 느낀다.
7. 미간으로 의식을 내린다. 미간을 통해 나가 황금빛과 연결된다.
8. 미간으로 황금빛을 끌어들인다. 마음을 사용해 황금빛 줄기를 임맥을 통해 입천장, 목, 심장, 태양신경총, 배꼽으로 내려보낸다. 계속하여 빛을 독맥으로 올리고 여러 번 소주천 회로로 순환시킨다. 그 다음 배꼽으로 돌아가 하단전으로 황금빛을 흡수하고 그것이 원기를 활성화하고 확장시키는 것을 느낀다.
9. 계속해서 소주천 회로로 에너지를 3회, 6회, 9회 또는 그 이상 순환한다. 긴장을 풀면 풀수록 쉽게 여러 가지 힘을 느낄 수 있다.

    완전한 어둠 속 무극 안에서 휴식을 취한다. 이 어둠은 에너지로 가득 차 있다. 휴식을 취하며 아무 것도 하지 말라. 그 후 에너지를 배꼽에 모으고 명상을 끝낸다. 자가 기마사지로 마무리한다.

요 약

소주천 회로의 마지막 단계는 언제 어디서든 수련할 수 있다. 수련을 해 나갈수록 서든, 앉든, 눕든, 차를 타고 있든, 걷는 중이든 장소에 상관없이 수련이 가능해짐을 알게 될 것이다. 결국에는 생각도 하지 않는데 소주천 회로에서 자동적으로 기가 돌고 있음을 발견하고 놀라게 된다.

또, 미소의 느낌과 사랑의 에너지로 자신을 충전하려고 할 때는 언제든지 우주 내면의 미소 명상을 한다. 자신의 내면과 주위에서 미소와 사랑의 에너지를 끌어와 온 몸을 채울 수 있다.

매일 높은 자아와 연결되어 있음을 의식하면, 삶에 힘과 지혜가 생긴다.

제13장
대우주 회로와 다섯 파동 수련

대우주 회로 열기

소주천 회로 수련을 성공적으로 마쳤으면 다음 단계 수련은 에너지 순환을 팔과 다리로 확장하는 것이다. 이 수련은 대주천(大周天) 또는 대우주 회로라고 알려져 있다.

팔과 다리의 경락을 통합시키면, 몸 전체에 상쾌한 감각을 느낀다. 의식과 기가 몸통과 머리뿐만 아니라 전신에 가득 차기 때문이다.

1. 기공 워밍업을 하고 명상을 준비한다.
2. 난로 데우기로 원기를 활성화한다.
3. 마음과 눈의 힘으로 소주천 회로로 기를 순환한다. 아직 하늘, 높은 자아, 땅의 힘을 연결할 필요는 없다. 소주천 회로로 기를 순환하는 것을 3회 내지 9회 한다.
4. 마지막 순환시에 기를 앞쪽 경락으로 내리면서 회음에다 두고 멈춘다.
5. 숨을 깊이 들이 마시고 기를 두 갈래로 나눠서 넓적다리 뒤쪽으로 내린다. 무릎 뒤쪽(위중)에서 나선형으로 기를 돌린다.
6. 마음을 사용하여 종아리와 발목 주위로 기를 내려보낸다. 발목 주위에서 기를 여러 번 돌린다. 발바닥으로 기를 인도하고 용천혈에서 나선형으로 돌린다. 용천은 신경(腎經)의 첫 번째 혈이다. 이곳에 집중하면 신장을 강화하고 혈압을 내리며 마음을 안정시키고 피곤을 풀어 준다. 강한 기감을 느낄 때까지 용천혈에 집중한다.

7. 엄지발가락 끝으로 땅의 힘을 끌어들인다. 마음을 사용해서 엄지발가락 양쪽 코너에 있는 두 혈을 활성화한다. 엄지발가락에서 간경과 비경이 시작된다.(간경-1: 대돈, 비경-1: 은백) 엄지발가락에 집중하면 간과 비장이 강화되고 힘을 받는다. 개미가 무는 감각이나 마비된 것 같은 느낌이 느껴지면, 다음 혈로 옮긴다.
8. 땅에너지와 연결하고, 정강이뼈를 거쳐 무릎 앞쪽으로 기를 올린다. 종지뼈에서 기를 나선형으로 돌리며 회전시킨다. 이렇게 하면 무릎혈이 활성화되고 무릎이 강해진다. 또 위장과 비장 및 그 경락이 활성화된다. 따뜻해지거나 얼얼해질 때까지 무릎에 집중한다.
9. 넓적다리 안쪽으로 기를 올리고 뒤쪽으로 데려가 회음, 미골, 천골, 명문, T-11, T-5 아래의 신도혈까지 올린다.
10. 신도혈에서 기를 둘로 나눠 각각 견갑골을 통과하여 겨드랑이 밑으로 해서 팔 안쪽, 팔꿈치 안쪽의 주름이 있는 곳으로 데려간다. 심경, 폐경, 심포경이 이곳을 통과한다. 팔꿈치 안쪽 주름에 집중하면, 이 경락들의 순환이 활성화되고 이와 관련된 장기들이 강화된다.
11. 팔 앞쪽으로 기를 데려와 손바닥 중심의 노궁혈에 이르게 한다. 잠시 동안 이곳에 집중한다. 중지 끝으로 기가 흘러 나가는 것을 느낀다.
12. 중지 끝에서 손등으로 기를 올리고, 이어서 팔 바깥쪽, 팔꿈치 바깥쪽으로 데려간다. 기가 팔 윗쪽으로 타고 어깨를 넘어 독맥의 T-5나 C-7으로 옮겨 가게 한다. 그 다음 독맥을 타고 위로 올라 목 뒤, 정수리에 이르게 한다. 그 후 임맥을 타고 내려가 배꼽에 이르게 한다. 이것으로 대우주 궤도 수련이 완성된다. 이를 최소 3회 내지 9회 반복한다.

다섯 파동 수련: 다섯 개의 심장 파동을 활성화하고 연결하기

다섯 파동 수련은 자연의 힘을 느끼고 모으고 흡수하는 능력을 더 깊이 개발해 준다. 처음에는 어린아이처럼 순수하고 열려 있는 상태를 만들어 손바닥, 발바닥, 회음, 정수리, 미간을 활성화하는 것을 배운다. 나중에는 주위의 모든 것에서부터 피부를 통해 기를 받아들이는 피부 호흡을 배운다.

장기의 기를 활성화하기

당신 자신을, 아버지인 하늘의 힘과 어머니인 땅의 힘을 무조적으로 받아들이는 아이라고 상상한다. 소주천과 대주천 회로로 생명력을 보존하고 움직이는 수련을 매일 하면, 마음의 힘이 커져 의식을 외부의 힘으로 쉽게 확장할 수 있다.

손가락은 많은 침구 경락과 연결되어 있다. 또 손가락 관절은 내부 장기 및 해당 감정과 연관되어 있다. 사실 온몸이 손과 손가락에 반영되어 있다.(그림 7-17 참조)

손가락과 발가락 끝은 기의 흐름에 저항이 거의 없기 때문에 이곳을 자극하면 장기들이 자극을 받는다. 손가락과 발가락 끝에는 많은 모세혈관이 있다. 몸이 약하거나 병이 들면 기혈이 잘 흐르지 않아 팔과 다리의 순환이 정체된다. 그래서 냉기를 처음 느끼는 곳이 바로 손과 발이다. 온몸을 빨리 따뜻하게 하려면, 손과 발을 따뜻하게 하면 된다. 손의 기혈 흐름을 자극하면 몸의 다른 부위가 좋아진다.

손과 손바닥에 기를 보내는 방법

1. 손바닥을 의식한다. 숨을 들이마시면서 성기관, 회음, 항문, 엉덩이를 가볍게 수축한다.(숨을 편안히 멈추고 있는다. 불편하면 언제든 내쉰다.) 그리고 항문의 좌우를 위로 끌어올린다. 이는 아주 중요하다. 이렇게 하면 기를 직접 양쪽 손으로 인도할 수 있다. 숨을 멈추고 수축

을 유지한다. 치아를 가볍게 물고 손을 비비면서 혀로 입천장을 압박한다.

2. 숨을 멈추고 아래 부분을 수축하는 동안, 계속 손을 문지른다. 얼굴과 손바닥이 따뜻해짐을 느낀다. 손바닥으로 기를 더 데리고 와서 손바닥을 활성화한다. 숨을 내쉬고 몇 분 동안 자연스럽게 호흡한다.

3. 다시 숨을 들이마시고 숨을 멈춘다. 아래 부분을 수축한다. 손바닥을 겹쳐 엇갈리게 한 다음 앞뒤로 비비며 돌린다. 이를 18 내지 36회 한다.(그림 13-1)

4. 손바닥 중심의 노궁혈을 마사지한다. 엄지로 손바닥 중심을 누르면서 돌린다. 양 손바닥을 최소한 18회 내지 36회 마사지한다.

5. 오른쪽 손가락으로 왼손 엄지를 잡고 엄지 뿌리에서 위쪽으로 잡아당긴다. 이를 6회 내지 9회 반복한다. 검지, 중지, 약지, 새끼손가락도 마찬가지 방법으로 뿌리에서 위로 잡아당긴다. 다음에는 오른손도 똑같이 한다.

발을 마사지하라.

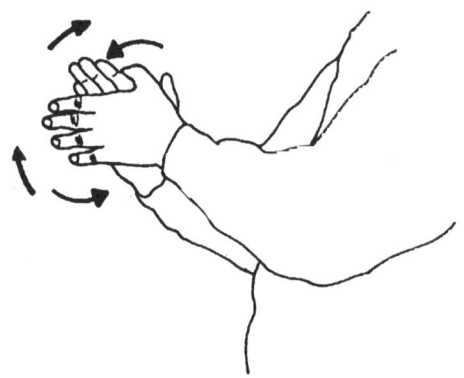

그림 13-1. 양손을 겹쳐 문지르기

손과 마찬가지로 발과 발바닥의 경락도 온몸과 연결되어 있다. 발을 마사지하면 장기와 내분비선을 자극하고 팔 다리의 순환을 촉진시킨다. 통증이 느껴지는 혈이 있으면, 통증이 없어질 때까지 그곳을 마사지한다. 이렇게 하면 막힘이 사라진다.

1. 신발과 양말을 벗는다.
2. 손을 문질러 따뜻하게 한다. 오른쪽 무릎에 왼발을 올려 놓는다. 왼발의 상하 좌우를 따뜻해질 때까지 마사지한다.
3. 용천혈을 마사지한다. 용천혈은 발의 심장이다. 치유의 어머니인 땅과 가장 가깝게 연결되어 있기 때문이다.
4. 양손 엄지로 발바닥을 누르며 마사지한다. 발을 구부리면 깊은 부위까지 손이 닿는다. 깊이 누른다. 손가락으로 발바닥을 누르고 나선형을 그리며 마사지한다.
5. 오른손 손가락으로 왼쪽 엄지 발가락을 잡고 뿌리에서 위로 잡아당긴다. 6회 내지 9회 반복한다. 다른 발가락도 이와 똑같이 한다.
6. 오른발도 똑같이 반복한다.

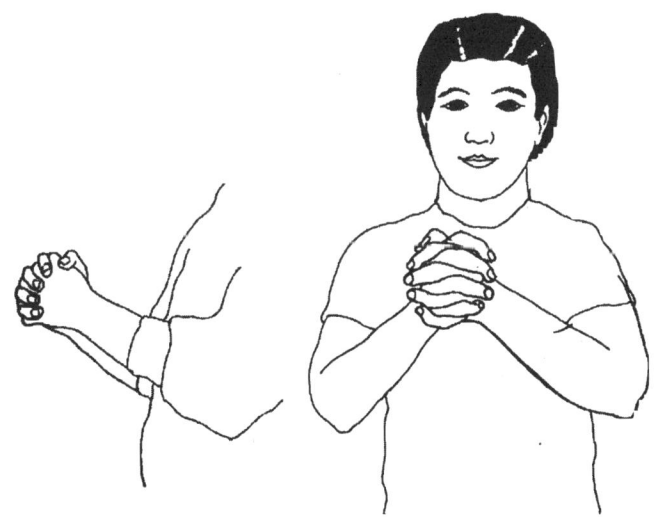

그림 13-2. 손을 끼고 힘을 주어 꽉 누른다.

기를 활성화한다.

1. 손가락을 꽉 낀다.
2. 힘을 주어 손바닥을 꽉 눌렀다가 긴장을 푼다. 열이 생성되는 것을 느낀다. (그림13-2)
3. 두 손을 꽉 잡는다. 휴식을 취하고, 손바닥과 손가락에서 기를 느낀다. 이는 손의 기뿐만 아니라 장기의 기를 활성화한다.
4. 마음으로 심장, 폐, 간, 비장, 췌장, 신장을 조사해 본다. 각 장기에서 따뜻함을 느끼고 손가락과 연결됨을 느낀다.

손바닥과 손가락의 기를 활성화한다.

1. 손을 합장하며 가슴에 대고 열이 나는 것이 느껴질 때까지 기다린다.
2. 천천히 손을 띠며 손 사이에 간격이 생기게 한다. 사이가 3cm가 되면 손가락을 가볍게 구부려 손가락 끝이 서로 마주 보게 하고 손으로 큰

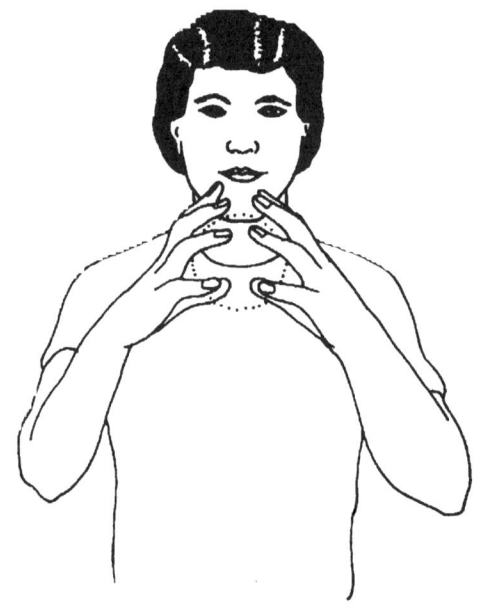

그림 13-3. 큰 계란을 하나 들고 있는 것처럼 손가락을 약간 구부린다.

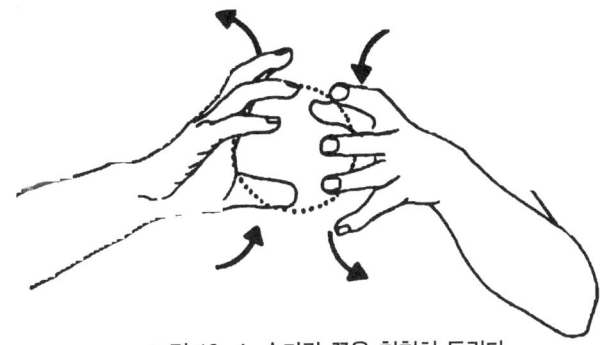

그림 13-4. 손가락 끝을 천천히 돌린다.

계란 하나를 잡고 있듯이 한다.(그림 13-3)

3. 두 손바닥 사이를 본다. 마음과 눈을 이용해 손바닥과 손가락에 힘을 모은다. 점차 두 손 사이에 에너지의 공이 커져 감이 느껴진다.

4. 손가락이 서로 닿지 않게 주의하면서 천천히 양손을 가깝게 붙였다가 멀리 뗀다. 손가락 끝을 천천히 나선형을 그리며 돌린다. 기, 열기, 오라가 한 손에서 다른 손으로 전해지는 것을 느낀다. 어떤 사람은 손가락 끝에서 부드러운 전기 쇼크, 퍼져나가는 느낌, 차가움을 느낀다. 수련이 진행될수록 이런 감각이 커진다.(그림 13-4) 손가락 끝의 풍부한 에너지가 장기와 내분비선의 기를 활성화한다.

5. 손가락 끝을 3~5cm 간격이 되게 한다. 손바닥 사이에 기의 공이 만들어지는 것을 다시 의식한다. 오른쪽 손바닥을 상하좌우로 움직인다. 이때 손바닥 사이의 에너지 연결을 잃지 않을 때까지만 한다.(그림 13-5)

6. 손바닥에서 기를 분명하게 느끼면 양 손바닥을 상하좌우로 움직인다.

7. 손 사이에 8cm 정도 간격이 생기게 띄운다. 손가락은 직경 8cm의 공을 잡고 있는 것처럼 구부린다. 이 자세를 유지하고 기의 공을 느낄 때까지 있는다.(그림 13-6)

8. 손바닥을 각각 반대 방향으로 비튼다. 기의 압력 혹은 에너지공이 느껴진다.

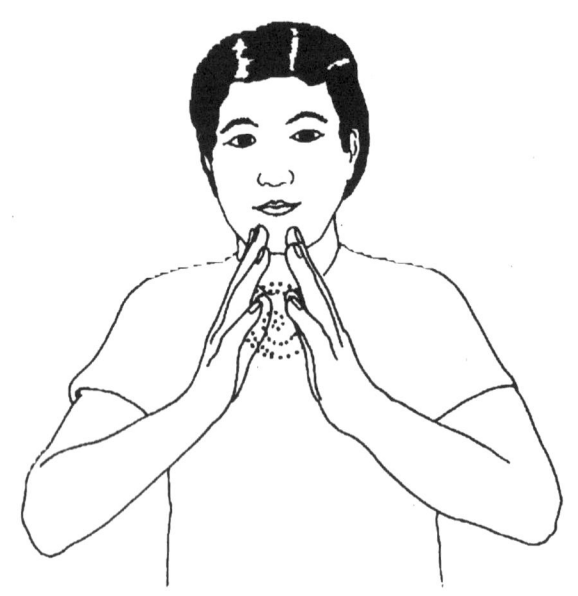

그림 13-5. 손바닥을 상하로 움직이며 기를 느낀다.

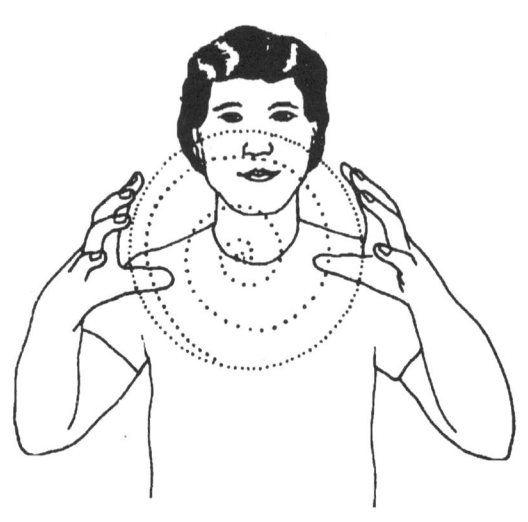

그림 13-6. 커다란 기의 공을 잡고 있는다.

9. 공을 잡고 있던 본래 자세로 돌아간다. 기가 점차 사라지는 것을 느낄 때까지, 손바닥을 조금씩 벌린다. 그 후 기를 다시 느낄 때까지 양 손바닥을 가까이 다가간다. 손을 떨어뜨렸다가 다가가면서 기의 공이 커졌다가 작아짐을 느낀다. 원래 손이 따뜻한 사람은 극적인 기감이나 열감은 느끼지 못할 수도 있다. 그러나 계속 수련하면 누구나 기를 더 느낀다.
9. 손바닥을 위로 하고 손을 무릎에 올려 놓는다. 휴식을 취한다. 손바닥

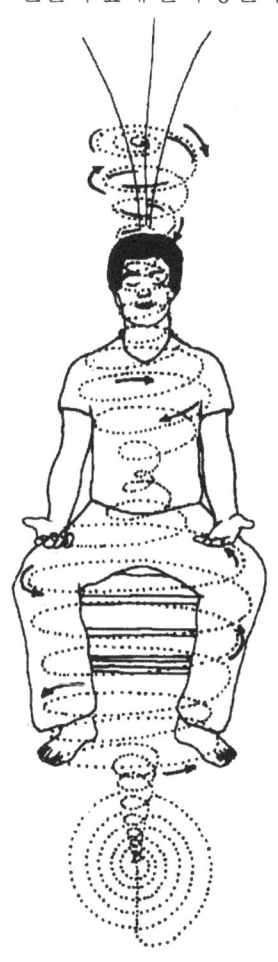

그림 13-7. 손바닥을 위로 해서 손을 무릎 위에 올려 놓는다. 손바닥과 발바닥이 호흡함을 느낀다.

과 발바닥을 의식한다. 숨을 쉴 때마다 손바닥과 발바닥이 함께 호흡하는 것을 느낀다.(그림 13-7)

원기를 활성화하라.

손바닥으로 배꼽 주위를 시계 방향으로 마사지한다. 원을 점점 크게 만들어 돌리며 복부 전체를 마사지한다. 휴식을 취하고 배꼽에서 따뜻함을 느낀다.

명문과 하늘의 문을 활성화하라.
1. 성기관, 회음, 항문, 엉덩이를 3회 내지 6회 가볍게 수축한다.
2. 골반 위에 있는 성센터에 성적 정수를 모은다.
3. 회음과 명문을 향해 숨을 들이마신다. 회음과 명문에 찾아드는 감각을 느낀다. 서늘함, 찌르는 느낌, 멍멍한 느낌 또는 성적 흥분이 느껴질 수도 있다. 성에너지를 확장하고 그 정수를 회음에 있는 빛의 공 속으로 모은다. 빛의 공을 조그만 점으로 압축시킨다.
4. 회음, 척추, 정수리까지 조그만 은빛의 관이 놓여 있는 모습을 상상한다. 기가 관을 타고 올라가 하늘의 문인 정수리까지 올라감을 느낀다.
5. 정수리가 따뜻해지고 퍼져나가는 느낌이 든다. 혹은 정수리에서 빛이 보이기도 한다. 빛이나 느낌을 한 점으로 압축한다.
6. 의식을 둘로 나눠 한 점은 정수리, 또 한 점은 회음에 둔다. 척추가 은빛의 관이 되어 이 두 점을 연결하고 있는 그림을 상상한다.
7. 위의 점을 내리고 아래의 점을 올라오게 하여 단전에 모은다. 두 점이 모여 에너지가 더욱 늘어남을 느낀다. 모인 곳에서는 빛이 더 많이 퍼져나온다.(그림 13-8)

정수리와 회음이 관으로 연결되면, 생명력과 성적 정수를 잃지 않게 되고 진정한 지식과 지혜가 더 많이 생긴다. 기의 느낌이 점점 강해지고 기가 뇌 속으로 들어가 뇌가 깨끗해진다. 점차 기쁨과 평화가 뇌와 전신에 가득 차게 된다.

하늘과 땅을 연결하라.

1. 두 점과 은빛 관과 배꼽을 의식한다. 의식을 회음으로 내린다. 회음과 발바닥이 호흡함을 느낀다. 회음에서 은빛 관이 두 갈래로 갈라져 발바닥으로 뻗어나가게 한다. 발바닥에서 빛을 한 점으로 모아 압축한다.
2. 발바닥을 통해 숨을 내쉬고 은빛 관이 땅으로 뻗어가게 한다. 은빛 관이 서늘한 푸른 호수와 연결됨을 상상한다. 부드러움과 친절함으로 가득한 에너지가 관을 통해 발바닥과 회음으로 올라옴을 느낀다.
3. 에너지가 은빛 관을 통해 척추를 타고 정수리로 올라감을 느낀다. 관이 정수리를 뚫고 나가 북극성과 북두칠성에 연결되게 한다. 혹은 머리 위 무한히 높은 곳에 있는 한 점에 의식을 집중한다.
4. 에너지가 정수리를 통해 배꼽으로 내려감을 느낀다. 숨을 들이마시면

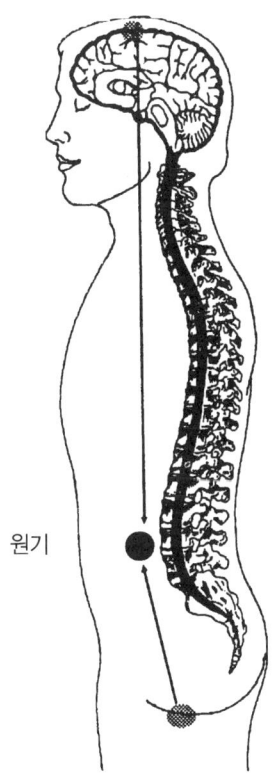

그림 13-8. 회음과 정수리의 에너지를 원기로 가져간다.

서 높은 자아의 황금빛, 혹은 천기의 보라빛이나 빨간빛을 끌어내리고 푸른빛의 땅의 힘을 끌어올린다. 두 가지 힘을 배꼽에 끌어들인다. 에너지를 색이 있는 점이라고 상상하면 도움이 된다.

5. 손바닥과 발바닥을 통해 숨을 내쉬면서 빛의 점이 무한히 내려가게 한다. 그 빛의 점을 통해 에너지를 끌여들여 손바닥, 발바닥, 배꼽으로 올린다. 이를 6회 내지 9회 한다. 마음의 힘이 커졌으면, 머리 위로 빛의 점이 무한히 멀어지게 하는 것을 반복한다.
6. 숨을 쉬며, 손바닥, 발바닥, 정수리, 회음이 단전에 연결됨을 느낀다.
7. 단전에 모은 에너지를 소주천 회로로 순환시킨다. 먼저 단전의 에너지를 회음으로 내리고 다리를 통해 발바닥 밖으로 내보내 땅의 힘과 연결시킨 후, 다시 발바닥과 다리를 통해 회음으로 다시 올라가게 한다. 그리고 척추, 정수리에 이르고 정수리 위에서 하늘의 힘과 연결하고 정수리를 통해 내려와 임맥을 관통해 배꼽으로 오게 한다.

지혜의 센터, 미간을 활성화하라.

1. 배꼽에 있는 빛의 공 또는 점에 집중한다. 숨을 들이마시면서 그 점을 지혜의 센터인 미간으로 올려보낸다. 미간으로부터 무한의 황금빛 점을 향해 숨을 내쉰다.
2. 황금빛 점을 들이마시고 미간으로 끌어온 다음 배꼽으로 내려보낸다. 이를 9회 내지 18회 반복한다.
3. 배꼽에서 잠시 휴식을 취한다. 다섯 파동, 즉 심장, 정수리, 미간, 회음, 손바닥, 발바닥의 파동을 의식한다.(그림 13-9) 이 다섯 곳이 함께 들이마시고 내쉬는 것을 느낀다.
4. 어린이가 된 느낌, 부드럽고 긴장이 풀리고 열려 있는 느낌을 느낀다. 피부와 모공이 열려 호흡하면서 기를 흡수해 장기, 내분비선, 골수에게 주는 것을 느낀다. 이완되면 될수록, 힘을 빼면 뺄수록, 전신이 진동하고 숨쉬는 것을 더욱 선명하게 느낄 수 있다. 진동은 기흐름과 혈액 및 림프 순환을 빠르게 해 준다.

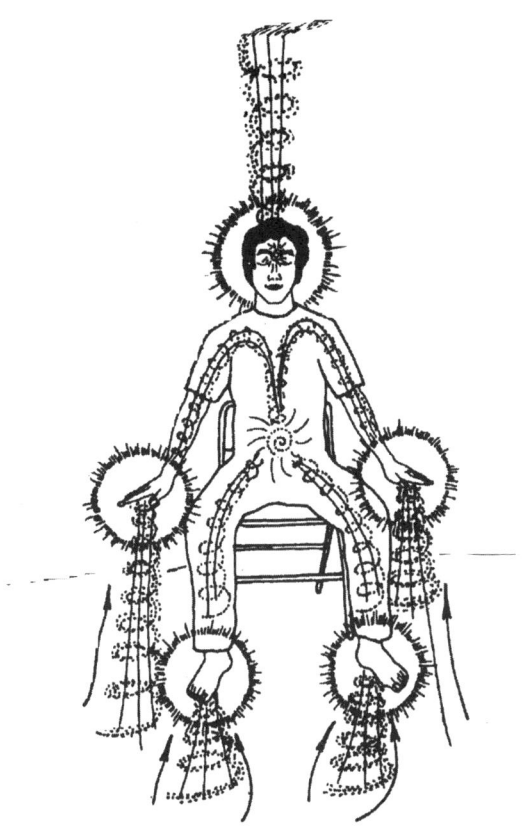

그림 13-9. 다섯 파동을 활성화하라.

5. 끝내고 싶으면, 기를 배꼽에 모으고 나선형을 그리며 돌려서 압축시킨다.

손바닥을 이용해 기를 흡수하기

손과 손가락은 우리가 가지고 있는 것 중 가장 경이로운 것이다. 손을 통해 물건을 만들고 수리할 뿐 아니라 우리 자신과 다른 사람을 치유하기도 한다. 몸 안과 밖의 기를 느끼도록 손을 훈련하면, 손으로 자연과 우주의 기를 흡수할 수 있다. 마음, 눈, 심장의 힘을 사용해 소주천 회로로 생명력을 모으고 변형하고 움직이는 수련을 하면, 이 능력은 더욱 커진다. 기가 고도로 모여있는 곳, 즉 교회, 사원, 산, 숲, 동굴, 석굴, 폭포에 가서 손바닥으로 기를 흡수한다. 에너지를 흡수하고 변형시켜 자신의 필요에 충당할 수 있다면, 다른 사람에게서 에너지를 받을 필요가 없다.

어떤 장소나 행사장에 기가 있는지 없는지도 손바닥으로 시험할 수 있다. 오른손 손바닥으로 행사를 진행하는 사람에게 나선형을 그리며 기를 보낸다. 그리고 기를 다시 끌어 당겨서 그 힘과 속성을 느껴 본다.

기를 끌어오고 보내기

1. 왼쪽 손바닥을 무릎 위에 올려 놓는다. 오른손은 손바닥을 밑으로 보게 하고 팔꿈치를 약간 구부리며 들어올린다.
2. 손바닥과 손가락을 의식한다. 자기 앞에 있는 기를 손바닥과 손가락으로 끌어들이면서 아주 천천히 들이마신다. 기가 팔을 타고 올라가 미간으로 간 다음 배꼽으로 내려간다.(그림 13-10)
3. 숨을 내쉰다. 배꼽에서 심장, 팔, 손, 손바닥, 손가락으로 기를 밀어낸

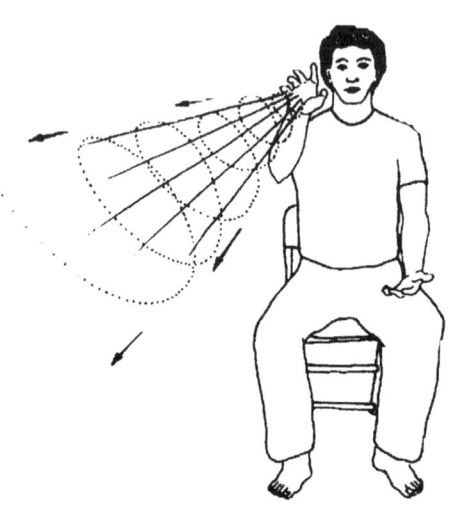

그림 13-10. 손바닥과 손가락으로 기를 끌어당긴다.

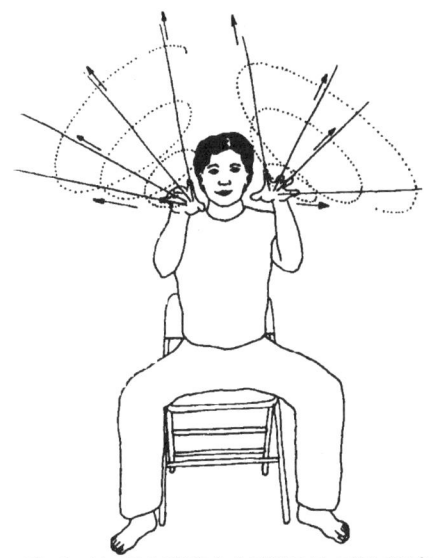

그림 13-11. 양손바닥과 손가락으로 기를 끌어당긴다.

다. 이를 9회 내지 18회 한다. 양손을 사용하여 9회 내지 18회 반복한다. 그런 다음 휴식을 취하며 손바닥이 계속 호흡함을 느낀다.(그림 13-11)

기를 테스트하기

이 방법은 자신의 에너지와 다른 에너지가 맞는지 맞지 않는지 알아보는 것으로서, 집, 호텔, 머물 장소를 찾는 데 도움이 될 수 있다. 물건을 구매할 때도 이 방법을 사용할 수 있다.

1. 가슴 앞으로 오른손을 올린다. 만약 여러 사람에 둘러싸여 있어서 손을 가슴까지 올리기가 어렵다면, 배꼽 근처에 손을 둬도 된다.
2. 손으로 직경 10~20cm의 나선형을 그리며 시계방향으로 돌리면서 손바닥 안에 장소와 물건의 에너지를 끌어온다. 그 다음 에너지를 배꼽으로 보낸다. 에너지의 질을 평가한다. 나중에는 손을 사용해서 기를 끌어들일 필요가 없게 되고, 마음과 눈의 힘만으로도 이 일을 할 수 있다.(그림 13-12)

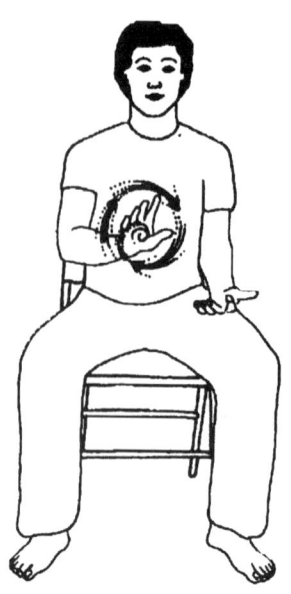

그림 13-12. 손을 시계방향으로 돌리면서 기를 조사한다.

영적 에너지 모으기

수련을 많이 한 도인들은 높은 힘 혹은 영적 에너지의 근원과 연결되어 있다. 이 에너지는 스승을 존경하는 사람, 그리고 충분히 열려있어 그 에너지를 받을 수 있는 사람에게 전달된다. 수련을 하면 스승에게서 이 힘을 받을 수 있고, 수련이 더욱 발전하면, 당신 스스로 그 힘을 모을 수 있다.

1. 가슴이나 배꼽 근처에 손가락을 약간 뗀 상태로 양손을 놓는다. 손바닥은 명상을 하는 사람을 행하게 한다. 영적 에너지를 느낀다. 다른 기와는 좀 다른 느낌이 든다. 태양, 달, 산, 신성한 장소의 에너지는 골고루 퍼져나가는데, 그와는 달리 응집된 에너지가 떠다니는 느낌이 든다.
2. 에너지가 손 안으로 들어오도록 하기 위해 양손을 시계방향으로 나선형으로 돌린다. 기를 강하게 느낄 때까지 먼저 한 손으로 수련하다가 나중에 다른 손을 추가해도 된다.(그림13-13)
3. 나에게 기나 정신이 오는 것이 느껴지면, 그것을 손바닥, 미간, 정수

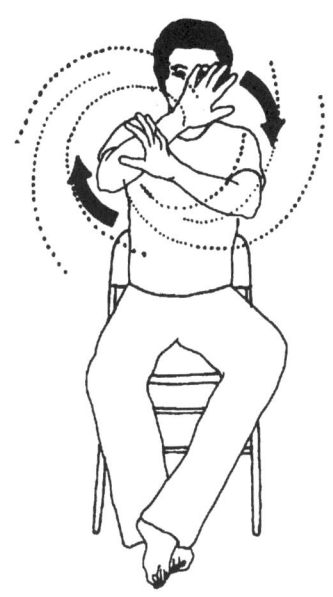

그림 13-13. 양손으로 영적 에너지를 모은다.

리로 흡수하고 수정궁이나 심장에 저장한다.

원하지 않는 기를 차단하기

우리는 일상생활에서 화, 미움, 공격성 같은 부정적인 감정에너지를 만나게 된다. 우리는 보통 무엇인가를 막을 때 손을 자동적으로 가슴 앞으로 들어올린다. 힐링타오에서는 이런 동작을 더욱 효과적으로 하기 위해 미소에너지를 사용하고 마음, 눈, 심장의 힘을 합해 원하지 않는 기를 내쫓는다.

원하지 않는 기를 느끼면, 손바닥을 바깥으로 펴고 손을 교차해서 가슴이나 배꼽 앞에 놓는다. 재빨리 손바닥의 교차를 풀고 손을 바깥쪽으로 보내 원하지 않는 기를 차단한다. 그리고 마음과 눈의 힘으로 기를 먼 장소로 보낸다. 가까이 있는 사람이나 기에 불편을 느낄 사람에게 보내지 말라. 근처에 숲이나 나무가 있으면 그곳으로 기를 보낸다. 나무는 부정적인 에너지를 치유에너지로 바꿔 준다.(그림 13-14)

제13장 대우주 회로와 다섯 파동 수련 509

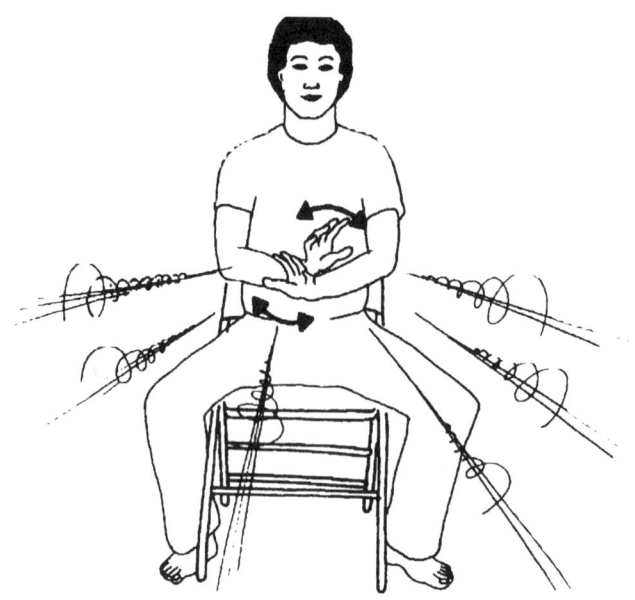

그림 13-14. 손을 흔들어서 원치 않는 기를 막아낸다.

다른 사람의 에너지 느끼기

어떤 사람과 친해지고 싶고 그 또는 그녀의 에너지가 나와 맞는지 알고 싶다면, 그 사람의 눈을 직접 들여다 본다. 눈은 느낌과 표현의 창이다. 그 사람의 기를 이마 중간의 제3의 눈으로 끌어들인다. 그 에너지가 좋은 느낌인가 아닌가?

상대의 에너지를 탐사하는 동안, 온몸으로 그 사람에게서 나오는 에너지를 느낀다. 마치 잠수함의 탐지기처럼 말이다. 수련을 하면 다른 사람의 아픈 곳을 느낄 수도 있다. 내 몸에서 같은 부위에 아픔을 느끼기도 한다.

다른 사람의 등이나 배에서 나오는 맵고 차가운 감각이 혼란스러운 에너지로 느껴질 수도 있다. 그 에너지를 멀리 내쫓아 자신의 에너지에 영향을 주지 않게 하라. 매일 수련을 하면 병기를 쉽게 쫓아버릴 수 있다.

제14장
도와 하나가 되기: 일일 수련 가이드

내면의 미소

내면의 미소로 매일 아침을 시작하라.
일어나자마자 내면의 미소를 수련하면, 하루 종일 기분이 좋아진다. 자신의 몸을 사랑하면, 다른 사람에 대한 사랑도 커지고 일도 더 잘 된다. 내면의 미소를 한 번 잘 배우고 나면, 5분 내지 10분 만에 온몸에 미소를 보낼 수 있다.

하루 종일 내면의 미소를 할 때의 감각을 유지하도록 노력하라. 언제나 시간 나는 때에 내면의 미소를 하도록 스스로에게 일러라. 내면의 미소는 스트레스를 없애는 최고의 방법 중 하나다.

미소의 오라장으로 자신을 보호하라.
대부분 사람들에게는 보이지 않지만 우리 주위에는 자신의 건강과 행복에 강한 영향을 미치는 미묘한 에너지 혹은 심리적 힘이 있다. 다른 사람에게서 나오는 부정적인 심리 에너지를 맞으면 스트레스가 생기고 심지어 병이 든다. 어떤 사람이 당신에게 강한 감정을 가지고 있다면, 이 감정과 연결된 심리 에너지가 당신의 에너지 균형을 깨고 건강을 위협한다. 미소의 오라, 즉 우리의 가장 높은 에너지에서 나오는 아름다운 물질은 다른 사람의 부정적 파동으로부터 우리를 보호해 준다. 내면의 미소는 이 미소의 오라를 증가시킨다.

미간, 얼굴, 배꼽, 특히 태양신경총에 미소에너지를 의식하면, 강한 빛을 내뿜고 미소의 오라를 강화하여 다른 사람에게서 오는 부정적 파동으로부터 우리를 보호할 수 있다. 미소의 오라는 자신의 부정적 에너지를 긍정적인 생명에너지로 변형하는 데 도움을 주기도 한다. 예를 들어 화가 날 때, 미소에너지는 화에게 계속 미소를 보내 화를 친절로 바꾼다. 수련을 통해 미움은 사랑으로, 슬픔은 용기로, 두려움은 부드러움으로 바뀐다. 얼마 있지 않아 이 과정이 자동적으로 일어나게 된다.

여섯 가지 치유소리

여섯 가지 치유소리를 수련하는 가장 좋은 시간
여섯 가지 치유소리는 잠자리에 들기 전에 한다. 여섯 가지 치유소리는 잠자기 전 몸의 긴장을 풀고 깊은 잠을 유도하며 열기가 많은 장기의 열을 내려 준다. 또 소주천 회로나 내면의 미소 등, 다른 수련을 하면서 병행하면 수련의 효과를 높일 수 있다. 건강 유지 차원에서는 매일 각각의 소리를 3번 반복한다. 반복하는 사이에 최소한 한 번 내지 세 번 호흡하면서 확실히 휴식을 취한다. 한 번 배우고 나면, 여섯 가지 치유소리를 마치는 데 10분 내지 15분 정도밖에 안 걸린다.

부정적인 감정을 변형한다.
잠자기 전 여섯 가지 치유소리를 하면 부정적인 감정을 없애고 긍정적인 감정이 자라난다. 정신 활동의 긴장을 풀고 자신이 열리며 우주 의식과 연결되는 감각을 느낀다. 이렇게 하면 잠자는 동안 나쁜 꿈을 꾸지 않고 천기와 연결되어 몸에 기운이 차게 된다. 어떤 문제나 스트레스 또는 병이 있다면, 우주 의식이 해결책을 찾아 줄 것이다. 일어나면, 내면에 미소를 지으며 저절로 어떤 대답이 떠오르는지 찾아 보라.

필요할 때는 치유소리를 더 많이 한다.
특별한 장기에 문제가 있으면 그 장기에 상응하는 치유소리를 더 많이 반복한다. 각 계절에는 그 계절에 상응하는 장기가 약해지므로 그 장기의 치유소리를 더 많이 한다. 가을에는 폐의 소리를 더 많이 하고 겨울에는 신장의 소리, 봄에는 간의 소리, 여름에는 심장의 소리, 늦가을에는 비장의 소리를 더 많이 한다. 3의 배수로 늘려서, 3회, 혹은 6회, 9회, 18회 한다.

자연의 순서에 따라 치유소리를 하라.

여섯 가지 치유소리의 순서는 자연적인 계절을 따르고 있다. 항상 폐의 소리로 시작하고 그 다음 신장, 간, 심장, 비장의 소리를 내며 마지막으로 삼초의 소리를 한다.

피곤을 풀기 위해 여섯 가지 치유소리를 수련하라.

직장에서나 가정에서 피곤하거나 우울할 때, 여섯 가지 치유소리를 하면 피곤이 풀리고 우울한 기분이 사라진다. 모든 소리를 세 번 반복할 시간이 없거나 밤이 늦었거나 너무 피곤하면, 모든 소리를 한 번만 한다. 또 손동작 없이 해도 된다. 전혀 안 하는 것보다는 매일 조금이라도 수련하는 것이 좋다.

소주천 명상

아침에 심장을 열어라.

도교에서는 아침에 눈을 뜨기 전에 심장을 열라고 한다. 심장을 여는 방법은 꽃이 피어나듯이 심장이 열릴 때까지 심장에게 미소를 보내는 것이다. 심장에서 사랑, 기쁨, 행복이 나와 모든 장기로 퍼져 감을 느낀다. 잠에서 깨어나자마자 눈을 뜨고 침대에서 나오지 말라. 각 장기는 그 자신의 영혼을 가지고 있다. 잠을 잘 때는, 장기의 영혼들도 휴식을 취하고 있기 때문에 이들을 깨우려면 시간이 걸린다. 또 가끔은 잠자는 동안 장기의 영혼이 몸을 떠나 다른 곳으로 가기도 하기 때문에 되돌아오려면 시간이 필요하다. 아침에 깨어나서 너무 서두르면 장기의 영혼들에게 상처를 줄 수 있다.

바이오리듬과 별자리의 영향 극복하기

　도교는 기를 통제하면 생명과 미래를 통제하게 된다고 믿는다. 이 수준에 도달하기 전까지는, 별의 위치와 자신의 에너지의 고저(바이오리듬)가 삶에 강한 영향을 미친다. 이를 의식하고 극복하기 위해서는 매일 아침 자신의 에너지 수준을 점검해야 한다. 이불 속에서 배꼽이 따뜻해질 때까지 배꼽에 집중하고 있는다. 기가 회음을 지나 척추를 타고 올라가 소주천 회로를 통과해서 다시 배꼽으로 흐르도록 한다. 기가 소주천 회로를 빨리 그리고 매끈하게 흐르면, 육체적, 감정적, 정신적 에너지 수준이 높은 것이다.

　소주천 회로의 기가 천천히 흐르거나 전혀 흐르지 않는 날은 육체적, 감정적, 정신적 에너지 수준이 낮고 몸의 방어 시스템이 좋지 않은 것이다. 이것은 자신의 바이오리듬이나 별자리와 관련이 있을 수 있다. 어쨌든 이런 날은 균형이 깨져 있어 사고나 병에 걸릴 가능성이 많다. 소주천 명상 수련을 지속적으로 하면, 결국 바이오리듬과 별의 영향을 극복할 수 있게 된다.

수련에 가장 좋은 때는 식사전이다.

　소주천 명상 수련은 하루 중 어느 때 해도 좋다. 이제 막 소주천 명상을 배웠다면, 아침 식사와 저녁 식사 15~20분 전에 수련하는 것을 습관으로 하면 최고로 좋다. 배가 비어 있으면, 긴장이 더 잘 풀리고 명상 상태에 쉽게 들어간다.(그러나 배가 고프지는 않아야 한다.)

　20분간 앉아서 명상하는 것이 육체적으로 힘들면, 누워서 수련하되 잠들지 않도록 한다. 수련 시간이 너무 길다고 느껴지면 수련 시간을 줄이고, 나중에 집중력이 커지면 시간을 늘린다.

매일 장애를 점검하라.

　소주천 회로로 기를 인도하다가 정체나 장애를 느끼면 장애가 없어질 때까지 조금 더 시간을 두고 집중한다. 만성적인 병은 장기나 내분비선으로 가는 주요 경락에 기가 정체되어 생긴다. 장기와 내분비선으로 흐르는 기가 정체되면, 에너지, 피, 영양이 장기에 제대로 가지 못하고 기혈이 막혀서 통증이 생긴다.

기혈의 정체가 오랫 동안 계속되면, 장기와 내분비선의 기능이 점점 약화되고 어느 시점에 이르면 절대적으로 위험한 수준으로 떨어진다.

병원 검사를 통해 장기가 잘 기능하지 않는다는 것을 알게 될 때는 이미 기능이 10%도 남지 않은 상태다. 장기가 기능을 상실하면, 장기를 수술하거나 제거해야 된다. 그런 재난을 피하고 막대한 시간과 비용을 절약하기 위해서는 매일매일 자신을 점검하라. 소주천 명상을 통해 경락을 열고 기를 강화하라.

다이어트, 잠자기, 약, 음식: 내 몸의 소리를 들어라.

매일 소주천 회로로 기를 순환해서 자신의 기를 재활용하고 보존하면, 생명력이 늘어나게 된다. 그 결과 전보다 음식, 비타민, 영양이 적게 필요하고 약물치료도 필요 없으며 잠도 적게 자게 된다. 전과 똑같이 먹고 잠자면, 에너지가 너무 많이 모아져 머리에 과도한 열이 생기고 불면증이 된다. 또 몸이 스스로 치유하기 시작하는데, 부주의하게 약을 많이 먹으면 심각한 문제가 발생할 수 있다. 시간을 내어 몸의 소리를 들어라. 그러면 정확히 얼마만큼의 음식, 비타민, 혹은 약이 필요한지 알 수 있을 것이다.

식사 시간에 평온하고 조용하고 감사하는 마음을 유지하면, 위가 식사를 받아들일 준비가 되고 그 결과 소화와 흡수 기능이 좋아진다. (힐링타오 오행 영양법은 음식과 계절의 상관 관계뿐만 아니라 소화와 영양법에 관한 가치 있는 정보를 가르쳐 준다.)

부정적 감정을 치유에너지와 지혜로 변형하라.

내면의 미소 명상을 수련하면, 장기에 연결된 부정적 에너지를 없앨 수 있다. 배꼽에 집중하고 기를 저장하면, 부정적인 에너지도 배꼽에 모이게 된다. 내면의 미소 명상과 소주천 명상으로 이 에너지를 정화하고 몸의 주요 혈자리를 거쳐 순환시키면, 부정적인 에너지가 치유에너지로 바뀌게 된다.

예를 들어 화가 나면, 간 주위에 뜨겁고 폭발할 것 같은 어두운 초록빛 혹은 검붉은 에너지를 느낀다. 마음의 힘을 사용하여 나선형을 그리며 에너지를 태양신경총으로 몰아온다. 그리고 나서 부정적인 에너지를 배꼽으로 인도하고 배꼽에 미소을 지은 다음, 소주천 회로로 순환한다. 부정적 에너지가 성기관, 명문, 옥침을 거치면서 밝고 투명한 초록빛으로 변하는 것을 지켜 보라. 그 에너지가 유용한 생명력으로 변형되는 것을 느껴라.

두려움을 느낄 때는, 신장에서 차갑고 칙칙한 파란색 에너지가 나온다. 마음의 힘을 사용하여 나선형을 그리며 이 에너지를 명문으로 몰아온다. 명문을 향해 미소를 짓고 소주천 회로를 통해 순환한다. 내면의 눈으로 어두침침한 파란색이 밝고 투명한 파란색으로 바뀌는 것을 관찰하라. 그 에너지가 유용한 생명에너지로 변형되는 것을 느껴라.

슬프거나 우울하면, 차갑고 어두침침한 하얀색 에너지가 폐를 상하게 한다. 이는 등 윗쪽에 나타난다. 마음의 힘을 사용해 나선형을 그리며 이 에너지를 T-5(심장반대쪽 센터)로 몰아온다. 여기에 미소를 짓고 소주천 회로를 통해 순환시킨다. 내면의 눈으로 침침한 하얀색이 밝고 투명한 하얀색으로 변하는 것을 관찰하라. 그것이 유용한 생명에너지로 변형됨을 느껴라.

각 장기는 부정적인 기를 만들어내기도 한다. 그러나 긍정적이고 생명이 가득찬 에너지와 지혜로 변형될 수 있다. 고급 단계에 이르면 에너지의 색깔과 감각이 변하는 것을 감지할 수 있다. 고급 단계 수련인 오기조화신공 두 번째 단계에서는 부정적 감정의 에너지를 긍정적인 생명에너지로 변형시키는 정밀한 방법을 배운다.

자연스럽게 호흡하라.
자연스런 호흡은 여섯 가지 치유소리의 일부분이다. 내면의 미소 명상과 소주천 회로에서는 호흡이 저절로 일어난다.

많은 기공 수련법이 호흡으로 에너지를 인도한다. 그러나 에너지는 호흡보다 빨리 흐른다. 몸이 스스로 숨쉬게 내버려 두는 것이 에너지가 원하는 곳으로 빨리 흐르도록 하는 방법이다.

　사실 수련을 하면서 자신의 몸에 맞는 호흡법을 저절로 발견하게 된다. 때로는 빠르고 때로는 천천히 말이다. 명상 중의 이런 변화는 모두 정상이다.

　명상 중에 호흡이 변화하는데 당신이 그 변화를 좋아하지 않는다면, 스스로에게 정상적인 호흡으로 돌아가라고 말하라. 그러면 그렇게 될 것이다. 호흡의 변화에 호기심이 있다면, 변화를 지켜 보면서 어떤 일이 생기는지 관찰해 보라.

매일 수련을 위한 조언

　건강을 유지하고 영적으로 성장하는 데는 매일 매일의 수련이 가장 중요하다. 매일 매일의 수련으로 기가 유지되고 자라난다. 수련을 시작해서 기를 많이 축적했으면, 다음에는 이를 현명하게 사용하는 방법을 알아야 한다. 생명력을 끌어내리고 파괴하는 것, 즉 담배, 술, 커피, 약, 패스트푸드는 피해야 한다. 기를 매일 계발하고 보존하려면, 올바른 식사, 규칙적인 운동, 충분한 휴식 등 좋은 생활 습관을 다져야 한다.

1. 생명력을 개발하고 보존하는 데 가장 중요한 것은 매일하는 수련이다. 내면의 미소 명상을 매일 수련하면 매일 아침에 먼저 기쁨, 사랑, 친절, 열림, 부드러움, 용기를 느낄 것이다. 이 좋은 느낌과 에너지를 가족, 친구, 이웃, 주위 사람들에게 보내라. 이렇게 하면 당신의 생명력이 커진다.

2. 생명력의 가장 중요한 부분 중 하나인 성에너지를 보존하는 방법을 배워라. 성에너지를 재활용하여 뇌와 장기를 재생하는 방법을 배워라. 이것은 성도인술에서 다룬다.

3. 말을 줄임으로써 기를 보존하는 방법을 배워라. 기를 에너지라고 생각하지만, 기는 또한 호흡과 밀접한 관련이 있다. 말을 많이 하면 기가 흩어진다. 말을 적게 하라. 말을 꼭 해야 한다면, 다른 사람을 도울 수 있을 때만 말하라.

4. 끊임없이 배꼽과 원기를 의식하라. 마음을 사용해서 배꼽을 따뜻하게

하라. 이렇게 하면 생명력이 커진다.

5. 이제 평화란 바깥 세상에서 있는 것이 아니라 내 안에 있음을 알았을 것이다. 감각을 조심하라. 항상 밖을 보고 물건을 쫓아다니면, 기는 고갈되고 마음은 약해진다. 명성과 흥분과 돈이 그냥 지나가게 내버려 두어라. 그러면 정신적 힘과 정신적 생명력이 더 보존된다.

6. 화를 친절로 바꾸는 여섯 가지 치유소리를 사용해 용서하는 방법을 배워라. 이렇게 하면 간의 기가 보존된다. 화를 계속내면, 간의 기를 굉장히 많이 소모시켜 다른 기능이 저하된다. 용서하는 것이 다른 사람에게 좋은 일이라고 생각하지만 사실은 자신에게 좋은 일이다. 왜냐하면 그로 인해 생명력을 유지할 수 있기 때문이다.

7. 데친 신선한 채소, 식이 섬유, 수분이 많이 함유된 음식을 더 많이 먹어라. 매운 음식은 적게 먹어라. 이렇게 하면 혈액의 기를 보존하는데 도움이 된다.

8. 매일 50회 내지 100회 침을 의식적으로 삼켜라. 이렇게 하면 소화시키는 기를 높이고 장기가 매끄럽고 윤택해지며 이가 썩는 것을 막아 준다. 또 가스를 제거하고 장의 상태를 좋게 유지시켜 준다.

9. 양껏 먹지 말라. 위의 2/3을 넘지 않게 먹어라. 꽉 찼다고 느끼면 먹는 것을 멈춰라. 이렇게 해야 위가 소화할 공간을 갖게 된다. 이는 또 위와 장의 기를 보존해 준다.

10. 걱정을 적게 하라. 걱정이 때로 문제를 해결해 주기는 하지만, 대개는 문제를 더 악화시킨다. 내면의 기를 더 개발하라. 그러면 걱정할 시간이 적어지고, 문제에 대처하는 기를 많이 가지게 된다. 이는 심장과 비장의 기를 보존해 준다.

11. 삶의 스타일에서는 항상 중용을 지켜라. 일을 너무 많이 하지 말라. 일, 섹스, 운동, 사회 활동, 독서, TV시청 모두 중용을 지켜라. 과로한 활동을 하면, 보유하고 있는 기를 고갈시킨다. 중용을 유지하고 살면, 기를 보존해서 중요한 일에 쓸 수 있다.

제15장

수련중 문제가 생길 때 처리 방법과 집에서 하는 치유법

이 장에서는 소주천 명상 수련과 관련해서 일어나는 문제와 일반적인 질문에 대답을 해보겠다. 에너지 부조화를 느끼는데 이 장에서 소개하는 대답으로 문제를 해결하지 못하면 주위의 공인된 힐링타오 강사를 찾아가라. 주위에 힐링타오 강사가 없으면 침술사를 찾아가라. 침술사들도 에너지 문제를 잘 처리한다.

이렇게 해도 문제가 해결되지 않거나 질문에 대한 대답이 만족스럽지 못하다면, 힐링타오 센터로 연락하라.

치유의 빛 명상으로 어려움 극복하기

나의 소주천 회로가 열렸는지 어떻게 알 수 있나?

많은 사람들이 척추를 따라 기의 감각을 느끼지만 몸 앞면의 경락으로는 전혀 느끼시 못한다. 이것은, 등에 있는 다섯 개의 경락은 척추에 가까이 있기 때문에 에너지가 조금 분산되어도 척추를 따라서 무언가 느껴지기 쉽기 때문이다. 그러나 몸의 앞면에는 일곱 개의 경락이 가슴을 가로지르며 내려온다. 그래서 에너지가 분산되면 기가 배꼽에 내려올 때까지 느끼지 못할 수 있다. 어떤 사람은 천골과 정수리에서는 에너지를 느끼지만 그 사이에 있는 척추에서는 전혀 느끼지 못한다. 이것은 등의 피부 표면에는 말초신경이 적고, 또 그 부위의 미묘한 감각에 주의를 기울이는 데 익숙하지 않기 때문이다. 수련이 진행되면서 조금씩 민감해지고 척추에서도 에너지를 느끼게 될 것이다.

어떤 이들은 처음 소주천 회로가 열렸을 때는 강력한 기의 감각을 느끼지만, 그후에는 별로 못 느끼거나 거의 느끼지 못한다. 마른 강에 홍수가 나서 물이 가득하게 되면, 말랐을 때의 상태와 물로 채워진 상태는 아주 다르다. 그러나 일단 물이 가득 차면 몇 십 센티미터 오르거나 내리더라도 알아차리기 힘들다. 소주천 회로도 이와 같다. 감각이 부족하다고 해서 기가 흐르지 않는다는 뜻은 아니다. 다만 미묘한 기의 감각을 의식하기 위해서는 수련을 더 해야 할 뿐이다.

대부분은 명상 중에 어떤 감각을 느낀다. 천골, 명문, 제3의 눈, 혀끝에서 따뜻함이나 열기 혹은 얼얼하거나 차갑고 명명한 느낌이 든다. 삼페인 거품이 일어나는 것 같은 느낌이 든다고 하는 사람도 있다. 몸 안에서 전기가 조금 통하는 것 같은 느낌 혹은 몸이 흔들릴 수도 있다. 손, 발, 혹은 온몸이 비정상적으로 뜨거워지거나 몸 어딘가에서 강한 열감이 느껴질 수도 있다. 시각적으로 훈련된 사람은 머리 속이나 회로의 혈자리에서 빛이 보인다. 이런 감각 중 어느 하나라도 있다면 에너지가 순환하고 있다고 결론지을 수 있다.

명상 중에 어떤 것도 느낄 수 없다. 무엇이 잘못되었나?

어떤 사람은 소주천 회로를 여는 데 다른 사람보다 오래 걸린다. 정확히 얼마 걸릴지는 개인의 에너지 수준과 각 통로에 있는 장애물이 얼마나 많은지에 달려 있다. 수련을 시작한 지 2주일 후에도 소주천 회로를 열지 못했다면, 지난 번에 도달한 마지막 점에서 시작해 한 번에 한 센터씩 에너지를 흐르게 한다. 한 센터마다 1주일 동안 시간을 보낸다. 그러면 소주천 회로가 깨끗하게 열릴 것이다.

대부분 에너지가 순환하고 있음을 입증하는 감각을 느끼지만 특별한 감각 없이도 수년 동안 수련을 하는 이들도 있다. 왜 그들이 명상을 계속할까? 왜냐하면 계속 좋아지고 있다고 느끼기 때문이다! 실제로 건강이 많이 좋아진다.

아무 것도 느끼지 못한다고 말하는 수련자들도 있지만, 내가 명상 전후에 그들을 보면 에너지가 상당히 달라져 있다. 수련하러 올 때는 피곤하게 보였지만, 수련을 하고 난 후에는 눈이 빛나고 피부가 윤택해지며 얼굴에는 행복한 표정이 담겨 있다.

소주천 회로가 잘못 흐르고 있는 것 같다. 에너지가 앞에서 올라와 뒤로 내려간다.

이는 처음 시작할 때 가끔 일어난다. 등의 양기가 충분히 강하지 않아서 앞면에서 올라오는 음기를 이기지 못할 때 그렇게 된다.

조금도 걱정할 것 없다. 잘못된 것은 없다. 어떤 사람, 특히 여성은 수기(水氣)가 매우 강해 수기가 반대 방향으로 흐르면서 경락을 깨끗하게 한다. 명상을 계속하라. 얼마 후에 에너지 패턴이 바뀔 것이다. 에너지가 등 뒤로 올라와서 앞으로 내려가게 될 것이다.

20분 앉아 있으면 마음이 산란해지고 초조해진다.

많은 사람이 생각이 왔다갔다 해서 집중하기 어려워한다. 사실 소주천 명상은 이런 경향을 가진 사람들에게 잘 맞는다.

소주천 회로를 수련하는 중에, 계속 의식 상태를 바꾸게 된다. 이 변화는 뇌전도로 관찰할 수 있다. 이 책을 읽으면서 이해하려고 할 때 뇌에서는 베타파가 생긴다. 명상으로 들어가는 첫 단계에서는 알파파가 나온다. 그 다음, 깊은 상태에 가면 세타파가 나온다.

소주천 수련을 하면, 먼저 내면의 미소 명상을 한다. "나는 이제 내면의 미소 명상을 할 거야."라고 말하는 순간에는 베타파가 나온다. 수련을 실제로 시작하면 알파 상태에 들어간다. 흉선과 가슴에게 미소를 짓고 난 후 "이제 폐에게 미소를 지어야지."라고 생각하는 순간 다시 베타 상태로 돌아간다. 폐에 집중하면서 명상으로 돌아 오면 다시 알파 상태에 있게 된다. 명상하는 동안 베타에서 알파나 세타로 금방 옮아가고 베타로 되돌아 오고 그 다음에는 전보다 빠르게 알파와 세타로 다시 들어가게 된다.

마음이 산만한 이들은 다른 명상법, 즉 호흡을 지켜보거나 마음을 비우는 수련을 할 때는 큰 어려움을 느낀다. 그러나 소주천 회로에서는 여러 혈자리를 따라 의식을 옮겨가기 때문에 이들도 만족해한다. 배꼽에 의식을 두고 있는데 몇 분 후에 마음이 산란해지거나 불안하면, 정궁(精宮), 난소궁, 명문, 혹은 좋아하는 혈자리에 마음을 집중한다. 얼마 후, 자신이 그 혈자리에 오랫 동안 집중을 유지하고 있는 것을 발견하고 놀랄 것이다. 1에서 9까지, 9에서 1까지 수를 세는 것도 도움이 된다. 나선형을 그리는 방법은 당신의 의식과 에너지가 그 장소에서 깨어나게 해 준다.

몸이 긴장되거나 등이 딱딱해지는 것 같으면, 명상을 방해하지 않으면서 몸을 가볍게 구부리거나 펴서 자세를 조정한다.

명상 중에 때때로 호흡이 멈추는 것 같다. 신경을 써야 할까?

여섯 가지 치유소리는 호흡을 의식하는 명상이다. 내면의 미소 명상과 소주천 회로 수련에서는 숨을 자연스럽게 쉰다.

많은 명상법이 호흡으로 에너지를 안내한다. 그러나 에너지가 호흡보다 훨씬 빠르게 흐르는 경우가 많다. 몸이 저절로 숨 쉬도록 내버려 두면, 에너지는 에너지 자신이 원하는 만큼의 속도로 흐르게 된다.

사실 명상을 하면서 수련자는 모두 자신의 몸에 맞는 호흡 방식을 개발하게 된다. 이는 아마도 명상에 따라, 어떤 때는 빠르고 어떤 때는 느린 호흡을 하는 등 달라질 것이다. 그러나 이 모든 것이 다 정상이다.

명상 중에 호흡이 변하는데 당신이 그 변화를 원하지 않을 때는, 자신에게 정상적인 호흡으로 되돌아가라고 말하라. 그러면 그렇게 된다. 명상 중에 호흡이 변하는 것을 감지하고 그것에 호기심이 생기면, 그냥 지켜보며 어떤 일이 생기는지 보라.

심리치료를 받고 있는데 소주천 회로 수련을 해도 안전할까?

어떤 만성적인 정신적, 감정적인 문제로 의사, 심리치료사, 건강치료사의 정기적인 치료를 받고 있다면, 먼저 명상이 당신의 심리상태에 악영향을 미칠 수 있는지 상담사와 미리 상의하는 것이 좋다. 상담사가 하라고 해도, 훈련을 시작하기 전에 수련 지도자와 해도 되는지 의논하는 것이 좋다.

명상이 부적절할 때. 당신이 감정적, 정신적으로 극도로 불안하거나 극심한 정신 분열을 겪고 있다면, 소주천 회로를 수련해서는 안 된다. 이런 상태에서 소주천 회로를 수련하면 도움이 되기는커녕 문제가 있는 곳으로 기를 더욱 몰아가 상태를 악화시킨다. 이런 경우는 소주천 수련을 하지 말고 내면의 미소 명상과 여섯 가지 치유소리만 수련하라. 여섯 가지 치유소리를 수련할 때도 소화할 수 없는 것보다 더 많은 감정적인 에너지가 방출되면 당장 그만 두어라. 나중에 안정을 찾고 몸 속에 각인된 심리적 고통을 다루는 방법을 알게 되면, 그때 수련을 다시 해라.

명상은 심리적인 문제에 도움이 될 수 있다. 수련을 통해 안정과 평상심을 찾고 긴장을 풀고 중심을 잡을 수 있다. 이렇게 마음을 진정시키는 효과가 있기 때문에, 특히 오래된 스트레스와 정신적인 긴장으로 인해 생긴 부정적인 감정에 도움이 된다.

소주천 회로 수련은 쿤달리니 정신병, 즉 에너지가 머리로 너무 많이 몰려가서 쇼크를 줄 때 치유책이 된다. 이 현상에 대한 이해 부족과 진단 잘못으로 정신 병원에 입원해 있던 사람이 소주천 회로 수련만으로 완전히 건강을 회복한 경우가 여럿 있다. 또 소주천 회로를 배우면서 강한 정신치료제를 끊게 된 사례도 많다. 쿤달리니 정신병에 대해서는 이 장 마지막에 좀더 자세히 언급한다.

소주천 회로, 여섯 가지 치유소리, 내면의 미소 명상은 에너지가 장기에 정체되어 생긴 자기 비하, 에너지 부족, 만성적인 피로, 수줍음을 비롯해 여러 가지 감정적인 문제를 다루는 데 특히 도움이 된다.

수련할 때 가끔 성적으로 흥분하는데, 괜찮은가? 좋은 것인지 나쁜 것인지 아무것도 아닌지 궁금하다.

성적인 흥분은 당신이 성에너지를 많이 갖고 있음을 알려주는 건강한 신호다. 이는 또한 당신의 소주천 회로가 열렸고(최소한 성센터에서라도) 기가 강하게 흐르고 있다는 증거이다.

그러나 성에너지를 다루는 방법을 아직 배우지 않은 상태라면, 명상 중에 흥분으로 인해 마음이 산란해질 수 있다. 성에너지를 다루는 방법으로 고환 호흡, 난소 호흡과 강한 잠금 수련(성도인술에서 배울 수 있다)을 배우면, 성에너지를 쉽게 성기관에서 천골로 보내 독맥을 타고 척추를 따라 뇌까지 끌어올릴 수 있다. 이는 사정과 월경으로 잃게 되는 성에너지를 보존하고 재활용하게 해 준다. 정기(精氣), 즉 성에너지를 소주천 회로의 경락을 따라 순환시키면 성에너지가 생명력으로 변형되어 온몸을 양생할 수 있게 된다.

아직 이 기술을 배우지 않았다면 짧은 호흡을 하며 회음, 항문, 항문 뒤를 위로 끌어당겨 성에너지를 생식기에서 천골로 끌어 올려라. 그후 마음과 눈의 힘, 원 그리기, 짧은 호흡을 사용해 에너지를 소주천 회로로 끌어들이고 배꼽으로 되돌아가게 하라.

일단 성에너지를 생식기로부터 끌어 올린 후에는 흥분 그 자체는 부차적인 것이 되어 더 이상 정신을 산란하게 하지 않는다. 그 후에도 흥분이 계속 되면, 성에너지를 척추로 끌어올리는 과정을 반복하라.

소주천 명상에서 최상의 결과를 얻기 위해서는 금욕해야 하는가?

많은 종교가 영적인 작업에 성에너지가 중요하다는 것을 인정하고 독실한 수행자에게 금욕 생활을 하라고 권한다. 도교는 금욕 생활이 필수는 아니지만, 성에너지는 꼭 보존해야 한다고 가르친다. 이러한 이유에서 우리는 소주천 회로와 함께 성에너지를 보존하는 도교식 방법인 성도인술을 가르친다.

하지만 성에너지를 보존하는 기술을 완벽히 배우려면 시간이 걸린다. 그러니 소주천 회로 수련을 배우기 시작한 처음 백일은 오르가슴을 멀리하도록 하라. 이는 기 저장 탱크를 만들어 소주천 회로를 여는 데 도움을 준다. 이는 여성보다 남성에게 더 중요하다. 남성은 사정을 통해 여성보다 에너지를 더 많이 잃기 때문이다. 백일간의 금욕생활은 권고 사항이지 필수 사항은 아니다. 도교는 중용을 강조한다. 인생은 조화와 균형을 유지하는 것이 첫째다. 생활 스타일을 바꾸는 것은 자연스럽게 이루어져야 한다. 당신과 파트너에게 금욕이 스트레스가 된다면, 당신과 파트너의 욕구를 존중하라. 섹스를 해서 오르가슴에 가게 되면 에너지를 축적하는 데 시간이 좀 더 걸린다는 것을 알고 있기만 하라. 그러나 다른 한편으로 삶은 균형을 유지해야 한다는 것도 알고 있어라.

월경 때 소주천 수련을 해도 될까?

여성의 월경 주기는 사람에 따라 매우 다르다. 모두 독특하기에 모두에게 맞는 해답을 주기는 어렵다. 일반적으로 월경 시에 문제가 없다면 소주천 수련을 해도 좋다. 사실 많은 여성이 소주천 회로를 수련하면서 PMS, 경련, 무월경, 하혈, 생리통 등 월경시에 나타나는 문제를 줄이거나 해결했다.

그런데 월경 시에 자궁에는 피가 상당히 많다. 자궁 부위로 기를 보내면, 월경량이 더 늘어날 수 있다. 월경량이 과도하다면, 명상 수련의 영향인지 관찰해 보라. 명상 때문에 문제가 악화된다면, 월경 시에 소주천 수련을 하지 말고, 대신 내면의 미소 명상과 여섯 가지 치유소리를 수련하라.

난로 데우기를 하면 하복부에 열이 난다. 혈액 속에 과도한 열이 발생해 월경이 시작되면, 월경량이 과도하게 많아지는 결과를 일으킬 수 있다. 하지만 심한 월경통이나 경련 같은 문제는 중의학에서 내부의 냉기 때문에 생긴다고 진단하는데, 이 경우에는 난로 데우기가 도움이 된다.

또 철삼기공을 하는 여성 수련자들은 월경 시에 배꼽에 에너지를 채우는 수련을 하면 안된다. 하지만 다른 부분, 즉 서기, 자세를 유지하기, 배꼽에 에너지를 채우지 않고 에너지 순환하기, 골수호흡 등은 해도 좋고 혜택을 얻을 수 있다.

여성들은 소주천 회로로 성에너지를 순환하는 고급 수련인 난소 호흡을 통해 전반적인 건강이 강화되고 월경 주기도 건강하게 된다. 난소 호흡은

『멀티 오르가즘 커플』에 설명되어 있다.

명상할 때 몸이 흔들린다. 어떤 때는 갑자기 강하게 경련을 한다. 왜 그런가?

명상과 기공 수련 동안 몸이 흔들리거나 경련을 하는 데에는 여러 이유가 있다. "기가 움직이면 몸이 따라간다."는 옛말도 있듯이, 기가 막혀 있던 부분에 기가 강하게 흐르면 때로 몸이 저절로 움직이고 경련이 일어나기도 한다.

때로는 명상 자세가 약간 어긋나서 경락을 막자, 몸이 저절로 무의식적으로 움직여서 경락을 열고 기를 흐르게 하는 경우도 있다. 의식의 통제를 무시함으로써 몸 스스로 자신의 지혜를 보여 주는 경우다.

또 다른 경우는 기를 몸 전체로 보내기 위해 펌프질할 목적으로 몸이 리듬에 맞춰 움직이기 시작하는 것이다. 소주천 수련을 하면서 기를 독맥으로 올려 보내고 임맥으로 내리기 위해 자기도 모르게 몸을 앞뒤로 흔드는 것이다. 유태교 신자들도 이를 알고 있었고 이 현상을 '데브닝(Davening)'이라고 불렀다. 기독교 유파 중 쉐이커 교도는 몸이 흔들리는 경험을 많이 하자 '흔들린다'는 뜻의 '쉐이크(shake)'를 따서 교파의 이름을 붙였다.

몸이 흔들리는 또다른 이유는 하늘, 땅, 높은 자아에서 기를 흡수할 때, 기를 흡수하기 위해 경락이 넓어지기 때문이다. 이는 마치 호스에 들어오는 물이 갑자기 증가하면 호스가 심하게 흔들리는 것과 같다.

몸이 흔들리는 것은 좋은 것이다. 어떤 기공 수련법에서는 이를 '자발공(自發功)'이라고 부르면서 장려하기도 한다. 몸을 흔들면, 신경의 긴장이 누그러지고 기가 몸 속으로 깊이 침투할 수 있게 된다.

만약 너무 심하게 흔들린다면, 마음에게 그만 두라고 말하기만 하면 된다.

또 기가 장기에 가득 차면, 흔들림이 발생하기도 한다.

심장은 혈관을 지배한다. 심장이 기로 가득 차면, 몸은 원숭이가 뛰놀듯 폴짝폴짝 뛴다.

간은 힘줄을 지배한다. 간이 기로 가득 차면, 물고기가 신성한 황홀경의 바다 속에서 즐겁게 헤엄치듯이 기가 움직여서 다리와 엄지발가락이 떨린다.

비장은 근육을 지배한다. 비장이 기로 가득 차면, 새가 이 나무에서 저 나무로 날아다니듯이 근육이 실룩실룩 움직이고, 기가 머무는 곳은 불이 난 것처럼 느껴진다.

폐는 피부를 관장한다. 폐가 기로 가득 차면, 온몸에 개미가 기어가듯 가렵고 간질간질하는 감각과 열기를 느낀다. 특히 얼굴이 그렇다. 이것은 폐의 기가 움직이고 있음을 나타낸다.

신장은 뼈를 관장한다. 신장이 기로 가득 차면, 뼈가 움직이는 소리를 듣게 된다. 기가 척추를 타고 오를 때, 때로 성적 흥분을 느낄 수도 있다.

채식주의자가 되면 수련의 결과가 더 좋아질까? 아니면 고기를 먹는 것이 좋은가?

소주천 명상을 시작할 때 자신을 정화하는 것이 꼭 필요하다. 이런 맥락에서 소화 기관을 정화하기 위해 육식의 양을 줄이고 식이 섬유의 양을 늘리는 것이 좋다. 완전한 채식주의자가 아니라면, 수련하는 첫 백일 동안 식사는 80% 곡류, 10~15% 생선, 5%만 육류와 닭으로 구성하라.

수련을 많이 하게 되면, 기 순환이 좋아지면서 신진대사와 피 순환이 좋아진다. 하지만 부산물로서 열이 발생한다. 과열을 방지하기 위해 몸을 따뜻하게 하는 육류와 곡류를 줄이고 수분 함량이 많은 채소와 과일, 적당량의 과일주스(과일주스는 몸을 너무 차갑게 할 수 있으므로 너무 많이 먹지 않도록 한다) 같은 차갑고 정화시키는 음식을 더 먹는다.

과도한 열기를 느끼지 않고 강력한 명상과 함께 태극권이나 신체적인 기공 수련을 많이 한다면, 육류와 닭고기와 같이 몸을 만드는 음식이 좋을 수 있다. 중국 사람들은 전통적으로 육류가 몸을 만드는 음식이라고 하며 즐겼다. 고기가 없지만 잘 계획된 식사 또한 몸을 만드는 음식이다. 수 천 년 동안 많은 도교인들이 채식을 하며 성공적으로 수련을 했다. 최근에는 올림픽 선수들도 훈련하면서 채식을 하기도 한다.

현대 연구에 따르면 과도한 육류 섭취는 심장병과 암의 위험을 높이는 주요 원인이 된다고 한다. 육식을 하는 사람은 채식주의자보다 심장병의 위험이 300%나 더 높다. 자연의 균형에 관심을 갖는 도교인들은 육류 생산이 세계 열대 우림을 파괴하는 주요 요소라고 생각한다. 도가의 길은 중용의 길이다. 자신의 생활 스타일을 의식하고 자신의 욕구가 무엇인지 스스로 판단을 하도록 하라.

어떤 경우이든 스스로를 교육시키지 않고 갑자기 완고한 채식주의자가 되는 것은 바람직하지 않다. 그런 변화는 불균형을 초래할 수 있기 때문이다. 이 문제에 대해서는 마니완 치아의 앞으로 나올 책『오행영양』을 참고하거나 힐링타오 지도자와 상의하라.

에너지 수련을 하는 명상은 위험하다고 들었다. 소주천 명상은 안전한가?

에너지 명상의 주요 부작용은 많은 양의 에너지가 잘못된 장소에 가는 것이다. 에너지가 잘못 갈 수 있는 가장 일반적인 장소는 머리와 가슴이다.

힐링타오는 소주천을 안전하고 체계적으로 가르친다. 우리는 에너지를 위로 끌어올리는 것과 내리는 것 둘 다를 강조하기 때문에 다른 수련법보다 문제가 적다. 우리는 또 안전수칙과 문제에 대처하는 방법을 가르친다. 우리가 제시하는 단계를 따르고 주의사항을 존중하며 상식에 따른다면, 소주천 수련은 긍정적인 경험만 안겨다 줄 것이다.

이 장에서 우리는 많이 생기는 문제만 다룬다. 각자 수련과 관련하여 어떤 부정적인 것을 느끼게 되면, 스스로 판단을 잘해서 즉시 적절한 조치를 취하라.

명상 수련은 약과 같다. 안내를 잘 따르면 대단한 치유효과가 있지만, 부주의하여 잘 따르지 않는다면 부작용이 발생할 수 있다. 에너지 수련은 불과 같이 강력하다. 불은 방을 따뜻하게 하고 밝게 하며, 요리를 하거나 기계를 움직이게 해 주는 등 여러 가지 혜택을 준다. 그러나 불은 조심해서 다루어야 한다. 부주의하게 다루면 집을 파괴하고 당신을 불태워 죽음에 이르게 만들 수도 있다.

명상 수련을 하며 어리석게 행동하지 말라. 체계를 존경하고 교사를 존경하며 이 책 전반에서 소개하는 안전 수칙을 따르도록 하라.

명상 후에 때때로 매우 피곤하다. 왜 그런가?

때로 에너지가 막혀 있다가 경락이 갑자기 열리면 에너지가 막혀 있던 부위로 돌진할 수 있다. 에너지는 필요한 곳으로 흘러간다. 그래서 수증기가 갑자기 빠져나간 것 같거나 갑자기 압력이 사라진 것 같은 느낌을 받을 수 있다.

피곤하면, 휴식을 취하라. 몸이 스스로를 치유하게 하라. 에너지가 흐르는 문을 열어 주었으니 당신이 할 일은 이미 했다. 몸이 스스로 치유하고 균형을 회복하는 데는 많은 양의 에너지가 필요하다. 그 결과로 피곤을 느끼는 것을 자연스러운 일이다. 피곤은 보통 몇 주 안에 사라진다.

몇 달 동안 정기적으로 명상 수련을 했는데, 화, 슬픔, 두려움 같은 강한 감정을 느끼게 되었다. 명상을 하면 마음이 더 평화로워 질 줄 알았는데 말이다!

감정적인 상처가 있으면 에너지 정체가 생기거나 몸 안에 만성적인 긴장 부위가 생긴다. 긴장은 '심리적 갑옷'을 만들어 그 당시 처리할 수 없는 위협적인 상황으로부터 우리를 보호한다. 우리는 이런 패턴을 의식하지 못하면서 몇 년 동안 긴장을 유지하고 산다.

소주천 수련은 몸 안에 있는 모든 에너지 정체를 없애는 작업을 한다. 긴장된 부위로 에너지를 움직이는 것은 그 부위의 긴장을 의식적으로 풀고 다시 생명을 주는 시도이다. 이 작업을 하면서 이전의 감정적 상처를 다시 경험하게 된다. 그러면 명상이 우리를 보호하는 갑옷을 벗기는 것 같아 두렵고 상처받고 발가벗겨진 느낌이 들 수 있다.

당신이 진정 자유로운 사람이 되고 무의식의 노예에서 벗어나려면, 매일 자신의 감정을 살펴보고 오래된 화, 두려움, 슬픔을 빠져나가게 해야 한다. 오랫동안 억압된 상처를 처리하는 자신의 감정적인 힘과 능력을 존경하라. 신체적 혹은 성적 학대를 받은 사람들은 의식에서 그 기억을 완전히 닫아 놓는다. 몇 년 후 어떤 일이 그 기억을 건드릴 때만 떠오를 정도이다. 이와 같은 심각한 상처는 처리하기 어렵고 고통스럽기에 자신의 진도에 맞게 진행하도록 한다.

명상 수련으로 오래된 감정적 문제를 열고 그것을 표면에 떠오르게 하면서 치유와 긴장 완화를 시도하는 사람들은 상담이나 다른 요법을 함께 하면 훨씬 도움이 될 것이다. 명상만으로 해결할 수 있는 사람도 있다. 훌륭한 상담자를 만나는 것으로 감정의 치유과정을 빠르게 줄일 수 있다. 사람은 항상 자신의 욕구를 존중해야 한다.

고급 수련을 하기 전에 얼마 동안 소주천 명상을 해야 하는가?

이것은 대단히 개인적인 문제로 시간의 문제라기보다는 성취의 문제이다. 어떤 사람은 즉시 다음 단계로 갈 준비가 되는 반면, 어떤 사람은 수개월이나 수년이 걸릴 수도 있다. 일반적으로 말해, 소주천 수련을 철저히 따라했고 수련에 어느 정도 시간을 보냈다면 고환 호흡이나 난소 호흡, 강한 잠금 수련, 오기조화신공으로 나아갈 수 있다. 이 수련들은 소주천의 상급 수련이다. 기본 소주천 수련과 다른 점이라면 소주천 회로로 다른 형태의 기를 움직인다는 것이다.

사실, 소주천 회로에서 기의 흐름을 느끼지 못하거나 경락이 열려있다는 감각을 가지지 못하더라도 어쨋든 다음 단계로 가야 한다. 성에너지(정기)가 경락을 따라 움직이는 감각, 오기조화신공에서 기가 진주의 형태로 움직이는 감각은 훨씬 더 생생하고 구체적이다. 그러므로 상급 수련이 소주천 회로를 열도록 해 줄 수도 있다.

의식을 내면으로 돌려 건강 문제 해결하기

도가 명상은 주의를 자신에게 되돌리게 한다. 그러면 마음과 몸의 연결이 더 강해진다. 그리고 건강의 위험을 예측하는 것을 배울 수 있다. 어떤 사람들은 명상 중에 건강 문제를 발견하고는 그것이 명상 때문이라고 비난한다. 그러나 대부분 내적인 부조화는 과거의 경험에 뿌리를 두고 있지, 부조화를 의식하게 되는 수련 때문에 생기는 것은 아니다. 명상은 단지 문제를 표출시킬 뿐이다.

에너지를 순환시키기 시작하면, 우리는 때로 울혈을 만난다. 이때의 상황은 도로에 장애물이 있는 것과 같다. 장애물이 있는 곳을 통과하려고 하기 전까지는 장애물이 아무 문제가 아니었다! 다음에는 특정 장기의 울혈과 관계되는 일반적인 증상을 소개하겠다. 이런 증상을 경험하면 우리가 제안하는 간단한 치료법을 시도해 보라. 이 치료법은 증상뿐만 아니라 깊이 숨겨진 문제를 완화하도록 만들었다.

장기의 울혈에 대한 간단한 치료법

간의 울혈. 간 울혈의 증상에는 간의 열 때문에 생기는 두통, 쉽게 화를 내는 증상, 간의 열 때문에 생기는 변비, 눈의 통증 등이 포함된다. 간에 울혈이 생기면 목(木)의 경락에 장애가 생기고 통증이 생긴다.

치료약은 니황치에두편(Niu Hwang Chieh Du Pien)이라는 환약이다. 이것은 한 병에 여덟 알이 들어 있다. 먹는 갯수는 첫날밤에 두 알 내지 네 알 복용하고 다음날 밤에 두 알을 복용한다. 한 병을 다 복용했으면 효과를 기다린다. 열과 화가 줄고 다른 감정이 진정될 것이다. 설사가 날 수도 있으므로 긴 여행 전에는 복용하지 말라. (코팅이 되어 있고 한 병에 20환 들어있는 포장도 있다. 이것은 한 병으로 치료를 세 번 할 수 있다.)

기름진 음식과 튀긴 음식, 버터, 크림이 많이 든 치즈, 매운 음식은 피하고, 과식하지 말라.

푸른 잎 채소와 가볍게 요리한 검은 색 해초를 먹으면 도움이 된다.

그리고 간의 소리를 아홉 번 해라. 필요한 만큼 반복한다.

비장, 위, 췌장의 울혈. 비장, 위, 췌장에 울혈이 생기면 위와 장의 열기로 인한 소화 불량, 식사 후 더부룩함, 변을 볼 때 음식 조각이 나오는 것, 복부의 불편함, 복부를 만지는 것이 싫어지는 경향이 있다.

치료법으로는 한 병에 여덟 알이 들어 있는 황리엔샨친편(Hwang Lien Shan Chin Pien)이라는 환약을 복용하는 것이다. 첫날밤에 두 알 내지 네 알 복용하고 다음날 밤 두 알을 복용한 후 결과를 기다린다. 열과 감정이 줄어들 것이다. 설사가 있을 수 있으므로 긴 여행 전에는 복용하지 말라.

피할 음식은 튀긴 음식, 버터나 크림 많은 음식, 날 음식이나 찬 음식, 설탕, 육류, 달걀 등이고 좋은 음식은 부드러운 국, 부드럽게 요리한 곡류, 칡 등이다.

그리고 비장의 소리를 아홉 번 행한다. 좋아질 때까지 반복한다.

폐의 울혈. 폐에 울혈이 있으면, 목이 마르거나 아프고, 입과 코에 가래가 생기며, 치통이 있고, 오줌이 노랗거나 붉게 나오며, 열 때문에 변비가 생기며, 우울해진다. 이것은 폐에 열이 생겨 일어나는 것으로서, 감기 때문에 발생하는 비슷한 증상과 혼동해서는 안 된다.

치료법은 한 병에 여덟 알 들어 있는 칭페이이화편(Ching Fei Yi Hua Pien)이라는 약을 복용하는 것이다. 정상적인 처방은 첫날밤에 두 알 내지 네 알 복용하고 다음날 밤에 두 알을 복용한다. 그 후 효과를 기다린다. 열과 감정이 줄어들 것이다. 긴 여행 전에는 복용하지 말라. 긴장을 완화하는 차를 마시고 배를 끓여 먹으면 좋다.

그리고 손바닥으로 가슴 부위를 가볍게 두드린다. 폐의 소리를 아홉 번 한다. 필요한 만큼 여러 번 반복한다.

시스템 전체의 부조화. 시스템 전체가 잘못되면 한순간 에너지 시스템에 갑작스런 부조화가 일어나거나 에너지가 소진되어 쓰러지게 된다.

이때 즉시 머리를 무릎 밑에 두거나 다리를 높이고 눕는다. 그리고 합곡과 족삼리를 누른다.

다른 사람이 쓰러져서 완전히 졸도했다면, 코와 윗입술 사이의 인중을 누른다. 그리고 담요를 덮어주고 따뜻한 차를 준다.

해독의 징조

내면의 미소 명상, 여섯 가지 치유소리, 소주천 회로의 치유효과가 나타나면서 해독의 징조를 발견하게 된다. 예를 들어 여섯 가지 치유소리를 하면서 트림이나 하품이 나거나 방귀를 뀌는 것은 해독의 징조다. 이는 즉각적인 해독 작용이고 수련이 잘 되고 있다는 증거이다. 다른 해독 징조가 나타나는 경우도 있다. 가장 일반적인 것은 다음과 같다.

설사. 해독 작용으로서의 설사와 질병으로서의 설사는 구분할 수 있다. 예를 들어 내장 운동을 하자마자 설사를 한 경험이 아마 있을 것이다. 이 때는 질병으로서의 설사에서 보이는 장의 통증, 열, 힘없음, 식은 땀 같은 증상은 없다. 설사가 끝나면 에너지가 넘치는 것을 느낄 것이다. 내장 운동을 하니 3일 연속 설사를 났지만, 그 후에는 더 이상 설사가 없었다고 하는 수련자들도 꽤 있다. 수련에서 새로운 단계에 도달할 때마다 다시 설사를 할 수도 있다.

잠을 많이 잠. 수련을 시작한 후 잠을 많이 자게 되는 경우도 있다. 이것은 몸이 스스로를 해독하는 방법 중 하나이다. 수련 초기에는 에너지가 몸을 많이 수리해서 명상 후에 피곤을 느낀다. 10시간 내지 15시간 자는 마라톤 잠이 며칠 이상 계속되지 않는다면 걱정할 필요 없다.

오래된 질병의 재발. 고질병이 도지는 것은 해독의 징조이지만, 이는 혼돈스럽기도 하다. 모든 고질병이 재발할 수 있지만, 특히 약으로 병을 억압했던 피부병이나 폐병이 더 잘 나타난다. 이것은 탁구공을 물밑에 눌러 유지하려고 하는 것과 같은 것이다. 억압을 풀면 그들은 표면으로 떠오른다.

병이 재발하는 것은 오래된 질병이 빠져나가기 위해 싸우는 것이지만, 아픈 느낌이나 피부병에 의해 일상을 방해받는 것은 유쾌하지도 않고 견디기 쉬운 일도 아니다. 나의 유일한 격려는 고통의 끝에 왔음을 알리는 것이다. 상황이 그렇게 나쁘지 않다면 앞 절에서 언급한 약과 식사 처방을 시행하도록 하라. 물론 문제가 심각해지거나 너무 오래 지속되면 병원에 가야 한다.

가능하다면 아플 때도 명상을 멈추지 말라. 매일 20분이라도 명상을 계속 하면 치유 과정이 가속화된다.

뼈가 부러졌거나 수술을 한 사람은 그 부위로 에너지가 흘러가면서 통증을 경험할 것이다. 이것은 부상이나 수술 후 처음으로 에너지가 다시 연결되기 시작했기 때문이다. 통증은 강하지만 아주 짧고, 다시는 생기지 않는다.

에너지를 순환시켜 막힘를 예방하고 안전을 유지하기

자연스러운 음양의 패턴을 따라라.

중의학은 도교에 뿌리를 두고 있다. 도교는 몸이 스스로를 치유하도록 하기 위해 내면의 조화와 힘을 계발하고 유지하는 것을 강조한다. 힐링타오의 모든 명상, 내면의 수련, 무술은 여기에 기초하고 있다. 힐링타오의 모든 수련은 기를 순환시켜 몸을 튼튼히 하고 정체되거나 부정적인 에너지를 재활용하기 때문에 부드럽고 안전하다. 도교인들은 음양의 법칙을 믿는다. 자연의 에너지는 적절하고 균형있게 움직인다. 태양은 떠올랐다가 진다. 달은 커졌다가 작아진다. 태양이 며칠 동안 지지 않고 떠 있으면 행성의 한쪽 면은 불타 버리고 다른 쪽은 얼어버릴 것이다. 달이 움직이지 않고 정지해 있으면 달의 중력이 대양의 균형을 깨버릴 것이다. 이것이 바로 음양의 에너지를 균형 잡는 것이 중요한 이유이다.

소우주인 몸에서 에너지를 머리나 가슴으로 가져갔으면 이 중요한 기관의 과열을 막기 위해 에너지를 다시 밑으로 가져가야 한다. 소주천 회로를 통해 정기적으로 에너지를 순환하는 것은 인체의 에너지를 조절하고 내면의 조화를 유지하게 한다. 소주천 명상은 건강을 회복하는 데도 유용하지만, 다른 수련을 위한 안전 밸브의 역할도 한다. 소주천 회로로 기를 순환하면 에너지가 너무 많이 생겨서 일어나는 위험한 부작용을 막을 수 있다.

머리와 가슴을 익히지 말라.

도교에는 이런 말이 있다. "너의 머리를 익히지 말라. 그리고 너의 가슴도 익히지 말라." 이것은 머리나 가슴에 너무 오랫동안 에너지를 놔두지 말라는 뜻이다. 어떤 조건 하에서는 인체의 음양 에너지가 분리되어 뜨거운 양기가 가슴과 뇌로 올라간다. 이것이 의식적으로 순환되지 않으면 가슴과 뇌를 과열시켜 손상시킬 수 있다. 이 뜨거운 에너지가 배꼽으로 내려가면, 머리와 가슴이 서늘해지고 남은 기는 몸이 유용하게 쓸 수 있다.

뇌를 과열시키는 것: 쿤달리니 신드롬

쿤달리니 신드롬의 원인. 다른 수련법들은 금욕을 하면서 에너지를 많이 만들라고 권한다. 그런데 이 에너지는 저절로 척추를 타고 올라가 뇌에 닿는 쿤달리니 신드롬을 일으킬 수 있다. 강력한 양기가 한꺼번에 올라오면 몸이 어떻게 처리할 줄 몰라 모든 종류의 정신병이 생겨나고, 장기와 감각도 손상된다.

쿤달리니 신드롬은, 땅에 뿌리내려주고 배기시키고 에너지를 순환시켜주는 임맥을 열지 않은 상태에서 너무 오랫동안 미간 또는 제3의 눈에 주의를 집중할 때 발생할 수 있다.

쿤달리니 신드롬의 증상. 머리에 에너지가 정체되어 생기는 증상에는 갑자기 대머리가 되는 것, 두통, 귀에서 소리가 나는 것, 반짝이는 빛을 보는 것, 정신병 등이 속한다. 이 문제는 에너지가 척추로 타고 올라가기만 하고 두개골을 통해 몸 앞면의 통로 및 배꼽으로 내려가지 않아서 발생한다. 쿤달리니 신드롬은 고통을 불러 일으킬 수 있다. 특히 서양 의학을 하는 의사의 치료를 받은 후 그렇다. 서양 의학은 몸에서 에너지가 흐른다는 것을 의식하지 않기 때문이다. (이에 관해 자세한 사항은 리 사넬라(Lee Sannella) 박사의 『쿤달리니 신드롬』을 참고하라.)

쿤달리니 신드롬을 피하고 치유하는 방법. 쿤달리니 신드롬을 피하려면 소주천 회로의 임맥과 독맥을 열고 배꼽에 에너지를 저장해야 된다. 소주천 명상은 따뜻한 혈자리를 통해 에너지를 올리고 차가운 혈자리를 통해 에너지를 내린 다음 배꼽에 저장함으로써 기의 흐름을 균형 잡는다. 이는 양기를 서늘한 음기와 맞대지 않고 위로 올려 보내기만 하는 쿤달리니 수련과는 달리, 차갑고 뜨거운 음양의 에너지를 자연스럽게 조화롭게 한다.

또한 에너지를 조절하면서 점차 위로 올리는 방법이 좋다. 이는 마치 고층 빌딩의 최고층으로 물을 올려야 하는 상황과 같다. 하나의 가능성은 빌딩 꼭대기에 큰 펌프를 설치하는 것이다. 이것은 가능하기는 하지만 어려움이 많다. 더 좋은 방법은 1층에 펌프를 설치하고 몇 층마다 하나씩 작은 펌프를 설치해서, 하나의 펌프가 다음 펌프로 물을 보내도록 하는 것이다.

도교 수련은 이와 꼭 같이 회음, 항문, 천골, 부신, 어깨, 요추, 두개골 기부(두개골 펌프의 한 부분) 등 여러 개의 펌프를 활성화하여 에너지가 24개 흉추를 타고 올라가도록 한다. 에너지를 척추를 타고 위로 올라가게 한 다음 앞의 통로를 통해 내리는 과정을 계속하면, 장기와 내분비선이 활성화되고 부작용을 줄이며 생명력을 더 효과적으로 사용하게 된다. 힐링타오의 소주천 명상은 하나의 과정이다. 어느 날 갑자기 손쓸 틈도 없이 과도한 에너지가 폭발하게 하는 일은 없다.

심장의 과열

심장에 과열이 생기는 주요 원인은 심장에 부정적인 에너지가 과도하게 정체되어 있기 때문이다. 복부에 너무 오래 집중하면 위장에 문제가 생기거나 복부에 기를 느끼지 못해서, 에너지가 앞면을 타고 올라가 심장을 과열시킨다. 여성의 경우, 임맥의 기가 몸 앞면을 타고 머리로 올라가려는 경향이 있다. 심장의 에너지가 깨끗하지 않고 열려 있지 않으면 기는 통과할 수 없다. 그러면 기는 심포에 가서 뭉치고 심장의 냉방장치를 과열시킨다. 그러면 심장은 과열이 되어서 불안이 커지고 통증이 생기며 심장 박동이 증가한다.

1. 이 문제를 해결하기 위해서는 먼저 의식을 명문으로 옮긴다. 심장에서 T-5 나 T-6, 명문으로 열이 내려감을 느낀다. 심장이 진정됨을 느낀다.

2. 이것이 도움이 되지 않거나 심장 박동이 빨라지고 땀이 아주 많이 나오면, 주의를 미간으로 옮겨 집중한 후 배꼽과 명문으로 내려간다. 이렇게 주의를 앞뒤로 움직이며 집중하면 심장의 정체가 풀린다.
3. 폐, 심장, 간을 위해 여섯 가지 치유소리를 한다. 각 소리를 6회 내지 12회 하고 장기들이 진정됨을 느낀다.
4. 사랑, 기쁨, 행복을 느끼며 심장을 열고 심장을 식힌다. 참지 못함, 조급함, 미움은 심장을 과열시키고 심장병을 일으킨다.
5. 흉골 및 갈비뼈 사이사이를 마사지하면 심장에 맺힌 열과 에너지를 방출시킨다.
6. 과도한 열기를 손가락과 발가락 끝으로 몰아내고 배출하는 수련을 한다.

제16장
소주천을 통한 치유와 건강 관리의 도

도와 하나가 되기

광대한 우주 속 하나의 소우주인 숲에서는 모든 부분이 함께 작동해서 조화로운 전체를 형성한다. 숲은 증기를 발산하고 비를 끌어들인다. 비는 나무, 식물, 채소가 자라도록 한다. 나무는 산소를 생산하고 사람과 동물을 위해 과일을 생산한다. 인간과 동물은 이산화탄소를 생산하고 식물이 이를 이용해 음식을 만든다. 우리의 배설물은 나무, 식물, 채소에게 영양을 준다. 숲을 파괴하면, 균형이 파괴되고 생태 주기가 어지러워져 모두가 고통을 받는다.

도교는 인체 또한 하나의 소우주로 간주한다. 숲과 같이, 인체의 건강도 여러 구성 요소가 균형을 이루고 있는지에 따라 결정된다. 오행이론의 관점에서 말하자면, 인체 내의 오행은 서로를 지원하면서 동시에 서로를 견제한다.

서양 생리학도 인체의 시스템과 장기가 서로 돕고 후원한다고 이해한다. 동서양의 이해 방식이 비슷하기는 하지만, 아직 서양 의학적 접근 방식은 동양의 전체적 관점을 적극 수용하지 않고 있다. 그래서 인체 전체에 대한 고려 없이 인체의 특정 부분만을 수술하고 치료한다. 그 결과 증상은 치유되지만, 부작용이 속속 나타난다. 부작용은 의학적 치료로 인해 인체의 조화로운 관계가 깨졌음을 증명하는 것이다. 이것이 바로 오늘날 많은 이들이 대체의학을 찾고 있는 이유이다.

소주천은 몸 전체를 통합하도록 돕는다.

고대 도교인들은 가장 안전하고 효율적인 치유 방법을 발견했다. 많은 이들이 나에게 와서 병을 말하며 어떻게 하면 좋겠느냐고 조언을 구한다. 그때마다 나는 항상 이렇게 대답한다. "소주천 수련을 하시오." 소주천은 몸의 부분 부분을 전체로 연결한다. 먼저 균형을 잡아라. 그러면 많은 문제가 해결된다.

한번은 어떤 수련자가 두 장에 걸친 의사의 처방전을 가지고 왔다. 고혈압, 당뇨, 등의 통증, 두통 등에 관한 약이었다. 서양 의학에서는 이 병들이 서로 관련이 없다고 생각한다. 나는 이 많은 부조화에 대해 단 하나의 해결책, 즉 소주천 명상을 처방했다. 그가 이유를 물어 나는 이렇게 대답했다. "제일 먼저 해야 할 일은 회로를 완성하는 일입니다. 에너지가 자유롭게 흐르게 되면, 그때는 치유를 위해 더 많은 에너지를 가져올 수 있습니다. 수련을 하면서, 질병에 집착하지 마십시오. 또 병을 치유하기를 바라지 마십시오. 그냥 회로를 열고 에너지를 흡수해 회로 속으로 돌려 몸의 에너지가 균형을 잡도록 하십시오. 그리고 몸을 하나의 전체로 돌보십시오. 모든 부분이 강해지고 건강해지면, 서로에게 힘을 주게 됩니다."

이장 말미에 우리는 특정한 문제마다 특정한 공식을 소개한다. 그러나 가장 기본적인 치유의 힘은 원기를 활성화하고 소주천 명상, 내면의 미소 명상, 여섯 가지 치유소리를 수련하는 데서 온다. 한번 기를 느끼면, 특정 문제를 다루는 에너지 처방을 내리면 된다.

예방과 유지는 건강을 위한 최선의 길이다.

B.C. 2세기에 쓰여진 도교의 전통 의학서 『황제내경』에서 황제는 다음과 같이 말한다. "병을 고치는 것보다 질서를 유지하는 것이 최고의 지혜다. 병이 발병한 후 병을 치료하는 것은 목마를 때 우물을 파는 것과 같고

전쟁이 시작되었는데 무기를 준비하는 것과 같다."

힐링타오는 매일 수련을 하면서 장기와 내분비선을 비롯한 몸의 모든 기관과 접하라고 가르친다. 내면의 미소 명상은 내면에 긍정적인 느낌을 만들어낸다. 이는 건강 유지와 자가 치유에 아주 중요하다. 몸을 잘 의식하고 있으면 무엇인가 잘못되는 초기 단계에 알아차릴 수 있다. 그러면 문제를 의식하자마자 수련을 해서 부정적인 느낌이나 질병을 극복할 수 있다. 이렇게 어떤 문제든지 쉽게 처리할 수 있다.

일반적인 문제 해결하기

일단 병이 들면, 치유하는 데 시간이 더 걸린다. 힐링타오의 접근 방식은 문제를 덮거나 억압하지 않고 천천히 뿌리를 뽑는다. 결과가 당장 나타나지 않을 수 있지만, 정기적으로 수련하면 통증이 멈추고 냉기가 없어지며 심한 통증도 빨리 이겨내게 된다. 아픈 부위에 의식을 집중하면, 점차 나아짐을 느낄 것이다. 오래된 고질병도 포기하지 말고 계속 수련하면 점점 좋아질 것이다.

소주천 회로와 일반적인 냉기

소주천 회로는 림프, 췌장, 흉선 등 중요한 면역 체계를 활성화한다. 소주천 명상을 정기적으로 수련하는 이들은 감기에 잘 걸리지 않는다. 감기에 걸리거나 병이 날 것 같으면, 배꼽에 잠시 집중하여 배꼽을 따뜻하게 한다. 그 다음 땅, 별, 하늘의 힘에서 에너지를 흡수하면서 소주천 회로 안으로 넣는다. 코를 통해 기를 아래로 내리면 몸에서 감기와 습기를 몰아낸다. 몸이 따뜻해지고 에너지가 코를 통해 흐르면, 이미 감기를 극복한 것이다. 이는 예방과 유지를 위한 최고의 방법이다.

몸 전체에 냉기를 느끼거나 손발에 냉기를 느끼면, 배꼽에 의식을 집중한다. 당신 앞에 태양이 있다고 상상하고 태양의 따뜻함을 배꼽으로 흡수한다. 태양의 빛줄기가 몸, 손, 발로 들어옴을 느낀다.

두 번째 방법은 배꼽에 작은 불꽃이 있다고 상상하는 것이다. 처음에는 아주 약하게 시작하여 점차 불꽃이 밝고 뜨거워지는 상상을 한다. 뜨거워진 불꽃이 손발과 온몸을 따뜻하게 한다.

세 번째 방법은 스스로가 두 개의 불덩이 위에 서 있음을 상상하는 것이다. 불덩이에서 나온 열이 발을 통해 배꼽으로 올라와 몸 전체에 퍼지게 한다.

열

몸에 열이 있으면, 얼음에 덮히거나 얼음 궁전에 있는 상상을 한다. 점차 몸에서 열이 내릴 것이다.

기는 통증을 극복하게 해 준다.

도교와 중의학의 관점에서 보면 통증이란 것은 인체 어느 부위에 기나 혈액이 막혀서 생긴다. 치유는 간단하다. 기가 정체된 혈액을 흐르게 하고 통증을 완화하기 때문이다. 침술과 지압은 통증 치료에 아주 잘 듣는다고 알려져 있는데, 이들 역시 기의 흐름과 균형을 회복하는 데 중점을 둔다.

하반신의 통증을 위한 기 치료

등과 다리에 통증이 있으면, 발바닥을 통해 에너지를 끌어와서 들이마신다. 이 에너지를 불편한 곳으로 데려간다. 통증이 있는 곳을 손바닥으로 덮는다. 호흡하면서 기를 통증이 있는 곳으로 모은 후, 발가락을 통해 아주 천천히 모든 통증을 뱉어낸다.(그림 16-1)

상반부의 통증을 위한 기 치료

똑같은 방법으로 호흡하면서 통증 부위로 에너지를 모아온다. 통증 부위가 따뜻해질 때까지 머물고 난 다음, 팔과 손가락 끝으로 통증을 내보낸다.(그림 16-2)

변비

스트레스 많은 현대 생활, 많은 양의 육류 소비, 정제된 음식, 약, 음주, 과식 등으로 인해 많은 사람이 변비로 고통받고 있다. 극단적인 생활 습관과 휴식 시간 부족은 간을 부풀리고 긴장시킨다. 또 장이 꼬이거나 어떤 부위는 부풀어오르고 어떤 부위는 쫄아들어서 음식물이 쉽게 통과하지 못하게 된다. 독기가 오랫동안 장에 머물러 있다가 몸에 재흡수되면, 많은 문제가 생긴다. 스트레스 또한 장을 꼬이게 하고 음식의 흐름을 방해한다.

이때 여러 가지 방법으로 장이 건강한 연동 운동을 회복하도록 도와 주어야 한다. 장의 연동 운동이 회복되면 음식물이 부드럽게 넘어간다. 여러 가지 방법 중 첫 번째는 마음의 힘으로 기를 보내서 그 부위를 움직이는 것이다. 두 번째는 태식 호흡(아래에서 설명한다)을 해서 복부 전체를 움직이는 것이다. 또 연동 운동을 잘 하도록 대장의 근육을 훈련하거나 손가락으로 시계 방향으로 나선형을 그리며 장을 마사지한다. 내면의 미소와 용서를 매일 수련하는 것도 중요하다. 용서하는 법을 훈련하면, 슬픔, 화, 상처, 우울함 같은 부정적 감정을 흘려 보내면서 몸의 노폐물을 제거할 수 있다.

기를 사용해 장의 운동을 회복한다.
태양신경총, 배꼽, 기해, 배꼽 뒤에 집중하며 명상하고, 기를 소장으로 보내 치유와 균형을 회복하도록 한다.
1. 소주천 수련을 하기 전에 하는 준비 과정을 실행한다.
2. 단전의 원기를 활성화한다. 소장과 대장이 기로 충만함을 상상한다. 중심에 집중하고 요추 부분을 가볍게 흔든다.
3. 태양신경총은 척중혈(T-11)과 연결되어 있다. T-11에 집중하고 장이 연동 운동을 할 때까지 그 부위를 흔든다.
4. 배꼽에 집중한다. 배꼽은 요추 2번, 3번과 연결되어 있다. 따뜻한 감각, 진동, 장의 연동 운동이 느껴질 때까지 이 부위를 흔든다.
5. 기해에 집중한다. 기해는 요추 4번, 5번과 연결되어 있다. 기가 열리

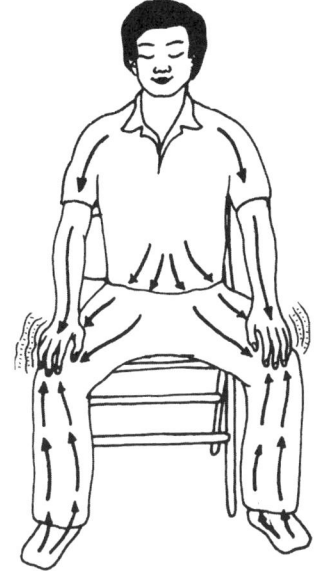

기를 통증있는 부위로 끌고간다.

통증이 발가락으로 빠져나가게 한다.

그림 16-1. 하반신의 통증

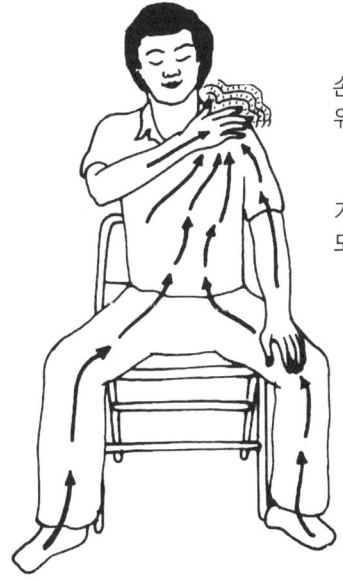

손바닥을 통증있는 부위에 놓는다.

거기에서 기를 감싸서 모은다.

발가락 끝으로 병기와 통증의 에너지를 내보낸다.

그림 16-2. 상반신의 통증

고 넘칠 때까지 흔들고 나선형으로 돌린다.

태식 호흡 수련하기

1. 앉거나 등을 약간 굽히고 선다. 숨을 들이마시면서 성기, 회음, 항문, 엉덩이를 수축한다. 턱을 가볍게 안으로 끌어들이고 목을 똑바로 편다.
2. 연속해서 세 번 숨을 완전히 내쉰다. 위가 등에 붙고 성기가 위로 끌어 올려짐을 느낀다.
3. 상복부를 9회 내지 18회 안팎으로 움직인다. 숨을 내쉬고 멈춘다. 멈춘 상태에서 마치 호흡하듯이 상복부를 확장하고 수축한다. 다음, 긴장을 풀고 자연스럽게 호흡한다. 눈을 감고 복부와 장이 따뜻해지고 신선한 기가 흐르는 것을 느낀다.
4. 똑같은 과정을 반복한다. 다만 상복부 대신 배꼽 부위로 9회 내지 18회 움직인다.
5. 똑같은 과정을 반복한다. 배꼽 대신 하복부로 움직인다. 그 후 휴식하면서 복부를 의식한다. 장이 건강해지고 신선한 기가 흐르며 유쾌하고 따뜻한 느낌이 솟아나는 것을 느낀다.

대장을 나선형으로 돌리면서 마사지하라.

1. 맹장과 회장판이 만나는 오른쪽 모퉁이에 손가락을 올려 놓는다. 그 부위의 근육을 훈련한다고 생각하면서 손으로 아래에서 위로 시계 방향으로 원을 그린다.
2. 근육을 조절할 수 있다고 생각되면, 상행결장으로 옮기고 점차 오른쪽 갈비뼈 밑 코너로 올라간다. 이 지역에서 나선형을 그리며 시간을 많이 보낸다. 이곳은 음식이 통과하기 어려운 곡선이기 때문이다.
3. 횡행 결장을 따라 옮겨가서 왼쪽 갈비뼈 밑, 횡행결장과 하행결장이 만나는 코너로 이동한다. 시계 방향으로 나선형을 그리며 시간을 보낸다. 원을 그릴 때는 위에서 아래 방향으로 돌린다.(그림 5-7 참조)

4. 하행결장 따라 내려가 S결장과 직장으로 계속 내려간다.
5. 한번 이 테크닉을 터득하면, 다음에는 마음을 사용해 맹장에서 오른쪽 갈비뼈 밑 코너로 올라가고 그 다음 왼쪽 코너로 건너가서 왼쪽 밑으로 내려간다. 대장에서 기를 느낄 때까지 이를 반복한다. 에너지가 움직이며 들어오는 느낌, 혹은 창자를 움직이고 싶은 느낌이 들 것이다.

대장의 코너 운동시키기
1. 서있는 자세에서 엉덩이를 움직이지 말고 허리를 왼쪽으로 비튼다. 맹장과 회맹판이 오른쪽 아래에서 조이거나 비틀리는 것을 느낀다. 허리를 반대방향으로 비틀고, 상행결장과 하행결장이 비틀리는 것을 느낀다.
2. 시작의 자세로 되돌아간다.
3. 오른쪽으로 비틀고, S결장과 항문이 조여지는 것을 느낀다. 반대 방향으로 비틀고, 상행결장과 하행결장이 비틀리는 것을 느낀다.
4. 이를 9회 내지 18회 한다. 그 다음 휴식을 취하고 네 코너가 열리고 따뜻하고 상쾌해지는 것을 느낀다. 이 운동은 대장의 코너를 강화시킨다.

복부 마사지
복부 마사지는 변비와 복부의 엉킴 및 결점, 통증을 푸는 데 아주 좋다. 옆으로 눕는다. 배꼽 왼쪽에서 시작한다. 양손의 검지와 중지로 배꼽 주위를 시계 방향으로 마사지한다. 최소한 9회 내지 36회 돌리고, 필요하면 더 돌린 다음 방향을 바꾼다. 배꼽 주위를 마사지 한 다음에는 점차 복부 전체에 나간다. 결절과 뭉침을 느끼면, 흔들어서 없앤다.

이에 대해 상세한 설명은 『재생을 위한 도교의 방법』(The Taoist Way of Rejuvenation)과 『장기 氣마사지』 5장을 참조하라.

정기적인 장세척

일년에 두 번씩 며칠간 짧은 단식을 하거나 채식을 해서 장을 청소해야 한다. 장 전문가를 찾아가 상담하라. 일년에 몇 번 장세척을 하면 좋을 수도 있지만, 몸이 약하거나 음 성질이 많은 사람은 너무 차가우니 주의한다.

매일 식이 섬유를 섭취하라.

매일 야채와 과일 같은 식이 섬유를 많이 섭취하면, 장을 깨끗이 하는 데 도움이 된다.

소금을 조심하라.

소금을 너무 많이 섭취하면 변비가 생길 수 있으므로 소금 섭취를 조심한다.

흡연과 음주

술, 담배, 약을 끊으려고 나를 찾아오는 사람들이 많다. 나의 처방은 모든 사람에게 똑같다. 여섯 가지 치유소리, 내면의 미소 명상, 소주천을 배우라는 것이다. 조금만 수련해도, 나쁜 습관이 증발해 버리기 시작한다.

애연가도 폐의 소리를 의식적으로 수련하다 보면, 진실로 폐에게 고마워하게 된다. 그리고 담뱃불을 붙이기 전에도 폐를 생각하게 된다. 폐를 진실로 사랑하게 되면, 담배로 더 이상 상처를 주고 싶지 않게 된다.

에너지 순환을 수련해서 기분이 좋아지고 균형이 잡히고 수준 높고 세련된 힘을 받아들이게 되면, 자극제는 필요치 않게 된다. 기를 순환하는 수련을 배운 후에 금연과 금주를 실행하는 경우를 많이 봤다. 몸이 한 번 좋은 에너지를 경험하면, 그 다음에는 더 낮은 에너지로 돌아가려고 하지 않는다.

일을 할 때 에너지가 더 필요하면, 눈을 감고 미간에 집중하고 에너지를 느낄 때까지 원을 그린다. 에너지가 느껴지면 배꼽과 신장으로 내려보낸다. 배꼽과 신장이 따뜻해질 때까지 나선형을 그리며 돌리고 에너지를 소주천 회로 안으로 옮긴다. 부신 센터, T-11에서 멈추고 그곳을 따뜻하게 한다. 이 기술을 사용하면 많은 에너지를 즉시 얻을 수 있다.

눈을 감고 온몸이 기로 충만해 질 때까지 장기와 내분비선에 내면의 미소를 보낸다.

일하는 동안 척추를 가끔 가볍게 흔들고 비튼다. 그러면 에너지가 재충전된다. 얼마나 빨리 재충전되는가는 얼마나 일일 수련을 하느냐에 달려 있다. 정기적으로 수련하면, 짧은 시간 안에 많은 에너지를 쉽게 얻을 수 있다.

신장을 흔들고(아래에서 설명함) 부신을 마사지하면, 신장과 부신의 기능을 활성화하여 하루 종일 에너지를 더 많이 가질 수 있다.

1. T-11과 T-12 사이의 척추 옆에 엄지를 놓는다.
2. 숨을 들이마시면서 등을 확장하고 척추를 등 쪽으로 밀어낸다. 엄지를 안으로 누른다.
3. 숨을 내쉬면서 척추를 안쪽으로 굽힌다. 엄지로 계속해서 내분비선을 누른다.(그림 16-3) 이를 6회 내지 9회 한다.

피로를 해소해 주는 신장 흔들기

이 수련은 대단히 좋다. 특히 피곤을 느낄 때, 활기를 되찾게 해 준다.

느슨하게 주먹을 쥔다. 주먹 쥔 손등으로 갈비뼈 밑 신장 부위를 가볍게 두드린다. 너무 힘을 줘서 신장을 두드리면 신장에 상처를 줄 수 있으니 주의한다. 이를 9회 내지 49회 한다.(그림 16-4)

손바닥으로 신장을 덮는다. 신장을 부드럽게 위 아래로 흔든다. 이렇게 하면 기의 흐름과 혈액 순환이 촉진된다. 이를 9회 내지 49회 한다.

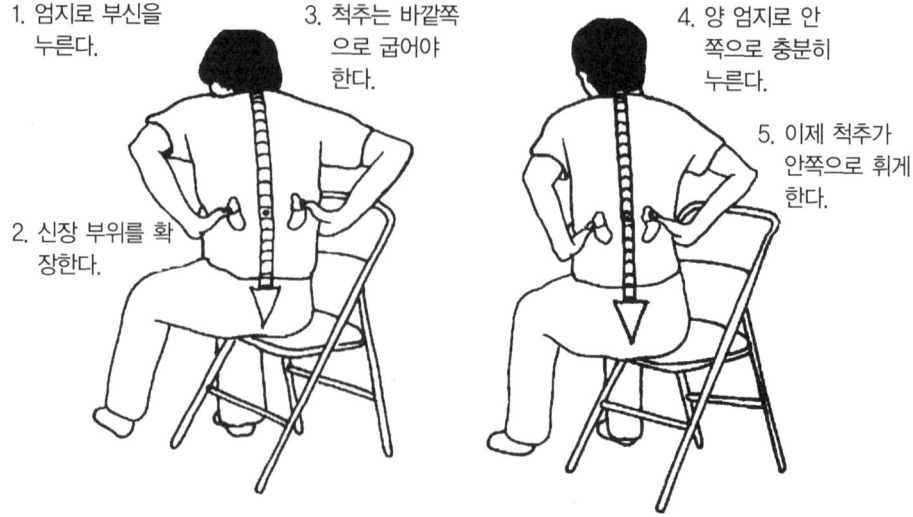

그림 16-3. 부신을 활성화하기

신체적인 쇠약과 노화

미간은 뇌하수체와 연결되어 있다. 뇌하수체는 '내분비선의 지배자'로 알려져 있는데, 그 이유는 뇌하수체가 다른 내분비선과 호르몬을 지배하기 때문이다. 뇌하수체는 뇌의 수정궁 속에 있고, 송과선, 시상하부 등 주요 내분비선과 이웃하고 있다.(그림 3-45 참조) 뇌하수체를 자극하면 다른 내분비선도 활성화된다. 노화가 진행되면서 뇌하수체는 활동이 약화된다. 이때 미간에 집중함으로써 기나 생명력을 뇌하수체로 더 많이 끌어와 다시 활성화시킬 수 있다.

뇌하수체를 활성화하는 것은 중요하지만, 과도하지 않게 해야 한다. 미간의 경우, 과도한 에너지는 결코 좋지 않다. 왜냐하면 미간은 인체의 양의 부위(머리)에 속해 있으므로 이 부위를 한번 활성화했으면 기를 안전하게 저장할 수 있는 배꼽으로 확실히 보내야 한다.

1. 손가락으로 미간을 만진다.(그림 5-48 참조) 미소를 지으면서 미간을 가볍게 문지른다. 마음과 눈을 사용하여 미간이 퍼져나가고 따뜻해질 때까지 나선형으로 그리며 돌린다. 미간이 에너지로 가득 차면 마음

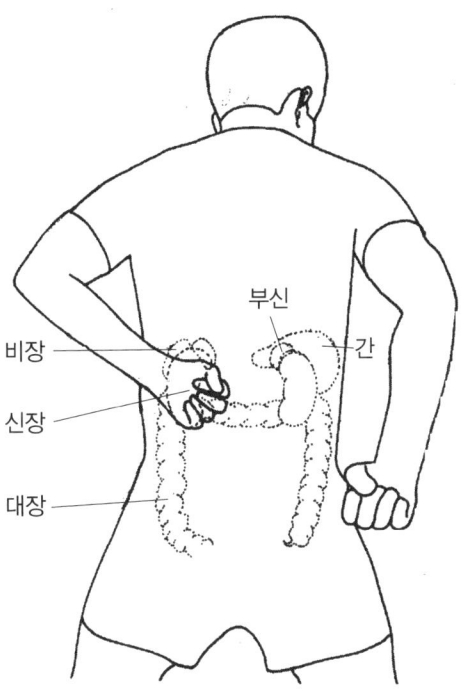

그림 16-4. . 느슨하게 주먹을 쥐고 손등으로 신장을 가볍게 두드린다.

으로 그 에너지를 앞면의 통로를 통해 배꼽으로 보낸다.
2. 일몰과 일출을 지켜보는 수련을 한다.(이에 대한 안내와 안전수칙은 제4장 마음과 눈의 최고급 수련 참조) 태양의 정수를 침 속에 모으고 삼키며 뇌하수체로 보낸다. 눈을 감고 수정궁에서 태양이 밝게 타오르는 것을 상상한다.(그림 5-46 참조)
3. 달의 정수를 모으는 수련을 한다.(제4장 마음과 눈의 최고급 수련 참조) 달의 정수를 침 속에 모으고 삼키며 뇌하수체로 보낸다.

신경의 긴장과 두통

신경의 긴장은 장기간의 스트레스에서 올 수 있다. 스트레스는 마치 압력 밥솥처럼 너무 오래되면 장기를 과열시킨다. 복부를 긴장시키면, 엉킴

과 결점이 생긴다. 스트레스는 또 불면증과 두통을 일으키기도 한다.(그림 16-5)

내면의 미소 명상과 여섯 가지 치유소리를 매일 수련하면, 과열을 막고 압력을 줄일 수 있다. 일하면서 미소를 밑으로 내리면 극한에 이르기 전에 긴장을 풀 수 있다. 척추를 흔들고 비트는 것도 아주 좋다. 배꼽 주위부터 시작해 복부를 가볍게 마사지하면, 긴장 완화에 큰 도움이 된다. 복부 마사지 테크닉을 수련하라(『장기 氣마사지』책 참고).

1. 난로 데우기를 하며 시작한다. 복부를 나선형으로 돌리고 장을 시계 방향과 시계 반대 방향으로 움직여서 열을 발생시킨다. 배꼽 부위에 진동이 퍼져 나가는 것을 느낀다. 기를 느끼면, 명문으로 보낸다. 명문을 데우고 온기를 신장으로 확장한다. 신장을 강화하면, 특히 신경질이 줄어든다. 왜냐하면 부신이 육체적, 에너지적으로 신장과 연결되어 있기 때문이다.

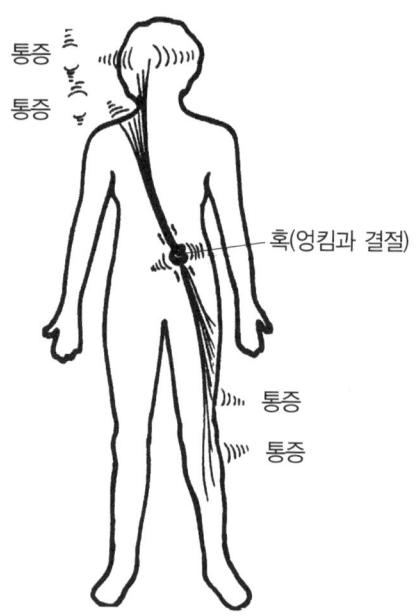

그림 16-5. 복부에 결절이 생기면 몸의 먼 부위를 잡아당겨 거기에 통증이 생긴다.

2. 원기에 집중한다. 계속 미소를 지으며 배꼽으로 내린다. 기의 압력이 바깥쪽으로 퍼져나갈 때까지 한다.
3. 의식을 엄지발가락으로 내린다. 엄지발가락으로 마루바닥을 긁듯이 엄지발가락을 구부린다.
4. 엄지발가락에 의식을 집중한다. 집중이 흐트러지면 엄지발가락을 몇 번 구부리고 다시 원기에 집중한다. 점차 신경의 긴장과 두통이 사라짐을 느낄 것이다.
5. 하루종일 엄지발가락을 의식한다. 연필 같은 조그마한 물건을 발가락으로 집는다. 휴식을 취하고 의식을 발가락과 배꼽 사이로 옮긴다. 이것은 몇 분밖에 걸리지 않는다. (그림 16-6)
6. 손가락 마디로 눈 옆의 관자놀이 뼈 주위를 마사지한다. (그림 5-48 참조)

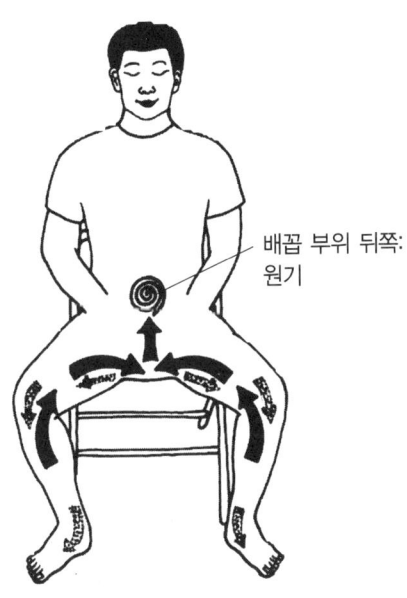

그림 16-6. 원기와 엄지발가락

7. 양 엄지로 머리 뒤쪽에 있는 풍지혈을 마사지한다.(그림 16-7) 위쪽으로 누르면서 숨을 들이마시고, 밑으로 누르면서 내쉰다. 풍지혈을 마사지하면, 두통, 감기, 눈의 통증이 완화된다. 손가락으로 얼굴 전체를 가볍게 두들기면서 끝낸다. 이렇게 하면 약에 의지하려는 마음을 줄일 수 있다.

고혈압과 저혈압

고혈압

고혈압이 있는 사람은 오랫동안 뇌하수체, 송과선, 제3의 눈에 의식을 집중하는 것을 피한다. 소주천 수련 동안 이곳에 집중한 후에는 반드시 에너지를 미간에서 배꼽으로 돌려야 한다. 이 점을 꼭 기억하라. 고혈압이 있다면 의식을 허리 벨트 밑에 두도록 한다. 배꼽, 명문, 발바닥에 의식을 두면 좋다. 여기에 의식을 두면 머리에 에너지가 모이지 않도록 해 준다. 이곳들은 신장과 연결되어 있고, 신장은 수기(水氣)와 관련되기 때문이다. 수기(水氣)는 화기(火氣)를 조절한다. 고혈압은 과도한 불(火)이라고 볼 수 있으므로 수기를 보충해 주어야 한다.(그림 5-33 참조)

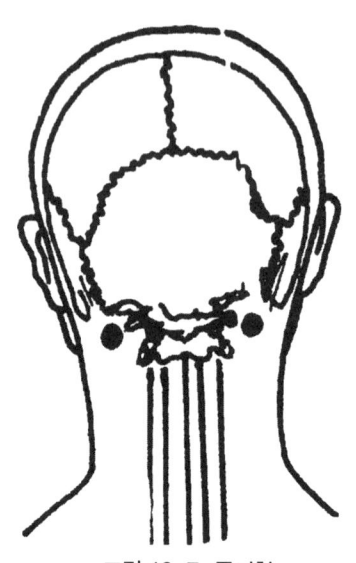

그림 16-7. 풍지혈

저혈압

저혈압이 있는 사람은 인체 상반신의 혈에 의식을 집중하는 것이 좋다. 배꼽에서 원기를 활성화하고 소주천 회로로 기가 흐르게 한 후, 뇌하수체, 송과선, 제3의 눈으로 집중을 옮긴다. 기를 미간에 집중하고 오랫동안 있으면, 에너지를 올리고 혈압을 올릴 수 있다.(그림 5-48 참조) 또 저혈압이 부신의 고갈이나 기능저하로 생긴 것이라면, 척중혈(T-11)에 집중하면 좋다. 척중혈에 계속 집중하면서 의식을 부신으로 가져가 집중한다. 부신이 신선한 기로 가득 차고 새로운 생명력으로 활기차게 됨을 느낀다. 부신이 활성화되면서 아드레날린이 넘치는 것이 느껴질 것이다. 하루에도 여러 번 부신과 신장에 미소를 보내 이들을 깨운다.(그림 5-33 참조)

불면증

불면증의 원인으로는 걱정, 신경과민, 과로, 운동부족, 녹초가 되도록 피곤함, 밤늦은 과식, 직장과 가정에서 겪는 과도한 부정적 감정 등이 있다. 이런 상태가 되면 밤에도 에너지가 활동적이 되어 불면증뿐만 아니라 악몽을 꾸게 된다. 잠을 잘 자려면 에너지가 고요하게 가라앉아야 된다.

일을 할 때는 생각을 많이 해야 하므로 머리에 에너지와 피가 많이 모이고 복부와 손발에는 에너지가 적게 가게 된다. 이는 순환을 저해할 수 있고, 밤에도 뇌가 과열되어 잠을 잘 수 없게 된다.

우리의 정신은 밤에 깊이 잠든다. 정신은 밤에 혈액 속에서 휴식을 취한다. 그런데 잠자리에 갔을 때도 여전히 과열되어 있다면 정신이 휴식을 취할 편안한 곳을 찾지 못해 잠이 잘 오지 않는다.

여섯 가지 치유소리

불면증을 해결하기 위해서는 장기에 과열을 일으킨 부정적인 감정을 다스릴 필요가 있다. 여섯 가지 치유소리는 특히 도움이 된다. 잠자기 전에 낮 동안 생긴, 아직 해결하지 못한 긴장을 풀고 모든 부정적인 감정을 해소하기 위해 항상 여섯 가지 치유소리를 행하라. 장기가 진정되고 감정이 가라앉고 장기에서 긍정적인 미덕에너지가 나올 때까지 수련하라. 그러면 마음이 평온해지고 긴장이 풀려 잠을 잘 수 있다. 삼초의 소리는 특히 불면증에 효과가 있다.

용서를 수련하기

사람을 용서하는 것은 부정적인 감정을 푸는 가장 좋은 방법이다. 매일 밤 아직 해결되지 않은 화, 원한, 실망이나 상처를 의식하라. 낮 동안 당신의 감정을 상하게 했던 사람을 떠올려라.

하늘에서 핑크빛이 내려와 그 사람을 감싸는 상상을 한다. 상처받은 감정이 그냥 지나가게 내버려 두고 그 사람을 용서하는 느낌을 가진다. 쓰레기 더미에서 계속 배회한다면 다른 사람에게 해가 되기 전에 우리 스스로에게 더 큰 해가 된다.

밤에는 흥미거리를 피하라.

잠자기 전에 재미있는 영화를 보거나 흥미 있는 책 읽는 것을 피한다. 잠자기 직전에는 역동적인 기공이나 무예 및 운동도 피하는 것이 좋다. 스트레칭, 하타 요가, 태극권 같이 긴장을 푸는 운동은 대부분 좋지만, 이것조차 너무 자극적이라는 사람도 있다.

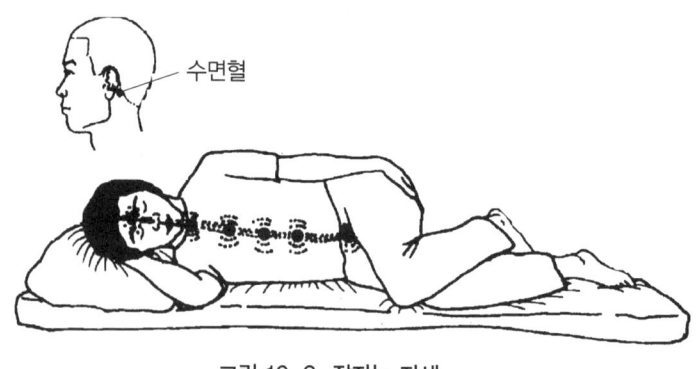

그림 16-8. 잠자는 자세

잠자는 자세를 점검하라.

잠자는 자세는 매우 중요하다. 다음에 여러 가지 대안을 소개한다.

1. 등을 바닥에 대고 잠을 잔다면 무릎 밑에 작은 베개를 두고 발을 교차한다. 손바닥으로 배꼽을 덮는다.
2. 복식 호흡을 하면서 숨을 센다. 이렇게 하면 단전에 기를 모으게 되어 기가 머리로 올라가지 않는다. 또 머리에 있던 과도한 기가 내려가도록 도와 준다.
3. 옆으로 누워 잔다면, 오른쪽으로 누워 잠들어라. 엄지손가락을 오른쪽 귀 뒤에 놓는다. 그곳에는 불면증에 도움이 되는 혈이 여러 개 있다. 다른 손은 엉덩이에 두고 복식 호흡을 한다. (그림 16-8)

몸을 흔들면 긴장이 풀린다.

서서 무릎에서 시작해 몸을 흔들며 그 진동이 올라옴을 느낀다. 과도한 양기를 위에서 밑으로 내려 땅으로 들어가게 한다.

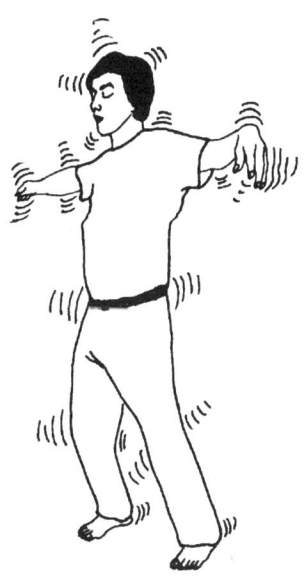

그림 16-9. 온몸을 흔들어라.

바로 서서 무릎의 긴장을 푼다. 무릎을 의식한다. 몸을 흔든다. 무릎에서 시작해 온몸을 흔든다. 몸의 긴장이 풀리고 따뜻해질 때까지 흔든다. 손가락과 발가락이 기로 가득 참을 느낀다. 손발이 부풀어 오르고 진동하는 것을 느낀다. 이렇게 하면 기가 순환하고 혈액이 온몸으로 흐르게 된다. 과도한 열기는 발로 보내라.(그림 16-9)

더 서 있을 수 있으면, 배꼽 부위에 집중하고, 복식 호흡을 36회, 또는 72회, 108회 한다. 자신이 평온해지고 긴장이 풀림을 느낀다. 휴식을 취하고 에너지를 모은다.

자율신경이 균형을 벗어난 경우

서서 명상을 한다. 10분 내지 20분 정도 필요하다. 발을 어깨 넓이보다 조금 넓게 벌리고 발가락은 약간 안쪽으로 향하게 하며 선다. 손은 손바닥을 밑으로 하고 발과 평행이 되게 팔을 들어올린다. 손가락을 적당히 편다. 대장의 네 부위가 열림을 느낀다. 무릎은 가볍게 구부린다. 하지만 너무 낮게 구부리면 긴장이 오니 그렇지 않도록 주의한다. 수련하는 시간 내내, 발가락은 바닥을 움켜쥔다. 호흡을 깊고 부드럽게 한다. 몸을 앞뒤로 가볍게 흔든다. 에너지를 원기에 집중하면서 피부 호흡과 골수 호흡을 한다. 배꼽에 기를 모으고 끝낸다.

호흡기 질환과 천식

치유 과정에서 가장 중요한 것은 기를 원기에 모아서 응축하는 것이다.

기의 압력이 온몸으로 퍼지기 시작할 때까지 원기에 20~30분 정도 의식을 집중한다.

의식을 대추혈(C-7)로 옮긴다.(그림 5-36 참조) 5~10분 동안 대추혈에 의식을 집중하고 있는다. 대추혈 주위를 마사지한다. 대추혈 바깥 양쪽으로 4cm 정도 되는 곳에는 천식을 멈추게 하는 견중유(肩中俞)가 있다. 생각날 때마다 이 혈을 마사지한다.

천식은 목이 춥거나 목이 바람에 노출되지 않도록 해야 한다. 날씨가 춥거나 바람이 불면, 스카프, 목이 있는 스웨터, 혹은 칼라가 높은 코트를 입는다.

중풍과 반신마비

마비는 풍의 결과다. 일어나거나 걷는 게 힘든 사람은 삶을 살아갈 용기를 잃게 된다. 회복을 빠르게 하려면 가까이 있는 장기 기마사지 요법사를 부른다. 그렇게 할 수 없다면 다음과 같이 한다. 어떤 사람에게는 매우 효과가 좋다. 이 수련은 특히 침대에 오래 누워 있는 사람에게 유용하다.

1. 서서 할 수 있으면 효과가 가장 빠르겠지만, 앉아서 해도 효과는 좋다. 서거나 앉지 못하고 누워서 수련해도 역시 효과가 있다. 앉아서 할 때는 다리를 침대 옆에 걸치고 발이 바닥에 닿게 한다. 이렇게 하면 땅 에너지로부터 힘과 치유의 에너지를 모을 수 있다.

   앉든 서든 눕든 편안한 자세를 찾는다. 앉아서 시작한다면, 등을 의자 뒤에 기대거나 등 뒤에 베개를 놓는다. 발 밑에 베개를 놓으면 발이 높아져서 더 편해진다.

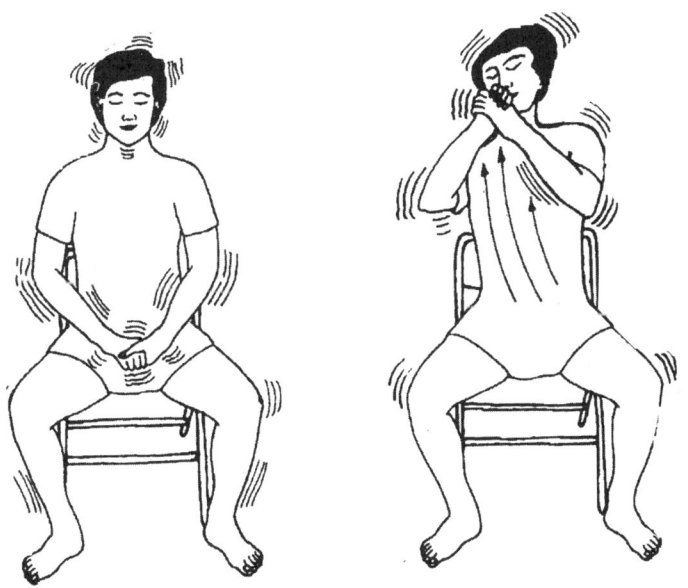

그림 16-10. 기가 스스로 움직이며 몸을 흔들게 하라.

2. 난로 데우기로 원기를 활성화한다. 기의 압력이 커져서 기가 움직이기 시작할 때까지, 의식을 그곳에 집중한다. 기가 온몸을 돌아다니며 몸을 흔들게 하라.(그림 16-10)
3. 발바닥으로 의식을 이동한다. 그곳에 멈춰서 에너지를 모으는 호흡을 18회에서 36회 한다. 즉, 발바닥으로 숨을 들이쉬고 내쉬면서 에너지의 정수를 발바닥에 멈추게 한다. 그 다음 휴식을 취하고 하단전에 있는 원기로 의식을 다시 옮긴다. 원기에서 기를 모으는 호흡을 18회에서 36회 한다. 그 후 의식을 다시 발바닥으로 옮긴다. 이와 같은 방법으로 10분에서 20분 수련한다.
4. 손바닥을 마주 보게 해서 팔을 어깨 높이로 올린다. 기가 한 손바닥에서 다른 손바닥으로 움직이는 것을 느낀다. 두 손바닥 사이에 진동이 증가하면서 팔이 흔들리고 온몸이 앞뒤로 흔들리는 것을 느낀다. 손바닥이 서로 끌어당기고 밀어내는 것을 느낀다. 호흡을 한 번 할 때마다 손바닥이 밀어냈다 끌어당기는 것을 느낀다. 이렇게 팔이 서로 밀었다가 당기는 것을 18회 내지 36회 한다. 이렇게 하면 손가락, 손, 팔에 있는 여섯 개의 주요 경락을 여는 데 도움이 된다.(그림 7-2참조).
5. 어깨, 무릎, 엉덩이에 문제가 있으면 손바닥에 기를 모아 그 부위를 손으로 감싼다. 허리를 사용해 그 부위에서 5~8cm에 떨어진 곳에 손을 놓고 원을 그리면서 손을 돌린다. 그 부위가 진동하는 것을 느낀다.
6. 아픈 부위에 병기나 냉기가 있으면 병기를 조금씩 몰아낸다. 하반신에 있는 병기는 발가락으로 끌어내리고, 상반신에 있는 병기는 손가락으로 끌어낸 후 버린다. 이를 3회 내지 6회 반복하거나 아픈 부위가 따뜻하고 진동할 때까지 반복한다.
7. 병기를 배출한다. 손가락을 밑으로 가게 해서 손을 양옆에 놓는다. '히-' 소리를 내며 병기를 땅으로 배출한다. 아픈 부위를 마사지하고 끝낸다. 양말을 벗고 발바닥을 마사지한다.(그림 7-22 참조)
8. 발을 들어올릴 수 없다면, 어느 쪽이든 상태가 좋은 발을 마사지한다.

이는 마비된 발에게도 도움이 된다. 왼쪽에 문제가 있으면 오른쪽을 마사지하여 왼쪽을 돕는다. 양발을 다 들어올릴 수 없다면 손과 손바닥을 마사지한다. 이것도 발을 이롭게 한다. 마찬가지로 상반신은 하반신을 돕고 왼쪽은 오른쪽을 돕는다.

이명(耳鳴)

이명증은 신장의 불균형이나 기능 저하 혹은 염증 때문에 생긴다.

1. 손바닥을 귀에 올려 놓고 눌러서 귀 구멍을 막는다. 검지를 중지 위에 올려 놓고 중지 끝을 아홉 번 두들겨 머리 뒤쪽에 있는 내귀를 활성화한다. 휴식을 취한다. 이 과정을 2번 내지 4번 반복한다. 이렇게 하면 내귀의 뼈를 진동하고 운동시켜 균형이 회복된다.(그림 16-11)
2. 검지를 가볍게 귀 속으로 넣는다. 소리가 안 들릴 때까지 넣은 다음 뻥소리가 날 정도로 재빨리 빼낸다. 이를 9번 반복한다. 9번을 1회로 해서 2회 내지 4회 한다. 이렇게 하면 귀의 균형이 잡힌다.
3. 손바닥으로 신장 주위의 근육을 마사지하고 주먹을 가볍게 쥐고 주먹으로 신장 부근을 부드럽게 두드린다. 이렇게 하면 신장이 강화된다.

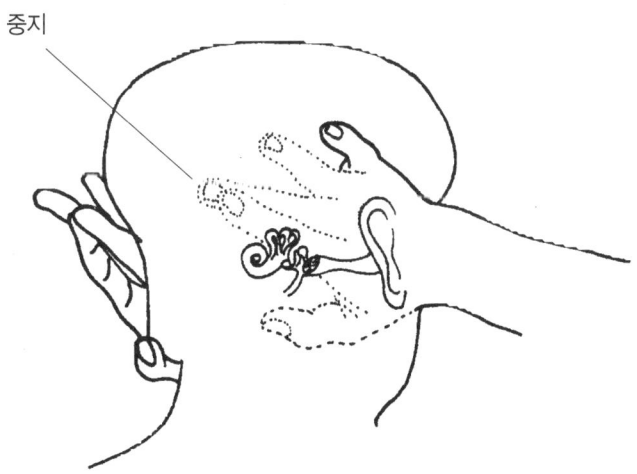

그림 16-11. 내귀를 활성화한다.

4. 잠시 휴식한다. 그 다음 대기로부터 푸른 안개를 들이마셔 신장으로 보낸다.
5. 등 아래쪽이 아프면 이명증이 생길 수 있다. 등의 문제가 해결되면 이명은 저절로 낫게 된다.

어지럼증과 균형을 잡지 못함

이런 문제가 있으면 자동차, 배, 비행기를 타는 것을 꺼리게 된다.
1. 이명증을 치료할 때와 똑 같은 방법으로 신장과 내귀를 강화한다.
2. 서서 수련하는 것이 가장 좋다. 양손을 몸 옆에 놓는다. 이때 중지와 검지가 닿게 한다. 이 자세로 기가 활성화 될 때까지 원기를 의식한다.
3. 네 번째 발가락과 새끼 발가락 사이의 공간으로 의식을 옮긴다. 손가락으로 이 부위를 마사지하면서 계속 의식을 집중한다. 가끔 의식을 원기로 돌렸다가 다시 발로 가져온다.
4. 숨을 내쉬면서 기를 배꼽 부위로 몇 번 내리고 배꼽에 에너지를 모은다.
5. 귀 뒤의 풍지혈을 마사지하고 귀 운동을 반복한다.

눈의 문제

근시, 바람에 민감한 눈, 침침함, 시력 저하를 치료하기 위해서는 먼저 인체 안의 기의 수준을 높여야 한다. 기력이 약해지면 시력 또한 떨어진다.

원기를 활성화하고 온몸을 강화하는 수련부터 시작한다. 앉거나 서서 하는 수련을 한다.
1. 농구공을 잡고 있는 것처럼 손을 벌린다. 팔꿈치를 벌리고 손바닥이 서로 마주 보게 한다.(그림 13-6 참조)
2. 손바닥 사이에 서로 끌어당기는 자력이 느껴지면 천천히 손바닥을 떨어뜨렸다 붙였다 한다. 손 사이에 강한 진동을 느끼고 마음으로 기의

공을 만든다.
3. 전기를 강하게 느끼면, 손바닥을 눈 앞 5~8cm 되는 지점으로 천천히 들어올린다. 눈을 감는다.
4. 10초 동안 눈동자에 기를 보낸다. 1부터 9까지 세고 그 다음, 번데기에서 비단실을 뽑아내듯이 기의 선이 떨어지지 않게 하면서 천천히 손을 멀리 가져간다. 이를 9회에서 18회 한다.
5. 손바닥으로 시계 방향으로 나선형을 그리고 시계 반대 방향으로도 나선형을 그린다. 기가 눈 속으로 들어감을 느낀다.
6. 왼쪽 손바닥은 머리 뒤로 옮기고 오른쪽 손바닥은 눈 앞에 두고 기가 눈을 통과해 가도록 보낸다. 왼쪽 손바닥이 기를 받아들이는 것을 느낀다. 이렇게 하면 시신경이 강화된다. 이를 9회 한다.
7. 양 손바닥을 다시 눈 앞 5~8cm 떨어진 곳으로 옮긴다. 가만히 그대로 있으면서 5분 동안 기를 눈 속으로 보낸다.
8. 양 손바닥으로 눈을 감싸고 눈에서 열감, 확장감, 혹은 통증을 느낄 때까지 기다린다.
9. 콧대를 마사지한다. 손가락으로 기를 인도해 눈에서 밑으로 코, 목, 배꼽으로 내린다.
10. 계속 서서 온몸과 마음, 특히 눈의 긴장을 푼다. 긴장이 사라질 때까지 눈에게 미소를 짓는다. 천천히 눈을 뜬다. 눈을 갑자기 눈을 뜨지 말라.

대머리와 탈모

비정상적으로 머리카락이 손실되는 것은 주로 과도한 정신 활동 때문에 에너지가 머리에 너무 많이 모여서 일어난다. 또 머리가 숨을 쉬지 못하도록 하는 인조섬유로 된 모자를 쓰면 이런 현상이 생길 수 있다. 어느 경우든 몸이 과도한 열을 방출하지 못해 열이 머리로 올라가서 모근이 죽는 현상이다.

1. 손바닥의 기를 계발하는 수련부터 시작한다. 앉거나 서서 손바닥이

서로 마주 보게 한다.
2. 천천히 손을 머리 위로 들어올린다. 손바닥은 계속 마주 보고 있는 자세다.
3. 왼손을 어깨까지 내리고 손바닥은 하늘로 향하게 한다. 오른손은 손목을 약간 구부려 손바닥이 머리를 향하게 한다. 가볍게 머리를 만지고 손을 머리 위 15~25cm 떨어진 곳으로 들어올린다. 그 다음 머리를 돌려 왼쪽 손바닥을 보게 한다.
4. 몸의 무게를 점차 왼쪽 다리나 몸의 좌측으로 옮기고 왼쪽 손바닥을 머리 위로 들어올린다. 오른쪽 손바닥을 어깨 높이로 내리고 손바닥이 하늘로 향하게 한다. 왼쪽 손바닥을 본다. 왼쪽 손바닥으로 호흡하면서 주위에서 기를 끌어옴을 느낀다.
5. 오른쪽 손바닥에서 두피로 기를 보내고 반대로 두피에서 오른쪽 손바닥으로 기를 보낸다. 이를 9회 내지 18회 한다.

주의: 몸을 돌리지 말고 머리만 돌린다. 이렇게 하면 머리에 기가 잘 흘러 정체되지 않는다. 점차 머리가 다시 나는 것을 보게 될 것이다.

6. 수련이 끝나면 과도한 열기를 머리에서 발바닥으로 몇 번 반복해서 배출한다.
7. 성에너지를 정수리로 끌어올리면, 머리카락이 잘 자라게 된다. 성에너지 수련에 대한 상세한 설명은 제10장을 참조하라.

목의 문제

컴퓨터 앞에 너무 오래 앉아 있거나 올바르지 않은 자세로 일하면 목에 문제가 생긴다. 이와 함께 목 근육과 어깨 근육이 굳어지고 통증이 생기며 불면증, 신경과민, 두통 등 관련된 문제가 생긴다.

이때는 무릎에 의식을 집중하면서 흔드는 운동을 한다. 무릎부터 시작해서 몸을 흔든다. 온몸, 특히 목을 흔든다.

황새목 운동을 9회 한다. 목을 안으로 끌어당길 때 혀를 입천장에 강하게 대고 숨을 들이마신다. 목을 앞으로 뺄 때는 숨을 내쉬고 혀의 긴장을 푼다. 그 다음 방향을 반대로 해서 거북이목 운동을 9회 반복한다. 이 목운동에 대해서는 부록 그림 A-20, A-21을 보라.

C-7혈을 마사지한다. 이는 아주 효과적으로 목을 강화하는 방법이다.

월경전 증후군(PMS)

PMS는 기혈이 정체되어 잘 흐르지 않을 때 생긴다. 기혈의 정체는 간과 비장이 불균형 상태에 빠지거나 약화되면 생긴다. 먼저 온몸을 흔들어 느슨하게 만든다. 이렇게 하면 기혈의 흐름이 강화된다.

휴식을 취한다. 오른쪽 손바닥으로 배꼽 주위를 덮고 왼손은 오른손 위에 올려 놓는다. 원기에 집중하고 기를 골반 부위로 보낸다. 난소와 자궁 경부가 따뜻해짐을 느낀다.(그림 10-7과 10-8 참조)

몸을 점차 위 아래로 흔들면서 굽혀서 천천히 엄지발가락에 닿게 한다. 무릎은 필요한 만큼 구부린다. 엄지발가락, 특히 간경과 비경이 시작되는 발톱 옆 코너를 마사지한다. 이를 6회에서 9회 한다. 이는 또한 등을 강화하고 월경 불순을 완화시켜 준다.(그림 5-70 참조)

알 수련과 질 호흡도 PMS를 치료하고 예방하는 데 좋다.

여성의 불임

여성의 불임에는 여러 가지 원인이 있다. 실제 원인을 진단하기 위해서는 서양 의사나 한의사에게 점검받는 것이 가장 좋다. 불임은 난소와 자궁 경부에 냉기가 정체되어 생길 수도 있다. 그렇다면 다음 수련을 하면 도움이 된다.

원기를 명상하고 기를 난소궁으로 내려보낸다. 붉고 뜨거운 기의 공이 활활 타오르고 퍼져나가면서 배꼽 밑 하복부로 퍼져나감을 상상한다. 이렇게 하면 난소와 자궁 경부가 따뜻해져서 정자가 생존하기가 쉬워진다. 임신하지 못했던 부부가 이 수련으로 임신에 성공한 경우가 많이 있다.

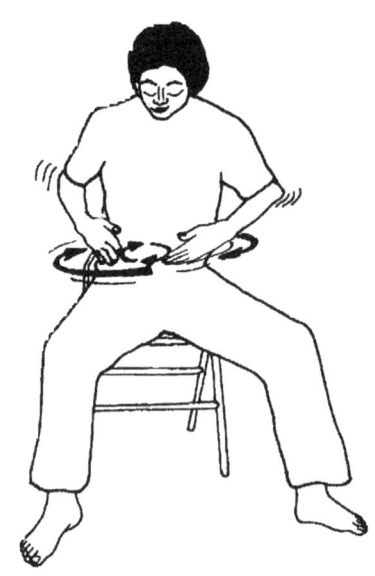

그림 16-12. 원을 그리며 복부를 돌린다.

과식, 당뇨, 소화불량

배꼽 부위를 의식한다. 몸을 똑바로 세우고 허리 위 상반신을 원을 그리며 좌우로 돌린다. 목은 돌리지 않는다. 목을 돌리면 멍멍해질 수 있다. 돌리는 수련을 36회 반복한다.(그림 16-12)

주의 : 허리를 축으로 사용하라. 몸을 돌릴 때 숨을 내쉬고 제자리로 돌아올 때 숨을 들이마신다.

이 운동을 하면 소화 불량을 해결하고 몸을 균형잡아 주기 때문에 나중에는 과식할 필요를 느끼지 않는다. 이 운동은 또한 성기를 강화하고 성인 당뇨병을 고쳐 준다.

남성의 성 문제(몽정, 발기 불능, 전립선 문제)

1. 성기가 자유롭게 걸려 있도록 헐렁한 바지와 헐렁한 속옷을 입고(또

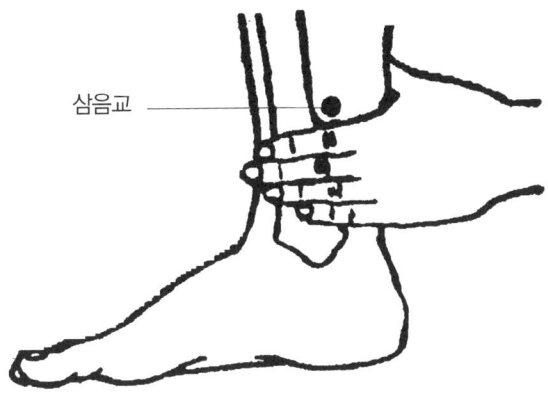

그림 16-13. 삼음교혈(三陰較穴)

는 속옷을 입지 않고) 의자 모서리에 앉는다.
2. 숨을 들이마시면서 성센터(치골 위)에서 기를 끌어와 명문으로 보낸다. 혀를 입천장에 대고 에너지를 회음에서 항문, 명문으로 끌어올린다.
3. 잠시 숨을 멈추고, 숨을 내쉰 후 휴식을 취한다. 다음, 기를 회음, 항문으로 내린 후, 혀의 긴장을 풀고 온몸의 긴장을 푼다. 기가 성기로 퍼져나가는 것을 느낀다.(그림 2-9 참조) 이를 9회에서 18회 한다.
4. 왼쪽 손바닥으로 배꼽을 덮고 오른손을 왼손 위에 겹쳐 놓고 배꼽에 기를 모은다. 손바닥으로 하복부를 시계 방향으로 36회, 시계 반대 방향으로 24회 원을 그리며 마사지한다.
5. 배꼽과 명문을 18회 내지 36회 마사지한다. 손가락이 아니라 손바닥을 사용하라.
6. 복숭아뼈 안쪽에서 손가락 세 개 위쪽에는 삼음교혈이 있다. 여기를 마사지한다. 이곳은 간경, 비경, 신경, 즉 다리의 세 음경이 만나는 지점이다. 양 엄지로 이곳을 36회 돌리면서 마사지한다. 이렇게 하면 신장의 음기와 남성 성에너지의 주요 저장고인 원기가 증진된다. 방향

을 반대로 하여 36회 반복한다. (그림 16-13)

질병과 약물 치료
질병이나 상처에서 회복되기

이 책의 대부분은 정상적이고 건강한 성인을 위한 것이다. 아프거나 만성병이 있다면 수련 스케줄을 강화해야 한다. 치유에는 많은 양의 에너지가 필요하다. 명상을 하면 에너지가 증가한다.

나는 하루 두 번 한시간씩 명상할 것을 권한다. 기적적으로 치유되는 사례가 많이 있기는 하지만, 오랜 기간에 걸쳐 생긴 질병을 치유하는 데는 시간이 좀 걸린다. 심각한 만성병이 있는 사람은 수련 두 달째 뚜렷하게 나아지는 것을 보게 된다.

몸이 아주 약하거나 쇠약해졌다면, 처음부터 오랜 시간 명상하기가 쉽지 않다. 그럴 경우는 힘을 너무 쓰지 말라. 짧게 수련하고 휴식을 취한 후 다시 수련을 하라. 두 시간 동안 긴 명상을 하는 대신, 하루에 여러 차례 짧은 시간 명상을 하라. 그렇게 하다 보면 점점 오랜 시간 명상을 할 수 있게 된다.

몸이 너무 약하거나 상처가 있어서 앉아서 명상을 하지 못한다면, 누워서 해도 혜택을 얻을 수 있다. 하지만 앉아서 수련할 수 있다면, 앉는 자세가 가장 좋다. 앉아서 하면, 잠에 빠지지 않고 척추, 근육, 뼈, 신경계도 강화된다. 또 우주, 땅, 높은 자아에너지와 몸을 직접 일직선으로 만들 수 있다. 하지만 수련을 하면 누워서도 이 힘들을 몸 안으로 끌어들일 수 있다. 사실 임종시에는 대부분 누워 있기 때문에, 몸이 좋거나 좋지 않든 상관없이 죽음에 대한 준비로 누워서 명상을 약간 하는 것도 중요하다. 임종이 다가오면 의식의 명상 상태에서 죽음을 평화롭고 감사하는 마음으로 맞을 준비를 한다.

약물치료

질병이나 통증을 조절하기 위해 정규적으로 약을 복용하고 있다면, 소주천 명상을 배운 후에도 약물치료를 멈추지 말라. 명상을 시작하면 약물 치료가 덜 필요해진다. 의사와 상의하여 약의 양을 줄일 수 있는 가장 좋은 방법을 찾아라. 양약은 매우 강력하므로 몸이 약에 익숙해져 있다면 갑자기 멈추는 것보다는 점차 양을 줄여 나가는 것이 좋다. 명상을 통해 건강 문제를 없애게 되어 결국에는 약물치료를 중단하는 예도 많다. 약에 대해서는 항상 상식에 따라 행동하고 주의해서 복용하며, 약물치료를 조정하려고 할 때는 건강 상담사와 상의하라.

감정 치유하기

두려움

두려움은 신장에서 생긴다. 두려움이 생기면 명문과 신장 부위가 차가워진다. 항상 이 부위를 따뜻하게 하라. 두렵고 춥다면, 에너지를 명문으로 모으고 다음 소주천 회로로 에너지를 순환한다.(그림 5-33 참조)

마지막으로 명상이 끝날 때는 배꼽에 나선형을 그리며 에너지를 모은다. 이렇게 하면 감정에 빨리 대응하여 해결이 된다. 감정이 일어날 때 처리하지 않으면, 다른 감정을 자극하거나 결국에는 질병이나 신체적 부조화를 일으키게 된다.

화

화는 간에서 생긴다. 두려움 때문에 촉발되는 경우도 많다. 예를 들어 차를 몰고 가고 있는데 어떤 차가 갑자기 나를 향해 질주해 온다면, 충돌을 막기 위해 즉시 브레이크를 밟고 차의 핸들을 돌릴 것이다. 그러나 놀란 채로 그대로 있기만 하겠는가? 아마 창문을 내리고 그 차의 운전자에게 심한 욕을 할 것이다. 만약 두려움을 얼마동안 품고 있다면, 두려움의 감정을 나선형으로 돌리고 그 다음 순환시켜라. 그러면 신장과 간을 끌어들이는 것을 피할 수 있다.(그림 5-59 참조)

화의 에너지는 태양신경총에서 나온다. 화가 나면, 태양신경총이 긴장된다. 태양신경총에서 화의 에너지를 나선형으로 돌리고 모은 다음, 화가 사라질 때까지 소주천 회로 안에서 순환시켜라.

슬픔과 우울

슬픔과 우울은 폐에서 생기지만 심장에 쌓인다. 심장 센터가 가라앉는 것처럼 느껴지면, 슬픔과 우울을 심장 센터나 신도혈(척추의 T-5밑 심장 센터 반대편)에 모아서 소주천 회로로 순환시켜라.(그림 5-35 참조)

슬픔과 우울은 두려움이나 화처럼 폭발적인 성질은 없다. 슬프거나 우울하면서도 스스로 인식하지 못할 수도 있다. 또 슬픔을 제거하는 과정이 느릴 수도 있다. 숨을 들이마실 때는 기분이 좋은데 내쉴 때는 슬픔이 느껴지기도 한다. 용기를 잃지 말라. 슬픔을 모으고 순환하면 스스로 가벼워진 느낌이 들 것이다. 기분이 좋아질 때까지 30분 내지 1시간이 걸릴 수도 있지만, 다른 어떤 요법보다도 빠르고 약물치료보다 안전하다.

마음을 사용해 원을 그리며 에너지를 모은다. 손을 사용해서 모아도 좋다. 나중에는 손 없이 마음으로만 에너지를 모을 수 있게 될 것이다.

걱정

걱정은 비장에서 생긴다. 걱정은 비장을 약화시킨다. 걱정은 생각을 너무 많이 하거나 공부를 너무 많이 하거나 정신적으로 굳어 있을 때 생긴다. 또 밥을 먹으면서 일하거나, 달리면서 먹거나, 생활이 정신없이 진행될 때 악화될 수 있다.

걱정의 에너지를 나선형으로 돌리며 배꼽에 모은다. 비장에서 걱정의 에너지를 끌어내라. 더 이상 걱정이 없다고 느낄 때까지, 소주천 회로로 걱정의 에너지를 순환시켜라.

부정적 에너지를 끌어내기 위해 언제나 여섯 가지 치유소리를 사용하라. 감정과 장기의 색(14장에서 묘사한)을 떠올리면 에너지를 잡거나 움직이는 데 편리하다. 내면의 색깔 파장에 민감하다면, 그것을 사용하라.

자가 치유

도 수련에서 자가 치유는 마음, 눈, 심장의 힘을 사용해 기를 더 많이 끌어들여 변형하고 훈련해 자신을 치유하는 방법을 의미한다. 그렇다고 마음이나 상상만 사용한다는 뜻은 아니다. 우리는 마음과 몸 모두를 단련해서 우리 자신의 기, 자연의 기, 우주의 기, 땅의 기를 치유에 이용하도록 가르친다. 이 에너지를 소주천 회로로 끌어와 순환시키는 것도 좋지만, 골수로 끌어와 순환시키는 것도 한 방법이다.

골수 세척은 매일 생겨난 병기를 없애준다. 골수 세척은 면역력을 강화시키는 최고의 방법 중 하나다. 박테리아나 바이러스 같은 이물질과 암세포를 찾아내 파괴하는 백혈구 숫자를 증가시키기 때문이다. 통증을 느끼거나 아프면, 이를 하루 2회 내지 3회 한다.

천기로 하는 골수 세척

1. 눈을 내부로 향하고 정수리를 바라 본다. 정수리를 의식하고 정수리에 감각이 없어진 것 같은 느낌을 느낀다.
2. 입을 의식한다. 혀를 돌려서 침이 나오게 한다. 침이 상당히 모아졌으면 목을 가볍게 위로 잡아당기면서 침을 삼킨다. 에너지가 정수리로 밀려올라 옴을 느낀다. 이를 3회 내지 6회 한다.
3. 휴식하고 정수리가 진동하면서 호흡하는 것을 느낀다. 정수리가 얼얼해지는 듯한 느낌을 느낀다.
4. 북두칠성과 북극성을 의식한다. 보랏빛과 빨간빛이 정수리로 내려와 천천히 두개골과 골수를 꿰뚫고 목, 경추, 쇄골, 흉골, 갈비뼈, 흉추, 치골, 천골, 미골, 손발 뼈로 내려감을 느낀다. 하늘의 빛이 모든 질병을 정화하고 세척하여 박테리아나 바이러스를 몸 밖으로 내보내는 상상을 한다. 하늘의 빛이 모든 스트레스, 부정적 감정, 신경의 긴장 등을 씻어 내는 것을 느낀다.
5. 휴식을 취하고 완전히 정화되는 것을 느낀다. 이제 하늘의 빛이 모든

부정성을 깨끗이 지워버렸고 당신을 치유의 힘으로 가득 채웠다.

지기로 하는 골수 세척

1. 성기와 항문을 의식한다. 성기와 항문을 수축하고 점차 흥분, 마비, 통증, 소변보고 싶은 욕구 등을 느낀다.
2. 성 센터의 한 점에 에너지를 모은다.
3. 발바닥에서 회음까지 관이 연결됨을 상상한다. 그 관을 땅으로 확장한다.
4. 점차 땅에서 서늘한 파란색 안개나 흰 안개가 올라옴을 느낀다. 안개가 발바닥을 통과해서 다리의 골수로 올라옴을 느낀다.
5. 이 서늘한 에너지가 엉덩이, 미골, 천골, 요추, 흉추, 흉골, 경추, 쇄골, 두개골로 올라옴을 느낀다. 내면의 눈으로 뼈와 골수가 빛을 내고 타오르는 것을 지켜본다.
6. 이 빛이 온 몸을 정화하고 긴장, 통증, 부정성, 질병을 깨끗이 청소하는 것을 느낀다. (부록 그림 A-16 참조)

우주의 기로 하는 골수 세척

미간을 의식한다. 미간을 나선형으로 돌리며 확장, 수축하여 마비의 느낌이 오거나 황금빛 섬광을 볼 때까지 한다. 빛이 보이면 빛을 두개골에 퍼지게 하고 목, 가슴, 척추, 다리로 내려보낸다. 마음의 눈으로 뼈와 골수가 황금빛으로 불타는 것을 본다.

숨 멈추고 에너지를 돌리고 침 삼키기

이 수련은 몸의 특정 부위에 더 많은 기를 보내기 위한 것이다. 여기에서 소개하는 예는 간에 기를 보내는 방법이다.

1. 간과 입을 의식한다. 혀를 돌려서 침이 나오게 한다. 입을 오므렸다가 펴서 침과 자기 앞에 있는 높은 자아(우주)에너지에서 흡입한 황금빛 힘을 섞는다.

2. 오른쪽 갈비뼈까지 숨을 들이마시고 간 주위의 갈비뼈가 커짐을 느낀다.
3. 잠시 숨을 멈춘다. 편안하게 느낄 때까지 숨을 멈추고 있는다.
4. 마음과 눈의 힘을 사용하여 간 부위를 나선형으로 돌린다. 먼저 시계 반대 방향으로 돌리고 그 다음 시계 방향으로 돌린다.
5. 숨이 차오면, 간을 향해 침을 삼키고 천천히 숨을 내쉰다.
6. 눈을 감고 간이 밝은 초록빛으로 불타는 것을 상상한다. 간에서 친절과 창의성이 나오는 것을 의식한다.
7. 이를 3회에서 6회 한다. 다른 장기나 부위를 강화하려면 간 대신 그 장기를 의식하고 똑같이 한다.

병기 잡아채기

1. 아픈 부위, 통증, 상처 난 부위에 집중하면서 몸에게 미소를 짓고 긴장을 푼다.
2. 아픈 부위에서 5~8cm 떨어진 곳에 한 손바닥이나 양손바닥을 놓는다.
3. 아픈 부위를 의식하고 마음과 손바닥을 사용해 그 부위를 시계 방향으로 49회에서 108회 나선형으로 돌린다.
4. 휴식을 취하고, 무엇인가 잡히는 느낌이 날 때까지 손바닥을 천천히 움직이며 아픈 부위 주변을 상하좌우로 왔다갔다 한다. 무엇인가를 잡았다고 느껴지면 손으로 그것을 끌어온다. 그것이 하반신에 있으면 발가락 끝으로 내보내고, 상반신에 있으면 손가락 끝으로 내보낸다. 잡아 버리는 것을 3회에서 7회 한다.

마음, 눈, 손으로 치유가 필요한 곳으로 기 인도하기

소주천 명상을 끝낸 후, 손은 따뜻하고 기로 가득하다. 이 기를 치유에 사용하는 방법을 소개한다. 이것은 앉아서 할 수도 있고, 서거나 누워서 할 수도 있다.

준비과정

1. 배꼽 근처에 손을 둔다. 손바닥을 마주 보게 한다.
2. 마음과 눈의 힘으로 손바닥에 기를 보낸다. 손바닥이 따뜻하고 퍼져 나가는 느낌, 마비되는 듯한 감각을 느낀다. 한쪽 손바닥에서 다른쪽으로 열이 퍼져나감을 느낀다. 마음의 힘으로 공기에서 기를 끌어와 손바닥으로 보낸다.
3. 손바닥을 천천히 눈 앞 5~10m 지점으로 들어올린다. 수련을 거듭하면서 '기가 느껴지는 거리'가 얼마인지 발견하게 된다. 손바닥을 가깝게 붙였다가 뗀다. 기를 느끼지 못할 정도로 멀리 떼지는 말라. 이를 10회에서 20회 한다. 시간이 없으면 5회 내지 10회로 줄인다.

손바닥에서 눈으로 기를 보낸다.

1. 양손바닥을 오른쪽으로 움직인다. 눈으로 손바닥을 따라간다. 그러나 머리는 움직이지 말라. 눈이 갈 수 있는 한계까지 가면, 잠시 멈춘 다음 손바닥과 눈을 다시 정면으로 오게 한다. 이를 10회 내지 20회 반복한다. 기를 느낄 수 있도록 천천히 움직인다.
2. 왼쪽으로도 똑같이 10회 내지 20회 한다.
3. 이제 손을 위 아래로 움직이며 똑같이 한다. 이를 10회 내지 20회 반복한다. 기의 느낌을 눈에 보낸다. 눈이 손의 움직임을 따르게 한다.
4. 눈으로 손바닥을 보며 오른쪽으로 한 바퀴 돌린다. 이를 10회에서 20회 한다. 그 후, 방향을 바꿔서 왼쪽으로 10회에서 20회 손바닥을 보면서 눈을 돌린다.

시력 훈련

멀리 있는 물체를 선택한다. 그 물체를 보고 눈을 감는다. 눈을 감고 그 물체가 보이도록 떠올린다. 눈을 크게 뜨고 물체를 잠시 보고 다시 눈을 감는다. 눈을 감을 때 눈의 힘을 눈 뒤쪽으로 끌어들인다. 이것을 10회에서 20회 한다.

손으로 눈과 눈 주위를 마사지한다.

얼굴과 감각 기관에 기를 보낸다.
　머리 위로 손바닥을 올린다. 정수리와 손바닥을 의식한다. 손바닥에서 나오는 기가 정수리의 기를 활성화하고 온몸으로 퍼져가는 것을 느낀다. 손바닥을 얼굴로 내린다. 오른쪽 손바닥은 천천히 얼굴의 오른쪽으로 내리고 왼쪽 손바닥은 얼굴 왼쪽으로 내린다. 그 후에 양손의 손바닥을 다시 위로 올린다. 얼굴에서 기와 혈의 흐름이 확장됨을 느낀다.

목에 기를 보낸다.
　손바닥을 목으로 내린다. 기를 목, 갑상선, 부갑상선에 보내고 목이 확장됨을 느낀다. 목이 호흡하는 것을 느낀다. 혹은 목에서 호흡하는 소리를 의식한다.
　기를 내분비선으로 보낸다. 내분비선이 활성화됨을 느끼고 목이 따뜻해지고 확장되는 것을 즐긴다.

기를 가슴에 보낸다.
　폐를 의식한다. 폐를 그려 본다. 손바닥을 가슴으로 내리면서 기를 폐에 보낸다. 손바닥에서 폐로 기를 보내면서 폐가 확장하고 수축하는 것을 느낀다. 가슴을 좌우로 움직여 폐를 마사지한다.

심장에 기를 보낸다.
　양손바닥을 심장 부위에 집중시킨다. 심장에 잠시 멈추어서 심장에 기를 보낸다. 심장이 갈비뼈와 함께 움직이고 확장됨을 느낀다. 심장에 기를 너무 많이 느껴지면 과도한 기를 제거하기 위해 심장의 소리를 세 번 낸다.

기를 간장, 췌장, 위장, 비장에 보낸다.

1. 양손바닥을 오른쪽 갈비뼈 밑부분으로 옮겨온다. 간에 기를 보낸다. 간을 상상하고 간의 움직임을 느낀다. 간 주위의 근육을 가볍게 움직이면 간을 마사지하는 효과가 있다. 간에서 따뜻하고 유쾌한 감각을 느끼고, 기가 간 주위와 간을 통과해 흐르는 느낌을 느낀다.
2. 손바닥을 흉골 밑의 태양신경총으로 옮긴다. 여기에 기를 보내고 위와 췌장이 움직이거나 확장하는 것을 느낀다.
3. 손바닥을 왼쪽 갈비뼈 밑부분으로 옮긴다. 비장에 기의 흐름이 느껴질 때까지 기를 보낸다.

신장과 부신에 기를 보낸다.

손바닥을 배꼽 바로 위 양옆으로 옮긴다. 기를 신장에 보내고 근육이 파도처럼 움직이며 신장과 부신을 마사지하게 한다. 요추를 좌우로 비틀고 원을 그리며 돌린다.

> **주의:** 이 책은 도교에서 내려오던 자가 치유법을 소개한다. 어떤 경우도 자격을 갖춘 의사를 대체하기 위한 것이 아니다. 그리고 우리는 이 책에서 소개한 방법에 대해 어떤 보장도 하지 않는다. 치유는 항상 개인에 따라 다르다. 그리고 항상 자격을 갖춘 건강 전문가의 안내 하에 행해야 한다.

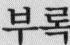

부록

척수 호흡: 척수통로 열기

척수는 땅과 성센터에서 인체의 높은 센터로 올라가는 주요 에너지 통로이다. 도교에서는 척추의 각 마디마디가 기의 저장고이며 척수가 인체에서 골수의 밀도가 가장 높은 곳이라고 생각했다.(그림 A-1) 또 도교는 뼈는 양이고, 신경은 음이라고 보았다.

척수를 느슨하게 흔들면 마음으로 신경을 자극하게 되어, 수련 동안 강한 전류(그림 A-2)가 흐르게 된다. 기가 척수를 타고 흐르면, 흡수된 에너지가 생명력으로 바뀌므로 척추와 두뇌 건강이 크게 좋아진다. 척추의 긴장을 풀고 어깨, 엉덩이와 일직선에 놓으면, 에너지 정체를 예방하고 해소할 수 있다. 척수의 긴장이 풀리면 풀릴수록, 에너지는 쉽게 흐른다.

인체의 주요부분과 척수의 연결

미골과 천골의 신경은 다리, 신장, 방광, 성기관, 외부 성기, 직장, 대장과 연결되어 있다.

요추 신경(L-1~L-5) 또한 이 부위들과 연결되어 있다.

등 중간(T-5~T-12)의 흉추 신경은 위장, 간장, 담낭, 비장, 췌장, 부신, 소장, 복부 혈관계와 연결되어 있다.

상부 흉추(T-1~T-4)의 신경은 심장, 후두, 기관지, 폐와 연결되어 있다.

경추(C-1~C-7)의 신경은 장기, 내분비선, 팔과 연결되어 있다.

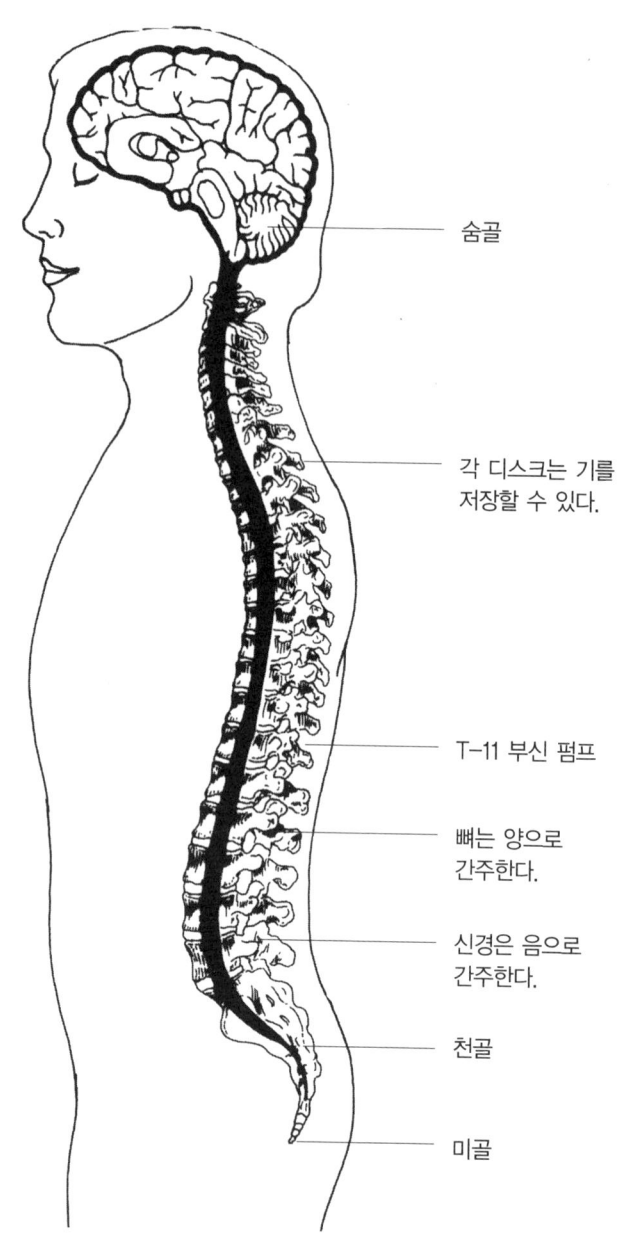

그림 A-1. 척수는 인체에서 골수가 가장 많이 집중되어 있다.

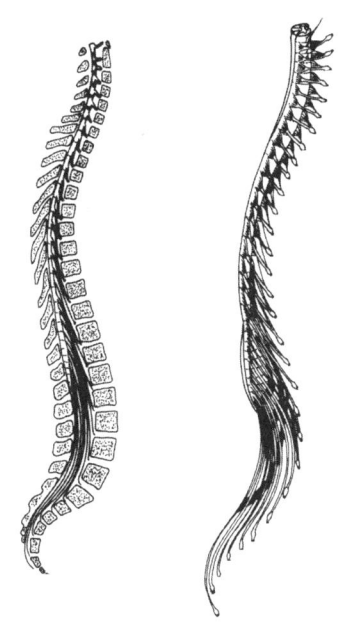

그림 A-2. 신경계는 척수를 타고 흐른다.

명상 수련

좋은 해부학 책을 마련해서 자세히 본다. 그 후 눈을 감고 척수를 보고 느끼도록 노력한다.(그림 A-3) 척수를 따라 미소를 내려보내며 각 연결부를 미소에너지로 감싼다.

척수 호흡

척수 호흡은 척추의 긴장을 풀고 천골 펌프, 두개골 펌프, 부신, 흉선을 활성화한다.

척수 호흡은 또한 등 근육의 긴장을 푸는 데 도움이 되기 때문에 척수 호흡을 하면 의자에 오랫동안 편하게 앉아 있을 수 있다. 척수 호흡은 앉아서 할 수도 있고 서서 할 수도 있다.(그림 A-4) 편안한 의자에 앉아서 긴장을 푼다. 척추가 등받이에 닿지 않게 하면서 척추를 편안하게 곧게 편다.

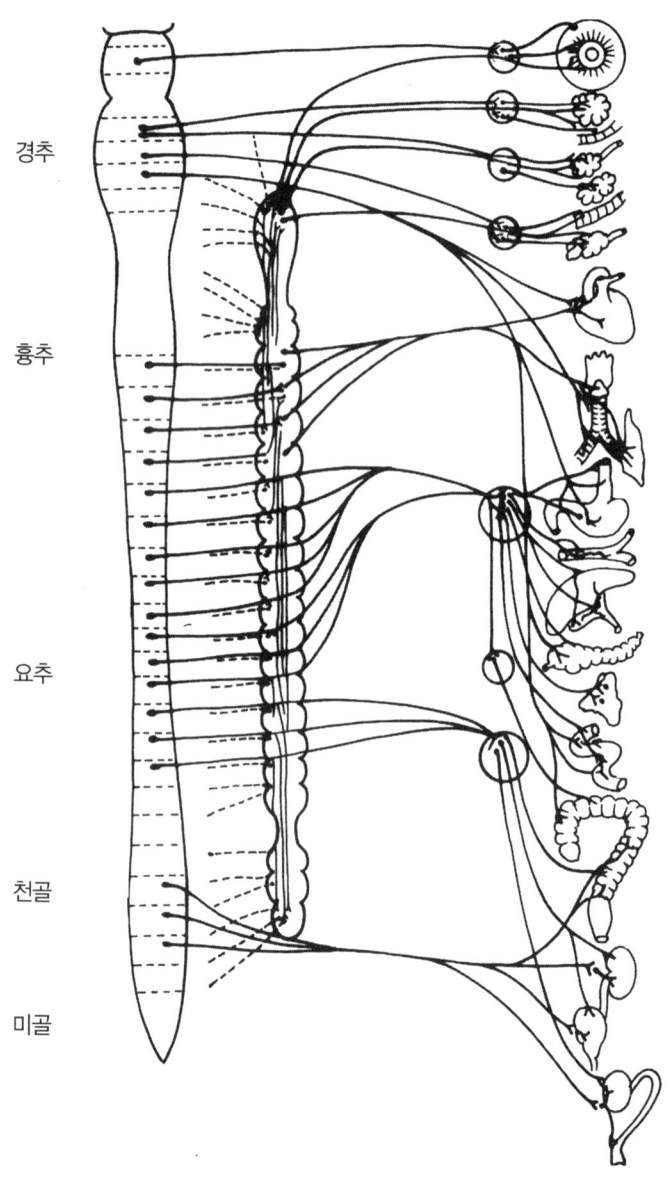

그림 A-3. 척수는 인체의 주요부위와 연결되어 있다.

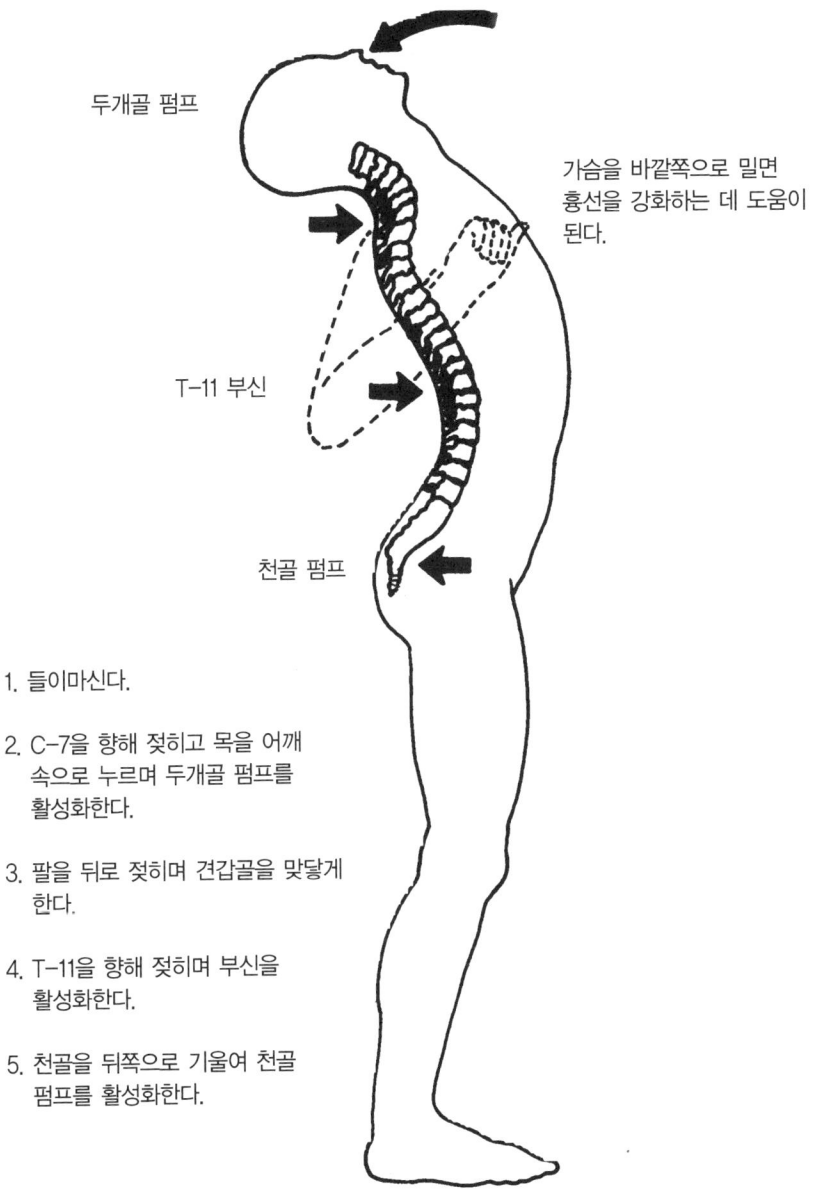

그림 A-4. 척수 호흡

남성: 앉은 자세로 할 때는 등받이가 쭉 뻗은 의자를 사용한다. 의자 모서리에 앉는다. 그러면 고환을 자유롭게 늘어뜨릴 수 있다. (불편하면 조금 뒤로 앉아도 좋다.) 편안한 옷을 입어야 고환이 제약 받지 않고 남성 에너지가 방해 받지 않고 흐른다.

여성: 의자 등받이에 닿지 않게 하면서 편한 자세로 앉는다. 편안한 옷을 입어야 회음이 방해받지 않고 에너지가 잘 흐른다. 마루에 앉는 것이 더 좋다면, 다리의 에너지 순환이 너무 정체되지 않도록 두꺼운 쿠션을 사용한다.

1. 숨을 내쉰다. 긴장을 풀고 편안하게 느낀다.
2. 숨을 들이마시면서 천골과 머리를 부드럽게 뒤로 젖힌다. 등이 활 모양으로 휘고 복부와 가슴은 밖으로 향하게 된다. 갈비뼈가 확장하면서 부신과 흉선이 활성화된다.(그림 A-5) 동시에 어깨와 주먹(어깨 근처에 들려 있는)을 뒤로 젖히고 척추를 잡아당긴다. 목을 어깨 속으로 누르고 치아를 가볍게 문다.(그림 A-6) 이렇게 하면 두개골 펌프가 가동된다.(그림 A-7) 이 자세를 유지한다. 근육을 긴장시킨다. 천골을 기울이면 천골 펌프가 가동되어 신경을 운동시킨다.(그림 A-8)

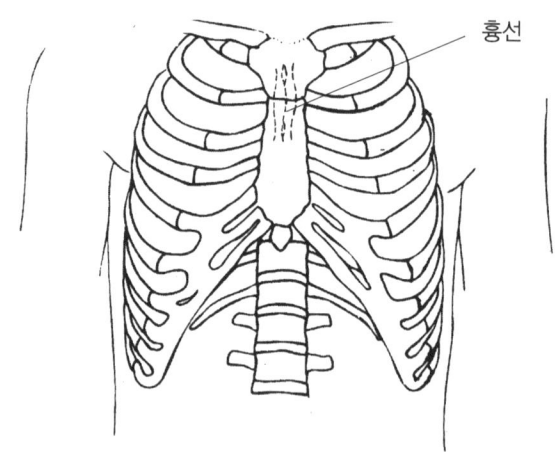

그림 A-5. 흉선은 회춘과 면역에 중요한 내분비선이다.

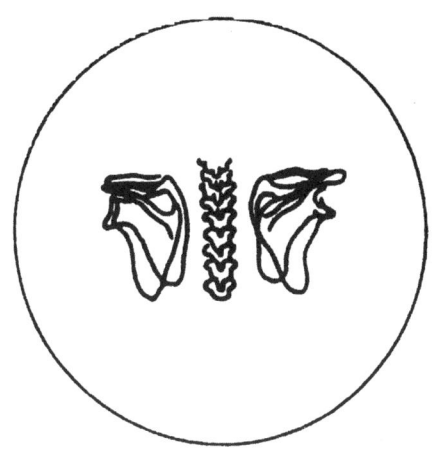

그림 A-6. 갈비뼈와 척추를 수축하고 팽창하면, 흉선이 가동된다.

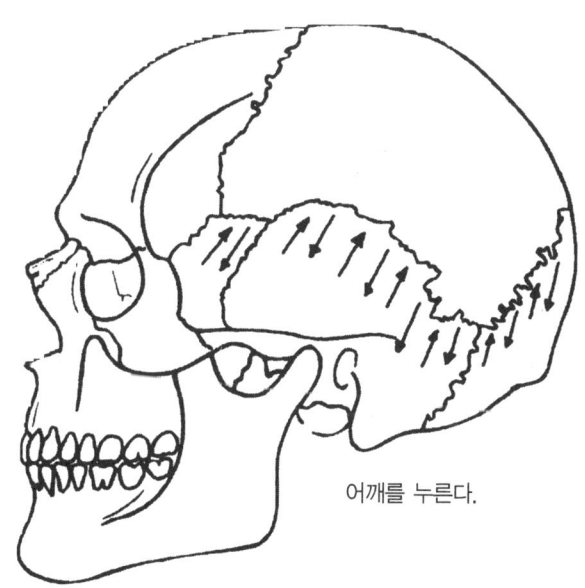

어깨를 누른다.

그림 A-7. 목을 어깨 속으로 누르고 이를 가볍게 물면 두개골 펌프가 가동된다.

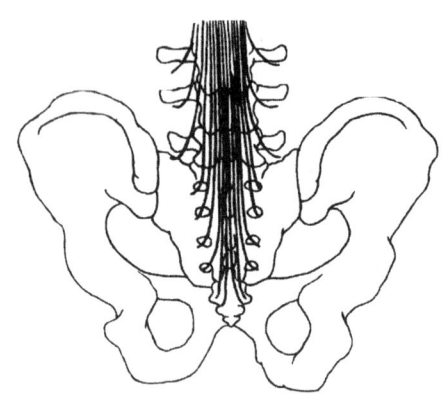

그림 A-8. 천골을 안쪽, 바깥쪽으로 기울이면 천골 펌프가 가동되어 신경을 운동시킨다.

3. 숨을 내쉬면서 천골과 머리를 앞쪽으로 밀고 등을 둥글게 구부린다. 팔꿈치를 앞쪽으로 옮겨와 가슴에 주먹을 댄다. 턱은 흉골까지 내린다.(그림 A-9) 어떤 근육도 긴장하지 말라. 그냥 이완하라.

4. 반복한다. 숨을 들이마시고 머리와 천골을 뒤로 젖히고 복부를 앞으로 나오게 해서 등을 활 모양으로 만든다. 어깨와 주먹을 편다. 숨을 내쉬면서 척추를 앞으로 둥글게 모으고 턱을 안으로 잡아당기며 팔을 앞으로 옮긴다. 다시 숨을 들이마시면서 등을 젖혀 활 모양으로 만들고, 숨을 내쉬면서 앞으로 굽힌다. 이를 9회 또는 18회, 36회 한다.(그림 A-10, A-11, A-12)

5. **척추의 골수 세척**. 휴식한다. 척추 전체에 미소를 내려보낸다. 미간으로 하얀 안개를 들이마시고 정수리로 하늘의 황금빛을 끌어오며 발바닥으로 푸른빛을 흡입하여 골수를 세척한다.(그림 A-13) 척수가 기를 많이 받아 충전되면서 신경이 활성화됨을 느낀다.(그림 A-14) 에너지를 그 부위로 불어 넣자 전기가 흐르는 것을 느낀다. 기가 뼈 속으로 들어감을 느낀다. 천골 펌프와 두개골 펌프, 부신과 흉선을 의식한다. 이들이 진동함에 따라 느슨하고 따뜻해짐을 느낀다.

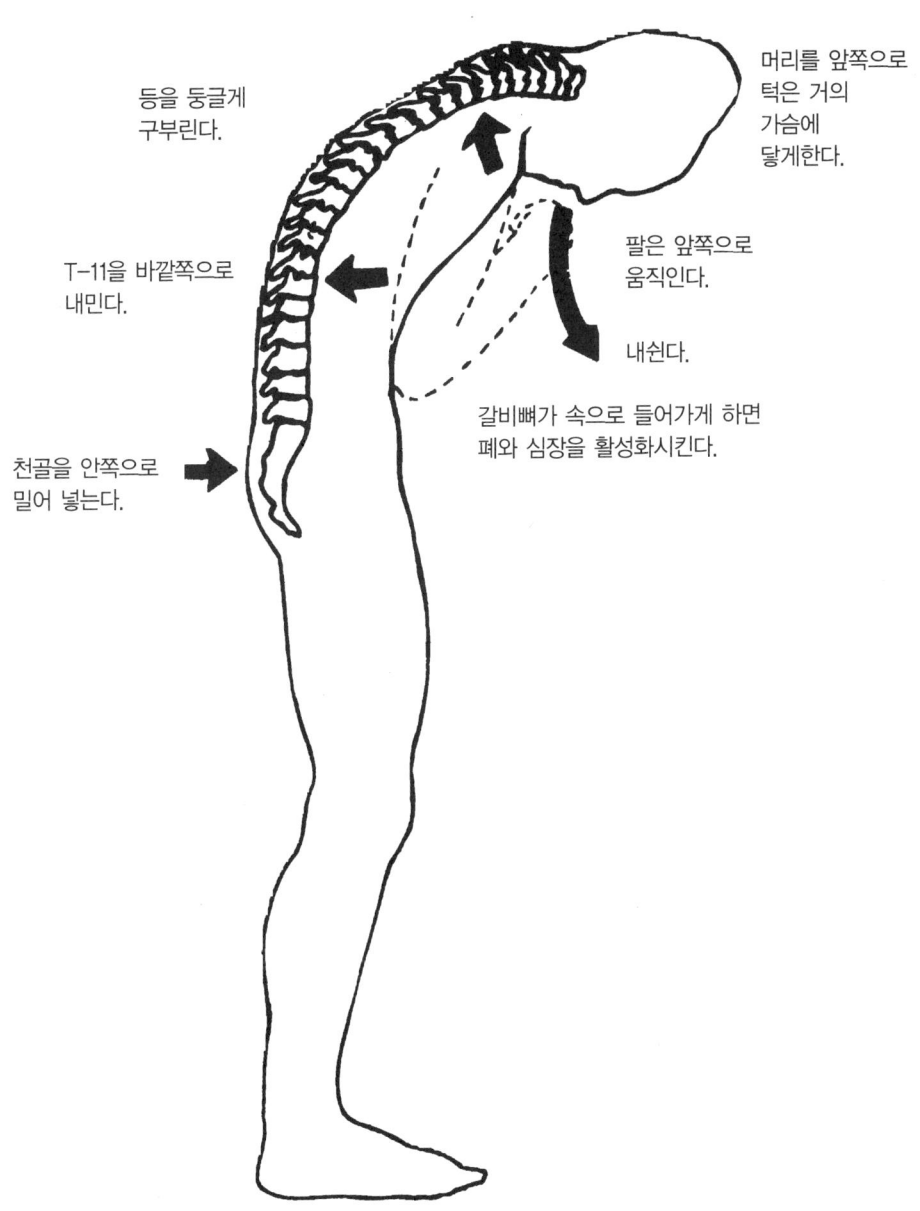

그림 A-9. 척수 호흡

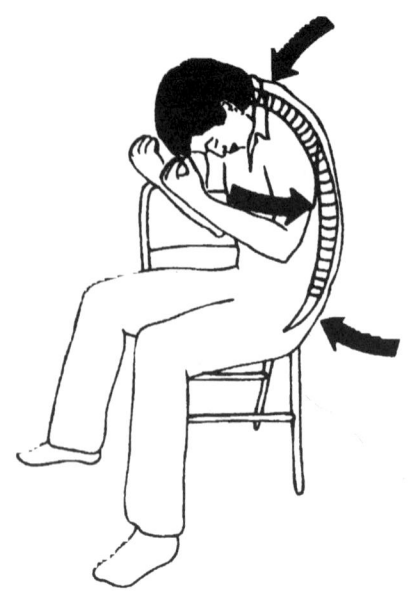

그림 A-10. 앉은 자세로 하는 척수 호흡, 앞으로 굽히기

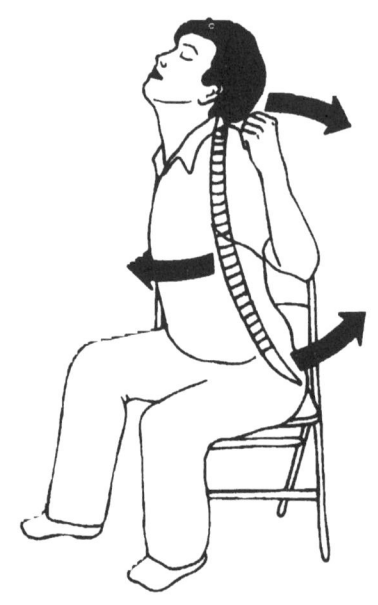

그림 A-11. 앉은 자세로 하는 척수 호흡, 뒤로 굽히기

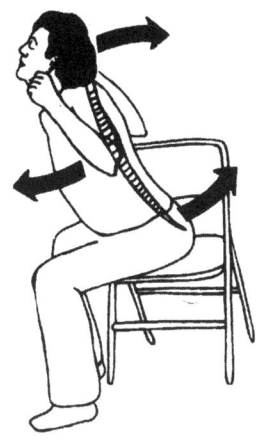

그림 A-12. 앉은 자세로 하는 척수 호흡

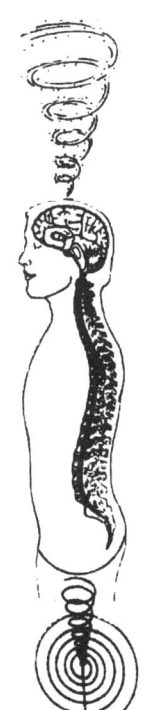

황금빛 안개를 흡입하면 골수가 강화된다.

백색 안개를 흡입하면 뼈가 강화된다.

황금빛이 정수리를 통해 하늘에서 내려와 골수를 씻는다.

미소를 척추 전체에 내려 보낸다.

푸른빛이 땅에서 올라와 골수를 씻고 관절을 강화한다.

그림 A-13. 골수 세척

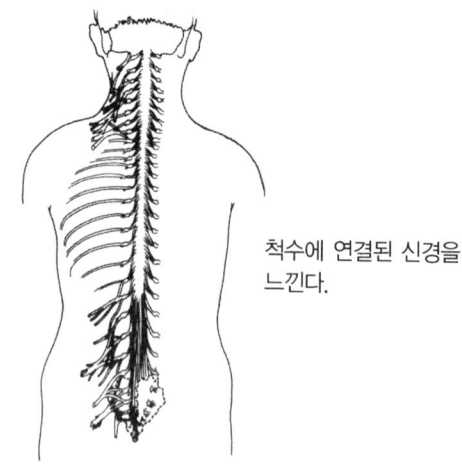

그림 A-14. 신경은 기의 안내자이다. 신경이 척추 마디 마디에 연결되어 있는 것을 상상하면, 기의 흐름이 커진다.

척수 락킹

락킹 동작은 매우 자유롭고 유연하다. 사람은 모두 다르므로, 동작을 배운 후에는 몸에 자연스럽게 맞춰 하면서 움직임의 자유를 즐겨라. 설명은 복잡하게 보이지만, 실제 동작은 매우 쉽다. 긴장을 없애면 없앨수록, 더 많은 혜택을 얻게 된다.

주의: 휴식 기간에도 주의를 기울여라. 지기가 발바닥으로 올라와 다리, 뼈, 엉덩이, 천골, 척추, 갈비뼈, 두뇌로 올라감을 느껴라. 이 기가 뼈 속으로 흡수되어 골수를 세척함을 느껴라. 둥근 뼈는 세포에 산소와 영양분을 공급하는 적혈구를 생산한다. 갈비뼈, 두개골, 견갑골 같은 평평한 뼈는 질병에 대한 인체의 주요 방어기제인 백혈구를 생산한다. 휴식 기간에 하늘의 기를 골수에 끌어들여 골수를 세척하라.(그림 A-15, 16) 정수리를 의식하고 명명하고 무거운 느낌이 두뇌, 두개골, 목, 쇄골, 흉골, 갈비뼈로 내려감을 느껴라. 신경이 뼈 속으로 침투함을 느껴라.

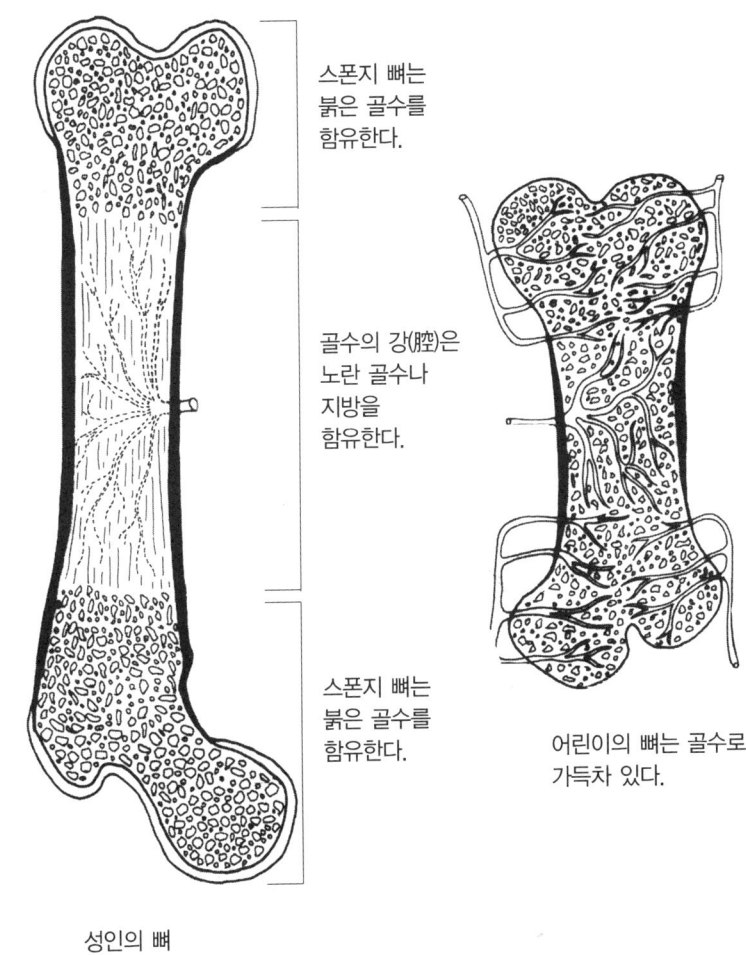

그림 A-15. 어린이의 뼈는 혈관이 풍부해 붉은 골수가 가득 들어 있지만, 성인의 뼈는 끝 부분에는 붉은 골수가 있으나 중간에는 지방 때문에 노란 골수가 있다.

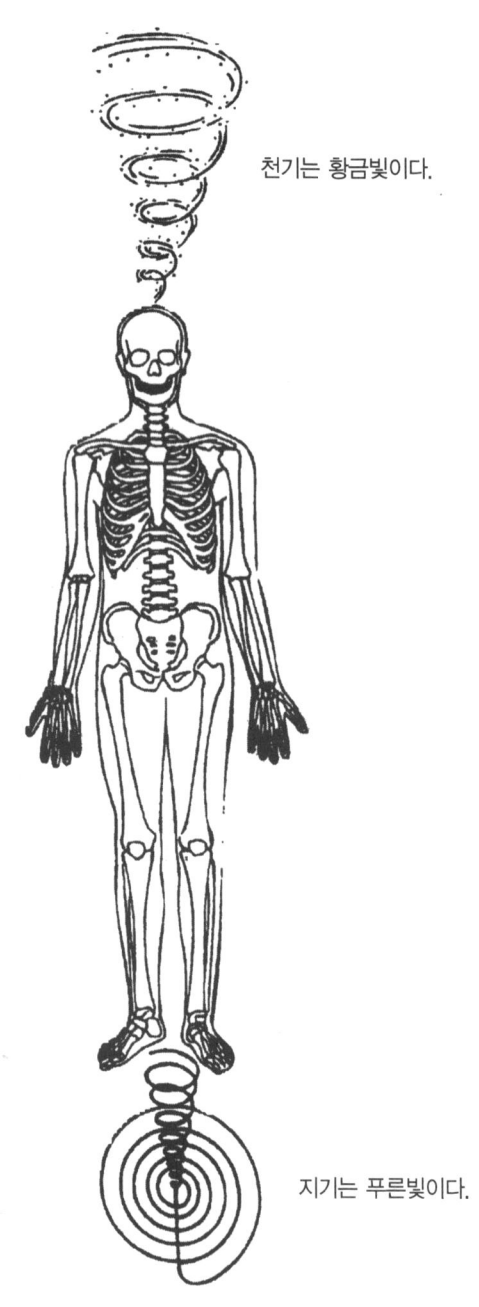

그림 A-16. 천기와 지기를 뼈로 끌어들여 뼈를 세척한다.

누에 락킹

나무에 기어오르는 누에처럼 척추를 흔든다. 인체를 부드럽고 느린 동작으로 흔든다. 척수는 조그만 파도처럼 움직일 것이다.

1. 척수에 미소를 지으면서 시작한다. 척추를 느껴 본다. 눈을 감고 척추를 그림으로 상상한다. (그림 A-17)
2. 척추 밑에서 시작해 머리로 가며 흔든다. 미골, 천골, 요추 5번, 흉추 12번, 경추, 두개골을 흔든다. 누에처럼 척추를 따라 파동을 만들면서 움직인다. (그림 A-18)
3. 머리에서 미골로 내리면서 흔든다. (그림 A-19) 남성은 3회 또는 6회, 9회를 수련하고, 여성은 2회 또는 4회, 6회 수련한다. 휴식하고 척추에 미소를 짓는다. 척추가 기를 흡수해 골수로 보내고 뇌로 올려보내는 것을 느낀다. 척추가 따뜻해지고 긴장이 풀림을 느낀다.

황새목 락킹

이 동작은 누에 락킹보다 큰 파동을 만들어 낸다. (그림 A-20, A-21) (이것은 누에 운동의 확대된 버전이다.) 척추 중간과 밑 부분을 느슨하게 굽히면서 파도 치는 동작을 만들어 낸다. 락킹을 하면서 명문, L-2, L-3 요추에 의식을 기울인다. 요추에서 목으로 파도가 움직임을 느낀다. (그림 A-22, A-23)

1. 먼저 목을 뒤로 젖히고 요추 L-2, L-3을 앞으로 활처럼 휘게 한다.
2. 황새처럼 목을 뻗는다. 턱을 앞으로 뻗었다가 다시 안으로 끌어와 목에 닿게 한다. 동시에 요추 부위를 뒤로 밀면서 파도 같은 동작을 만들어 낸다.
3. 휴식을 취하고 척추 전체에 미소를 내려보낸다. 척추와 뇌가 땅과 우주에서 기를 흡수함을 느낀다. 척추가 따뜻해지고 긴장이 풀림을 느낀다.
4. 이 동작을 18회에서 36회 한다.

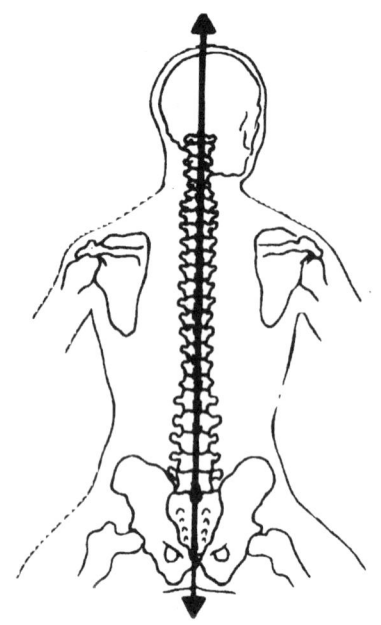

그림 A-17. 척추 위에서 아래로 미소를 보낸다.

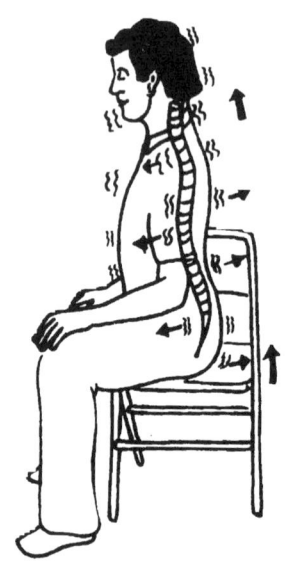

그림 A-18. 아래에서 위로 척수를 파도치듯 움직인다.

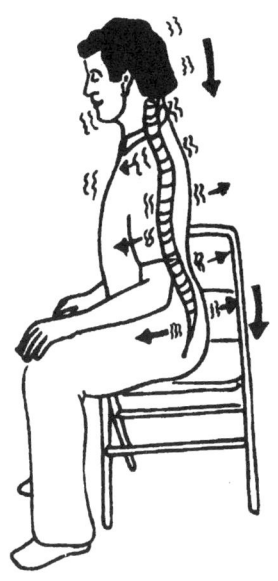

그림 A-19. 반대로 머리에서 천골로 척수를 움직인다.

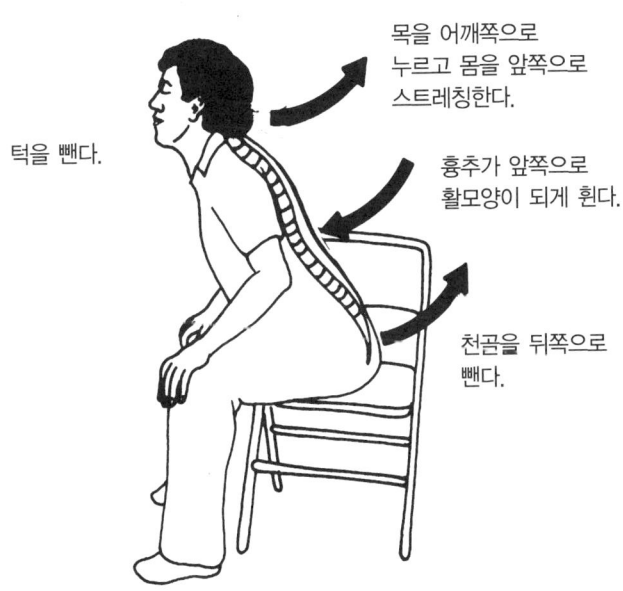

턱을 뺀다.

목을 어깨쪽으로 누르고 몸을 앞쪽으로 스트레칭한다.

흉추가 앞쪽으로 활모양이 되게 휜다.

천골을 뒤쪽으로 뺀다.

그림 A-20. 황새목, 척추를 밖으로 휜다.

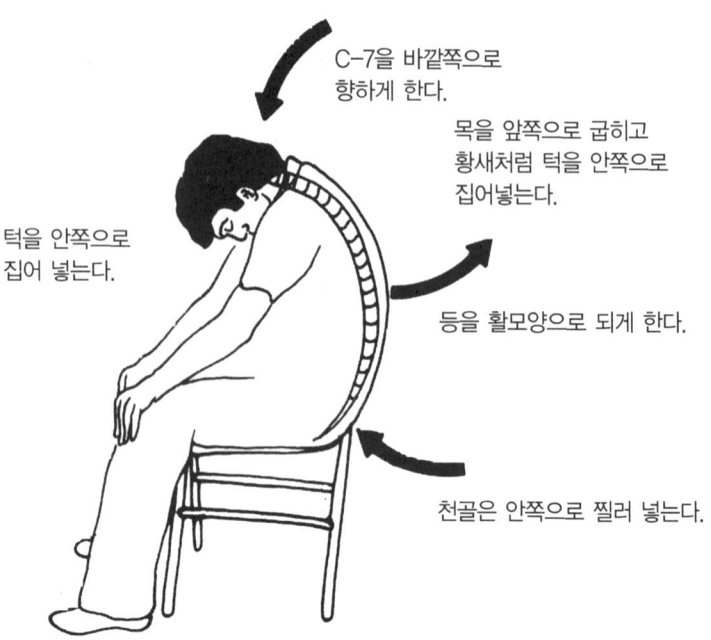

그림 A-21. 황새목, 척추를 안으로 굽힌다.

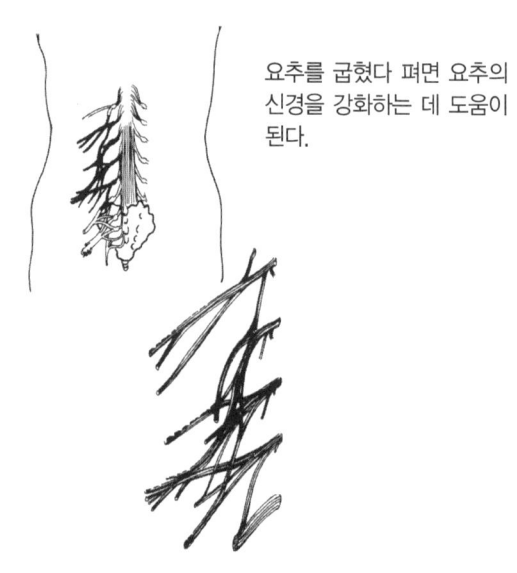

그림 A-22. 요신경총

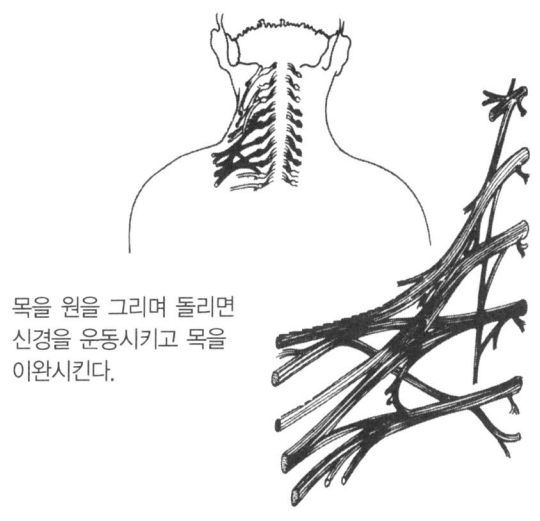

목을 원을 그리며 돌리면 신경을 운동시키고 목을 이완시킨다.

그림 A-23. 상완신경총

좌우 락킹

1. 몸을 좌우로 흔든다. 척추 밑(미골)에서 시작해 점차 천골, 요추, 흉추, 경추, 머리로 동작을 확대한다. 각 부분을 독립적으로 락킹하고 그 다음 부위로 옮겨간다.(그림 A-24, A-25)

2. 머리끝에서부터 시작해 각 부분을 좌우로 진동해 미골까지 온다. 휴식을 하고 척추 전체에 미소를 내려 보낸다. 척추가 따뜻하고 느슨해짐을 느낀다. 척추가 기를 흡수해 골수와 뇌로 보내 뼈의 생명력이 늘어남을 느낀다.

3. 이 동작을 18회에서 36회 한다.

원형 락킹(트위스트 락킹)

위의 과정을 따라 한다.

미골에서 시작하여 부드럽고 느린 동작으로 몸을 좌우로 진동한다. 한쪽 어깨는 앞쪽으로, 다른 쪽은 뒤로 움직이면서 시작한다. 상체를 움직이는 동안 어깨를 교대로 움직인다. 척수 각 부분을 하나하나 돌리면서 위로 올

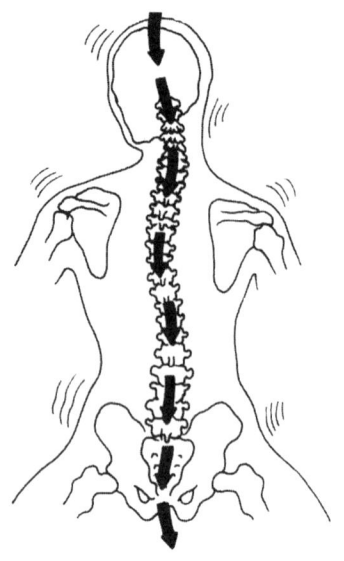

그림 A-24. 좌우로 진동한다. 척추 각 부분을 진동해 머리까지 올라간다.

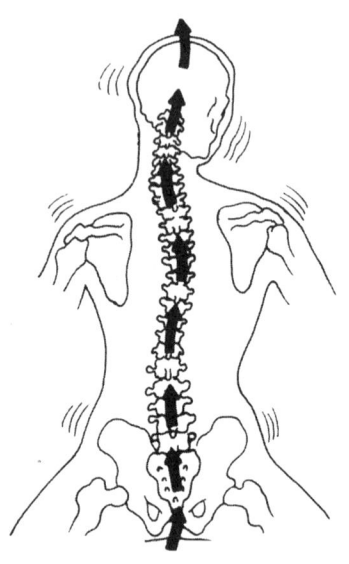

그림 A-25. 머리에서 척추 끝까지 반대로 진동한다.

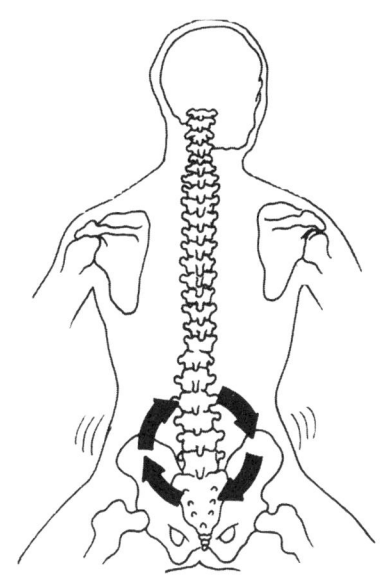

그림 A-26. 원형 락킹. 척추 밑 부분을 돌린다.

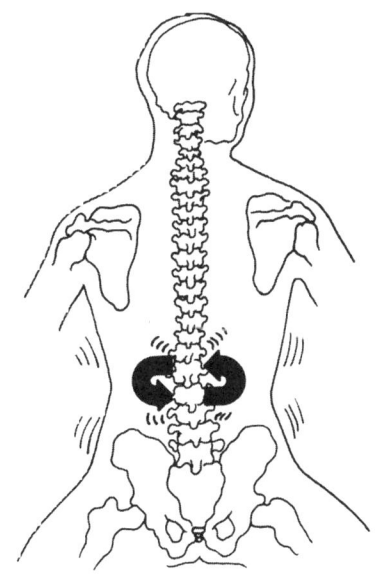

그림 A-27. 요추 부위 원형 락킹하기

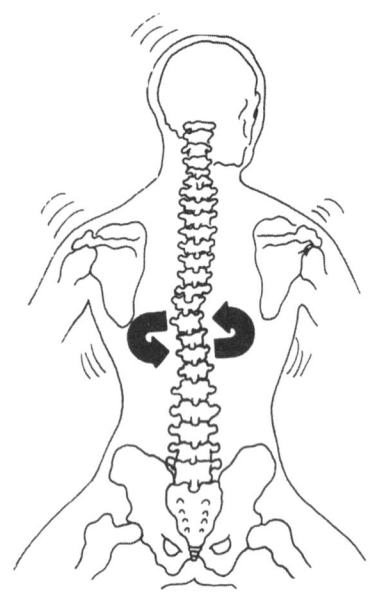

그림 A-28. T-11 부위 원형 락킹하기

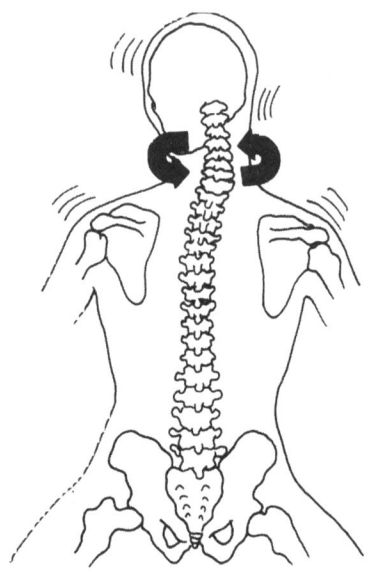

그림 A-29. C-7 부위와 목 원형 락킹하기

라가 머리에 닿는다. 그 후에 미골로 내려가면서 진동한다. 이것을 18회에서 36회 한다.(그림 A-26~A-29)

락킹의 연결 동작

모든 락킹 동작을 결합한다. 특별한 동작을 강조하거나 번갈아 가며 해도 좋다. 한 번의 락킹에는 여러 가지 락킹 동작이 조금씩 다 포함되어야 한다. 예를 들어 전후 좌우로 진동하면서 황새목과 원형 락킹을 함께 한다. 몸이 원하는 동작은 스스로 더 하도록 놔 둔다. 사람마다 독특한 패턴을 가지고 있다.

장기와 내분비선 락킹하기

척수에는 신경이 있고 이 신경은 모든 장기, 내분비선, 뼈로 뻗어 나간다.(그림 A-30) 장기에 미소를 보내면서 이 연결을 느끼도록 노력하라.

1. 먼저 미골과 천골에서 여러 가지 락킹의 연결 동작을 한다. 성기, 방광, 대장, 다리를 의식한다. 락킹을 하면서 성기와 대장에게 미소를 보낸다. 미골과 천골에서 이 장기들로 신경이 뻗어 나가는 것을 그려본다. 또 항문 주위, 회음, 하복부의 근육을 가볍게 수축해도 좋다.
2. 요추 하부(C-5~L-1)를 락킹하고, 계속 올라간다. 소장, 신장, 방광, 성기를 의식한다. 해부학 책에서 이 장기들을 찾아 보고 눈을 감고 그들에게 미소를 보낸다. 그들이 척추에 연결되어 있음을 느낀다. 계속 락킹하며 부드럽게 하복부 근육을 수축해 장기를 마사지한다. 모든 독소를 내보내고 더 많은 생명력이 들어살 공간을 창조하라.
3. 따뜻함과 편안함이 느껴지면 대장으로 동작을 확장한다. 계속해서 복부 근육을 부드럽게 수축한다.
4. 계속 락킹을 하면서 동작을 신장으로 확장한다. 신장을 의식한다. 신장이 척추에 연결됨을 느끼고 신장이 척추에서 뻗어 나오는 그림을 그려 본다. 신장을 향하여 복부를 약간 당겨올린다.
5. 계속해서 등 중간 부위(T-12~T-5)로 동작을 확대시킨다. 간, 담낭,

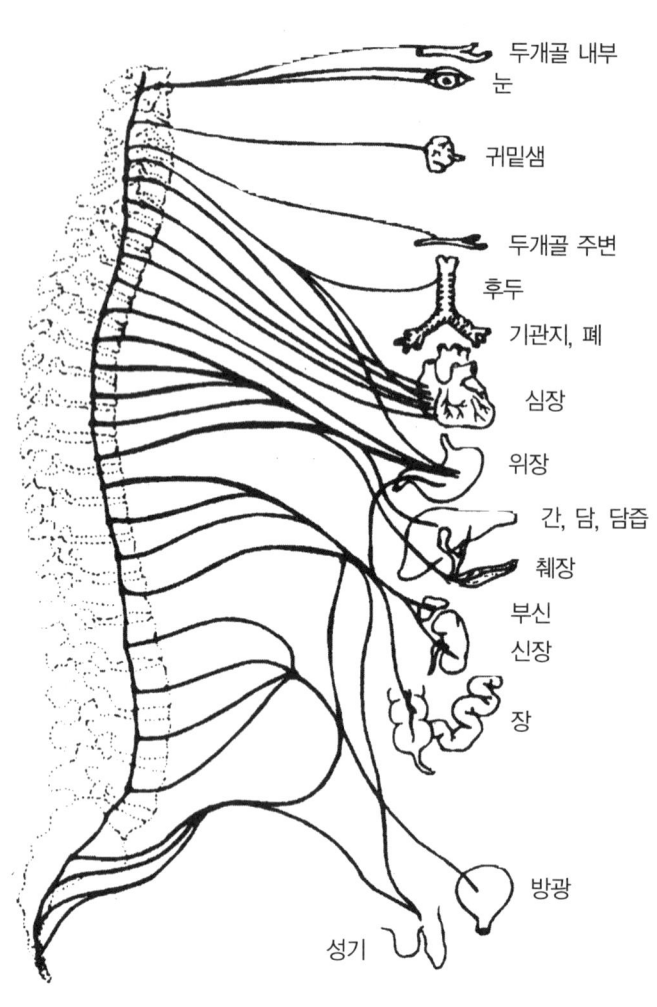

그림 A-30. 장기와 내분비선 락킹하기

위장, 췌장, 위장, 소장, 복부혈관을 의식한다. 이 장기들이 척추와 연결되어 있음을 느낀다. 락킹하고 돌리고 비틀고 수축하면서 장기들을 보고 느끼도록 노력한다. 각 장기 하나 하나에 집중한 후 모두를 하나로 묶어 다시 집중한다.

6. 흉추(T-4~T-1)로 동작을 확대한다. 폐, 심장, 흉선을 의식한다. 이 장기들이 척추에 연결되어 있음을 느낀다. 장기를 하나씩 비틀고 락킹하고 수축한 후에, 모두 같이 묶어 또 한 번 한다.

7. 경추(C-7~C-1)로 락킹 동작을 확대한다. 목이 느슨해지고 기가 손으로 흐르는 것을 느낀다. 경추는 갑상선, 부갑상선, 목구멍과 연결되어 있다. 이 연결에 집중한다. 이 기관들로 락킹 동작을 확대하면서 미소를 보낸다.

8. 계속해서 머리를 락킹한다. 머리는 많은 내분비선이 있는 곳이다. 머리를 움직이면서 내분비선에게 미소를 보낸다.(그림 A-31) 장기와 내분비선을 느끼고 보는 감각, 이들이 신경을 통해 척추와 연결되어 있음을 감지하는 내적 감각을 훈련한다.

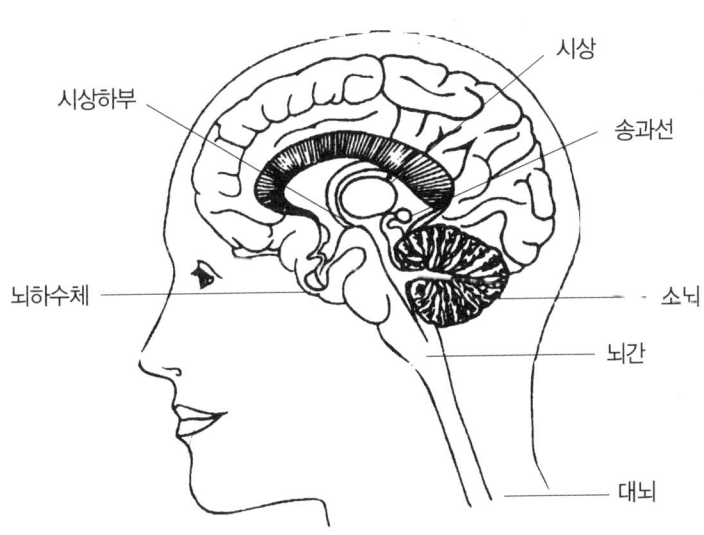

그림 A-31. 뇌와 내분비선에 미소를 보내라.

9. 방향을 반대로 하여 미골에까지 밑으로 락킹하면서 내려간다. 이를 3회 내지 6회 한다.
10. 모든 락킹 동작을 하나의 연결된 동작으로 결합해 척추 위 아래를 왔다 갔다 한다.
11. 휴식을 하고, 척추 전체에 미소를 보낸다. 척추가 따뜻해지고 긴장이 풀림을 느낀다. 척추가 뇌와 골수로 기를 흡수해 뼈의 생명력이 커지는 것을 느낀다. 남성은 3회 혹은 6회, 9회 하고, 여성은 2회 혹은 4회, 6회 한다.

고급 수련 (선택 사항)

처음에는 배운 대로 느끼지 못하지만, 계속 수련해 나가면 결국 장기와 신경을 내적으로 의식하게 된다.

외적 락킹과 내적 락킹

이것은 연속 락킹 동작의 확장이다. 장기와 내분비선 주위에 편안함과 따뜻함을 느끼고 이 느낌을 인체 내 모든 세포로 확장하라. 따뜻함이 손가락, 발가락 등 사지로 확장되고, 피부를 통해 퍼져 나가 바깥 우주와 조화를 이루는 것을 느낀다. 바깥 우주로 퍼져 나간 따뜻함이 피부, 팔다리, 척수를 통해 장기로 되돌아옴을 느낀다.

팔 다리를 락킹하면 이 과정이 더욱 촉진된다.

척추를 락킹하면서 팔 다리를 움직이면 외부의 기가 몸 안으로 흡수되는 것을 느낄 수 있다.

팔 다리와 함께 누에 락킹하기

손을 몸 옆에 놓고 무릎을 가볍게 구부린다. 파도 동작처럼 척수를 락킹한다. 척추의 동작에 맞춰 파도를 그리듯 손을 위 아래로 움직인다. 척수, 손, 무릎과 함께 다리도 앞뒤로 락킹한다.

팔 다리와 함께 좌우로 락킹하기

앞의 동작을 계속하다가 동작을 바꿔 몸을 좌우로 락킹한다. 척수의 동작에 맞춰 손을 좌우로 움직인다. 몸을 좌우로 흔들면서, 발을 앞뒤로 락킹해야 한다. 몸이 좌우로 흔들림에 따라 발의 위치도 달라지는데, 이때 발의 위치가 달라지면서 발꿈치에서 발바닥 안쪽으로 몸의 무게가 왔다 갔다 하는 것을 느낀다. 이렇게 하면 지기를 활성화하고 척추로 끌어들일 수 있다.

휴식을 취하고 척추와 팔 다리에 미소를 보낸다. 척추와 팔 다리가 따뜻해지고 긴장이 풀림을 느낀다. 척추와 팔 다리가 뇌와 골수로 기를 흡수해 뼈의 생명력이 커지는 것을 느낀다.

팔 다리와 함께 원형 락킹하기

앞의 동작을 계속하다가 동작을 바꿔 척추를 원형 락킹한다. 몸을 좌우로 흔들며 원을 그리고, 손도 몸 앞에서 좌우로 움직인다. 척수, 손, 무릎의 동작을 하면서 동시에 발을 앞뒤로 비튼다. 어떤 사람은 현기증이 날 수도 있다. 현기증이 나면 잠시 방향을 바꾸거나 현기증이 멈출 때까지 서 있는다. 컨디션이 좋지 않으면 너무 오랫동안 수련하지 말라.

동작을 결합해 우주의 힘을 흡수하기

이 훈련은 팔 다리를 움직이고 장기와 내분비선을 내적으로 마사지하는 것이다.

장기와 내분비선에 내면의 미소를 보내면서 연속 락킹 동작을 해서 몸의 긴장을 푼다. 뇌의 내분비선, 얼굴, 목, 갑상선, 부갑상선, 흉선, 부신, 심장, 폐, 간장, 담낭, 비장, 위장, 소장, 대장, 성기 등에 미소를 보낸다.(그림 A-32) 팔 다리를 밖으로 쭉 뻗고, 미간과 회음의 긴장을 풀고, 성기와 항문을 가볍게 수축한다. 우주에너지가 피부, 척추, 미간, 회음, 발바닥으로 흡수됨을 느낀다.

몸을 락킹하고 긴장을 푸는 사이마다, 계속 기를 흡수한다. 이렇게 하면 내부의 기와 외부의 기가 조화를 이룬다. 활동과 휴식을 교대로 하는 것은 양과 음의 상태와 같다. 휴식을 하고, 척추와 팔 다리에 미소를 보낸다. 척추와 팔 다리가 따뜻하고 느슨해짐을 느낀다. 척추와 팔 다리가 기를 흡수해 뇌와 골수로 보내 뼈 속의 생명력을 강화시킴을 느낀다. 18회에서 36회 수련한다.

앉은 자세로 마무리한다. 손바닥을 합장하고 엄지 끝을 심장혈에 둔다. 심장혈은 흉골 밑 끝부분에서 2.5cm 정도 위에 있다. 이렇게 하면 심장혈이 활성화된다. 이 자세를 유지하고 내면의 미소를 수련한다.(그림 A-33)

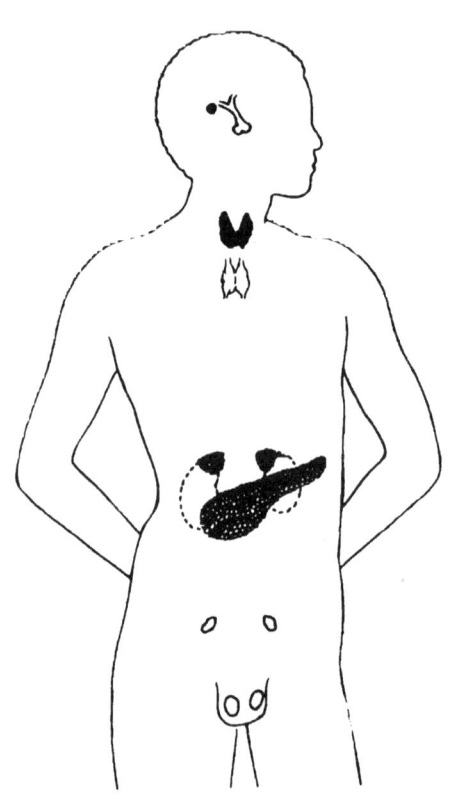

그림 A-32. 내분비선을 락킹하고 미소를 보내라.

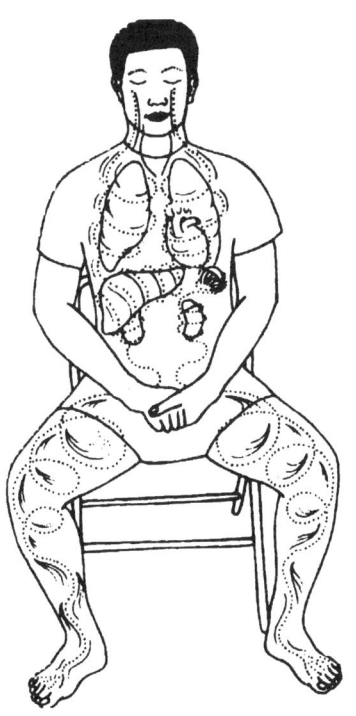

그림 A-33. 장기를 락킹하고 미소를 보내라. 앉은 자세로 마무리하고 내면의 미소를 수련하라.

■ 참고 문헌

Becker, Robert. *The Body Electric*. New York: William Morrow, 1985.

Beinfield, Harriet, and Korngold, Efrem. *Between Heaven and Earth*. New York: Ballantine Books, 1991.

Bohm, David. *The Implicate Order*. London: Routledge & Kegan Paul, 1981.

Brennan, Barbara Ann. *Hands of Light*. New York: Bantam Books, 1987.

Chang, Jolan. *The Tao of Love and Sex*. New York: E.P. Dutton, 1977.

Chang, Jolan. *The Tao of the Loving Couple*. New York: E.P. Dutton, 1983.

Chia, Mantak. *Awaken Healing Energy Through the Tao*. New York: Aurora Press, 1983.

Chia, Mantak, and Michael Winn. *Taoist Secrets of Love: Cultivating Male Sexual Energy*. Santa Fe, NM: Aurora Press, 1984.

Chia, Mantak. *Chi Self Massage: The Taoist Way of Rejuvenation*. Huntington, NY: Healing Tao Books, 1985.

Chia, Mantak. *Taoist Ways to Transform Stress into Vitality*. Huntington, NY: Healing Tao Books, 1985.

Chia, Mantak and Maneewan. *Healing Love Through the Tao: Cultivating Female Sexual Energy*. Huntington, NY: Healing Tao Books, 1986.

Chia, Mantak and Maneewan. *Iron Shirt Chi Kung I*. Huntington, NY: Healing Tao Books, 1986.

Chia, Mantak and Maneewan. *Bone Marrow Nei Kung*. Huntington, NY: Healing Tao Books, 1989.

Chia, Mantak and Maneewan. *Fusion of the Five Elements I*. Huntington, NY: Healing Tao Books, 1989.

Chia, Mantak and Maneewan. *Chi Nei Tsang: Internal Organs Chi Massage*. Huntington, NY: Healing Tao Books, 1990.

Cleary, Thomas, trans. *The Inner Teachings of Taoism*, by Chang Po-Tuan. Boston: Shambhala, 1986.

Cleary, Thomas, trans. *The Taoist I Ching*. Boston: Shambhala, 1986.

Cleary, Thomas, ed. and trans. *The Book of Balance and Harmony*. San Francisco: North Point Press, 1989.

Cleary, Thomas, ed. and trans. *Immortal Sisters*. Boston: Shambhala, 1989.

Cleary, Thomas, trans. *The Secret of the Golden Flower*. San Francisco: HarperCollins, 1991.

Cleary, Thomas, ed. and trans. *Vitality, Energy, Spirit: A Taoist Sourcebook*. Boston: Shambhala, 1991.

Eisenberg, David. *Encounters with Qi*. New York: Viking Penguin, 1987.

Fung, Yu-lan. *The Spirit of Chinese Philosophy*. London: Kegan Paul, Trench, Trubner & Co., 1947.

Ho, Kwok Man, and O'Brien, Joanne, eds. and trans. *The Eight Immortals of Taoism*. New York: Penguin/Meridian, 1990.

Ishihara, A., and Levy, H.S. *The Tao of Sex*. New York: Harper & Row, 1968.

Kohn, Livia, ed. *Taoist Meditation and Longevity Exercises*. Ann Arbor, MI: Center for Chinese Studies, University of Michigan, 1989.

Lao Tzu. *Tao Te Ching*. Translated by Gia-fu Feng and Jane English. New York: Random House/Vintage, 1972.

Liberman, Jacob. *Light--Medicine of the Future: How We Can Use It to Heal Ourselves Now*. Santa Fe, NM: Bear & Co., 1991.

Maciocia, Giovanni. *The Foundations of Chinese Medicine*. New York: Churchill Livingstone, 1989.

Maspero, Henri. *Taoism and Chinese Religion*. Amherst: University of Massachusetts Press, 1981.

Ni, Hua-ching. *Tao: The Subtle Universal Law and the Integral Way of Life*. Los Angeles: Shrine of the Eternal Breath of Tao, College of Tao and Traditional Chinese Healing, 1979.

Ni, Hua-ching. *The Book of Changes and the Unchanging Truth*. Los Angeles: Shrine of the Eternal Breath of Tao, College of Tao and Traditional Chinese Healing, 1983.

Painter, John. *The Basic Premise: A Taoist Perspective of Existence*. Arlington, TX: Paper Lantern Publishing, 1982.

Porkert, Manfred. *The Theoretical Foundations of Chinese Medicine*. Cambridge, MA: MIT Press, 1974.

Reuben, David. *Everything You Always Wanted to Know About Sex (But Were Afraid to Ask)*. New York: Bantam, 1971.

Saso, Michael R. *Taoism and the Rite of Cosmic Renewal*. Pullman, WA: Washington State University Press, 1989.

Welch, Holmes, and Seidel, Anna, eds. *Facets of Taoism: Essays in Chinese Religion*. New Haven and London: Yale University Press, 1979.

타오러브 교육 프로그램 안내

에너지섹스 시대를 여는 사랑의 건강법

각종 남녀 성문제 해결에서부터 충만한 에너지오르가즘 체험까지!
20년 실전 성교육과 방송을 통해 그 효과가 증명된 국내 유일의 '에너지오르가즘 발전소' 타오러브에서 그 해답을 찾아보세요.

에너지 오르가즘과 기역도 강한 남성훈련

에너지오르가즘 훈련과 최고수 성테크닉을 익히고
강한 남성으로 거듭나는 기역도 프로그램!

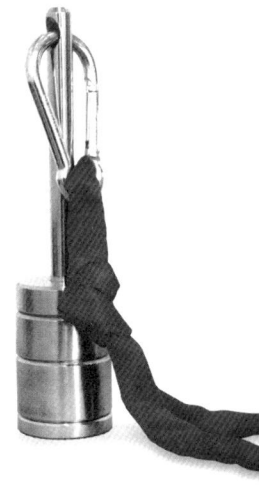

기역도는 오직 성기관의 힘으로 중량추를 들어 올리는 최강의 남성훈련 입니다. 회음 근육과 PC근육을 포함하는 모든 성근육을 단련하고 강한 성에너지를 발생시켜 성기능 향상은 물론 장기, 뇌, 골수를 활성화하여 건강과 회춘을 가져다 줍니다.

기역도 프로그램은 명품 악기를 빚어내는 명도훈련을 기본으로, 고품격 성의 원리와 성지식을 실전에 응용하여 여성의 에너지오르가즘 잠재력을 활짝 깨우는 애무와 삽입테크닉, 체위 등의 최고수 실전 성테크닉 모두를 포함하고 있습니다.

에너지오르가즘과 은방울 사랑받는 여성훈련

에너지오르가즘 훈련과 최고수 성테크닉을 익히고
사랑받는 여성으로 거듭나는 은방울 프로그램!

여성은 선천적 명기보다 노력에 의해 개발된 후천적 냉기가 더욱 탁월합니다. 성기관의 수축력이 커지고 감각이 깨어나 자신의 오르가즘을 깊게 할 수 있을 뿐만 아니라, 골반이 부드럽고 따뜻해져 상대 남성에게 깊은 즐거움을 선사하고 남성의 성반응을 자유자재로 도와줄 수 있기 때문입니다. 여성의 성근육 단련과 성에너지, 성호르몬 증진을 통해 성기능 향상과 성적 매력은 물론 건강한 아름다움에까지 도달하는 최상의 방법, 은방울 여성훈련의 특징입니다.

'에너지오르가즘'성교육 커뮤니티
www.taolove.kr
"온라인 강좌로도 공부할 수 있습니다."

타오월드 소개

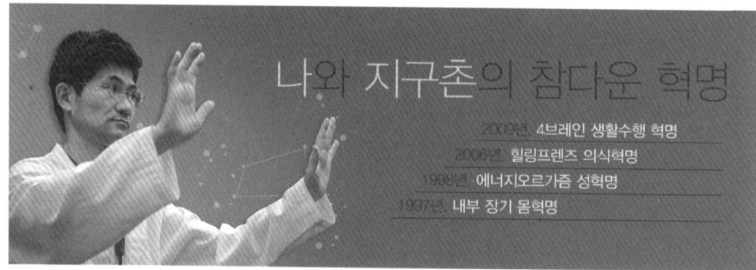

타오월드는 비전의 타오양생법을 과학적으로 체계화한 〈4브레인 생활수행〉을 실천하고 보급하는 단체로, 생명에너지를 높여 100세 젊음의 완전 건강을 얻고 궁극적으로 〈참 나〉를 회복하여 성·몸·마음·정신의 전인적 행복을 누리는 데 그 목적이 있습니다.

MISSON
성·몸·마음·정신의
전인적 행복과
복된 지상선경 구현

VISION
4브레인 생활수행
실천 회원 50만명 모집

PLAN
전국민 건강증진과
의식향상을 위한
온라인 오프라인 연계 교육,
국내외 네트워크 구축

타오러브 · 기공 · 명상 마스터 아카데미

4브레인 생활수행 타오월드

교육과 힐링, 수련물품 구입 문의 (02) 765-3270

www.taoworld.kr/www.taolove.kr

종로3가역 7번출구 창덕궁방향 7분거리, 일중빌딩 2층

4브레인과 통(通)의 건강과 행복원리

타오수련은 통과 순환이라는 건강과 행복의 원리 아래, 전인적 성장과 행복을 위해 성뇌(생명뇌, 하단전), 복뇌(신체뇌, 하단전), 심뇌(감정뇌, 중단전), 두뇌(생각뇌, 상단전)를 각각 치유하고 수련하는 통합적인 프로그램으로 구성되어 있습니다.

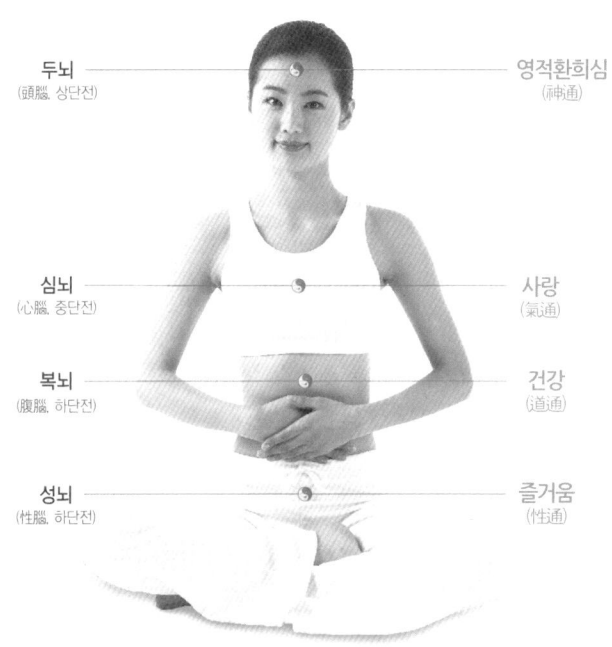

4브레인	초급	중급	고급	힐링법	수련도구
성뇌 (생명뇌) 타오러브	배꼽항문건강법 기역도/은방울 단기과정	에너지오르가즘과 기역도/은방울 정규과정 특강 성힐링마사지와 애무비법 조루탈출과 비사정 탑시크릿 환상의 삽입테크닉&힐링체위	골수내공과 에너지오르가즘 고급과정	골반힐링	기역도 은방울 맥뚜리/뜯도리
복뇌 (신체뇌) 타오요가	복뇌건강법	깨어나는 몸神 수련	장기힐링마사지 전문가	장기힐링 철삼봉 골기힐링	배푸리 철삼봉
심뇌 (감정뇌) 타오기공	배꼽(단전)호흡과 배꼽(단전)기공 자율진동공	소주천 에너지순환 완성반	오기조화신공 감리명상 오감밀봉 천인합일	에너지 포인트힐링 코스믹힐링	목무리 베개
두뇌 (생각뇌) 타오명상	내면의 미소명상 배꼽명상	함께 창조놀이 워크숍		원격힐링	

4브레인 생활수행의 단계와 품계

3승	9단계	품계	4브레인	4通4仙	수련과정	성뇌수련 (오르가즘 경향)	복뇌수련 (체질경향)	심뇌수련 (심리경향)	두뇌수련 (정신경향)
하승 (下乘)	1단계	도문(道門)1	성뇌	性通 人仙	분사정결감법	맑은 맑소 짧은 오르가즘	병체질	감정	사고
하승 (下乘)	2단계	도문(道門)2	성뇌	性通 人仙	깨어나는 몽매 수련	연장된 맑소 오르가즘	정착된 음체질	혼란된 감정	혼란된 의식
하승 (下乘)	3단계	도문(道門)3	복뇌	道通 地仙	함께 청조들이 워크숍	중등 오르가즘	건강한 음체질	노예 분열된 감정	분별된 의식
중승 (中乘)	4단계	도예(道藝)	복뇌	道通 地仙	기역도에너지 가슴으로	연단 에너지가동	건강한 양체질	감정 정돈된 감정	직관적 의식
중승 (中乘)	5단계	도술(道術)	심뇌	氣通 神仙	소주천	정절 에너지	한중된 정기 에너지체질	주인 통일된 감정	통일 의식
중승 (中乘)	6단계	도인(道人)	심뇌	氣通 神仙	분야내공고 금액내가공	상성 에너지체	무충한 에너지체질	감정 정각의 감정	직관적 의식
상승 (上乘)	7단계	도의(道醫)	두뇌	神通 天仙	오기조화신공(대주천)	성감 역감 체감	성성 에너지체 초탈	감정 경감 해방	통찰
상승 (上乘)	8단계	도성(道聖)	두뇌	神通 天仙	금단태생(견성주천)	성우 엑스타시 연성	성체질 연성	감정 정각 초탈	통찰 초탈의연경
상승 (上乘)	9단계	도신(道神)	두뇌	神通 天仙	오건법신 결지화일 전일합일	초월 엑스타시 합성	성체질 합성	초탈 감정 초월	의식 초월의식 합성

대표적인 4브레인 생활수행 프로그램
- 타오러브 · 기공 · 명상 마스터 과정 -

타오러브 - 에너지오르가즘 수련
사랑과 건강, 깨달음을 부르는 성에너지의 연금술

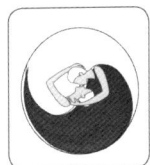

타오러브는 생명력의 원천인 성에너지를 낭비하지 않고 몸으로 되돌려 지고의 즐거움과 건강, 깨달음으로 승화시키는 사랑의 도입니다. 지금까지 소수에게만 비전되어 온 고품격 성 비법을 현대인들의 아름답고 건강한 성을 위해 과학적으로 쉽게 체계화하여 공개합니다. 각종 성문제 해결에서부터 만족스러운 멀티 에너지오르가즘까지! 국내 유일의 살리는 성교육〈타오러브〉에서 그 해답을 찾아보세요.

타오요가 - 복뇌건강법과 장기힐링마사지
원초적 생명력을 일깨우는 최고의 자연건강법

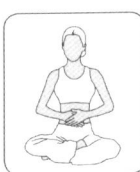

소화, 흡수만 하는 줄 알았던 우리 몸의 오장육부가 '두뇌'와 같은 기능을 한다는 사실이 여러 연구를 통해 속속 밝혀지고 있습니다. 명치부터 골반까지, 위와 소장, 대장 등을 포함하는 복부는 원초적인 생명력이 살아 숨 쉬는 곳이요, 자율적인 생명기능과 자가치유기능의 발원지입니다.
'복뇌건강법'과 '장기힐링마사지'는 생명의 블랙박스인 '복뇌'를 이완하고 강화하여 스스로 몸을 다스리고 치유할 수 있는 지혜를 나눠드립니다.

타오기공 - 소주천 에너지순환
에너지 순환을 통해 치유와 활력의 샘을 깨우고 영적 환희심에 도달하기

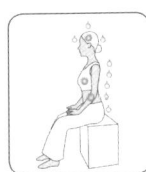

소주천은 소우주 회로인 임맥과 독맥을 여는 수련으로, 소주천을 완성하면 온몸이 진기(眞氣)로 가득차서 완전 건강체가 되고, 몸과 감정, 정신이 하나로 통합됩니다. 이제 그동안 비전으로 어렵게 전수되어 왔던 소주천 개통법을 쉽고 체계적인 방법으로 공개합니다. 기존의 호흡 위주의 수련과는 달리, 천기와 지기를 받아들여 단전에서 회전시키고 천골과 두개골 펌프를 진동시키는 혁신적인 공법을 통해, 단전의 축기 느낌을 빠르게 얻고 소주천 개통을 단시일에 이룰 수 있는 비법을 공개합니다.

타오명상 - 함께 창조놀이 워크숍
내면의 행복과 삶의 풍요를 동시에 펼쳐내는 마법의 창조명상

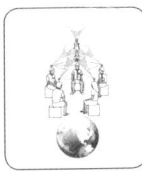

참나는 원래 지복의 존재이며, 우주는 본래부터 영원하며 무한하게 풍요롭습니다. 당신은 의식의 확장을 통해 당신 자신과 타인 혹은 무한한 코스믹에너지와 연결하기만 하면 엄청난 창조력을 발휘하게 됩니다.
나와 타인이 연결되고 상생함으로써 증폭되는 극적인 창조의 마법으로, 내면의 평화와 행복, 건강과 치유, 부와 성공, 인간관계 등, 당신이 원하는 무엇이든 현실에서 마술처럼 이뤄집니다!

타오북스

- 만탁 치아 타오 내면의 연금술 시리즈 -

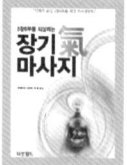

5장6부를 되살리는
장기 氣마사지
인체의 뿌리인 5장6부를 직접 다루는 장기 氣마사지를 동서양의 개념을 동원하여 가장 체계적인 방법으로 소개한 책. 장기 제독법은 물론, 치유에너지 배양법과 각종 진단법, 질병별 적용기법과 치유사례까지 장기 기마사지를 누구나 심도있게 활용할 수 있도록 자세히 소개했다.

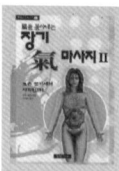

풍을 몰아내는
장기 氣마사지 II
風이 몸 안에 갇히면 병기와 탁기가 되어 중풍, 심장마비, 등 각종 장애, 질병을 일으킨다. 장기 氣마사지 II에서는 엘보우 테크닉을 사용하여 복부와 신체 각 부위에 갇힌 풍을 몸 밖으로 몰아내고 기혈의 흐름을 회복하여 신선한 양질의 氣로 장기와 내분비선을 채우는 법을 배운다.

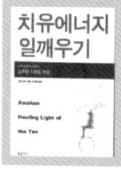

누구나 쉽게 이루는 소주천 100일 완성
치유에너지 일깨우기
국내 최초로 소개되는 과학적 소주천(小周天) 수련의 결정판!
치유와 활력의 샘인 소주천을, 과학적인 방식으로 접근하여 누구나 쉽고 빠르게 개통하는 최신 공법을 공개했다.

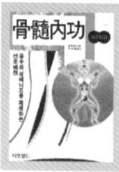

골수와 성에너지를 배양하는
골수내공
세계적 氣전문가 만탁 치아가 달마대사가 전한 역근세수공의 비전을 과학적으로 낱낱이 공개한다! 뼈와 장기를 氣에너지로 감싸는 뼈호흡과 뼈압축, 두드리기 수련, 성에너지 마사지, 성에너지 배양을 위한 성기 氣수도, 옥알 훈련 등이 소개된다.

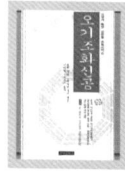

오장의 氣와 감정을 조화시키는
오기조화신공
팔괘의 힘으로 오장의 오기(五氣)와 천지기운을 융합시켜 부정적 에너지를 몰아내고 에너지 진주, 즉 단약으로 만들어 임맥과 독맥, 충맥을 여는 수련법. 더 나아가 양신(陽神, 에너지체)을 길러 공간에 투사하는 출신(出神), 분신(分身)의 선도 비법을 최초로 공개한다!

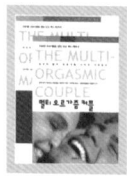

여러번 오르가즘을 얻는 타오 性테크닉
멀티 오르가즘 맨/커플
이 책은 부부간의 깊은 육체적 친밀감을 높이고 나아가 조화로운 정신적 결합을 통해 강렬한 멀티 오르가즘과 지고한 영적 황홀경을 얻는 실제적인 타오 성테크닉을 성의학적으로 제시했다.

타오북스 & DVD
- 이여명 에너지 연금술 시리즈 -

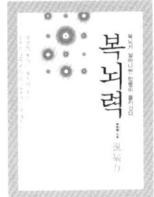

복뇌력(腹腦力)

소화, 흡수만 하는 줄 알았던 우리 몸의 오장육부가 '두뇌'와 같은 기능을 한다는 사실이 여러 연구를 통해 속속 밝혀지고 있다. 명치부터 골반까지, 위와 소장, 대장 등을 포함하는 복부는 원초적인 생명력이 살아 숨 쉬는 곳이요, 자율적인 생명기능과 자가치유기능의 발원지이다.
'복뇌건강법'은 '복뇌'를 이완하고 강화하고 각성하는 과정으로, 장을 풀어주는 간단한 동작과 댄스워킹, 셀프 장기마사지, 배꼽호흡, 배꼽명상의 5단계로 이루어져 있다. 무척 쉽고 간단한 동작만으로 누구나 효과적으로 복뇌를 깨우고 강화할 수 있다.

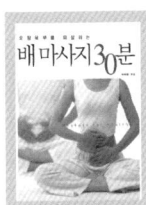

배마사지 30분

동양 전통의 약손요법을 현대 과학의 지혜로 되살려낸 배마사지는 우리 몸의 자연치유력을 높여 몸과 마음을 편안하게 해 준다. 이 책은 인체의 뿌리이자 중심을 다스리는 장기마사지를 일반인들이 손쉽게 따라할 수 있도록 아름다운 화보와 함께 구성했다.
각 장기를 마사지할 수 핸드테크닉에서부터 스트레스, 복부비만, 소화불량, 변비, 두통, 생리통, 고혈압, 지방간, 천식, 아토피성 피부염, 요통 등 증상에 따라 장기마사지를 시술할 수 있는 실용적인 방법을 제시했다.

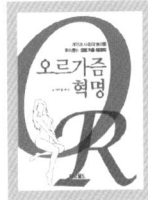

오르가즘 혁명

에너지오르가즘과 동양 성학의 전문가인 이여명 박사가 20세기 초의 혁명적 성이론가인 빌헬름 라이히의 오르가즘론을 현시대에 걸맞게 재조명하고 동양의 성학 관점으로 더욱 발전적으로 해체 · 완성시킨 작품. 이 책에서는 성행위가 심신건강뿐만 아니라 사회구조에 미치는 영향을 중심으로 라이히의 성격분석 이론, 오르가즘론, 성정치운동, 생장요법, 오르곤론 등의 핵심 개념들을 심리학, 사회학, 생물학, 자연과학, 에너지학적으로 폭넓으면서 심도있게 분석 · 정리했다.

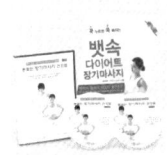

뱃속다이어트 장기마사지   책/DVD(2개세트)

뱃속이 뚫려야 뱃살이 빠진다. 하루 15분, 뱃살 두 빼고 건강도 얻는 가장 탁월한 셀프 뱃속다이어트 장기마사지 프로그램. 셀프 장기마사지 방법 외에 상운동과 복근운동, 기공호흡법, 배푸리, 장청소 디톡스 프로그램, 주고받는 장기마사지 등 뱃살관리는 물론, 건강과 생활 전반이 향상되는 입체적인 프로그램을 제시했다.

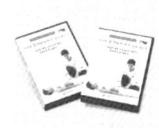

이여명 장기氣마사지 실천테크닉   DVD(5개세트)

장기힐링을 위한 전문가용 실전 장기마사지 테크닉 동영상 강의. 국내 장기마사지 창시자 이여명 박사가 누구나 장기마사지법을 손쉽게 따라할 수 있도록 재미있고 명쾌하게 강의했다. 아름다운 모델과 입체적 화면 구성으로 지루하지 않게 공부할 수 있도록 배려했다.

4브레인 생활수행 물품
- 건강 수련도구 -

뱃속~ 뻥! 뱃살~ 쏙!
배푸리

실용신안등록 0326033

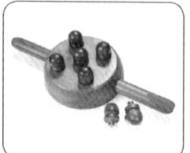

국내 장기마사지 창시자 이여명 회장이 고안한 셀프 장기마사지 기구

배푸리에 그저 깔고 엎드려 있으면 굳은 장기가 부드럽게 풀리면서 숙변이 쑥 빠지고, 다이어트는 물론 찌뿌듯했던 몸이 날아갈 듯 가벼워집니다.
활기차고 당당한 삶. 이제 배푸리 건강법으로 시작하십시오!

맑은 아침을 깨우는~
도리도리 목푸리

디자인등록 0582683

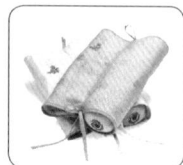

무심코 베는 베개가 소리없이 당신을 죽이고 있다?

인생의 1/3을 차지하는 잠 편안한 잠자리를 위해 고급침대와 이불, 공기청정기까지 사용하지만 정작 잠의 질은 베개에 달려있다는 사실을 아십니까? 목푸리 베개는 목의 만곡선을 살려주고 적당한 자극으로 굳은 목을 풀어줄 뿐만 아니라 내장된 편백나무에서 나오는 은은한 향으로 깊은 숙면을 유도해 상쾌한 아침을 맞이할 수 있도록 합니다.

배꼽 · 회음(전립선)힐링기구
맥뚜리

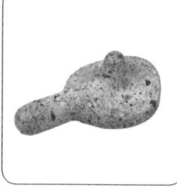

배꼽과 항문만 뚫어도 건강해지고 활력이 넘칩니다!

맥뚜리는 맥반석의 따뜻한 기운과 지압봉으로 배꼽과 항문을 효과적으로 뚫어주는 온열지압 힐링기구입니다. 인체의 중심혈인 배꼽이 통하면 복뇌(5장6부)가 살아나고 자연치유력과 면역력이 강해집니다.
인체의 뿌리혈인 항문(회음)이 통하면 남성은 전립선이 건강해지고 정력이 왕성해지며, 여성은 골반이 따뜻해지고 성감이 향상됩니다.

두드리면 강해지는
철삼봉(大, 小)

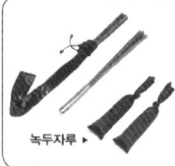

두드리면 강해집니다! 낫습니다!
뼛속까지 시원해집니다!

철삼봉은 스테인레스 가닥을 묶은 강력한 두드리기 도구로, 진동을 장기와 뼛속 깊숙이까지 효과적으로 전달합니다. 뼈는 인체의 버팀목인 동시에 정기의 보고, 철삼봉 두드리기는 골수의 재생을 촉진하여 골다공증을 비롯한 각종 질환을 예방하는 것은 물론, 정력과 활력을 샘솟게 합니다.

4브레인 생활수행 물품
- 성건강 수련도구 -

자율진동 케겔운동기구
은방울

특허출원번호 2020090115375

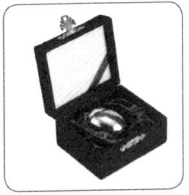

내 안의 여신을 깨우는 매혹의 진동!

은방울 내부에 장착된 진동추는 전기적 장치로 인한 것이 아닌 자연스런 진동을 유발시켜 케겔운동을 도와줍니다.
이제 안전하고 간편한 자율진동 운동요법으로 매력적인 명기로 거듭납시다!

케겔운동 보조기구
옥알

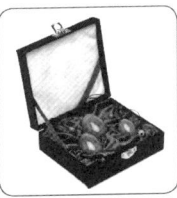

10년이 지난 부부도 3개월 신혼처럼!

옥알은 고대 황실에서부터 전해오는 비법으로 질의 수축력을 위해 고안된 여성 명기훈련용 운동기구입니다. 〈멀티 오르가즘 맨〉 책을 내면서 국내 최초로 소개한 옥알은 탤런트 서갑숙씨의 책에 언급된 이후 더욱 유명해진 것으로, 성적인 매력을 되찾고 성생활의 질을 극적으로 향상시켜 줍니다.

3Way 케겔파워 여성운동기구
女玉(여옥)

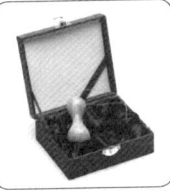

여자의 자존심을 되찾아줍니다!

명기훈련 기구인 옥알을 널리 보급해오다가 질괄약근 운동에는 약간의 아쉬움이 있어 여옥을 개발하게 되었습니다. 여옥은 질괄약근과 질내 성근육, 자궁경부를 동시에 운동할 수 있는 3Way 시스템 운동기구입니다.
여옥을 독립적으로 훈련하거나 옥알 혹은 은방울과 함께 훈련하여 사랑받는 여성으로 거듭나십시오.

대한민국 남녀 1%의 스포츠
기역도/질역도

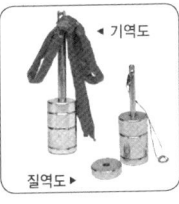

강한 남성, 매력있는 여성의 상징!

기역도와 질역도는 생식기의 힘으로 중량추를 들어 올리는 훈련으로 타오 수행자들 사이에 비전 되어온 강력한 골수내공 수련의 일부입니다. 성근육과 성기관은 남녀 건강의 핵심입니다. 성기관 단련으로 강한 남성, 사랑받는 여성으로 거듭나시기 바랍니다.